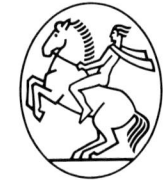

Johannes Lang

Klinische Anatomie des Ohres

Springer-Verlag Wien New York

Prof. Dr. med. JOHANNES LANG
Ehemaliger Vorstand des Anatomischen Institutes der Universität Würzburg
Würzburg, Bundesrepublik Deutschland

Das Werk ist urheberrechtlich geschützt.
Die dadurch begründeten Rechte, insbesondere die der Übersetzung, des Nachdruckes, der Entnahme von Abbildungen, der Funksendung, der Wiedergabe auf photomechanischem oder ähnlichem Wege und der Speicherung in Datenverarbeitungsanlagen bleiben, auch bei nur auszugsweiser Verwertung, vorbehalten.

© 1992 by Springer-Verlag Wien

Printed in Germany by Konrad Triltsch, D-W-8700 Würzburg
Gedruckt auf säurefreiem Papier

Die Wiedergabe von Gebrauchsnamen, Handelsnamen, Warenbezeichnungen usw. in diesem Werk berechtigt auch ohne besondere Kennzeichnung nicht zu der Annahme, daß solche Namen im Sinne der Warenzeichen- und Markenschutz-Gesetzgebung als frei zu betrachten wären und daher von jedermann benutzt werden dürften.

Mit 102 vierfarbigen Abbildungen und 75 Schemata

Die Deutsche Bibliothek – CIP-Einheitsaufnahme

Lang, Johannes:
Klinische Anatomie des Ohres / Johannes Lang. –
Wien ; New York : Springer, 1992
  ISBN 3-211-82316-6 (Wien ...)
  ISBN 0-387-82316-6 (New York ...)

ISBN 3-211-82316-6 Springer-Verlag Wien New York
ISBN 0-387-82316-6 Springer-Verlag New York Wien

Vorwort

Nach zahlreichen Kursen für Hals-Nasen-Ohren-Ärzte, Neurochirurgen, Neuroradiologen, Kiefer- und Gesichtschirurgen, Neurologen, Anatomen und Physiologen und vielen Diskussionen habe ich mich entschlossen, das vorliegende Buch herauszugeben. Damit sollen den diagnostizierenden und operierenden Ärzten anatomische Grundlagen dieses anatomisch sehr komplexen Gebietes geliefert werden. Mit Hilfe des Operationsmikroskopes ist es derzeit möglich, auch zarte, aber funktionell wichtige Strukturen zu erkennen und – wenn nötig – zu schonen. Deshalb sind anatomische Abbildungen aus verschiedenen Gesichtswinkeln des diagnostizierenden und operierenden Arztes sowie zahlreiche Schemata, die meine Mitarbeiter und ich erarbeitet haben, in die Darstellung eingegangen. Jedem Kapitel ist eine kurze Einführung in die Embryologie vorangestellt, um die wichtigsten Mißbildungen deuten zu können.

Im kurz gehaltenen Text habe ich mich bemüht, auch die ersten Beschreiber der jeweiligen Gebiete zu erwähnen – und auf neue Befunde aufmerksam zu machen. Auch die wichtigsten Ergebnisse physiologischer Forschungen sowie einige anatomische Grundlagen operativer Techniken sind einbezogen worden.

Zahlreiche Anregungen habe ich von den Herren Professoren Denecke † und Wullstein † erhalten.

Für zahlreiche Anregungen und besonders eingehende Diskussionen danke ich den Herren Professoren Dr. H. H. Naumann, München, und Dr. J. Helms, Würzburg, die mich auch bei der Abfassung des Buches beraten haben.

Zu großem Dank verpflichtet bin ich den Herren Professoren Dr. D.E. Brackmann, Los Angeles, Dr. W. Draf, Fulda, Dr. U. Fisch, Zürich, Dr. W. Kley, Würzburg, Dr. A. Miehlke, Göttingen, Dr. M. Portmann, Bordeaux, Dr. M. Samii, Hannover, Dr. E. Stennert, Köln, und Dr. M. Wigand, Erlangen, für unzählige Anregungen.

Ohne die Mithilfe meiner ehemaligen und derzeitigen Assistenten und Doktorandinnen und Doktoranden hätten die statistischen Unterlagen (Messungen, Zählungen u.a.) nicht erarbeitet werden können. Ihnen allen spreche ich an dieser Stelle meinen Dank aus.

Alle schematischen Abbildungen sind nach meinen Präparationen und Schnitten durch die Ohrregion und angrenzende Strukturen nach meinen Diapositiven von Herrn M. Christof abgezeichnet und mit Meßdaten versehen worden.

Ganz besonders danke ich Herrn Professor Dr. J. P. Haas, Chefarzt des Röntgeninstituts der Städtischen Kliniken Fulda, und Frau Dr. G. Kahle, Fulda, für ihre freundliche und langjährige Zusammenarbeit sowie ihre Mühen bei der Erstellung der CT-Abbildungen und -Rekonstruktionen.

Mein besonderer Dank gilt auch meiner langjährigen Sekretärin Frau K. Maak, meinen med.-techn. Assistentinnen Frau E. Engel und Frau I. Schatz sowie der Fotografin Frau E. Nenninger.

Dem Springer-Verlag Wien, insbesondere Frau E. Blecha, Frau I. Stickler und Herrn R. Petri-Wieder danke ich für die großzügige Ausstattung und die angenehme Zusammenarbeit bei der Fertigstellung des Buches.

Möge es dazu beitragen, dem diagnostizierenden und operierenden Arzt die Diagnose sicherer und die Eingriffe so schonend und erfolgreich wie möglich zu machen.

Würzburg, März 1992
Johannes Lang

Inhaltsverzeichnis

A.	**Auris externa – Außenohr**	1
	1. Entwicklung und Entwicklungsstörungen	1
	Mißbildungen	2
	2. Meatus acusticus externus	4
	Meatus acusticus externus osseus, Entwicklung	4
	Foramina Huschke	4
	Anulus tympanicus und Spinae tympanicae	4
	3. Auris externa, Knorpel und Form	7
	Leisten	7
	Darwinsches Höckerchen	9
	Impressionen	9
	Lobulus auris	9
	Risikofalte	9
	Facies medialis, Modellierung	9
	Cartilago auriculae	9
	Ohrgröße und Einstellung	11
	Abstehende Ohrmuscheln	11
	Auricula, Hautüberzug	11
	Cartilago auriculae des Meatus acusticus externus	11
	4. Ligamenta auricularia	12
	5. Mm. auriculae	12
	a) Stellmuskeln	12
	Variationen	13
	b) Mm. auriculares proprii = Eigenmuskeln	13
	6. Auris externa, Nerven und Gefäße	13
	Nerven	13
	Arterien und Venen	15
	7. Meatus acusticus externus, postnatal	15
	a) Meatus acusticus externus osseus	15
	8. Membrana tympani, Einstellung	17
	Sulcus tympanicus (und Trommelfell), Winkel	17
	Inklinationswinkel	17
	Deklinationswinkel	17
	9. Meatus acusticus externus, Knickungen, Winkel und Weite insgesamt	17
	Meatus acusticus externus, Weite	17
	10. Meatus acusticus externus, Haut	21
	Os temporale	22
	Meatus acusticus externus, Nerven und Gefäße	25
	11. Meatus acusticus externus, Lagebeziehungen	25
	Meatus acusticus externus, Schalldruck	30
	Meatus acusticus externus, Fehlbildungen	30
B.	**Auris media, Cavitas tympanica – Cavum tympani**	31
	1. Biologische und ärztliche Bedeutung	31

2. Cavitas tympanica, Entwicklung ... 31
   a) Schleimhaut ... 31
   b) Cholesteatom und Plakoden ... 31
      Cholesteatome – Epidermoid-ähnliche Bildungen im Mittelohr ... 31
   c) Ossicula auditus und Musculi ossiculorum auditus ... 32
3. Cavitas tympanica, Wände ... 33
   a) Paries tegmentalis = Dach des Mittelohrs und Recessus epitympanicus ... 33
      Tegmen tympani, Dehiszenzen ... 33
      Recessus epitympanicus ... 33
      Sinus epitympani ... 36
   b) Paries jugularis – Paukenkeller ... 36
      Bulbus venae jugularis superior, Hochstand ... 36
      Medialer und lateraler Bulbushochstand ... 40
      Prominentia styloidea ... 40
   c) Paries labyrinthicus, mediale Wand ... 40
      Fenestra vestibuli (Fenestra ovalis) ... 40
      Fossula fenestrae cochleae ... 41
      Perilymphfisteln an der Fenestra cochleae ... 46
      Perilymphfisteln im Bereich der Fenestra vestibuli ... 46
      Fissula ante fenestram ... 46
      Fissula und Fossula post fenestram ... 47
      Subiculum promontorii ... 47
      Ponticulus ... 47
      Eminentia pyramidalis ... 47
      Sinus tympani ... 47
      Recessus facialis ... 47
      Processus cochleariformis ... 47
   d) Paries mastoideus ... 50
      Grenzzone = Septum petrosquamosum – Persistenz ... 50
      Aditus ad antrum ... 50
      Antrum mastoideum (= Grotte, Antrum petrosum, Antrum valsalvae u. a.) ... 50
      Antrum mastoideum, Orientierung ... 50
      Prominentia canalis semicircularis lateralis ... 50
      Prominentia canalis facialis ... 53
      Cavitas tympanica und Chorda tympani ... 53
   e) Paries caroticus ... 56
      Paries caroticus – Dehiszenzen ... 58
      Canaliculi caroticotympanici ... 58
      Ostium tympanicum tubae auditivae ... 58
      Semicanalis musculi tensoris tympani ... 58
   f) Paries membranaceus ... 58
      Anulus fibrocartilagineus ... 58
      Pars flaccida ... 59
      Membrana tympani, Zysten und Kristalle ... 59
      Membrana tympani, Flächenwerte ... 60
      Membrana tympani, Nerven und Gefäße ... 61
      Membrana tympani, Inzisionen ... 61
      Membrana tympani, Schädigungen des Innenohres ... 61
4. Ossicula auditus und Articulationes ... 62
   a) Malleus (Hammer) ... 62

Manubrium mallei, Formtypen		62
Manubrium mallei, Einstellung		62
Processus lateralis mallei		62
Processus anterior mallei		62
Collum mallei		63
Malleus, Gewicht		63
Malleus, Pneumatisation		63
b) Incus (Amboß)		63
Incus, Maße		63
c) Stapes (Steigbügel)		63
Caput stapedis		65
Collum stapedis		65
Crus anterius		65
Crus posterius		65
Foramen obturatum		65
Crista stapedis		65
Basis stapedis		65
Höhe und Gewicht		66
Stapes, Einstellung		66
d) Articulationes ossiculorum auditus		66
Articulatio incudomallearis		66
Articulatio incudostapedialis		67
e) Ligamenta ossiculorum auditus		68
Ligamentum mallei anterius		68
Ligamentum mallei superius		68
Ligamentum mallei laterale		68
Ligamenta incudis superius et posterius		68
Ligamentum anulare stapediale (Syndesmosis tympano-stapedia)		68
Ossicula auditus, Anomalien		69
Ossicula auris, Knochenstruktur		71
5. Musculi ossiculorum auditus		71
a) M. tensor tympani		71
b) M. stapedius		73
M. stapedius, Variationen		74
6. Cavitas tympanica, Vaskularisation		74
a) Arterien		74
A. tympanica anterior		74
Aa. caroticotympanicae		75
A. tympanica posterior		75
Aa. tympanicae superiores		77
A. tympanica anterior superior tertia		77
A. tympanica inferior		77
A. auricularis profunda		77
A. subarcuata		77
A. stapedialis persistens		78
Schleimhautgefäße		78
b) Venen		78
c) Vasa lymphatica		78
7. Tunica mucosa cavitatis tympanicae		79
a) Allgemeines		79

Inhaltsverzeichnis

	b) Ovale Körperchen	80
8.	Plicae (und Recessus) der Cavitas tympanica	80
	a) Recessus und Falten, Entstehung	80
	b) Isthmi	81
	c) Plicae der Cavitas tympanica	83
	Spatia, ärztliche Bedeutung	83
	Plicae malleares	83
	Faltensystem, ärztliche Bedeutung	85
	d) Belüftungswege	85
9.	Cavitas tympanica, Nerven – klinische Bedeutung	86
	a) Chorda tympani	86
	b) N. tympanicus	86
	c) Intumescentia tympanica	86
	d) Ganglion tympanicum	86
	e) N. tympanicus, Eingriffe	86
	f) Nn. caroticotympanici	88
	g) Einige Reflexe und Besonderheiten	88
	Stapediusreflex	88
	Pupillenveränderungen bei Mittelohrerkrankungen	91
10.	Tuba auditiva	92
	a) Tuba auditiva, Entwicklung und Wachstum	92
	Zysten – Entstehung	92
	Cartilago tubae auditivae und Knochen, Entwicklung	93
	Entwicklung umgebender Strukturen	93
	Tuba auditiva, Maße	93
	b) Tuba auditiva, Anatomie	93
	Tuba auditiva und Lamina medialis processus pterygoidei	93
	Tuba auditiva, Dehnbarkeit	93
	Tuba auditiva, Einstellung	96
	Isthmus tubae auditivae	97
	Tuba auditiva, Formtypen	97
	Isthmus tubae auditivae, Weite	97
	Tuba auditiva, Pars cartilaginea	98
	Tuba auditiva, Lumen	99
	Tuba auditiva, Ostium pharyngeum	99
	Ostium pharyngeum tubae, Lage bei Kindern und Erwachsenen	99
	Ostium pharyngeum tubae auditivae, Maße	100
	Ostium pharyngeum, Nachbarschaft	100
	Ostium pharyngeum tubae auditivae, Lage bei Erwachsenen	101
	Ostium pharyngeum tubae auditivae, Verlagerungen am Lebenden	101
	Recessus pharyngis und Tuba auditiva	101
	c) Recessus pharyngis, Schleimhaut	101
	Recessus salpingopharyngeus	101
	Recessus pharyngeus, Maße	103
	Pertik's Divertikel	103
	Kirchnersche Divertikel	104
	d) Tuba auditiva und Muskeln	104
	M. tensor veli palatini und Tuba auditiva	104
	M. levator veli palatini, Ursprung	104
	Verlauf	105

e) Peritubale Muskeln, Funktion	105
Aponeuroses peritubales	105
Ostmannsche Fettkörper	105
f) Tuba auditiva, Nerven und Gefäße	105
Tuba auditiva, Blutversorgung	105
Tubenschleimhaut – Versorgung	108
Tuba auditiva – Venen	108
Lymphgefäße	108
Innervation	108
Sensible Innervation	109
Tuba auditiva, Versorgung mit autonomen Nerven	109
Tuba auditiva, Lagebeziehung	109
h) Pars ossea tubae auditivae (Protympanon)	110
Pars ossea, Wände	110
i) Tuba auditiva und lymphatisches Gewebe	110
Tuba auditiva, Funktion	111
Tuba auditiva, Implantat	112
Toynbeescher Versuch	112
Syndrom der offenen Tube	112
11. Cellulae mastoideae	112
a) Ärztliche Bedeutung	112
b) Cellulae mastoideae, Größe und Formtypen	114
Zellen, Arten	115
c) Zellzüge und Zellen, Vorkommen	115
Apex partis petrosae	115
Tractus subarcuatus	117
Cellulae squamosae und Crista supramastoidea	118
d) Pneumatisationsarten	118
1. Pneumatisierte Warzenfortsätze	118
2. Diploetische Warzenfortsätze	119
3. Mischtypen	119
4. Sklerosierte Warzenfortsätze	119
Pneumatisationsfläche	119
Pneumatisation des Os temporale und Otitis media	119
Cellulae mastoideae, Rückbildung	120
C. Auris interna	121
1. Entwicklung	121
a) Paries labyrinthicus	121
b) Pars petrosa	121
c) Entwicklungsschäden	122
d) Knochenaufbau	122
Fissuren am Innenohrknochen	124
Interglobularräume	124
Kollagene Fasern	124
2. Pars petrosa, postnatales Wachstum	125
a) Länge und Winkel	125
b) Facies posterior partis petrosae	125
Rima sacci endolymphatici	126
3. Porus acusticus internus und Meatus acusticus internus, Nachbarstrukturen	126

XII   Inhaltsverzeichnis

    a) Nerven 128
        N. facialis und N. vestibulochochlearis, Faserzahl 129
        Nn. VII und VIII, zentrale und periphere Segmente 129
    b) Gefäße und Gefäß-Nerven-Beziehungen 131
        A. labyrinthi 131
        Ursprung 132
        Verlauf 133
        Meatus acusticus internus 135
4. Canalis facialis und N. facialis 135
    a) Fundus meatus acustici 135
        Canalis facialis – Entwicklung 136
    b) Pars labyrinthica 139
        Pars labyrinthica, Inhalt 139
        Pars labyrinthica, Lagebeziehungen 139
    c) Fossa geniculata und Geniculum 141
        Fossa geniculata, Lagebeziehungen 142
        Fossa geniculata, Inhalt 142
        Ganglion geniculi, Funktion und Zellart 143
        Ganglion geniculi, N. VII und Dura mater 143
    d) Canalis facialis, Pars tympanica 143
        Maße 144
    e) Canalis facialis, Pars pyramidalis 145
    f) Canalis facialis, Pars mastoidea 150
    g) Foramen stylomastoideum 151
    h) M. stapedius und N. facialis 152
        M. stapedius und Pars mastoidea, Entwicklung 152
        Cavum eminentiae 153
    i) Canalis facialis, Verlaufsvariationen 153
    j) N. facialis, somatotopische Gliederung 154
    k) N. facialis, Lähmungen 156
        Bei Frakturen 156
        Bellsche Lähmung 156
        N. facialis, Barotrauma 156
    l) N. facialis, Anastomosierungen und Dekompression 156
        Anastomosierungen 156
        N. facialis, Dekompression der Pars mastoidea und Pars tympanica 156
5. Labyrinthus osseus 157
    a) Vestibulum 157
    b) Canales semicirculares 157
        Canalis semicircularis anterior (superior) 157
        Canalis semicircularis posterior 162
        Canalis semicircularis lateralis 162
        Labyrinthkapseldefekte 164
        Canales semicirculares und Pneumatisation 164
    c) Cochlea 164
    d) Reissnersche Membran 166
    e) Organum spirale 167
    f) Ganglion spirale 168
        Zellen des Ganglion spirale 168
    g) Hörtheorien 169

        h) Fasciculus olivo-cochlearis 170
        i) Cochlea, Anomalien bei normalem Hörvermögen 170
    6. Endolymphatische Gangsysteme des statokinetischen Sinnesorgans 171
        a) Entwicklung 171
        b) Utriculus (das „Schäuchlein") und Macula utriculi 173
            Abstände zur Fenestra vestibuli 173
            Wandbau 175
            Macula 175
            Statokonien 176
        c) Ductus semicirculares 176
            Ampullae, Funktion 176
            Maße 177
        d) Sacculus (das „Säckchen") und Macula sacculi 178
            Distanzen 178
            Funktion 178
            Sacculus und Perilymphe 178
        e) Ductus reuniens 179
        f) Ductus und Saccus endolymphaticus, Inhalt 179
            Valva utriculo-endolymphatica 179
            Ductus endolymphaticus (Aquaeductus vestibuli) 179
            Ductus und Saccus endolymphaticus und Menièresche Erkrankung 180
    7. Perilymphatisches System 181
            Aquaeductus cochleae, Ductus perilymphaticus und Canaliculus cochleae, Definition .. 181
        a) Perilymphatisches System, Entwicklung 184
            Ductus perilymphaticus, Länge 186
            Ductus perilymphaticus, Weite 186
            Canaliculus cochleae und perilymphatisches System, Inhalt 186
        b) Aquaeductus cochleae und Ductus perilymphaticus 186
        c) Venae aquaeductus cochleae und Innenohrvenen 187
    8. Fundus und Meatus acusticus internus, Nerven und Gefäße 187
        a) Fundus 187
            Ganglion vestibulare 188
        b) Pars vestibularis des N. vestibulocochlearis 188
            Topographie 190
            N. vestibularis, Nystagmus und Schwindel 190
        c) Pars cochlearis des N. vestibulocochlearis 191
        d) Hörbahn 191
            Nuclei cochleares 192
            Richtungshören 193
            Kerngebiete – Funktion 193
            Rückläufige Fasern der Hörbahn 195
            Hörbahn, neue Befunde und evozierte Potentiale 195
            Beispiele 195
            Akustisch evozierte Potentiale und Hörbahn 195
            Tinnitus 197
            Tinnitus und Streß 198
    9. Kleinhirnbrückenwinkel, Zugangswege 198
        a) Oktavustumoren – Allgemeines 198
            Akustikusneurinome, Wachstumsrate 199
            Häufigster Zugang 199

b) Subtemporaler-extraduraler Zugang zum Meatus acusticus internus und zum
   Kleinhirnbrückenwinkel 212
c) Subtemporaler-transtentorieller Zugang zum Kleinhirnbrückenwinkel 217
d) Transotische Zugänge zu Strukturen in der Pars petrosa und Innenohrstrukturen 217
   1. Saccus endolymphaticus 217
   2. Sacculotomie 221
   3. Endocochleärer Shunt 221
   4. Labyrinthintoxikation 221
   5. Durchschneidung des N. ampullaris posterior 221
   6. Labyrinthektomie bei Morbus Menière 221
   7. Neurektomie des N. vestibulocochlearis 221
   8. Translabyrinthäre Neurektomie 222
   9. Retrolabyrinthäre Neurektomie (Brackmann) 223
   10. Apex partis petrosae, Abtragung 223
   11. En-bloc-Resektion der Pars petrosa ossis temporalis und der A. carotis interna 224
   12. Transpetröser Zugang 225
   13. Retrolabyrinthärer Zugang zum Kleinhirnbrückenwinkel 228
   14. Durchschneidung des N. petrosus major 228
   15. Ganglion geniculi, Zugang 228
   16. Glomustumoren im Bereich der Schädelbasis, chirurgische Anatomie 228
Literatur 235
Sachverzeichnis 255

A. Auris externa – Außenohr

Zum Außenohr werden die Auricula (Ohrmuschel), deren Befestigungsbänder, die Musculi auriculares sowie der Meatus acusticus externus gerechnet. Es dient als Aufnahme- und Leitungsorgan für die Schallwellen zum Trommelfell. Die Auris media (Mittelohr, Cavitas tympanica) beherbergt die Ossicula auditus. Über die Tuba auditiva steht sie mit dem Pharynx in Verbindung, die Stapesgrundplatte überträgt die Trommelfellschwingungen auf das komplizierte Innenohr.

1. Entwicklung und Entwicklungsstörungen (Abb. 1)

Bei 6–12 mm langen Embryonen entsteht zwischen der äußeren Oberfläche des 1. und des 2. Kiemenbogens eine Einsenkung, die als Sulcus branchialis primus bezeichnet wird. Um diese Zeit sind 6 Ohrhöckerchen = Tubercula auricularia in Entwicklung begriffen. Es entstehen (nach verschiedenen Forschern) 2–3 Ohrhöckerchen im Bereich des 1. Kiemenbogens und 3 am 2. Die dazwischen befindliche Einsenkung ist die 1. Kiemenfurche, die sich zur Fossa angularis vertieft und erweitert. Deren ventraler Teil wird weiter und entwickelt sich zum Meatus acusticus externus. Schon bei 13–17 mm langen (ca. 44 Tage alten) Embryonen verschmelzen die Ohrhöckerchen miteinander und bilden die Vorstufen des späteren Außenohrs (Streeter 1948). Lediglich in den Zonen des späteren Tragus und Antitragus sind die Höckerchen noch eine kurze Zeit nachweisbar. Nach Anson (1966) werden vom 1. Kiemenbogenmaterial nur etwa 15% des Außenohrs entwickelt. Schon während des 2. Embryonal-

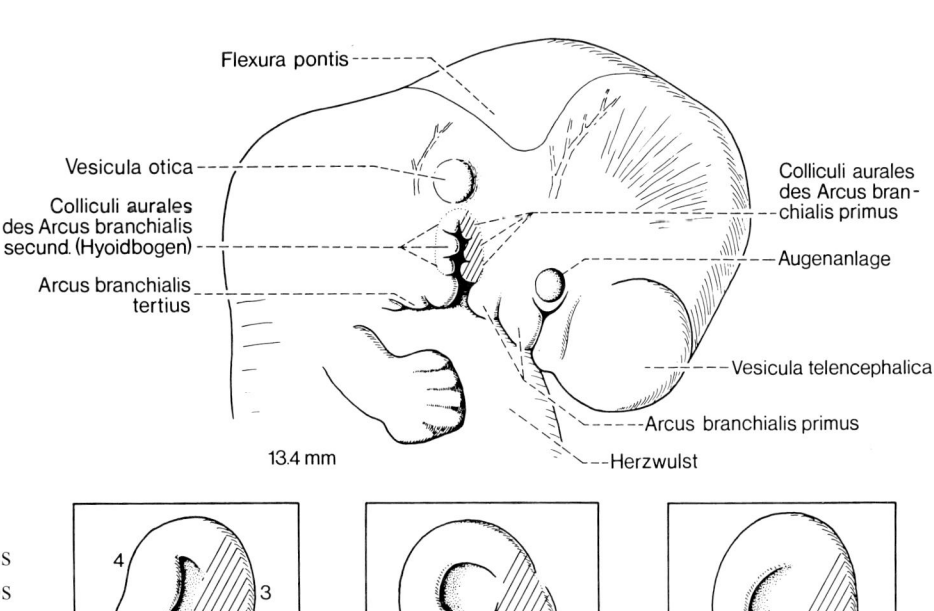

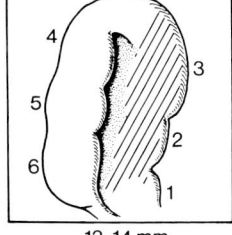 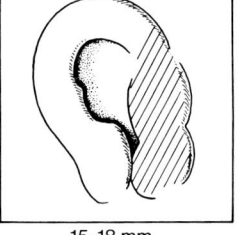 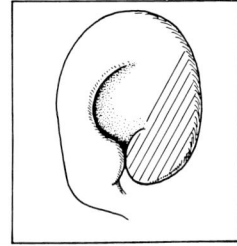

Abb. 1. Am Beispiel eines 13,4 mm langen Embryos (und schematisch späteren Stadien) sind die Colliculi aurales und die Entstehung des Außenohrs zu sehen

monats sind Vorstufen der Ohrmuschelknorpel zu erkennen, bei 40–50 mm langen Embryonen gliedern sich weitere Knorpelteile für die Entwicklung des knorpeligen äußeren Gehörgangs ab. Während des 3. Keimlingsmonats wuchert außerdem vom Gebiet der 1. Kiemenfurche ein zunächst solider Epithelstrang gegen die untere Wand der späteren Paukenhöhle nach medial. Dies ist die Chorda epithelialis meatus acustici. Erst im 7. Fetalmonat zerfallen die mittelständigen Zellen dieses Stranges und lassen auf diese Weise die Lichtung und Auskleidung der späteren Pars ossea des Meatus acusticus externus entstehen. Auch der äußere Zellüberzug der Membrana tympani stammt aus der Chorda epithelialis meatus acustici. Im 4.–5. Fetalmonat entstehen die Anlagen der Haare und Drüsen des äußeren Gehörgangs (Glandulae ceruminosae und Glandulae sebaceae). In der Pars ossea des äußeren Gehörgangs kommen weder Haare noch Drüsen vor.

Mißbildungen

Die sensible bzw. kritische Phase der Ohrentwicklung soll zwischen 34. und 38. Schwangerschaftstag vorliegen. Bezüglich des Außenohrs wurden am häufigsten eine schwach entwickelte Anthelix, ein unterentwickelter Ohrknorpel oder ein zu starker Winkel des Ohrläppchens angesprochen (Converse u. Wood-Smith 1963). Häufig ist die Anthelix nicht von der Helix abgegrenzt, und die Scapha und die Fossa triangularis erscheinen als einheitliche Wanne. Interessant ist der Befund von Altmann (1951), der ein Coloboma auriculae feststellte, das er als Nichtvereinigung des Materials aus dem 1. und 2. Kiemenbogen deutete. Diese Spalte kann mehr longitudinal oder eher transversal orientiert sein.

Die Fistula auris congenita wurde am häufigsten an der aufsteigenden Helix beobachtet. Gelegentlich kommt sie an der Ohrbasis oder in der Nähe des Tragus vor. Die Fistel führt in eine Öffnung, die meist blind endet. Cremers (1983) berichtete über eine kongenitale praeaurikuläre Fistel bei einem 36jährigen, die durch den Anulus tympanicus ins Antrum führte, einen Durchmesser von 5 mm und eine Länge von 4 cm besaß. Congdon u. Mitarb. (1932) untergliederte außerdem in krurale und marginale Helixfisteln, die insbesondere von der Rinne zwischen dem 2. und 3. Tuberculum auricularis ausgehen sollen. Hintere Helixfisteln können diesem Forscher zufolge aus der Grube zwischen Tuberculum 4 und 5 des 2. Kiemenbogens entstehen. Insgesamt sind diese Fisteln selten.
Als *Sinus auriculae* wurden Einsenkungen der Außenhaut des Ohrgebietes zum Meatus acusticus externus oder zur Cavitas tympanica beschrieben.

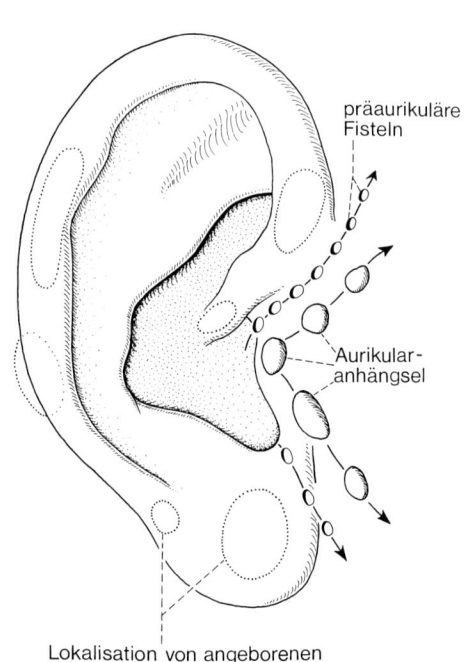

Abb. 2. Lokalisation von Ohrfisteln und Appendices auriculae (insbesondere nach Congdon u. Mitarb., 1932) Zysten und Fisteln der 1. Kiemenspalte nach Work (1972)
Typ I Der Zystengang endet meist an einem eigenen „Trommelfell"
Typ II Gang endet meist im Hinterrand des äußeren Gehörgangs, kann vor oder hinter N. VII verlaufen
Über Zysten oder Fisteln der 2., 3. Kiemenspalte s. z. B. Chandler u. Mitchell (1981)

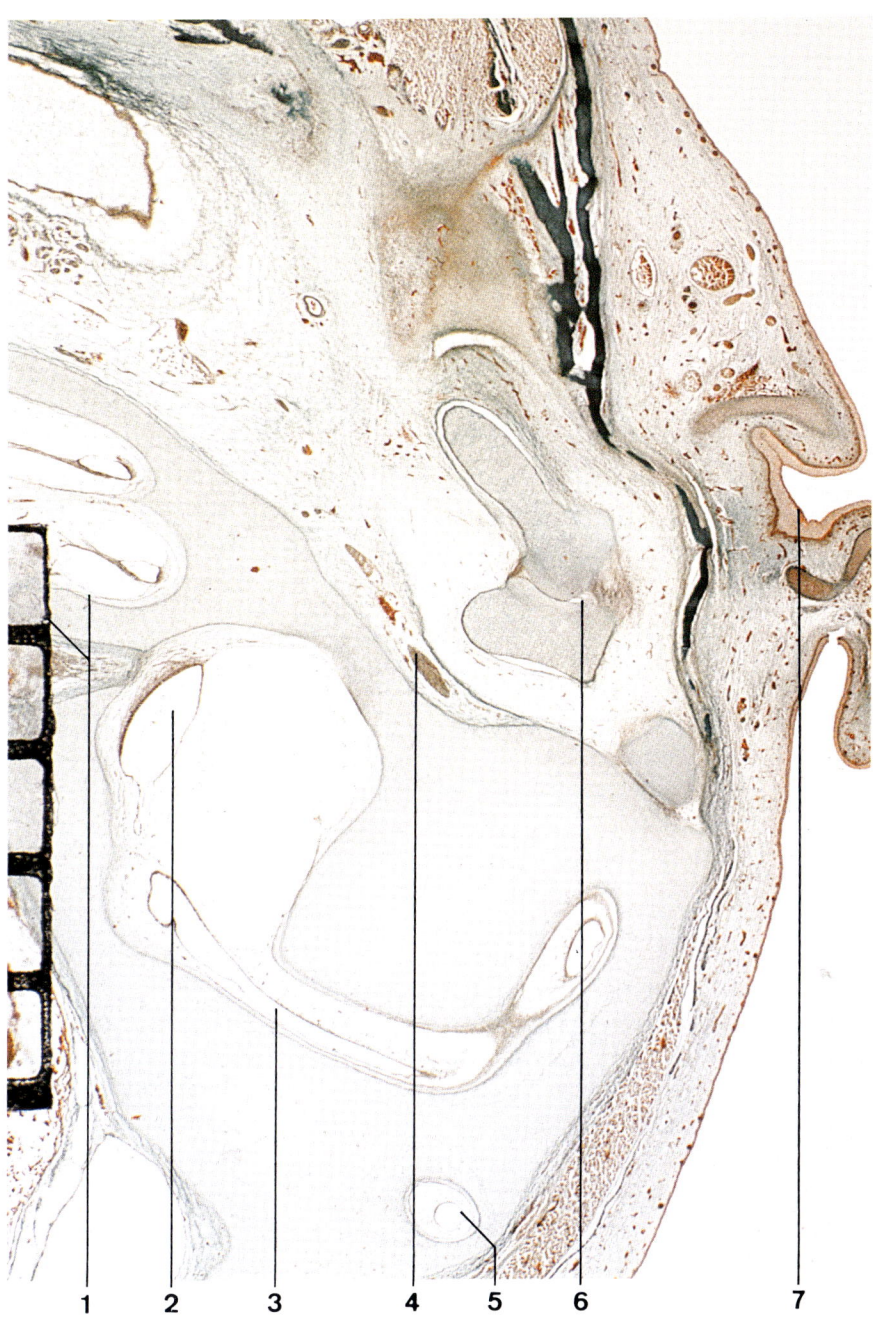

Abb. 3. Transversalschnitt durch Ohrgebiet, 14 cm langer Fetus

1 Basale Schneckenwindung und mm-Papier
2 Utriculus
3 Can. semicircularis lat.
4 N. facialis, Pars tympanica
5 Can. semicircularis post.
6 Articul. incudomallearis
7 Meatus acusticus externus

Diese Sinus enden nach Congdon u. Mitarb. (1932) alle blind. Abgegliedert wurden voneinander marginale Sinus z.B. der Helix, die 3–6 mm (selten auch 15 mm) tief sind und kleine Divertikel besitzen können (Abb. 2 und 3). Als *Appendices praeauriculares* (überzählige Tragi) wurden Ohranhängsel (überzählige Ohren) oberhalb oder vor dem Tragus bezeichnet. Fistulae praeauriculares und Appendices praeauriculares liegen in der Regel in einer Linie, die der 1. Schlundtasche entspricht.

Bei verschiedenen Mißbildungssyndromen kommen Kerbenohren und Ohrläppchenfisteln vor.

2. Meatus acusticus externus

Meatus acusticus externus osseus, Entwicklung (Abb. 4)

Bei einem 25 cm langen (5–6 Monate alten) Feten ist nur der Anulus tympanicus ausgebildet. Dieser ist fast in eine horizontale Ebene gelagert. Der aus Bindegewebeknochen entstandene Anulus verbreitert und vergrößert sich dann nach lateral und wird zur Pars tympanica ossis temporalis. Diese bildet später die untere sowie die vordere und den größten Teil der hinteren Wand des Meatus acusticus externus. Die obere und ein kleiner Teil der hinteren Wand gehören der Squama ossis temporalis an, die ebenfalls aus Bindegewebeknochen entsteht.

Foramina Huschke (Abb. 5)

Riolanus (1677) hat nach Bürkner (1878) erstmals auf Ossifikationslücken des Meatus acusticus externus hingewiesen. Diese Lücken wurden als Foramina Huschke (nach Sömmerrings Anatomie des Menschen 1844) bezeichnet und erklären sich aus dem ungleichmäßigen Wachstum der Pars tympanica, insbesondere im Bereich ihres unteren und vorderen Umfangs. Sie sind in der Regel unregelmäßig oval oder halbmondförmig ausgebildet, ihr größter Durchmesser ist meist von vorn oben nach hinten unten orientiert, ihr kleinerer etwa senkrecht dazu. Im 2. Lebensjahr wurden derartige Foramina in 71,5%, im 4. in 84,6%, im 9. in 66,6% und bei Erwachsenen in ca. 20% nachgewiesen. Bei Frauen fanden sich diese Lücken etwas häufiger als bei Männern.

Anulus tympanicus und Spinae tympanicae (Abb. 6)

In den Nomina Anatomica (1989 A 18) sind unter Pars tympanica der Anulus tympanicus mit der Spina tympanica major und der Spina tympanica minor sowie dem Sulcus tympanicus und der Incisura tympanica angeführt. Die Incisura tympanica befindet sich oben an der Zone des nicht vollständig geschlossenen Ringes des Anulus tympanicus und ist vorn und hinten von dessen Enden begrenzt. Das Trommelfell ist in den Sulcus tympanicus wie ein Uhrglas in seinem Falz eingefügt. Die Verbindung mit ihm schafft der Anulus fibrocartilagineus, der in der Rinne (Sulcus tympanicus) liegt. Nach Elze (Braus-Elze 1940) endet der vordere Rand der Rinne mit der Spina tympanica major, der hintere mit der Spina tympanica minor. Schwalbe (1897) beschrieb außerdem die Torsion des Anulus tympanicus bei Neugeborenen, die auch an unserem Material sichtbar ist. Der Ring ist im vorderen Abschnitt nach vorn geknickt. Die Verdickung an diesem Ende ist das Tuberculum tympanicum anterius, an dessen vorderem Ende die Spina tympanica anterior (Henlei) entwickelt ist. Diese befindet sich etwa 5 mm unter und vor dem vorderen Ende des Anulus. Oberhalb des Tuberculum anterius ragt an dessen innerem Rande nach Henle die Spina tympanica posterior nach dorsal vor. Diese wurde auch als Spina tympanica major bezeichnet. Am medialen Umfang sind beide Spinae durch eine scharfe Leiste, die Crista spinarum, miteinander verbunden. Diese verläuft von oben und hinten nach vorn und unten. Unmittelbar unter ihr befindet sich der Sulcus mallearis für die Aufnahme des Processus anterior mallei, das Ligamentum mallei anterius, der Chorda tympani und der A. tympanica anterior. Unterhalb des Sulcus mallearis verläuft eine weitere Kante, die Gruber (zit. nach Schwalbe 1897) als Crista tympanica bezeichnete. Als Tuberculum tympanicum posterius wurde ein im Mittelbezirk der hinteren Spange des Anulus gelegene, meist mehrzackige Verbreiterung bezeichnet.

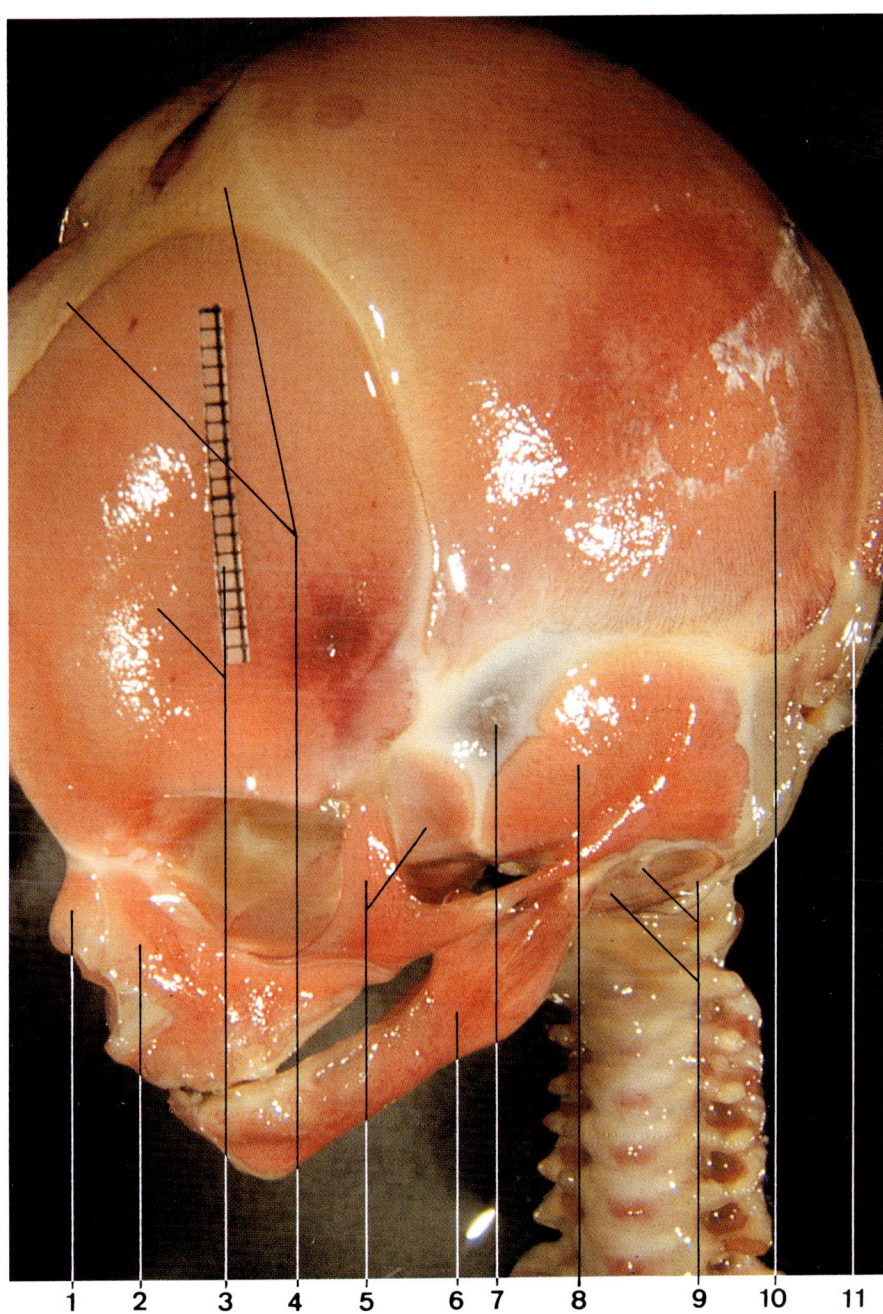

Abb. 4. Knochen der Schädelzone (5 Monate alter Fetus, Alicerin)

1 Os nasale
2 Maxilla
3 Os frontale, mm-Papier
4 Fonticulus anterior und interfrontales Bindegewebe
5 Os zygomaticum und Ala major
6 Mandibula
7 Fonticulus anterolateralis
8 Squama ossis temporalis
9 Trommelfellrand und Paukenhöhle
10 Os parietale
11 Os occipitale

6 Auris externa – Außenohr

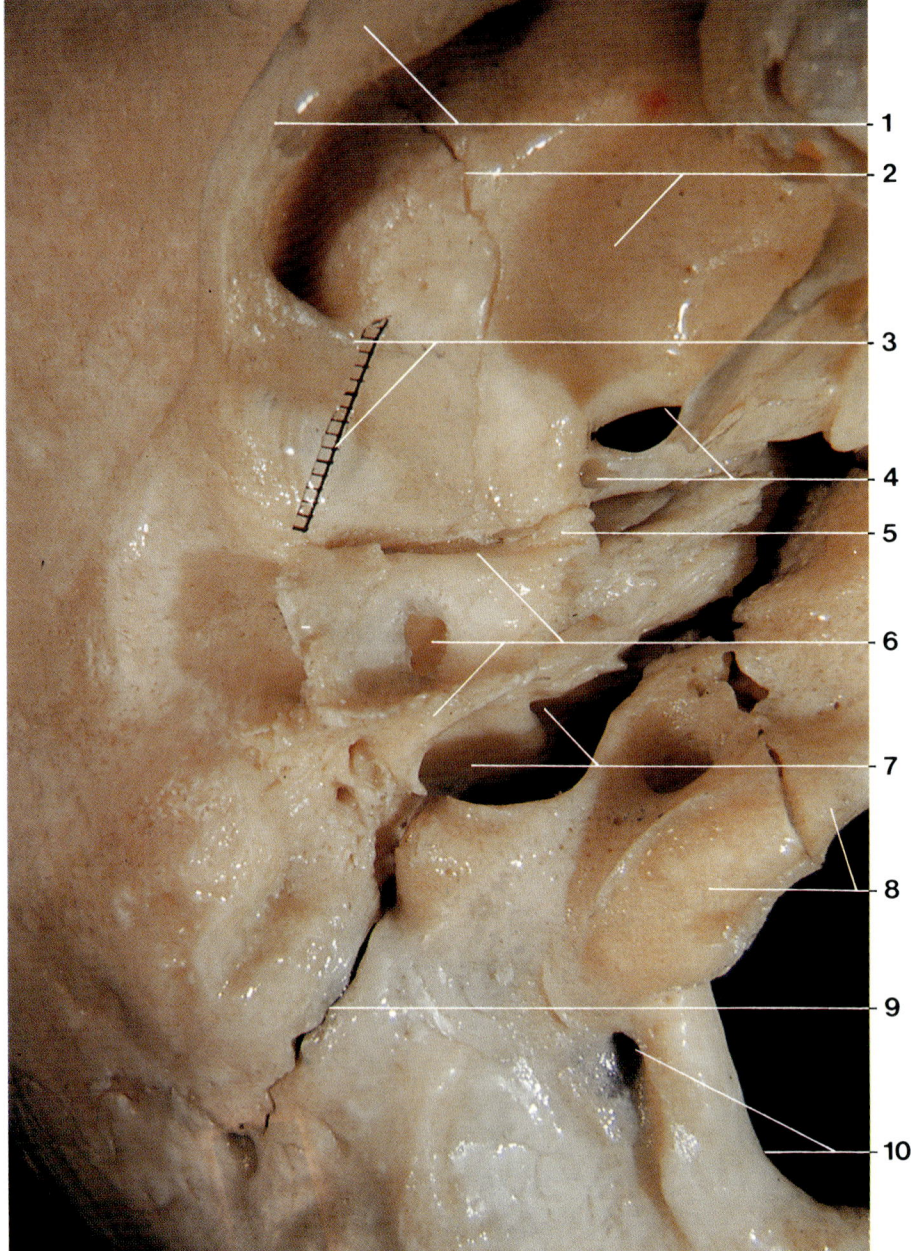

Abb. 5. Foramen Huschke, Schädel eines 5jährigen, von unten

1 Processus temporalis ossis zygomatici und Sutura temporozygomatica
2 Sutura sphenosquamosa und Ala major ossis sphenoidalis
3 Eminentia und Fossa mandibularis, mm-Papier
4 Foramina ovale et spinosum
5 Processus inferior tegminis
6 Pars tympanica und Foramen Huschke
7 Fossa jugularis und Fossula petrosa
8 Condylus occipitalis
9 Sutura occipitomastoidea
10 Emissarium condylare und Foramen magnum

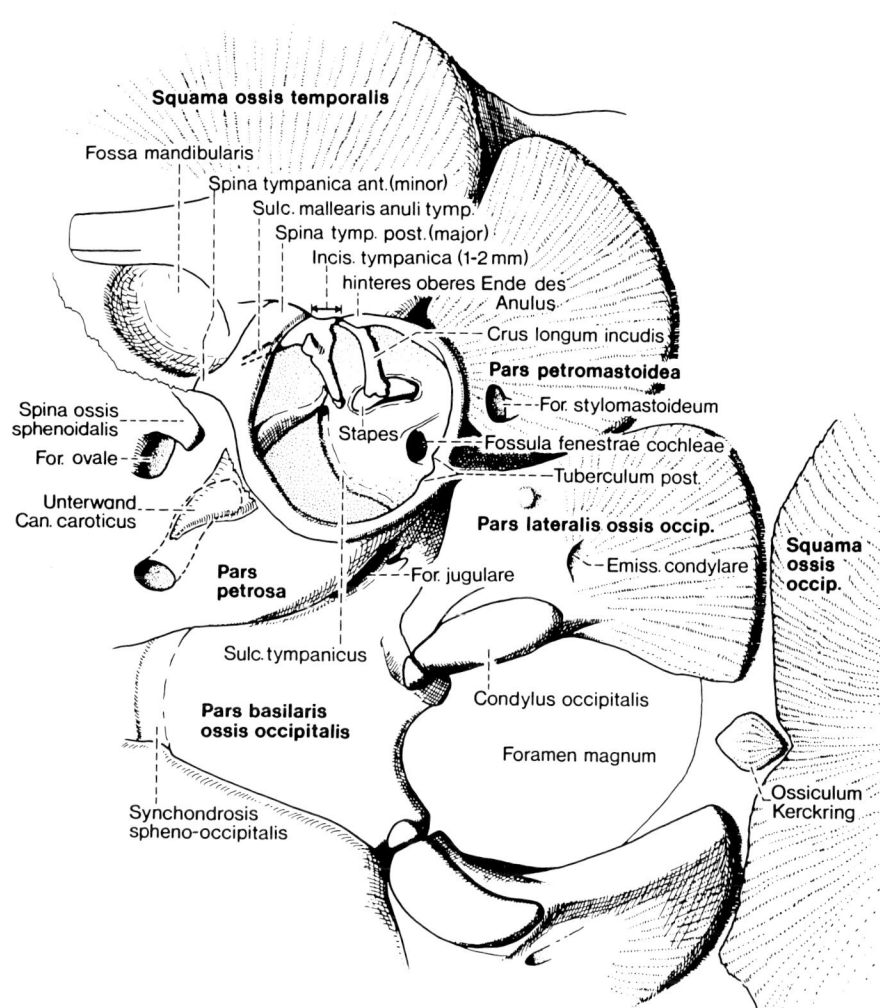

Abb. 6. Ohrschädel von unten und Nachbarschaftsbeziehungen an einem Schädel eines 8 Monate alten Feten, von unten und links

3. Auris externa, Knorpel und Form

Der elastische Knorpel des Außenohrs zeichnet die Ohrform (mit Ausnahme des Ohrläppchens) vor. Insgesamt ist die menschliche Ohrmuschel etwa oval ausgebildet und stellt einen stark abgeplatteten Schalltrichter dar. Ihre seitwärts und etwas nach vorn gerichtete Konkavität ist durch Leisten und Gruben gekennzeichnet.

Leisten (Abb. 7)

Der freie Rand der Ohrmuschel wird oben, hinten sowie vorn oben von einem Knorpelwulst, der gelegentlich nach innen umgekrempt ist, unterfüttert: Helix – die Windung. Sein vorderer in die Muschelhöhle (Concha) hineinragender Schenkel wird als Crus helicis bezeichnet. Die Helix ist individuell sehr unterschiedlich gestaltet. Sie kann gleichmäßig gebogen oder unter Winkelbildung aus dem Crus helicis hervorgehen. Der vordere Abschnitt kann geradlinig oder gleichmäßig gerundet sein. Der obere Teil der Helix beginnt dort, wo sie sich von der Wangenhaut deutlich absetzt. Die Cauda helicis ist das untere Ende des hinteren Auslaufs der Helix. Bei Frauen wurde häufiger eine Einwölbung der Cauda sowie deren Einrollung beobachtet.

Als Anthelix (Gegenwindung) wird ein Wulst bezeichnet, der parallel zur Helix die Muschelhöhlung von hinten und oben umgrenzt. Oberhalb des Crus helicis gliedern sich 2 Schenkel der Anthelix: Crura anthelicis, ab. Diese streben nach vorn und oben und umfassen eine etwa dreieckige Einsenkung: Fossa triangularis. Das hintere untere Ende

8 Auris externa – Außenohr

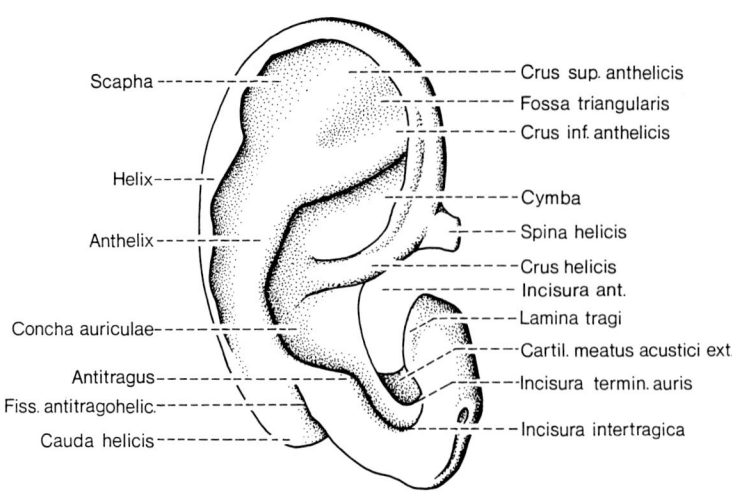

Abb. 7. Knorpelskelett des Außenohrs, Form und Bezeichnungen

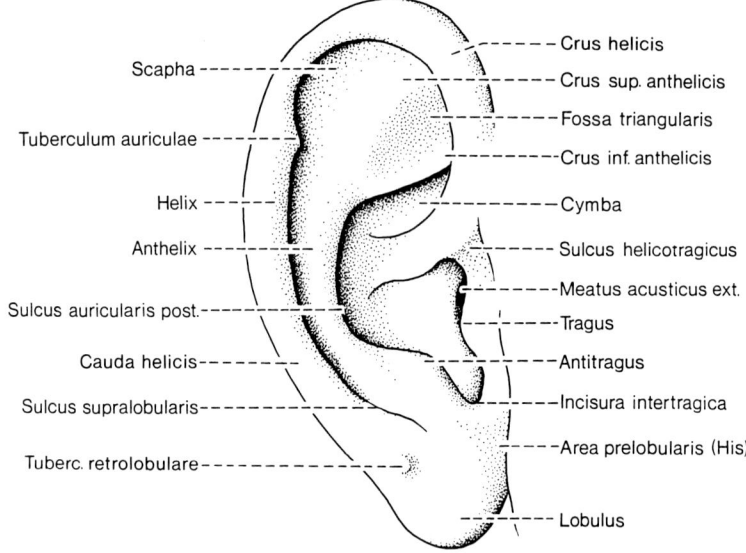

Abb. 8. Häufigste Form der Modellierung des Außenohrs an der Facies lateralis und derzeitige (sowie frühere) Bezeichnungen

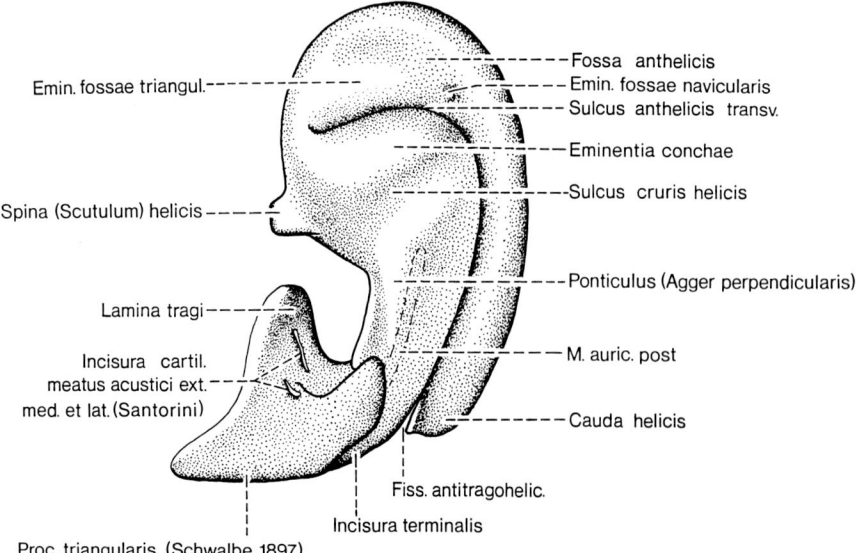

Abb. 9. Cartilago auriculae, Modellierung der Facies medialis mit derzeitigen Bezeichnungen (und früher üblichen)

der Anthelix bildet die untere Begrenzung der Concha und wird als Antitragus (Gegenbock) bezeichnet.

Nicht selten zergliedert sich das Crus helicis in einen weiteren Schenkel, ein Crus tertium, das zum Helixrand verläuft. Dieses wurde in nicht ganz 2% von Tillner (1963) nachgewiesen.

Der untere Ast der Anthelix kann sich bogenförmig über die Cymba fortsetzen und als Arcus cymbalis bestehen.

Als Crus cymbae wurde ein in 5–6% vorkommender Knorpelkamm bezeichnet, der mehr oder weniger senkrecht zum Helixfuß verläuft (große Rassenunterschiede). Der Tragus (der Bock) befindet sich vor und unterhalb des Crus helicis und bildet als knorpelunterfütterter (gelegentlich zweifach ausgebildeter Wulst) die Begrenzung der Concha auris nach rostral. Ein Tuberculum supratragicum besteht dann, wenn ein deutlich entwickeltes oberes Höckerchen vorliegt. Zwischen Helix und Tragus liegt eine Einsenkung vor, die als Sulcus helicotragicus bzeichnet wird.

Wenn vom Antitragus eine nach vorn absteigende Erhöhung vorliegt wurde diese als Eminentia anonyma bezeichnet.

Darwinsches Höckerchen (Abb. 8)

Als Darwinsches Höckerchen (Tuberculum auriculae) wurden Verdickungen des Knorpels und Vorsprünge der Helix am hinteren oberen Rand bezeichnet. Schwalbe (1897) fand es im 5.–6. Fetalmonat fast regelmäßig. Quelprud (1932) unterschied 5 Formen dieses Tuberculum auriculae.

Auch das Crus cymbae, ein gelegentlich in der Fossa triangularis vorkommendes Crus tertium, eine Helix teniata u.a. Formen gelten als Variationen der Außenohrform.

Impressionen

Zwischen den einzelnen Wülsten am Außenrelief kommen Impressionen vor. Als Scapha (der Kahn) wird die mehr oder weniger tiefe Rinne zwischen Helix und Anthelix, die nach unten zu verstreicht, bezeichnet. Zwischen Tragus und Crus helicis besteht die Incisura anterior auriculae, zwischen Tragus und Antitragus die Incisura intertragica. Als Cymba conchae wird die Rinne zwischen Crus helicis und unterem Teil des Crus anthelicis bezeichnet.

Unterhalb des Crus helicis liegt das Cavum conchae vor, das in den Meatus acusticus externus hineinführt.

Lobulus auris

Das Ohrläppchen ist eine knorpelfreie und fetthaltige sowie individuell sehr unterschiedlich gestaltete Fortsetzung des knorpelig unterfütterten Außenohrs nach unten. Während der Kindheit und Erwachsenenzeit besteht eine Lanugobehaarung an dieser Zone, später nicht selten eine terminale. In der Gegend des Ohrläppchens werden eine Area praelobularis mit einem Sulcus praelobularis, eine schräge Furche (Sulcus obliquus) und ein Sulcus supralobularis voneinander abgegrenzt. Auch Lobuli bifidi (doppelte Ohrläppchen) kommen nicht selten vor.

Der Lobulus auris kann frei oder angewachsen bestehen. Leicher (1928) betonte, daß sich das freie Ohrläppchen dominant über das angewachsene vererbt. Frauen besitzen häufig längere und angewachsene Ohrläppchen, Männer kürzere und freiere. Zahlreiche Rassenunterschiede sind bekannt.

Risikofalte

Als kardiale Risikofalte wurde eine von vorn oben nach hinten unten in das Ohrläppchen eingekerbte Rinne bezeichnet. 47% der Patienten mit Herzinfarkt besaßen diese Falte an einem oder beiden Ohrläppchen, auch bei Nikotingenuß, Hypertonie u.a. soll sie häufiger als in der Regel vorkommen (Frank 1973).

Facies medialis, Modellierung (Abb. 9 und 10)

An der dem Kopf zugewendeten Seite des Außenohrs entspricht der Scapha die Eminentia scaphae, der Fossa triangularis die Eminentia fossae triangularis, der Concha die Eminentia conchae und dem Crus inferius der Anthelix der Sulcus anthelicis transversus. Als Ponticulus wird eine schräg nach unten ziehende Leiste bezeichnet, die an der Eminentia conchae aufgefunden wird.

Cartilago auriculae

Die Wülste und Einsenkungen des Außenohrs sind fast alle durch die Form des elastischen Ohrknor-

Auris externa – Außenohr

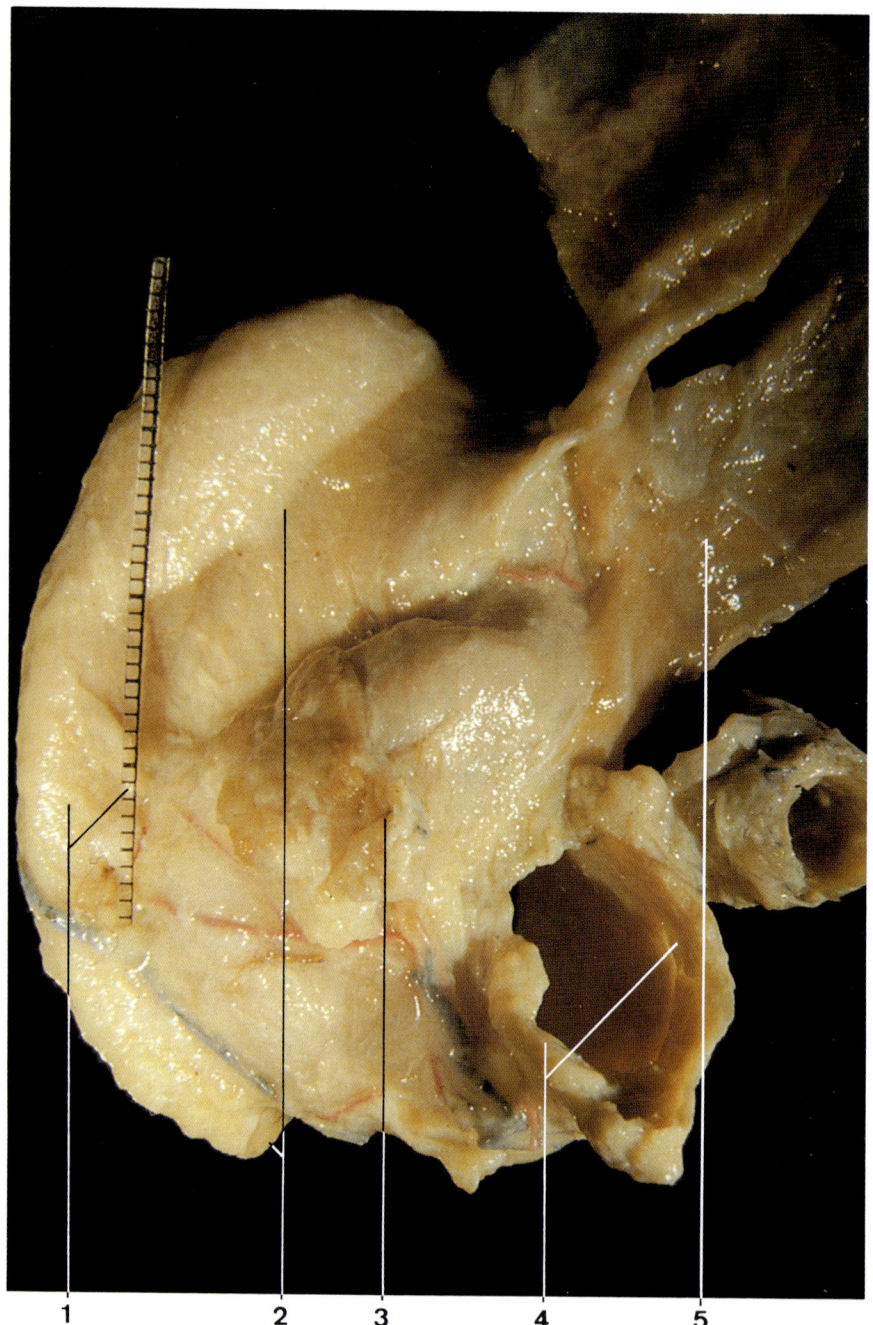

Abb. 10. Facies medialis der Cartilago auriculae mit Muskeln von medial (linkes Ohr)

1 Helix und mm-Papier
2 Fossa anthelicis und Cauda helicis
3 Ursprünge des M. auricularis posterior an Sulcus cruris helicis und Ponticulus
4 Cartilago meatus acustici mit Incisura cartilaginea (Santorini)
5 Mm. auriculares superior et anterior, nach oben verlagert

pels vorgezeichnet. Dieser ist im Mittel nur 1 mm dick. Am Innenrand der Helix und im Bereich des Ponticulus wurden Dicken bis zu 3 mm gemessen. Lücken bestehen zwischen Tragus und Crus helicis. Diese sind von Bindegewebe ausgefüllt. Auch Durchtrittspforten für Nerven und Gefäße bestehen an unterschiedlichen Zonen des Ohrknorpels. Die Spina helicis ist ein kleiner Fortsatz des Crus helicis nach vorn und unten. Vom Dorsalumfang der Helix löst sich die Cauda helicis ab. Der Spalt zwischen Cauda und Anthelix ist die Fissura antitragohelicina. Auch diese wird von straffem Bindegewebe überbrückt.

Bei alten Menschen kommen gelegentlich Kalkherde im Ohrknorpel vor, die 5–6 mm groß werden können. Auch Pseudozysten wurden beobachtet.

Die Außenflächen und -ränder des Ohrknorpels werden von Perichondrium, einem fibroelastischen Fasergeflecht, überzogen. Innerhalb des Perichondriums ist ein flächenhaftes Gefäßnetz ausgebreitet, dessen Zu- und Abströme von den Ansatzzonen der Ohrmuschel aus divergieren. Insbesondere an der Eminentia conchae und am oberen Teil der Eminentia scaphae ist der Hautüberzug verschieblich, im übrigen ist er straff angeheftet. An der Facies medialis finden sich zwischen Haut und Knorpel meist Fetteinlagerungen.

Ohrgröße und Einstellung (Abb. 11)

Die Länge des Außenohrs (Oberrand bis Unterrand des Ohrläppchens) beträgt bei Männern nach Schwalbe (1897) 69,5 (50–82) mm, bei Frauen 62,3 (50–70) mm. Das rechte Ohr ist im Mittel etwas länger als das linke. Während der Alterung verlängern sich die Ohren, worauf insbesondere Schwalbe (1897), Pellnitz (1958) sowie Wodak (1967) hinwiesen.

Die physiognomische Ohrbreite beträgt nach Schwalbe bei Männern 39,2 (32–53) mm, bei Frauen 36,2 (28–45) mm.

Pellnitz (1958) berichtete über Ohrasymmetrien. Häufiger ist das rechte Ohr größer als das linke.

Abstehende Ohrmuscheln

Gradenigo (1891) definierte als abstehende Ohren solche, deren Abgangswinkel etwa 90° beträgt. Die Ohrmuschel kann oben, im Mittelbezirk oder auch unten vermehrt abstehen.

Auricula, Hautüberzug

Die Haut des Außenohrs ist verhältnismäßig dünn und an der Facies lateralis, insbesondere an der Helix, straff am Perichondrium angeheftet. An der Facies medialis läßt sich die Haut über den Eminentiae leichter verschieben: Eminentia conchae sowie im oberen Teil der Eminentia scaphae.

Lanugohaare und Talgdrüsen finden sich am ganzen Außenohr, besonders zahlreich in der Concha und der Fossa scaphoidea. Am Tragus, am Antitragus und in der Fissura intertragica entstehen im höheren Lebensalter Terminalhaare, die als Hirci (= Bockshaare) bezeichnet werden.

Das *Perichondrium* liegt an der Oberfläche des 1–3 mm dicken Ohrknorpels und besteht aus kollagenen und elastischen Fasern. Diese sind scherengitterartig angeordnet und strahlen auch ins Bindegewebe bzw. Fettgewebe der Umgebung aus. Im Perichondrium befindet sich ein flächenhaft entwickeltes Gefäßnetz. An einigen Zonen ziehen Gefäße auch durch den Ohrknorpel hindurch.

Cartilago auriculae des Meatus acusticus externus

Der elastische Ohrknorpel unterfüttert das Außenohr und geht unmittelbar in den knorpeligen Teil des äußeren Gehörgangs über. Gelegentlich fanden wir Degenerationen im Ohrknorpel mit Verlust der elastischen Fasern. Im Bereich des Meatus acusticus externus cartilagineus liegt kein Knorpelohr vor, sondern eine nach oben und hinten offene Rinne. Die obere und z. T. auch die hintere Wand des nicht knöchernen Gehörgangs werden von Bindegewebe und einigen Knorpelspangen gestützt. Der Knorpel des unteren und vorderen Abschnitts des Meatus acusticus externus geht unmittelbar in die Lamina tragi über. Auch am Boden des knorpeligen Gehörgangs bestehen 2 unterschiedlich große Knorpellücken, die als Incisurae Santorini (Incisurae cartilaginis meatus acustici externi) bezeichnet wurden. Die mehr lateral gelegene Spalte ist in der Regel größer: Incisura Santorini major (12/3 mm), die mediale kleiner: Incisura Santorini minor (7/1,5 mm). Beide Lücken können durch Knorpelteile weiter untergliedert sein.

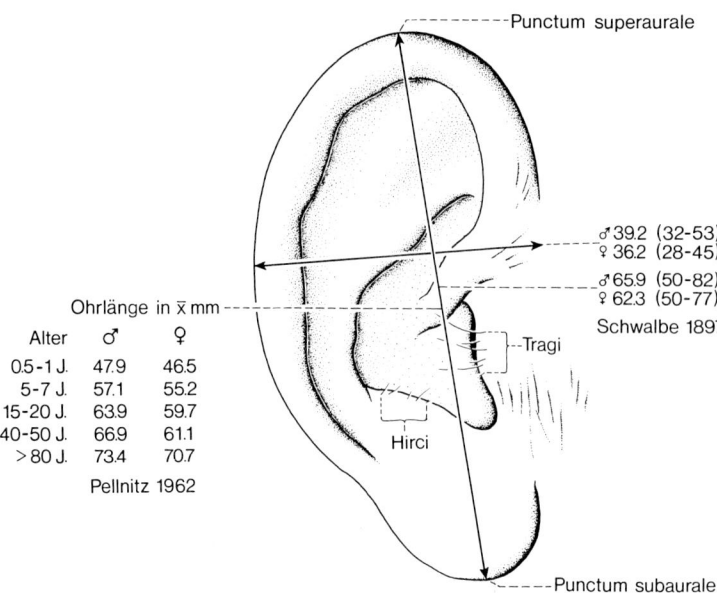

Abb. 11. Auricula, Maße und postnatale Vergrößerung (nach Schwalbe 1897 und Pellnitz 1962)

Schwalbe (1897) und jüngere Forscher sind der Meinung, daß der Knorpel des Meatus acusticus externus ursprünglich aus drei Knorpelspangen aufgebaut sei, die durch die Incisurae Santorini noch nachweisbar sind, die äußere ist – so betrachtet – die Lamina tragi, die nächstfolgende die Lamina intermedia und die medialste die Lamina basalis (Basalstück).

4. Ligamenta auricularia

Voneinander abgegrenzt werden in den derzeitigen Nomina Anatomica ein Ligmentum auriculare anterius, – superius et – posterius. Das Ligamentum auriculare anterius zieht vom Tragus und von der Spina helicis zur Wurzel des Processus zygomaticus nach vorn, das Ligamentum auriculare posterius befestigt die hintere Fläche der Concha und den Ponticulus an der lateralen Fläche des Processus mastoideus und das Ligamentum auriculare superius verläuft vom Oberrand des Meatus acusticus externus zur Squama ossis temporalis. Weiterhin bestehen zwischen den Eminentiae der Facies medialis auriculae sowie über die Inzisuren hinweg kollagene Faserzüge.

5. Mm. auriculae

Die Muskeln des Außenohrs werden in Stellmuskeln und in Eigenmuskeln des Außenohrs untergliedert.

a) Stellmuskeln

Die Stellmuskeln können (beim Menschen geringfügig) das ganze Außenohr verlagern (s. Abb. 10).

Der *M. auricularis anterior* (Pars superficialis und Pars profunda) entspringt von der Seitenfläche der Galea aponeurotica und zieht zur Spina helicis. Der tiefe Abschnitt setzt am Sulcus cruris helicis an. Beide Muskeln können das Ohr etwas nach vorn und oben verlagern.

Der *M. auricularis superior* entspringt bis zu ca. 5 cm breit von der Seitenfläche der Galea aponeurotica und konvergiert zum oberen Rand der Spina helicis und der Eminentia triangularis, wo er am oberen Umfang der Facies medialis auriculae ansetzt. Er kann das Ohr etwas nach oben verlagern.

Der *M. auricularis posterior* besteht meist aus 2, seltener aus 3–5 platten Muskelfaserbündeln, die vom aponeurotischen Überzug des Processus mastoideus an der Linea nuchae suprema entspringen und nach vorn zum Ponticulus sowie zur Eminentia conchae verlaufen (Abb. 12).

Variationen

1. Die einzelnen Stellmuskeln sind unterschiedlich groß entwickelt und können fehlen.
2. Selten wurde ein M. auricularis inferior (von der Fascia parotidea zur Eminentia conchae) nachgewiesen.
3. Ein M. styloauricularis (von der Vagina processus styloidei zur Unterfläche des knorpeligen Gehörgangs) kommt selten vor.

Die Mm. auriculares anterior et superior werden von Rami temporales des N. facialis, der M. auricularis posterior vom N. auricularis posterior desselben Nervs innerviert. Beim Abpräparieren des M. auricularis posterior wird die A. auricularis posterior, die unter ihm verläuft, sichtbar.

b) Mm. auriculares proprii = Eigenmuskeln

Die Eigenmuskeln des Ohres lassen sich von einem Sphinkter- und einem Dilatorsystem ableiten. Am menschlichen Ohr sind sie meist unscheinbar. Es werden unterschieden: ein *M. helicis major*, der von der Spina helicis zum Vorderrand der Helix verläuft. Der M. tragicus befindet sich an der lateralen Fläche des Tragus und verläuft vertikal, schräg, seltener horizontal.

Der *M. helicis minor* ist meist unscheinbar entwickelt und deckt das Crus helicis an seiner hinteren Seite ab.

Ein *M. antitragicus* verläuft vom Antitragus zur Cauda helicis und zur Anthelix.

Ein *M. pyramidalis* verläuft oberflächlich zum M. tragicus im Gebiet der Incisura intertragica zur Spina helicis.

Ein *M. transversus auriculae* kann an der medialen Seite des Außenohrs von der Eminentia conchae zur Eminentia scaphae verlaufen. Ebenfalls an der medialen Seite liegt meist ein *M. obliquus auriculae* zwischen Eminentia conchae und Eminentia triangularis vor.

Ein *M. incisurae* (Santorini) kann den unteren Teil der Incisura Santorini major überbrücken.

Alle Eigenmuskeln der Facies lateralis des Ohrs werden von Rami temporales des N. facialis, jene der Facies medialis vom N. auricularis posterior des N. facialis versorgt.

6. Auris externa, Nerven und Gefäße

Nerven (Abb. 13)

Der *N. auricularis magnus* versorgt den größten Abschnitt der Facies medialis sowie hintere Teile der Facies lateralis auriculae. Der obere Abschnitt der Facies medialis wird vom *N. occipitalis minor*, der ebenfalls aus dem Plexus cervicalis stammt, innerviert. Der *Ramus auricularis n. vagi* verläuft auf kompliziertem Weg zur Nachbarschaft der Pars mastoidea des N. facialis und dann vor oder hinter dieser durch den Canaliculus mastoideus zur Sutura tympanomastoidea. An unserem Material wurden auch Rami auriculares beobachtet, die durch das Foramen stylomastoideum austraten und dann nach oben (wie üblich) zur Concha auris und zum hinteren Abschnitt der Eminentia conchae zogen. Die Zweige der Concha durchsetzen den Knorpel und wurden deshalb auch als Rami perforantes bezeichnet. Als *Nn. auriculares anteriores* erreichen Zweige des N. auriculotemporalis den Tragus, das Crus helicis sowie benachbarte Abschnitte der Helix.

Wahrscheinlich ziehen aus dem *N. facialis* (Pars mastoidea) einige Fasern zur Concha und zur Eminentia conchae. Nach Herpes beschrieb Hunt (1907) diese Zone als dem N. VII zugehörig, Hitselberger (1966) beobachtete eine Hypästhesie dieser Zone als Frühzeichen eines Akustikusneurinoms. Der *N. glossopharyngeus* kann ebenfalls ein kleines Hauptgebiet der Concha mitversorgen, das am me-

14 Auris externa – Außenohr

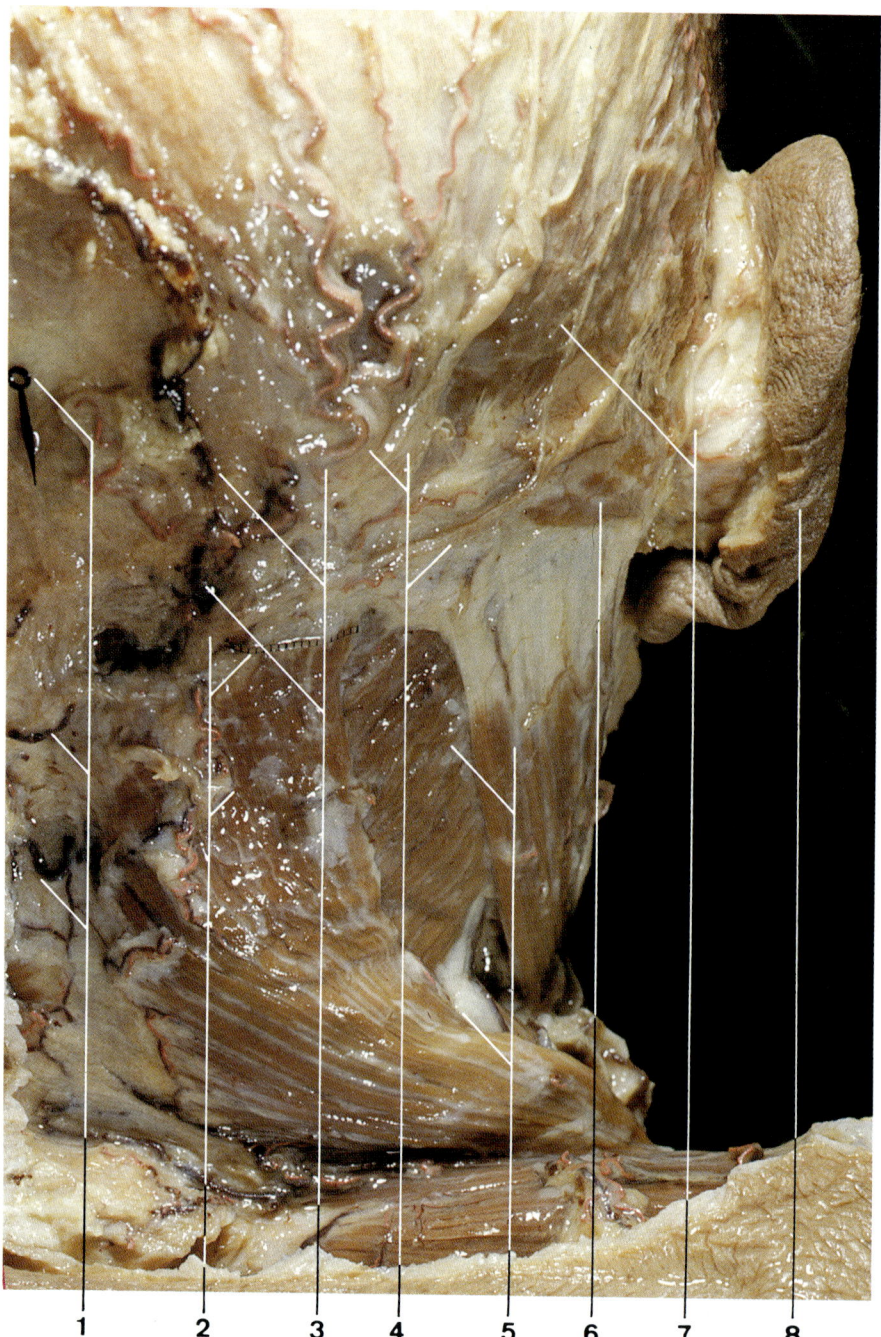

Abb. 12. Hintere Kopfregion, oberflächliche Nerven und Gefäße, von dorsal

1 Protuberantia occipitalis externa und die Mittellinie kreuzende Venen
2 N. occipitalis major, nach Abtragen des M. trapezius dargestellt, und deszendierende Zweige der A. occipitalis, mm-Papier
3 Zweige der A. occipitalis und Kopfschwartenvenen zu Plexus venosus suboccipitalis
4 Aufzweigung des N. occipitalis major und weit lateral unten ziehender Ast, Variation
5 Mm. splenius capitis, sternocleidomastoideus und trapezius
6 M. auricularis posterior
7 Venter occipitalis und R. posterior n. auricularis magni
8 Helix

dialen Bereich des Außenohrs und der Regio mastoidea liegt. Diese Fasern schließen sich dem R. auricularis n. vagi an und nehmen dessen Weg.

Arterien und Venen (Abb. 14 und 15)

Die Arterien des Außenohrs entstammen der A. temporalis superficialis und der A. auricularis posterior. Die A. temporalis superficialis ist einer der Endäste der A. carotis externa, die A. auricularis posterior entspringt in der Regel ebenfalls aus der A. carotis externa, meist etwas oberhalb des Abgangs der A. occipitalis, seltener auch über einen kurzen Truncus auriculo-occipitalis mit dieser. Sie verläuft zunächst aufwärts und etwas dorsal und seitlich oder medial von dem Mm. digastricus und stylohyoideus (sowie in der Glandula parotidea). Auf ihrem Weg zum Processus mastoideus gibt sie einige Rr. parotidei, Zweige zu benachbarten Muskeln und Zweige zur Unterwand des Meatus acusticus externus ab. Dann erreichen einige Ästchen den Processus mastoideus und anastomosieren mit der A. occipitalis regelmäßig. Unter dem M. auricularis posterior verläuft die Arterie nach oben und gibt einen Zweig nach dorsal (Ramus occipitalis) ab. Vorher ist die A. stylomastoidea abgezweigt. Die A. auricularis posterior kann als einzelner Zweig oder in Form von mehreren Zweigen verlaufen. In der Regel erreichen zwei (seltener drei) Zweige von dorsal her das Außenohr.

Aus der A. temporalis superficialis gehen 1–2 Zweige zum Außenohr ab, andere entstammen der A. temporalis media sowie der A. transversa faciei. Als weitere Arterie für die Ohrmuschel und den äußeren Gehörgang kann die A. auricularis profunda gelten. Diese entstammt meist der Teilungszone der A. carotis externa und versorgt auch die Glandula parotidea sowie den äußeren Gehörgang (Schröder 1892).

Die Arterien speisen zunächst ein Netz, von dem Arteriolen ausgehen und in ein Kapillarnetz der Haut und des Perichondriums übergehen. Nach Prichard und Daniel (1956) kommen auch im menschlichen Außenohr zahlreiche arteriovenöse Anastomosen im subkutanen Gewebe, im Corium sowie im Perichondrium vor.

Die Ohrvenen begleiten in der Regel die Ohrarterien als Venae comitantes und münden hinten in ein Venennetz, das mit Vena jugularis externa in Verbindung steht, vorn in die Vena temporalis superficialis oder benachbarte Venen.

Die Lymphgefäße des Außenohrs ziehen zu Nodi lymphatici parotidei nach vorn, zu Nodi cervicales superiores profundi nach der Tiefe und zu Nodi lymphatici retroauriculares et occipitales nach dorsal.

7. Meatus acusticus externus, postnatal

a) Meatus acusticus externus osseus

Beim Neugeborenen besteht nur ein fast in die Horizontale eingestellter Anulus tympanicus, der z. B. an seinem Unterrand 1,2 mm breit ist. Am vorderen Oberrand wurden an unserem Material Breiten von 3–4, am hinteren oberen solche von 2 mm vermessen (s. Abb. 6). Der Anulus grenzt medial an die Pars petrosa und oben an die Squama ossis temporalis. Vorn und oberhalb des anulus besteht die relativ breite Öffnung für die Tuba auditiva und den M. tensor tympani, welche von einem Fortsatz der Pars petrosa umgrenzt werden. An der Vorderseite reicht meist schon der Processus inferior des Tegmen tympani zwischen die Squama lateral und die Gegend der späteren Spina ossis sphenoidalis medial hinein. Während der postnatalen Zeit vergrößert sich die Pars tympanica, läßt einige Lücken (siehe unter Foramina Huschke), insbesondere nach lateral. Bei 5jährigen ist z. B. die Unterwand des Meatus acusticus externus 5–6 mm lang, die Oberwandlänge kann wegen ihrer schrägen Einstellung und dem Fehlen von Merkzonen nicht exakt bestimmt werden. Bis zur Crista suprameatica, der Fortsetzung des Processus zygomaticus, wurden Längen von 10–12 mm vermessen. Die Incisura tympanica ist im Mittel 2 mm breit und liegt in der Regel an der vorderen und oberen Grenze des Meatus. Der Processus inferior tegminis hat sich meist auf eine Breite von 2 mm verbreitert, die mediale Grenze der Pars tympanica ist um diese Zeit nicht mehr sicher nachweisbar. Bei 7- bis 8jährigen ist die

16   Auris externa – Außenohr

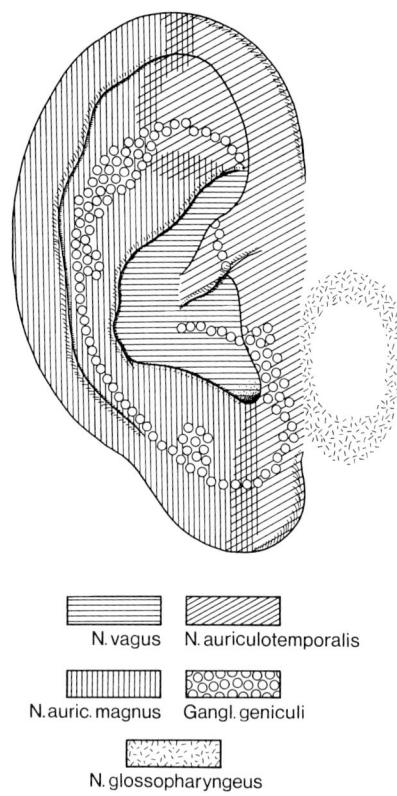

Abb. 13. Außenohr, Versorgungsgebiete (nach verschiedenen Autoren)

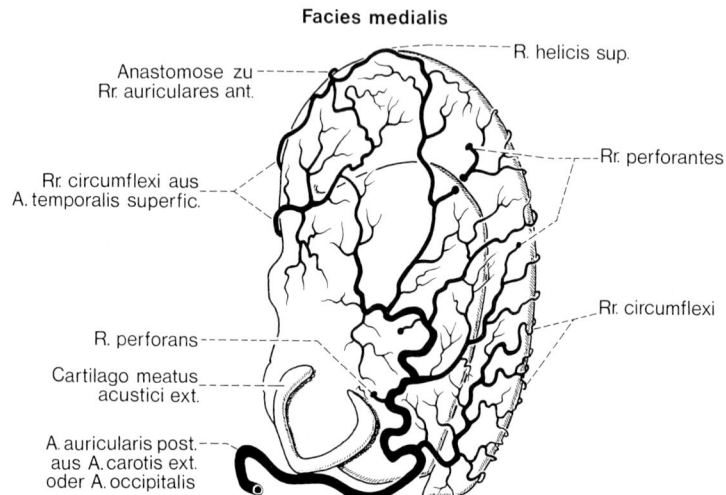

Abb. 15. Arterien der Facies medialis auriculae (nach Schröder 1892 und eigenen Präparaten)

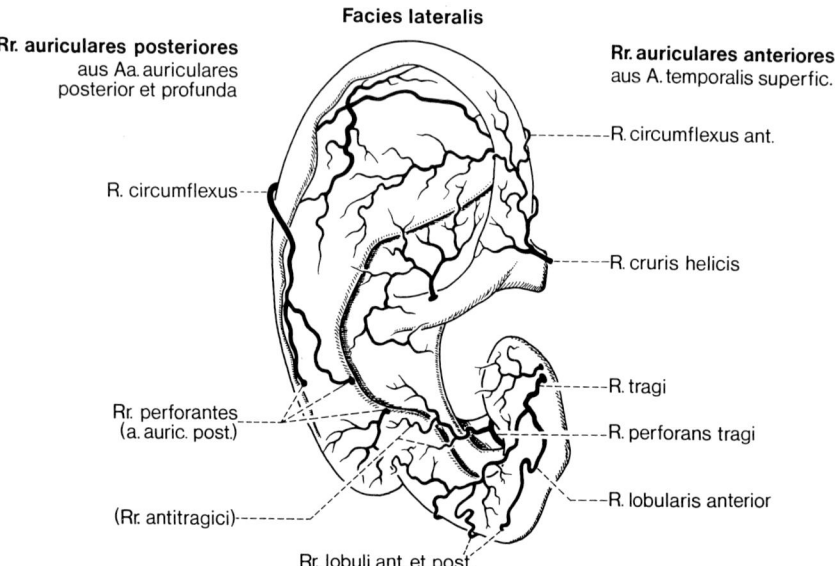

Abb. 14. Die häufigsten Arterien des Außenohrs, nach Schröder (1892) und eigenen Befunden

Unterwand des Meatus acusticus externus osseus 8–9 mm lang, seine obere Länge (wie oben vermessen) macht von der Incisura tympanica 12–16 mm aus. Bei Erwachsenen stellten wir an der Unterwand Längen von 15 (13–19) mm, Längen der Oberwand mit ebenfalls 15 (14–24) mm fest. Vorn und vorn unten ist die Wand des Meatus acusticus externus etwa 4 mm länger, oben und hinten kürzer als diese Maße, und zwar wegen der Schrägeinstellung des Sulcus tympanicus (Dahm 1970) (Abb. 16).

8. Membrana tympani, Einstellung

Sulcus tympanicus (und Trommelfell), schräge Einstellung

Inklinationswinkel (Abb. 17 und 18)

Der Winkel, den die untere Trommelfellhälfte mit dem Boden des Meatus acusticus externus bildet macht z. B. nach Heiderich (1938) bei Kindern zwischen 1 und 3 Monaten 12,7 (4–25)° aus. Bei Erwachsenen wurde dieser Winkel mit 46,6° (Heiderich 1938) bis 50° (Schwalbe 1897) bestimmt. Der obere Teil des Trommelfells bildet mit der oberen Gehörgangswand bis zum 3. Lebensjahr mittlere Winkel von 140°.

Deklinationswinkel (Abb. 19)

Der Winkel, den der Anulus tympanicus mit der Medianebene des Schädels bildet, macht nach Siebenmann (1897) im Mittel 33 (15–50)° aus. Braus und Elze (1940) geben einen Mittelwert von 50° an. An unserem größeren Material ergaben sich errechnete Winkel dieser Art von 38 (33–42)°. Hier sei betont, daß diese Winkelberechnung deshalb außerordentlich schwierig ist, weil von den Untersuchern unterschiedliche Bezirke des Sulcus tympanicus vermessen wurden.

9. Meatus acusticus externus, Knickungen, Winkel und Weite insgesamt

Bei Neugeborenen ist die untere Wand des Meatus acusticus externus etwa in ihrer Mitte eingeknickt. Die mediale Hälfte bildet mit der Horizontalen Winkel von 20–30°. Später wird die mittlere Schädelgrube nach der Seite zu größer und bewirkt, daß sich der Meatus acusticus bei 5–6 Jahre alten Kindern fast horizontal einstellt und damit abgesenkt hat. Es wird angenommen, daß je kleiner der Schädelbasiswinkel (zwischen Planum sphenoidale und Clivus) ist, umso stärker die Achse des Meatus acusticus externus nach seitlich und unten geneigt erscheint. Bei geringeren Schädelbasiswinkeln soll die Längsachse des Meatus mehr der Horizontalen angenähert sein. An unserem Material (Kunststoffausgüsse) bildet die Vorderwand des knorpeligen mit der des knöchernen äußeren Gehörgangs nach vorn offene Winkel von 145 (99–188)°. Bei Zug am Außenohr nach hinten und oben kommt es zu einer Winkelvergrößerung auf 158 (107–264)°. Ähnliche Krümmungen ergaben sich nach Vermessen der Ausgüsse an der Hinterwand (z. B. von im Mittel 147°), und bei Zug nach hinten und oben solche von 162° (Pimmer 1988). Die Mittelachse des Meatus acusticus externus bildet zwischen Knorpel- und Knochenteil des äußeren Gehörganges in der Frontalebene Winkel von 155 (119–197)°. Bei Zug nach hinten und oben verkleinert sich dieser Winkel geringfügig auf 149 (98–205)°.

Meatus acusticus externus, Weite

Bei 5- bis 18jährigen wurden Weiten von 7,5–8,0 mm bestimmt. Individuelle Schwankungen bis zu 3,6 mm kommen vor. Im trommelfellnahen Abschnitt beträgt die Höhe bei 5- bis 8jährigen durchschnittlich 7,79 mm, beim 9- bis 18jährigen 8,19–8,42 mm, beim 19- bis 25jährigen 9,68 mm, beim 26- bis 80jährigen 10,01–10,07 mm (Nolte, 1970.

18 Auris externa – Außenohr

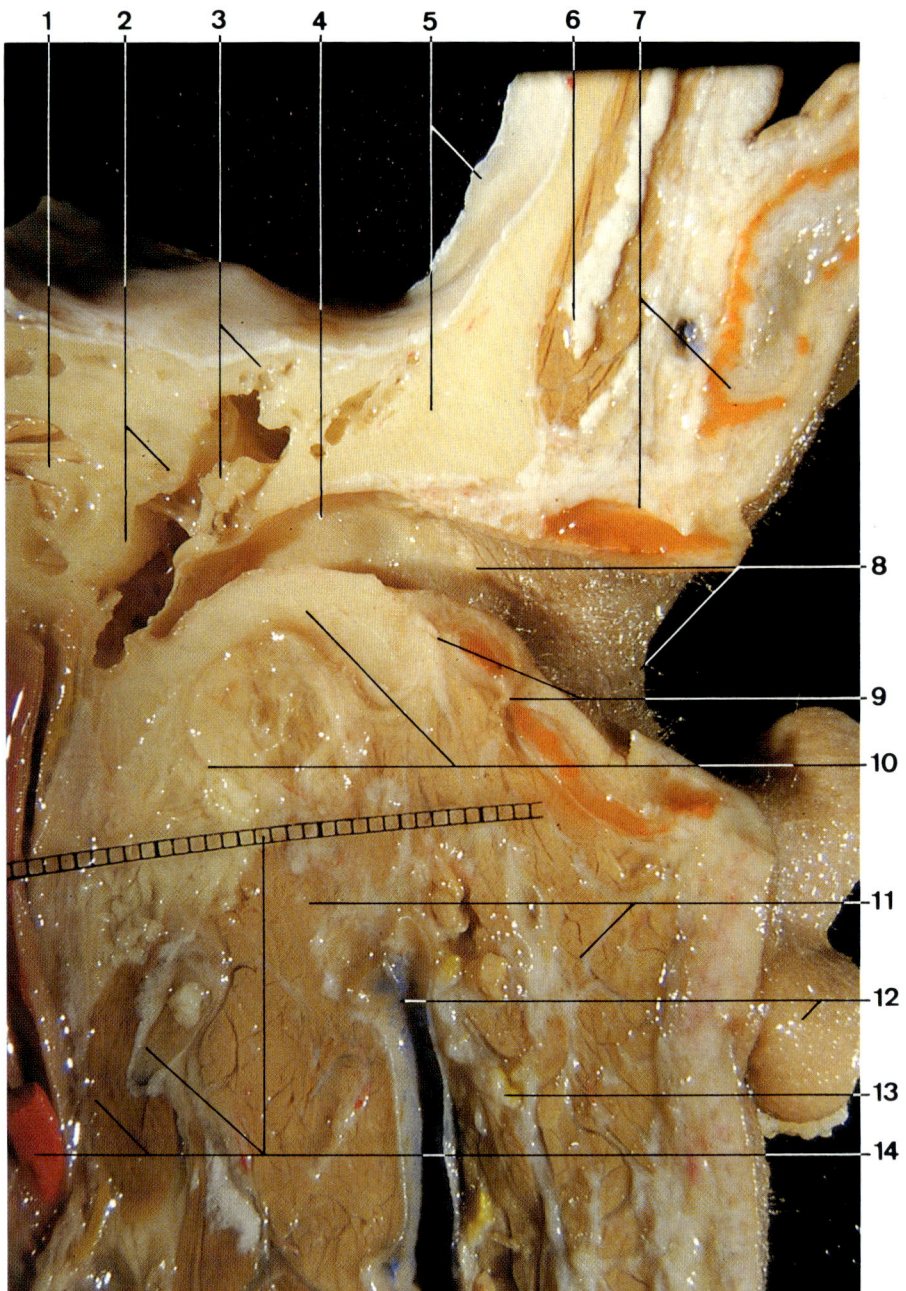

Abb. 16. Meatus acusticus externus, Frontalschnitt, von vorn. Der Ohrknorpel wurde, soweit am Schnitt angetroffen, orange markiert

1 Crista transversa des Meatus acusticus internus
2 Promontorium und Pars tympanica des N. VII
3 Incus und Tegmen tympani
4 Pars ossea des Meatus acusticus externus
5 Squama ossis temporalis und Dura mater
6 M. temporalis
7 Cartilago auriculae, angemalt (orange)
8 Rückwand der Pars cartilaginea des Meatus acusticus externus
9 Incisurae Santorini
10 Pars tympanica und Fettgewebe
11 Glandula parotidea
12 V. retromandibularis und Lobulus auris
13 Fazialisäste, gelb
14 A. carotis interna, Processus styloideus, Stylomuskeln und mm-Papier

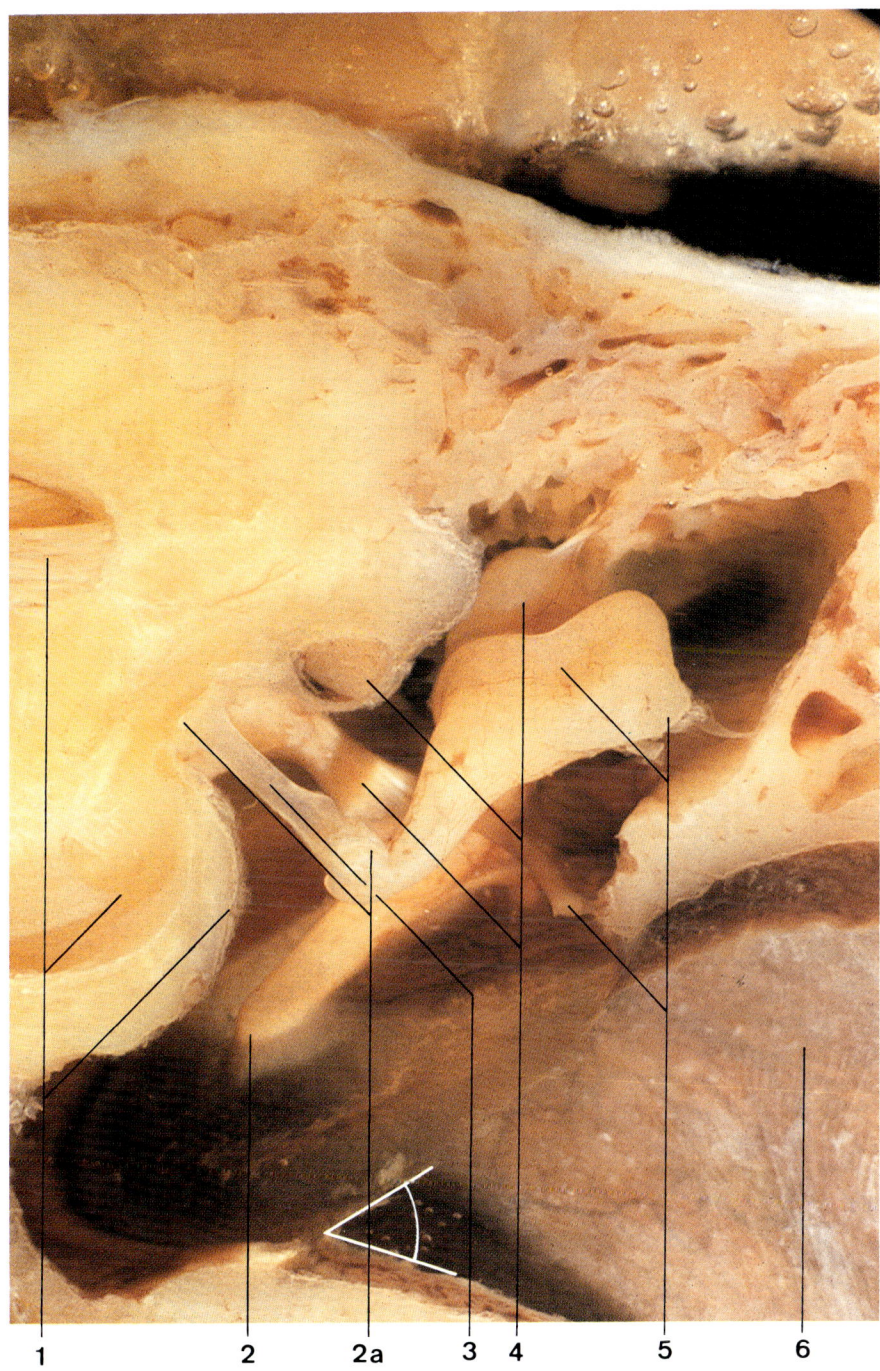

Abb. 17. Inklinationswinkel. Frontalschnitt durch die Cavitas tympanica, von dorsal

1 Pars vestibularis inferior, basale Schneckenwindung und Promontorium
2 Umbo
2a Inklinationswinkel 46–50°
3 Articulatio incudostapedialis und Stapes
4 Caput mallei, N. VII und Tendo m. tensoris tympani
5 Corpus incudis, Crus breve, abgesägt und Chorda tympani
6 Meatus acusticus externus

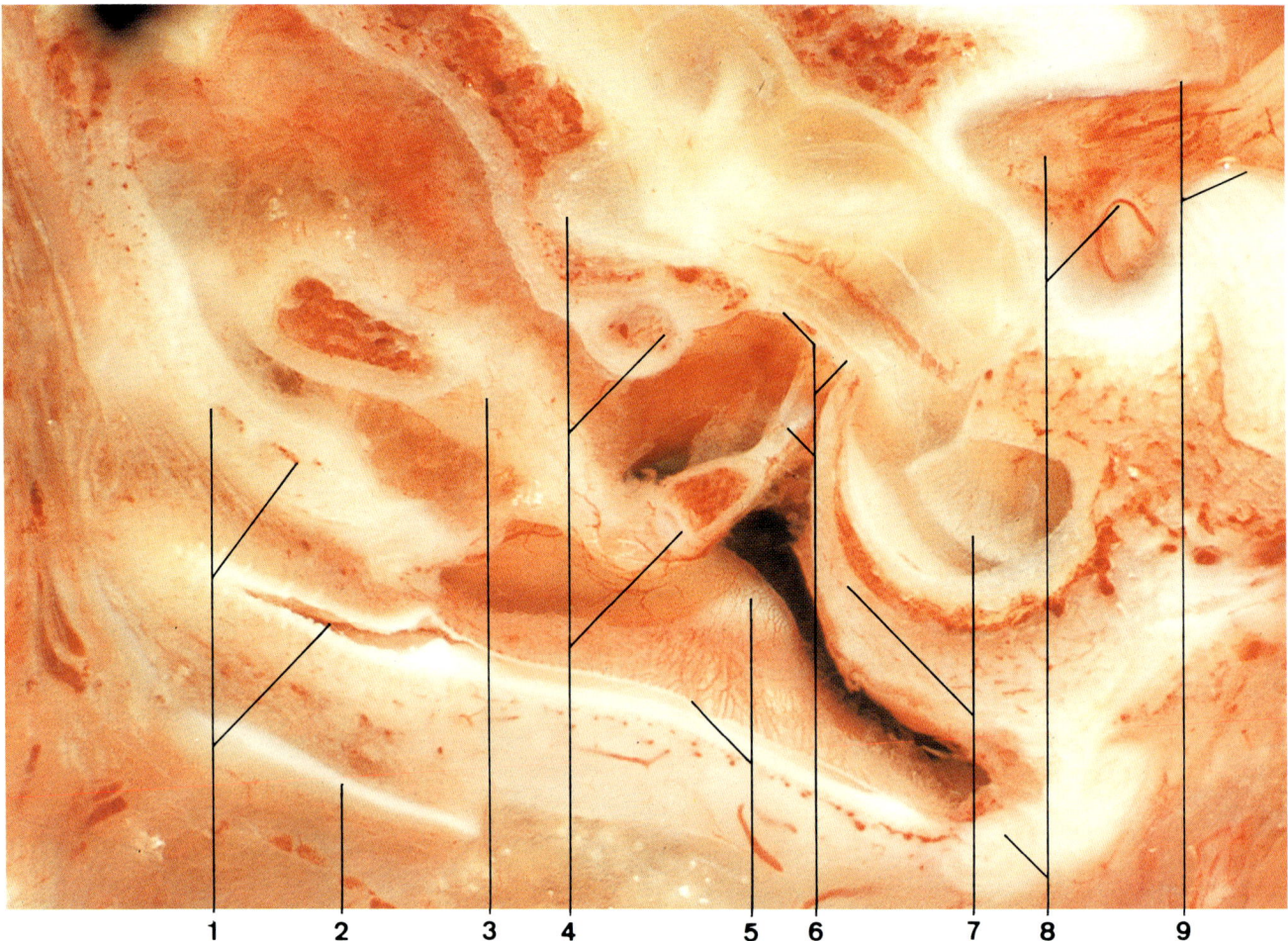

Abb. 18. Cavum tympani (40 cm langer Fetus), Frontalschnitt von hinten. Inklinationswinkel

1 Squama ossis temporalis und Meatus acusticus externus
2 Ohrknorpel, Anschnitt
3 Crus longum incudis
4 Canalis semicircularis lateralis und N. facialis, Articulatio incudostapedialis
5 Umbo und Membrana tympani
6 Ligamentum anulare und Crus anterius stapedis
7 Basale Schneckenwindung und Promontorium
8 Pars vestibularis, Pars cochlearis und Anulus fibrocartilagineus
9 Porus acusticus internus

Weitere Befunde stammen von Reck u. Mitarb. 1978).

Der größte Durchmesser des Meatus acusticus externus osseus und cartilagineus wurde an unserem Untersuchungsgut mehrfach bestimmt. An Ausgüssen z. B. (Pimmer 1988) beträgt der größte Durchmesser am lateralen Ende der Pars cartilaginea des Meatus acusticus externus im Knorpelabschnitt 11 (7–15) mm. Dieser größte Durchmesser steht in der Regel von vorn und oben nach hinten und unten orientiert. Bei Zug am Außenohr nach hinten und oben vermindert sich dieser Durchmesser auf 10 (7–13) mm. Der senkrecht zum größten Durchmesser gemessene kleinste Durchmesser macht 6 (3–9) mm aus, bei Zug nach hinten und oben 7 (3–9) mm. Im Knickbereich steht der große Durchmesser so wie in der Eingangsregion des Meatus acusticus externus und besitzt eine Länge von 8 (6–11) mm. Bei Zug nach hinten und oben am Außenohr bleibt der Durchmesser im Mittel bei 8 mm, die Grenzwerte schwanken jedoch an den 64 Ausgüssen von 5–11 mm. Der kleine Durchmesser an dieser Zone wurde mit 5 (3–8) mm bestimmt, bei Zug am Außenohr nach hinten und oben wurden Maße von 5 (3–7) mm ermittelt. Durch das Tragen von Hörgerätepaßstücken kann die Weite des äußeren Gehörgangs, insbesondere bei Kindern, zunehmen. Er wird also aufgedehnt.

Die Länge des Meatus acusticus externus cartilagineus zwischen Eingangszone = Abknickung des Cavum conchae nach medial macht an unserem Material 13 (8–19) mm aus. Bei Zug nach hinten und oben kommt es zu einer Verlängerung dieser Gehörgangszone auf 16 (10–24) mm an der linken und 15 (10–21) mm an der rechten Seite. Nach von Troeltsch (1877, 1881) und Schwalbe (1897) ist die hintere Wand des gesamten Meatus acusticus externus 23,4 (21–26) mm lang, die vordere (von der Traguskante an gemessen) 35,23 (31–41) mm. Hiervon treffen etwa 21 mm auf den knorpeligen Teil des Meatus acusticus externus und 14 mm auf den knöchernen. In Gray's Anatomie ist angegeben, daß der knorpelige Abschnitt des Meatus etwa 8 mm, der knöcherne 16 mm lang ist (s. Abb. 16).

In der Ansicht von außen verläuft der mediale knöcherne Anteil des Meatus acusticus externus in der Regel geringfügig nach vorn und oben. Diese Einstellung wird durch Zug am Außenohr nach hinten und etwas nach oben beim Ohrenspiegeln angeglichen. Als *Recessus inferior* meatus acustici externi wird eine Einsenkung am unteren Umfang des knöchernen äußeren Ohrkanals bezeichnet.

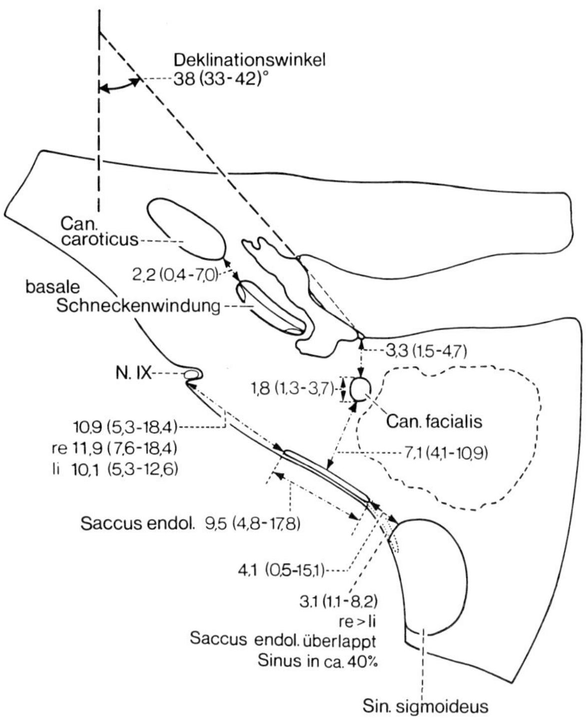

Abb. 19. Deklinationswinkel des Trommelfells bei Erwachsenen. Schema einer transversalen Schnittserie durch die Mitte des Trommelfells und den Meatus acusticus externus (Lang und Hack 1985 Tl. 2). Angegeben sind auch einige Abstandsmaße benachbarter Strukturen

10. Meatus acusticus externus, Haut

Die Haut des Cavum conchae setzt sich unmittelbar in die Auskleidung des Meatus acusticus externus cartilagineus fort. Die Dicke der Haut im Knorpelteil wurde mit 0,5–1 mm von Senturia u. Mitarb. (1980) bestimmt. In der Regel lassen sich in der Epidermis ein dünnes Stratum corneum, ein Stratum granulosum, ein Stratum spinosum und ein Stratum basale voneinander abgrenzen. Das Corium (die Dermis) des äußeren Gehörgangs enthält ein schwach entwickeltes Stratum papillare und ein Stratum reticulare mit auch sonst an der äußeren Haut vorkommenden Nerven und Gefäßen. Die Haare des äußeren knorpeligen Gehörgangs werden als Hirci bezeichnet, jene am Tragus als Tragi (s. Abb. 11 u. 16). Sie sind mit Talgdrüsen ausgestattet. Außerdem kommen im äußeren Gehörgang apokrine Glandulae ceruminosae vor, deren Ausführgänge entweder direkt zur Oberfläche der Haut oder in die Gänge der Talgdrüsen führen. Seit langem wurden zwei Arten dieser Glandulae ceruminosae, die hauptsächlich am oberen und unteren Umfang des Meatus acusticus externus plaziert sind, beschrieben. Das Produkt dieser Glandulae ceruminosae, der Talgdrüsen und abgeschilferter Epithelzellen des Meatus acusticus externus ist das Cerumen.

Voneinander abgegrenzt werden ein feuchtes, zähflüssiges und bräunliches Cerumen sowie ein trockenes, sprödes und gelblich aussehendes, das insbesondere bei Ortientalen nachgewiesen wurde. Nach Shugyo u. Mitarb. (1988) u. a. kommen im trockenen Cerumen etwa viermal mehr freie Aminosäuren vor als im feuchten.

Die Haut im Meatus acusticus externus osseus ist nur etwa 0,2 mm dick, besitzt keine Haare und keine Drüsen und ist an unserem anatomischen

22   Auris externa – Außenohr

Material häufig mit kleinen Fältchen ausgestattet. Nur dieser Hautabschnitt läßt sich bei Trommelfelldefekten als Deckmaterial verwenden.

Os temporale

Nach der unterschiedlichen Entwicklung der Einzelteile werden am Os temporale 4 Abschnitte voneinander abgegrenzt. Die Pars petrosa ossis temporalis entsteht durch chondrale Ossifikation um die Labyrinthkapsel herum, der Processus styloideus, die Prominentia styloidea, der Steigbügel, das Ligamentum stylohyoideum, das kleine Zungenbeinhorn und ein vorderer Teil des Corpus ossis hyoidei aus dem Skelettmaterial des Arcus branchialis secundus (= Hyoidbogen = 2. Kiemenbogen) und die Pars squamosa ossis temporalis, die vorzüglich die Seitenfläche des Os temporale bildet, entsteht als Deckknochen. Die Pars tympanica ist zunächst als bindegewebeknöcherner Knochenring angelegt, in die das Trommelfell eingefalzt ist. Erst während der späteren Fetalzeit und der postnatalen Zeit setzt sich der Knochenanbau an diesem Knochenteil, und zwar an dessen Unterseite nach lateral, fort. Über die Lagebeziehungen der Knochenabschnitte zueinander an der seitlichen Schädelwand orientiert Abb. 20. Betont sei, daß der Processus mastoideus (Brustwarzenfortsatz) im vorderen Teil der Pars squamosa angehört, im hinteren der Pars petrosa. Insbesondere der vordere Abschnitt

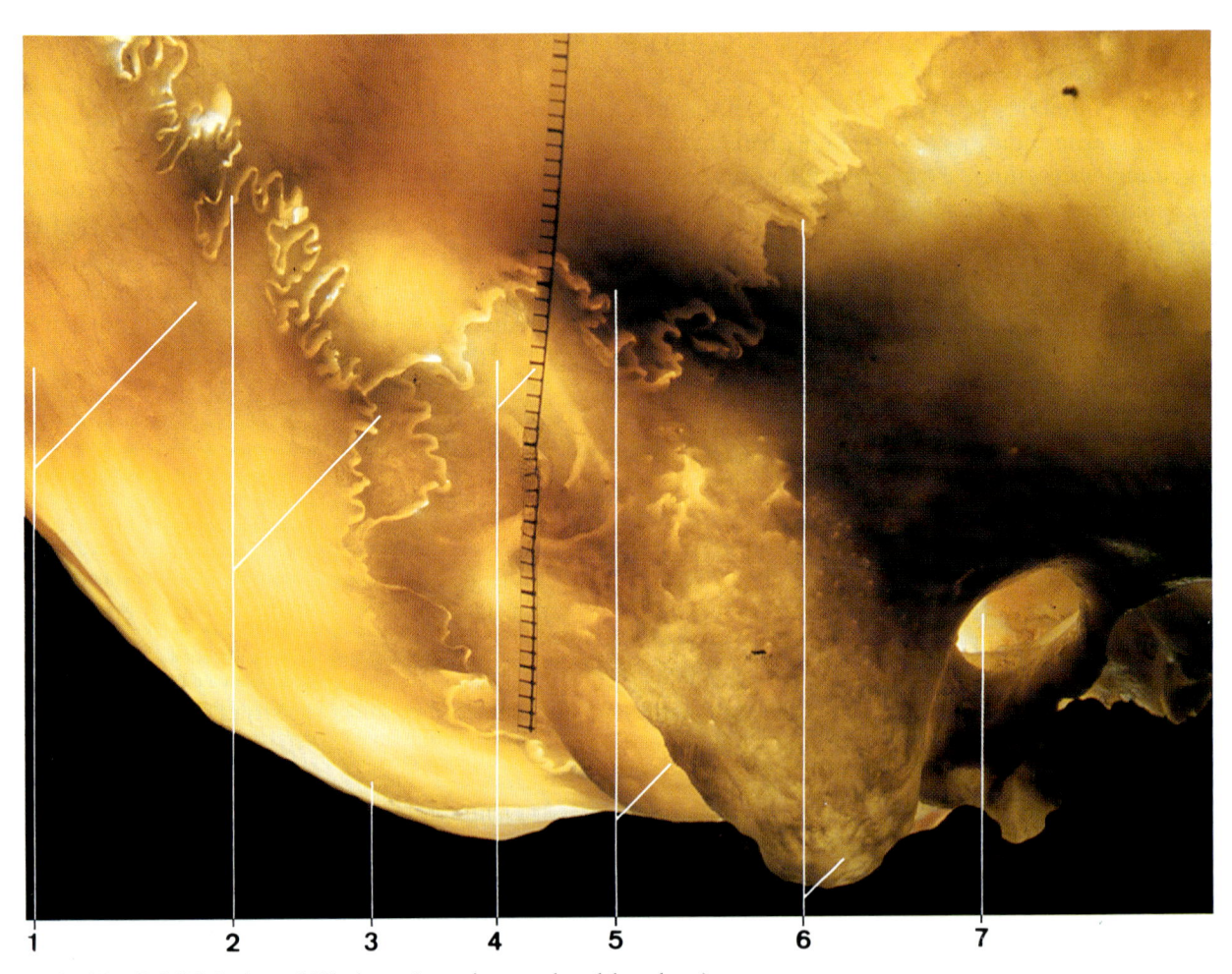

Abb. 20. Schädel eines 9jährigen (von innen durchleuchtet)

1 Gebiet des Confluens sinuum und Verlauf des Sinus transversus
2 Sutura lambdoidea und Os suturale an Asterion
3 Processus retromastoideus
4 Oberes Knie des Sinus transversus und mm-Papier
5 Os parietale und Incisura mastoidea
6 Sutura squamosa und Processus mastoideus
7 Porus acusticus externus

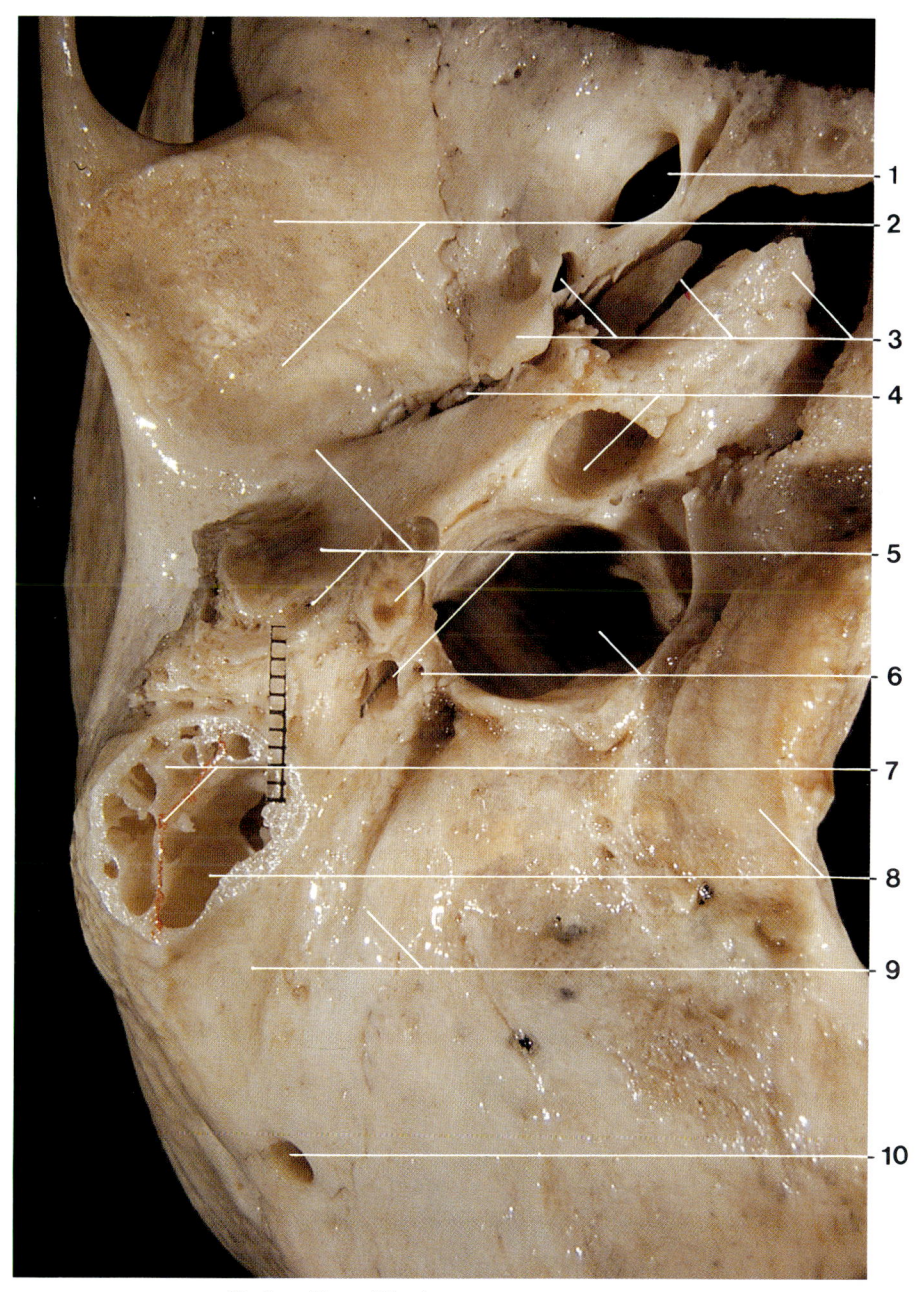

Abb. 21. Septum petrosquamosum von unten (Präp. Curt Elze)

1 Foramen ovale
2 Eminentia und Fossa articularis
3 Foramen spinosum, Spina angularis, Foramen lacerum externum und Apex partis petrosae
4 Processus inferior tegminis und Apertura externa canalis carotici
5 Pars tympanica, Processus styloideus und Foramen stylomastoideum
6 Kanal für A. stylomastoidea und Foramen jugulare
7 Cellulae mastoideae der Pars squamosa und Septum petrosquamosum und mm-Papier
8 Cellulae mastoideae der Pars petrosa und Condylus occipitalis
9 Sulci digastricus et a. occipitalis
10 Emissarium mastoideum

24 Auris externa – Außenohr

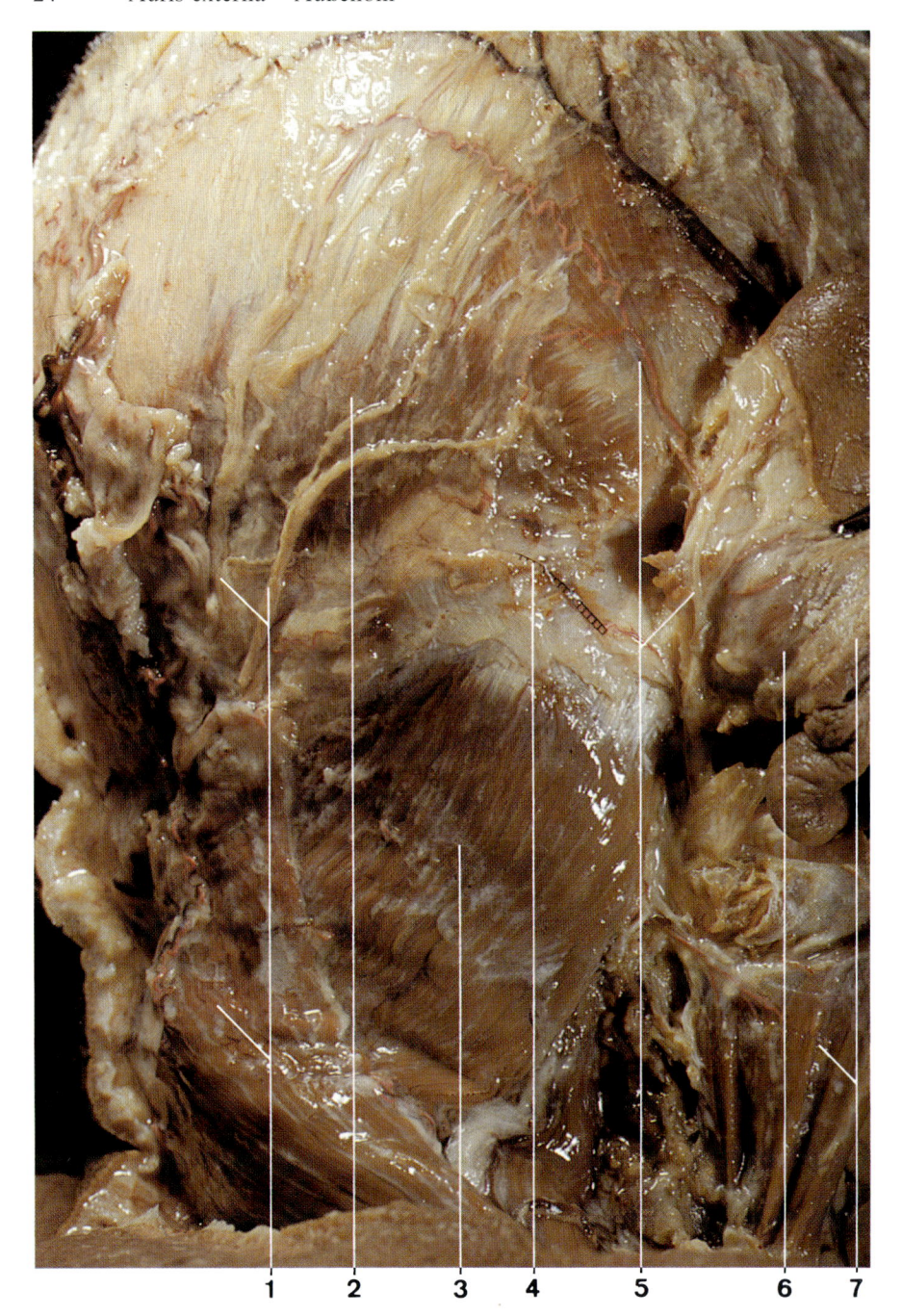

Abb. 22. Ohrregion von dorsolateral

1 Hauptzweige des M. occipitalis major und M. trapezius
2 Venter occipitalis m. epicranii
3 M. splenius capitis
4 N. occipitalis minor, Anastomosengebiet, mm-Papier
5 N. auricularis posterior und A. auricularis posterior
6 M. auricularis posterior, abgeschnitten
7 M. sternocleidomastoideus und Auricula, nach vorn verlagert

wächst postnatal relativ stark heran. Zwischen beiden Knochenteilen kann ein Septum bestehen bleiben, das als Septum petrosquamosum bezeichnet wurde. Kulenkampff (1949/50) schloß von der äußerlich sichtbaren Fissura petrosquamosa auf Bestehen eines Septum petrosquamosum (Körner 1923). Dieses Septum kann als Lamelle erscheinen und beim operativen Vorgehen mit der Knochenwand des Sinus sigmoideus oder der medialen Wand des Antrum mastoideum verwechselt werden (Abb. 21).

Meatus acusticus externus, Nerven und Gefäße (Abb. 22)

Die Vorderwand des Meatus acusticus externus wird hauptsächlich von Fasern des N. auriculotemporalis, die Hinterwand vom Ramus auricularis n. vagi innerviert. Beteiligt an der Innervation sind über Nervenanastomosen die Nn. VII, IX und X. Die arterielle Versorgung erfolgt von vorn her über Zweige der A. temporalis superficialis, von dorsal her über die A. auricularis posterior direkt sowie über deren Zweig, die A. tympanica posterior und die A. occipitalis. Aus der A. maxillaris stammt meist die A. auricularis profunda, die von unten her die Versorgung mitübernimmt. Auch Zweige der A. temporalis media und der A. transversa faciei können den äußeren Gehörgang erreichen (Schröder 1892).

Die Venen des Meatus acusticus externus ziehen in der Regel in der Nachbarschaft der Arterien zu benachbarten Abflußwegen.

Lymphgefäße des Außenohrs erreichen Nodi lymphatici retroauriculares, parotidei und cervicales superficiales.

11. Meatus acusticus externus, Lagebeziehungen (Abb. 23)

Nach *vorn* grenzt der Meatus acusticus externus cartilagineus an die Glandula parotidea, den N. auriculotemporalis und die Vasa temporalia superficialia und in diesem Bezirk und auch medial im Meatus osseus an die Articulatio temporomandibularis. Bei der Mundöffnung läßt sich nach Abtasten der Vorderwand des Meatus die Vorverlagerung des Kieferkopfes sowie bei Mundschluß die Rückverlagerung des Caput mandibulae abtasten. Der Processus retroauricularis der Squama temporalis ist meist ausgebildet und stellt hinter der Fossa articularis der Squama eine Schutzeinrichtung des äußeren Gehörgangs gegen Zurückweichen des Kieferkopfes und der hinteren bilaminären Schicht des Discus articularis. Die Vorderwand des Meatus acusticus externus osseus kann außerordentlich dünn oder pneumatisiert sein, im knorpeligen Teil schneidet die Incisura major (Santorini) ein: Entzündungswege. Exostosen der Vorder- (und Rückwand) des Meatus acusticus externus, die aus lamellären Knochen aufgebaut sind, wurden mehrfach beschrieben und von Schuknecht und Gulya (1986 – Fig. 2.10 und Fig. 2.11) dargestellt.

Oben bildet die Squama ossis temporalis die Wand des knöchernen äußeren Gehörgangs, der knorpelige Teil ist über Bänder mit der Squama ossis temporalis verbunden. An der hinteren und oberen Wand sind in etwa 80% die Fossa und Spina suprameatica entwickelt. Die Crista suprastoidea gilt als Fortsetzung des Oberrandes des Processus zygomaticus nach dorsal und stellt einen anatomischen Merkpunkt dar. An den meisten Schädeln ist bis zum 7.–8. Lebensjahr die Sutur zwischen Pars squamosa und Pars petrosa (Tegmenabschnitt) eindeutig nachzuweisen. Sie verläuft schräg von hinten lateral nach vorn medial in Richtung Foramen spinosum. Nach oben grenzen Pars squamosa und der Tegmenabschnitt der Pars petrosa an die Dura mater sowie an die Unterfläche des Lobus temporalis. Abströme der Vena cerebri media superficialis können in die Oberfläche dieses Knochenabschnittes eingelagert sein. Venen aus dem Meatus acusticus externus und der Cavitas tympanica können während ihres Verlaufes nach dorsal zum oberen Knie des Sinus sigmoideus in diese Venen einziehen. An dieser Zone können Infektionen vom äußeren Gehörgang und vom Mittelohr auf Hirnvenen übergeleitet werden.

Hinten finden sich im Meatus acusticus externus cartilagineus ebenfalls Lücken, im Meatus externus osseus kann die Knochenwand gegenüber Cellulae mastoideae außerordentlich dünn sein.

Die tieferen Abschnitte des Meatus osseus grenzen im oberen Abschnitt hinten an das Antrum

26 Auris externa – Außenohr

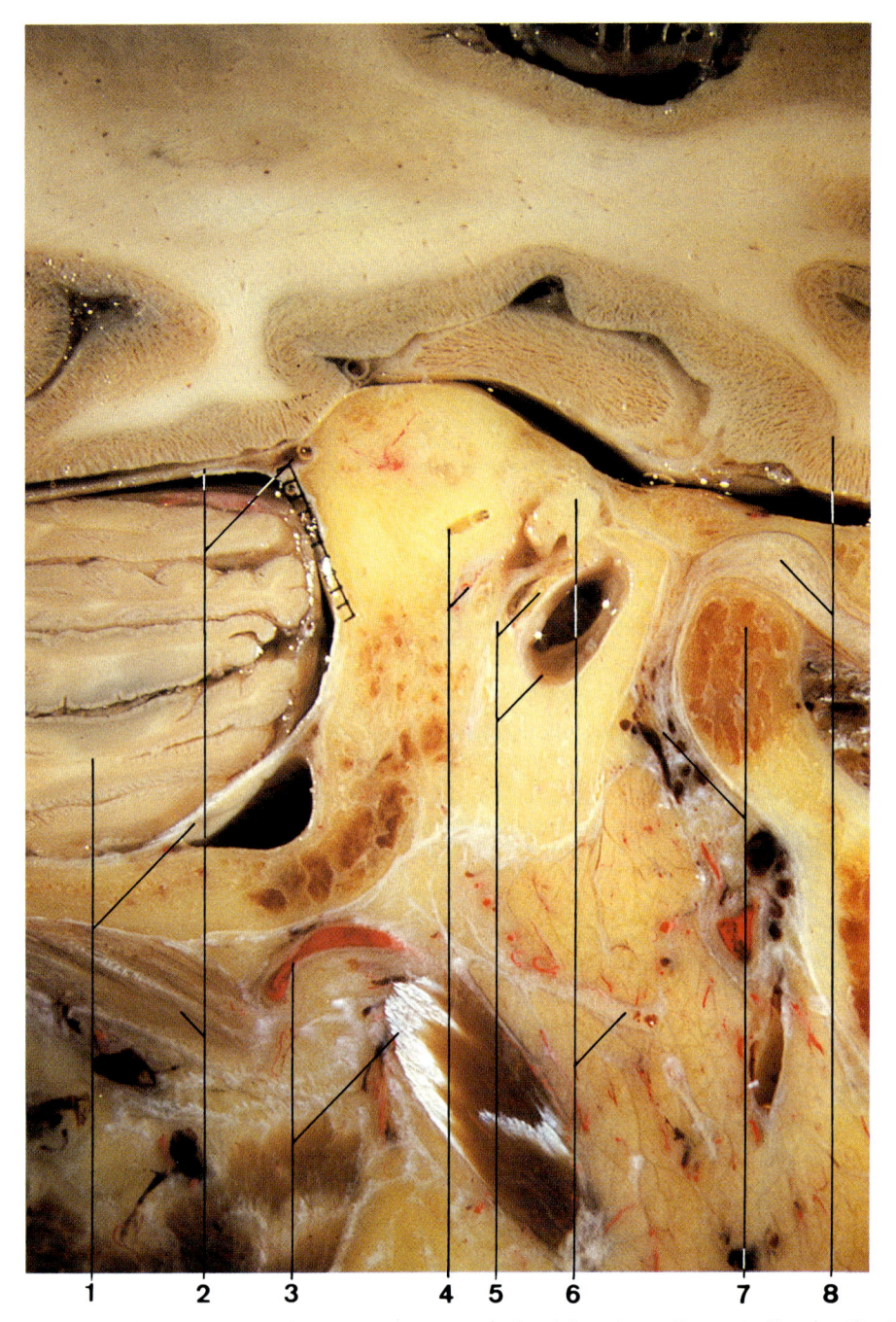

Abb. 23. Meatus acusticus externus, Lagebeziehungen. Paramedianer Sagittalschnitt durch Articulatio temporomandibularis, von lateral

1 Cerebellum und Sinus sigmoideus, Oberwand
2 Tentorium cerebelli, Sinus petrosus superior, mm-Papier und M. rectus capitis posterior minor
3 A. occipitalis und M. digastricus, Venter posterior
4 Canalis semicircularis lateralis, Pars pyramidalis n. facialis und M. pyramidalis
5 Chorda tympani und Tympanosklerose und Meatus acusticus externus
6 Articulatio incudomallearis und N. VII, extrakraniell in Glandula parotidea
7 Retroartikuläres Polster und Caput mandibulae
8 Lobus temporalis und Discus articularis

(Tympanosklerose. Diagnose: Prof. Dr. Dr. F. X. Brunner)

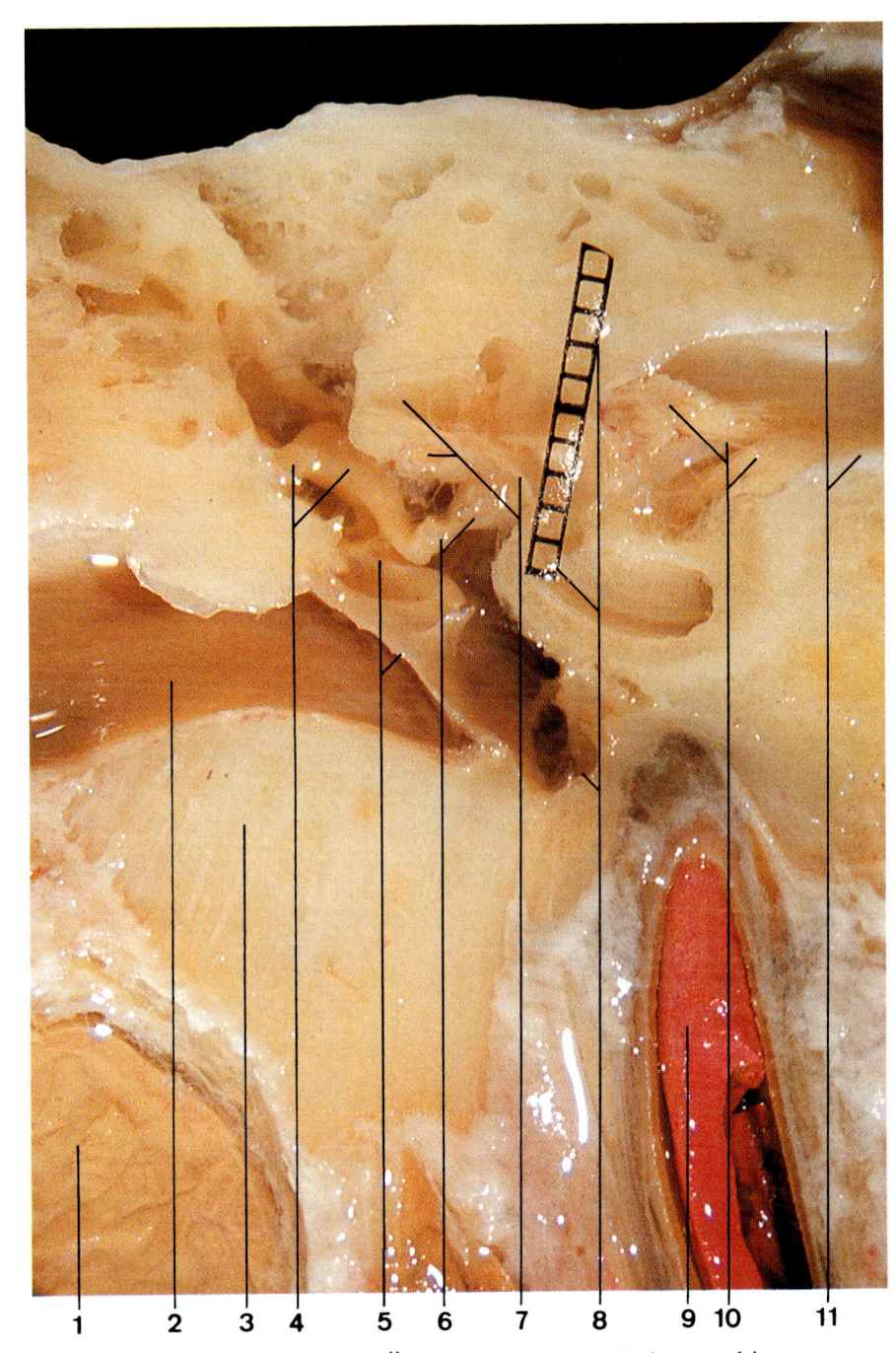

Abb. 24. Meatus acusticus externus und Cavitas tympanica, Übersicht. Frontalschnitt von hinten (35 Jahre, männlich)

1 Glandula parotidea
2 Meatus acusticus externus
3 Pars tympanica an Vagina process. styloidei
4 Ligamentum incudis posterius und Crus longum incudis
5 Manubrium mallei und Membrana tympani
6 Articulatio incudostapedialis und Stapes, Crus anterius
7 Canalis semicircularis lateralis, N. VII und Ligamentum anulare
8 mm-Papier, basale Schneckenwindung an Promontorium und Solum tympani
9 A. carotis interna
10 Pars vestibularis, Crista transversa und Pars cochlearis am Fundus meatus acustici
11 Meatus acusticus internus, Dach und Boden

Auris externa – Außenohr

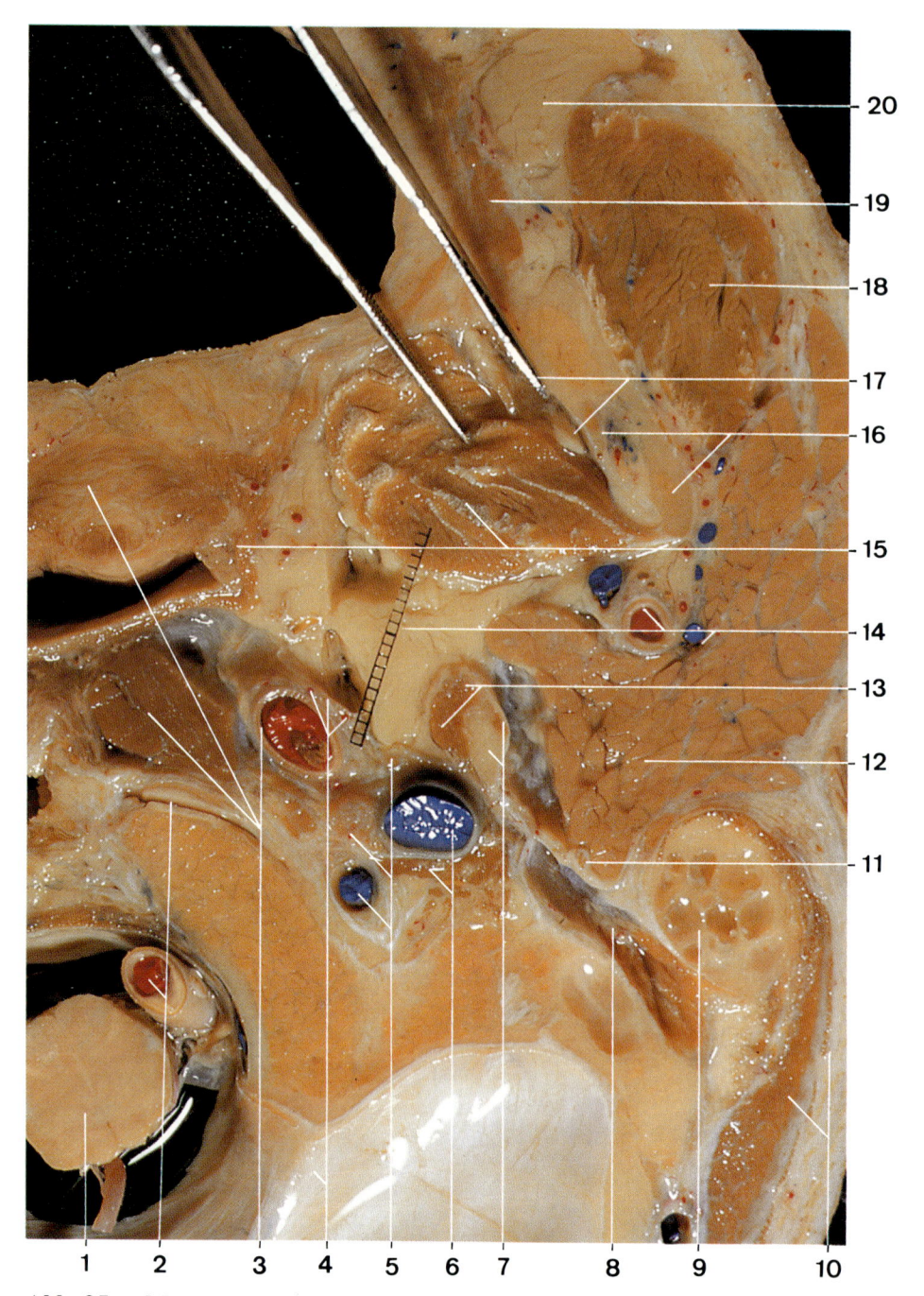

Abb. 25a. Meatus acusticus externus, Lagebeziehungen. Transversalschnitt 8 mm unterhalb des Meatus acusticus externus

1 Medulla oblongata, etwas verlagert
2 Articulatio atlanto-occipitalis und A. vertebralis
3 Palatum molle, prävertebrale Muskeln und A. carotis interna
4 Vagina carotica, Zweige der A. pharyngea ascendens und Boden der Fossa cranii posterior
5 Nn. IX–XII und V. emissaria condylaris
6 V. jugularis interna und M. rectus capitis lateralis
7 Processus styloideus und Ursprung des M. stylohyoideus
8 M. digastricus, Ursprung
9 Processus mastoideus
10 M. splenius capitis und Aponeurose des M. sternocleidomastoideus unter Concha auris
11 N. facialis vor Eintritt in die Glandula parotidea
12 Glandula parotidea, darunter Verlauf des N. VII
13 M. styloglossus und M. stylopharyngeus, Ursprungszonen
14 mm-Papier, Fettkörper, A. carotis externa und V. retromandibularis
15 M. constrictor pharyngis superior und M. pterygoideus medialis
16 N., A. et V. alveolaris inferior und Mandibula
17 Pinzette und N. lingualis
18 M. masseter
19 M. buccinator
20 Corpus adiposum buccae

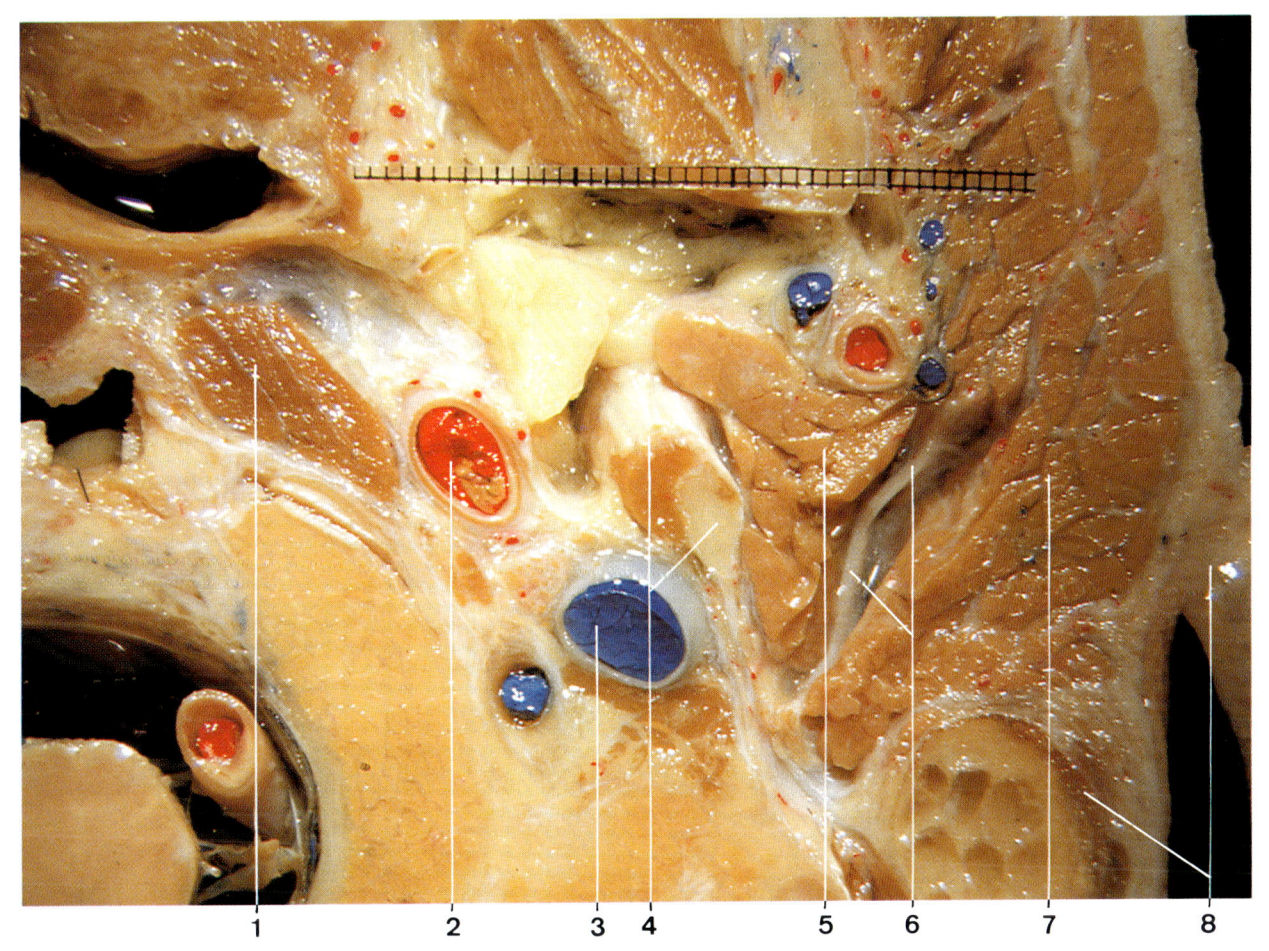

Abb. 25b. Meatus acusticus externus, Lagebeziehungen zum N. facialis (Transversalschnitt, 8 mm unterhalb des Meatus acusticus externus)

1 M. rectus capitis anterior
2 A. carotis interna
3 V. jug. interna
4 Proc. styloideus und Stylomuskeln freipräpariert
5 Glandula parotidea, Pars profunda
6 Ramus temporofacialis des N. VII freipräpariert
7 Glandula parotidea, Pars superficialis
8 Ohransatz und M. sternocleidomastoideus

mastoideum, meist ist die Knochenschicht zwischen diesem und dem Meatus nur 1–2 mm dick.

Unten bestehen im Meatus acusticus externus cartilagineus die mediale und laterale Inzisur (Santorini) sowie einige kleinere andere Durchtrittspforten für Nerven und Gefäße im Knorpelteil. Durch diese von Bindegewebe verschlossenen Lücken ziehen, individuell unterschiedlich, Gefäße und Nerven hindurch. Die Lücken grenzen im allgemeinen an Teile der Glandula parotidea. Im medialen Bereich (Meatus acusticus externus osseus) bildet die Pars tympanica die Unterwand des Meatus acusticus externus. Diese ist medial hinten kürzer als vorn und lateral. Über die Foramina Huschke, die ebenfalls Ausbreitungswege von Entzündungen darstellen, wurde oben berichtet.

Die *mediale* Wand des Meatus acusticus externus ist die Membrana tympani. Ihre Außenzone ist von dünnen Epithel bekleidet. Die Membrana tympani stellt auch die größte laterale Grenzzone der Cavitas tympanica dar (Abb 24).

An der Unterseite der Pars tympanica springt die nach vorn und medial orientierte, etwa 2 cm lange Vagina processus styloidei vor. An ihrer Rückseite ist im lateralen Abschnitt der Processus styloideus angelagert. Der Griffelfortsatz ist unterschiedlich lang und reicht in seltenen Fällen bis zum kleinen Horn des Zungenbeins. Der Processus styloideus, die von ihm entspringenden Muskeln und die Fascia stylopharyngea decken die A. carotis interna, die V. jugularis interna sowie die Hirnnerven IX–XII im oberen Abschnitt von seitlich ab. Einzelheiten siehe an Abb. 25a u. b, die einen Transversalschnitt durch den unteren Teil des Processus mastoideus, den M. digastricus und den Griffelfortsatz, die kaudalen Hirnnerven sowie die Lagebeziehungen zu Nachbarstrukturen demonstrieren. Schlingen der A. carotis externa um den Griffelfortsatz herum wurden beobachtet: Eagle-Syndrom.

Über unspezifische und spezifische Entzündungen des Außenohrs und des Meatus acusticus externus, Ohrmykose und Ohrekzem, Fremdkörper und Tumoren siehe Spezialliteratur, z.B. Becker, Naumann u. Pfaltz (1986).

Meatus acusticus externus, Schalldruck

Nach Schöttke u. Mitarb. (1991) ist seit Helmholtz bekannt, daß es im menschlichen Gehörgang durch Resonanz zu einer Verstärkung des Schalldruckpegels von 20–25 dB im Bereich der Resonanzfrequenz von 3 kHz kommt. Weitere Reflexionen treten im Trommelfell-Gehörknöchelchen-Apparat auf. Schöttke u. Mitarb. betonen, daß bei Faszien- und Perichondriumtransplantationen keinerlei Veränderungen des Reflexionsverhaltens festzustellen sind. Bei Knorpelverpflanzungen fanden sie im Schnitt 3–4 dB Schalldruckpegelerhöhungen schmalbandig um 3 kHz.

Meatus acusticus externus, Fehlbildungen

Schon Virchow (1864), später dann viele Forscher (insbesondere Altmann 1955) berichteten über kongenitale Ohratresien und Fehlbildungen des Meatus acusticus externus. Nach Altmann können leichtere Fehlbildungen mit hypoplastischer Pars tympanica und äußerem Gehörgang bei normal großer oder zu kleiner Cavitas tympanica auftreten.

Bei mittelstarken Mißbildungen fehlt der Meatus acusticus externus vollständig, die Cavitas tympanica ist unterentwickelt – ihr Inhalt in verschiedener Weise mißgebildet. Es besteht in diesen Fällen eine Atresieplatte, die vom 2. Kiemenbogenmaterial gebildet ist (Reichertscher Knorpel).

Bei schweren Atresien kann zusätzlich die Cavitas tympanica vollständig fehlen. Auch Mündnich und Terrahe (1979), Kelemen (1966), Sando u. Mitarb. (1970), Goodman (1956) wiesen auf derartige Mißbildungen hin. Doppelungen des Meatus acusticus externus beobachtete z.B. Guranowski (1899), eine teilweise Doppelung Habermann (1900), Bellucci (1981), Work (1972) (s. Abb. 3).

B. Auris media, Cavitas tympanica – Cavum tympani

1. Biologische und ärztliche Bedeutung

Der Mittelohrraum enthält die drei Gehörknöchelchen: Hammer, Amboß und Steigbügel, die die Druckübertragung von der Membrana tympani auf die Fenestra vestibuli und damit auf die Scalae vestibuli et tympani bewirken. Das Cavum tympani und seine Nebenräume sind von Schleimhaut ausgekleidet, die mit der Tubenschleimhaut in unmittelbarer Verbindung steht. Einige Falten schreiben dem Luftstrom und dem Sekretabtransport bestimmte Wege vor. Auch die Nebenräume des Mittelohrs besitzen eine Schleimhautauskleidung.

2. Cavitas tympanica, Entwicklung

a) Schleimhaut (Abb. 26)

Von der Seitenwand des Schlunddarms (Praeenteron, Pharynx primitiva) sprossen Sacci pharyngeales in der embryonalen Zeit aus, deren Saccus primus (I) den Recessus tubotympanicus bildet. Aus ihm entwickeln sich die Schleimhaut der Tuba auditiva, jene der Cavitas tympanica und der Cellulae tympanicae, – mastoideae u. a. Das seitliche Ende des Recessus tubotympanicus schiebt sich zwischen das Labyrinth und den Epithelsproß der 1. Kiemenfurche, welcher sich zur Lamina epithelialis meatus acustici verbreitet. Später wird es durch Mesenchymwucherung von der Lamina epithelialis abgedrängt und aus einer ursprünglich fast vertikalen in eine mehr horizontale Position verlagert. Aus dem medialen Abschnitt des Recessus wird die Tubenschleimhaut, um die sich im 4. Keimlingsmonat der Tubenknorpel entwickelt. Schon im 3. Monat wurden enge Lichtungen im Bereich der Paukenhöhle beobachtet, im 4. werden sie enger und verschwinden gelegentlich. Peritympanales Mesenchym umgibt dann die Schleimhautzonen und wandelt sich dann in Gallertgewebe um, das später rückgebildet wird. Nach Takahara und Sando (1987) sind an Mittelohren Neugeborener etwa 20% ihres Raumes noch von Mesenchym erfüllt, das im 1. Lebensjahr dann vollständig verschwindet. Betont sei, daß bei kongenitalen Mittelohranomalien die Cavitas tympanica in der perinatalen Zeit zu 30% von Mesenchym erfüllt ist, das bis zum 3. Jahr nicht vollständig rückgebildet wird. Über Faltenbildungen in der Cavitas tympanica und im Antrum mastoideum siehe Seite 80 ff.

b) Cholesteatom und Plakoden

Vergleichend-anatomisch (und auch beim Menschen) gibt es 2 Arten von Plakoden (= Epithelverdickungen, die in die Tiefe wandern). Aus den *dorsolateralen Plakodengebieten* entwickelt sich z. B. das Labyrinthbläschen. Mehr ventral entstehen die *Epibranchialplakoden* jeweils am dorsalen Ende der Kiemenfurchen (Sulci branchiales). Aus ihnen gehen z. B. die Neurone des Geschmackssinnes und zumindest ein Teil der Neurone des N. V_1 hervor (letztere gehört zu den Dorsolateralplakoden, die z. B. das Seitenliniensystem der Fische entstehen lassen). Starck (1975) bildet epibranchiale Plakoden bei Amphibien im Gebiet der Sulci branchiales 1, 2, 3, 4 und 5 ab. Beim Menschen geht nach Hamilton u. Mitarb. (1962) möglicherweise auch ein Teil des akustikofazialen Ganglienabschnittes aus der Wand des Labyrinthbläschens und damit aus der Ohrplakode hervor.

Cholesteatome – Epidermoid-ähnliche Bildungen im Mittelohr

Kley (1983) wies darauf hin, daß Cholesteatome bei Kindern rasch wachsen und wahrscheinlich eine andere Genese besitzen als Cholesteatome Erwachsener. Michaels (1986) beschrieb erstmalig diese Struktur in 54% bei Feten zwischen 10 und

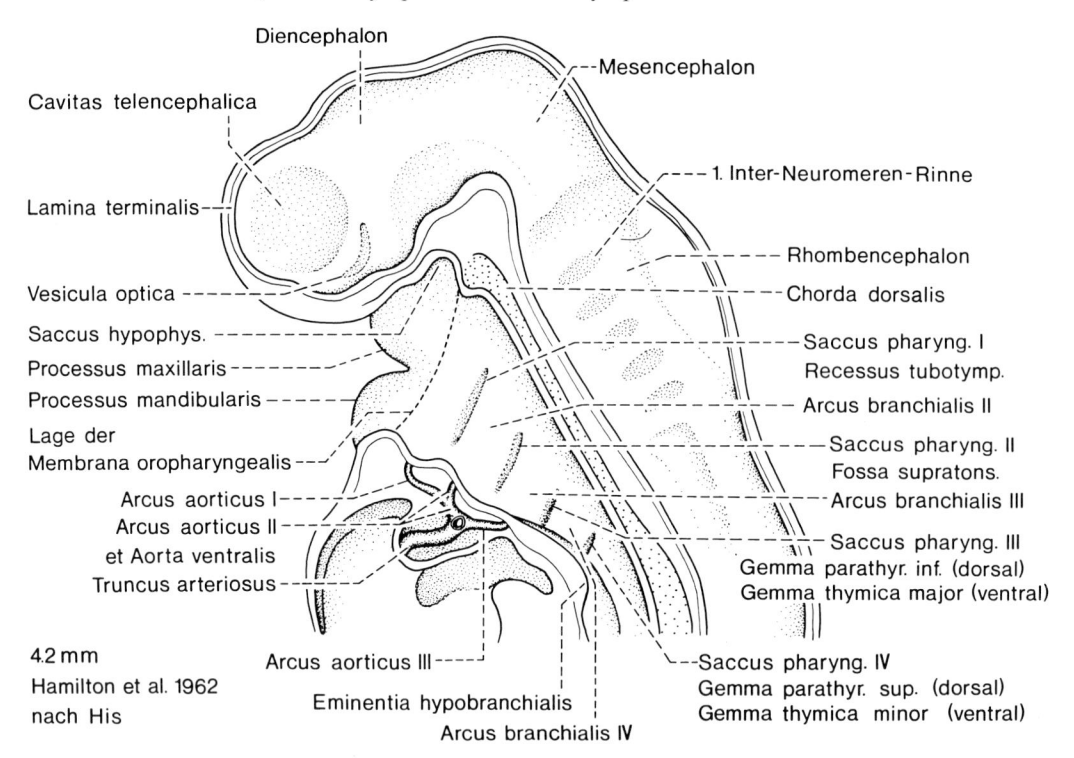

Abb. 26. Entwicklungsstadium der Sacci pharyngeales, insbesondere des Recessus tubotympanicus bei einem 4,2 mm langen Embryo, Sagittalschnitt, von medial (nach Hamilton u. Mitarb., 1962, u.a.)

33 Wochen. Die „Epitheldermoid-ähnliche Formation" lag stets im vorderen oberen Abschnitt der Seitenwand der Cavitas tympanica etwas vor dem vorderen Ende der Membrana tympani und dicht hinter dem sich entwickelnden Anulus tympanicus. Die Formation besteht aus einer verdickten Lage geschichteter und platter Zellen. Unmittelbar davor ist am Material von Wang u. Mitarb. (1987) das Epithel „pseudostratified" und häufig zilientragend, unmittelbar hinter der Formation niedriger und kubisch entwickelt.

Kongenitale Cholesteatome im Mittelohr sind nach Levenson u. Mitarb. (1986) ausgesprochene Raritäten. In jüngerer Zeit wurden in der englischen Literatur etwa 150 derartiger Fälle beschrieben. Michaels nahm an, daß die Formation ein Überrest des Organon epibranchiale (als Variation bei Vertebraten) zu deuten ist. Wang u. Mitarb. nehmen an, daß die Struktur in der Regel im späteren Fetalleben verschwindet, und wenn sie persistiert, möglicherweise ein Cholesteatom im mittleren oder späteren Lebensalter aus ihm entsteht. Die Größe des Organs bestimmten Wang u. Mitarb. mit 56 (24–135) μm in der Breite und 360 (340–1000) μm in der Höhe.

c) Ossicula auditus und Musculi ossiculorum auditus

Nach allgemeiner Auffassung entstehen Malleus und Incus aus dorsalen Anteilen des 1. Kiemenbogens, das Gelenk zwischen beiden entspricht dem primären Kiefergelenk. Bis zum 6. Keimlingsmonat reicht der Processus anterior (Folianus) mallei durch die noch weite Fissura petrotympanica hindurch. Dieser Teil soll nicht durch Verknöcherung einer knorpeligen Anlage, sondern als Bindegewebeknochenabschnitt des Hammers entstehen.

Der Amboß (Incus) entsteht nach der Meinung der meisten Autoren vollständig, nach Meinung einiger Untersucher – mit Ausnahme des Crus longum incudis – aus dem 1. Kiemenbogenmaterial.

Der Steigbügel (Stapes) ist mit Ausnahme der Fußplatte einer der Abkömmlinge aus dem Material des 2. Kiemenbogens und zunächst als Ring angelegt. Durch die Öffnung des Rings verläuft die A. stapedialis hindurch, die während der späteren menschlichen Entwicklung meist rückgebildet wird. Erst dann entsteht am medialen Umfang des Rings die Steigbügelfußplatte. Betont sei, daß die Gehörknöchelchen zunächst sehr oberflächlich liegen und erst durch Ausbildung des Anulus tympanicus und der Pars tympanica ihre spätere tiefere Lage erhalten. Der M. tensor tympani entsteht Ende des 2. Embryonalmonats aus dem Mesenchym des 1. Kiemenbogens und wird deshalb von Zweigen des 1. Kiemenbogennervs, dem N. trigeminus, versorgt.

Der M. stapedius ließ sich erst im 3. Fetalmonat nachweisen. Er entsteht aus dem gemeinsamen Blastem mit den Mm. stylohyoidei und dem hinteren Bauches des M. digastricus. Deshalb wird er vom 2. Kiemenbogennerv (N. facialis) versorgt.

3. Cavitas tympanica, Wände

Nach den Nomina Anatomica werden als Wandabschnitte der Cavitas tympanica voneinander abgegrenzt:

a) der Paries tegmentalis,
b) der Paries jugularis,
c) der Paries labyrinthicus,
d) der Paries mastoideus,
e) der Paries caroticus und
f) der Paries membranaceus.

Alle Wandabschnitte der Auris media sind kompliziert gestaltet und zeigen unterschiedlich große individuelle Variationen.

a) Paries tegmentalis = Dach des Mittelohrs und Recessus epitympanicus (Abb. 27 und 28)

Die Überdachung des Mittelohrs wird größtenteils von der Pars petrosa ossis temporalis und nur zu einem kleineren, vorderen, seitlichen Abschnitt aus der Pars squamosa, die als Bindegewebeknochen entsteht, gebildet. Der Dachabschnitt ist im allgemeinen dünn und grenzt die Cavitas tympanica von der Fossa cranii media ab. Medial der Cavitas tympanica wird das Dach des Canalis musculotubarius ebenfalls von einem Fortsatz der Pars petrosa abgedeckt. Zwischen Pars petrosa und Pars squamosa besteht bei Kindern die Sutura petrosquamosa, die etwa im 5. Lebensjahr verknöchert. Bei Erwachsenen ziehen durch die Sutur oder auch durch andere Abschnitte des Tegmen Mittelohrvenen zum Sinus petrosquamosus oder zum Sinus petrosus superior. Ein Sinus petrosquamosus ist in ca. 50% entwickelt. Proctor u. Mitarb. (1981 und Proctor 1989) wiesen darauf hin, daß der Mittelohrabschnitt der Sutura petrosquamosa gelegentlich als Knochenfirste am Mittelohrdach sichtbar ist. Die Firste soll in Richtung Fossa geniculata orientiert sein und auch den oberen Bändern von Hammer und Amboß als Anheftungszone dienen.

Tegmen tympani, Dehiszenzen

Bürkner (1878) stellte am Würzburger Material in 18,3%, Lang (1983) in 20% Dehiszenzen des Tegmen tympani fest. Diese Lücken wurden häufiger rechts als links beobachtet. Gelegentlich können die oberen Flächen des Incus und Malleus durch den Defekt des Tegmen tympani hindurch beobachtet werden.

Recessus epitympanicus (Abb. 29 und 30)

Der Recessus epitympanicus = Pars cupularis des Mittelohrs stellt den Raum dar, in dem Hammer- und Amboßkörper liegen. Nach unten zu verengt sich der Recessus durch die Prominentia canalis facialis. Eine weitere Merkzone am unteren Bereich ist die Sehne des M. tensor tympani. Im englischsprachigen Schrifttum wird der Kuppelraum auch als Atticus bezeichnet. Politzer gab die Höhe des Recessus epitympanicus zwischen Incisura tympanica und Tegmen mit 3–6 mm an (zit. nach Beyer 1919), Klingel (1891) und andere fanden die mittlere Höhe mit 4 mm. An unserem Material wurde der Abstand zwischen Sehne des M. tensor tympani und Tegmen – schräg vermessen – mit 5,7 (4,6–6,5) mm bestimmt. An männlichen Präparaten ergaben sich Mittelwerte von 5,9 mm, an weiblichen von 5,1 mm (Lang u. Kothe 1987). Der Querdurchmesser des Recessus epitympanicus hinter dem Caput mallei macht nach Bezold (1882) im Mittel 6,57 mm aus. Politzer (1878) gab Breiten von 5–6 mm an.

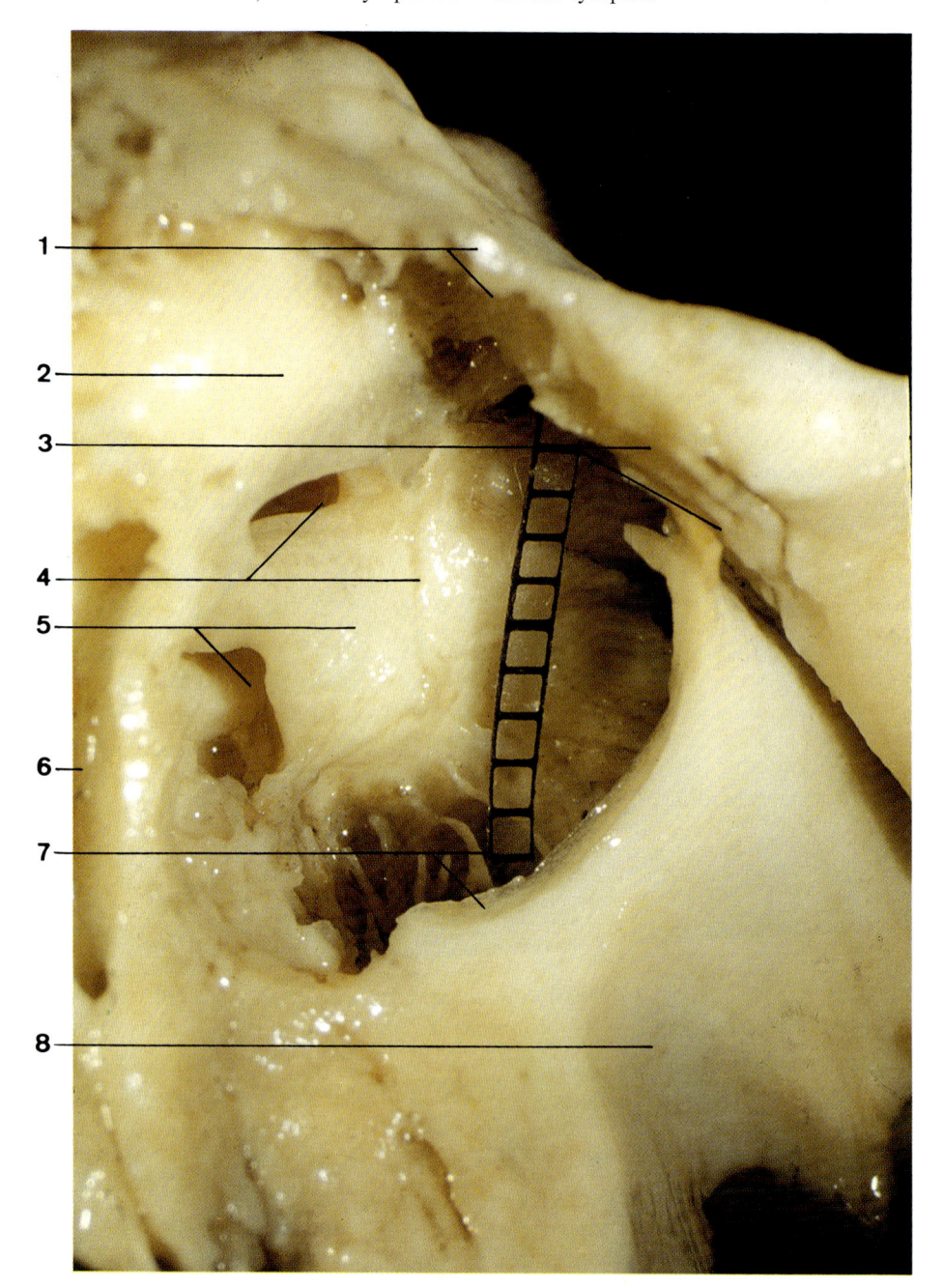

34 Auris media, Cavitas tympanica – Cavum tympani

Abb. 27. Paries tegmentalis und Paries labyrinthicus, Ansicht von lateral

1 Tegmen tympani und Sinus epitympani
2 Prominentia canalis facialis
3 Processus inferior tegminis und Fissura petrotympanica
4 Fenestra vestibuli (untere Grenze) und Rinne für den N. tympanicus
5 Fossula fenestrae cochleae und Promontorium
6 Pars mastoidea des Canalis facialis
7 mm-Papier und Anulus tympanicus
8 Pars tympanica

Cavitas tympanica, Wände 35

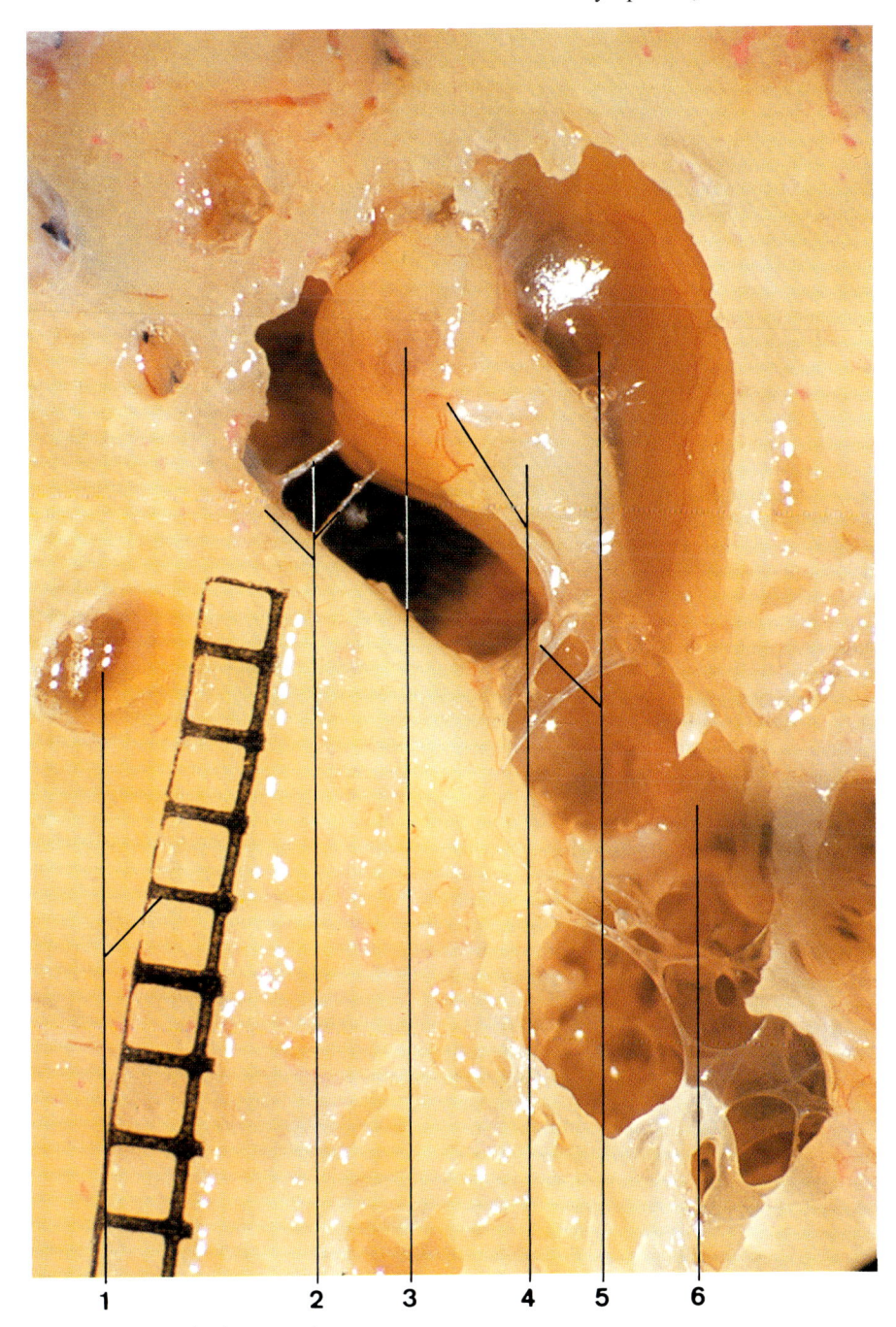

Abb. 28. Cavitas tympanica, Dachregion, Inhalt von oben

1 Crus anterius des Canalis semicircularis anterior und mm-Papier
2 Cavitas tympanica, mediale Wand mit Schleimhautfäden
3 Caput mallei
4 Articulatio incudomallearis und Incus
5 Schleimhautfalte und ovale Körperchen
6 Aditus ad antrum

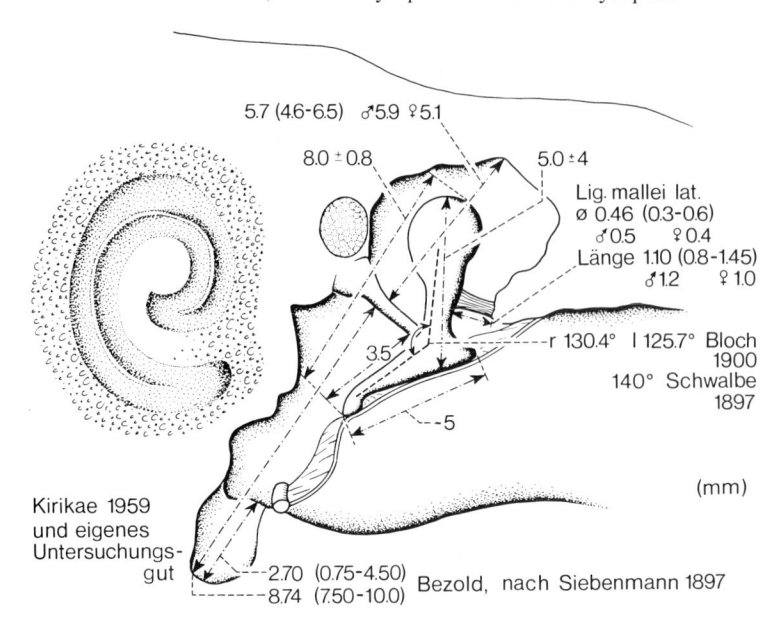

Abb. 29. Recessus epitympanicus und Malleus, Maße nach Schwalbe (1897), Siebenmann (1897), Bloch (1900), Kirikae (1959) und an unserem eigenen Material

Sinus epitympani (Abb. 31)

Wigand u. Trillsch (1973) stellten in ca. 60%, Djerić u. Savić 1986 in 55% einen Sinus epitympani zwischen M. tensor tympani und Boden der Fossa cranii media fest. Dessen Entwicklung soll nicht von der Pneumatisation abhängen und gelegentlich bis nahe an das Ganglion geniculi heranreichen. Die vordere und mediale Wand des Sinus kann an den N. petrosus major heranreichen. Von der Plica m. tensoris tympani kann eine Schleimhautfalte den Zugang zum Sinus epitympani vom Tubenostium her ganz oder teilweise abschließen.

Nach vorn und unten wölbt sich der Muskelanteil der Canalis musculotubarius in den Übergangsbezirk des Recessus epitympanicus zum Mesotympanon vor, darunter befindet sich das Ostium tympanicum tubae auditivae. Hinten geht der Recessus epitympanicus in den Aditus ad antrum über. Betont sei, daß Wullstein u. Wullstein (1986) einen Recessus protympanicus im oberen Abschnitt von einem Recessus supratubalis unten vorn voneinander abgrenzten. Nach Levy u. Mitarb. (1971) wurde mehrfach über Herniationen des Lobus temporalis nach Traumata sowie auch durch große Dehiszenzen des Tegmen tympani berichtet.

b) Paries jugularis, Paukenkeller (Abb. 32)

Der Paries jugularis der Cavitas tympanica ist der hintere, untere Bodenabschnitt des Mittelohrraums. In der Regel liegt dieser unterhalb des Bodens des Meatus acusticus externus und gehört großteils der Pars tympanica ossis temporalis an. Normalerweise ist eine Knochenplatte zwischen diesem Abschnitt und dem Bulbus superior der Vena jugularis interna entwickelt. Bei kleinem Bulbus kann der Boden über 1 cm dick und auch durch Cellulae tympanicae pneumatisiert sein. Muren u. Wilbrand (1986) fanden bei schwacher oder fehlender Pneumatisation hoch stehende Bulbi jugulares auf. An unserem Material ragt ein stark entwickelter Bulbus v. jugularis internae superior gewöhnlich in den hinteren Bodenabschnitt des Mittelohrs hinein. Gelegentlich beobachteten wir an dieser Zone Dehiszenzen.

Bulbus venae jugularis superior, Hochstand (Abb. 32)

Die erste genauere Beschreibung eines Bulbushochstandes erfolgte wahrscheinlich durch Streit (1903), Page (1914) und Körner (1926). Körner beobachtete besonders hoch gelagerte Bulbi mit Knochendehiszenzen gegenüber dem Mittelohr in 6%. Häufiger sind hoch gelagerte Bulbi an der rechten als an der linken Seite aufgefunden worden. Overton u. Ritter wiesen Bulbi oberhalb des Anulus tympanicus in 5% nach (Overton u. Ritter 1973). An ihrem Material betrug der Abstand zwischen Membrana tympani und hoch stehendem Bulbus 2–4 mm und seine Höhe oberhalb des Anulus tympanicus 2,2

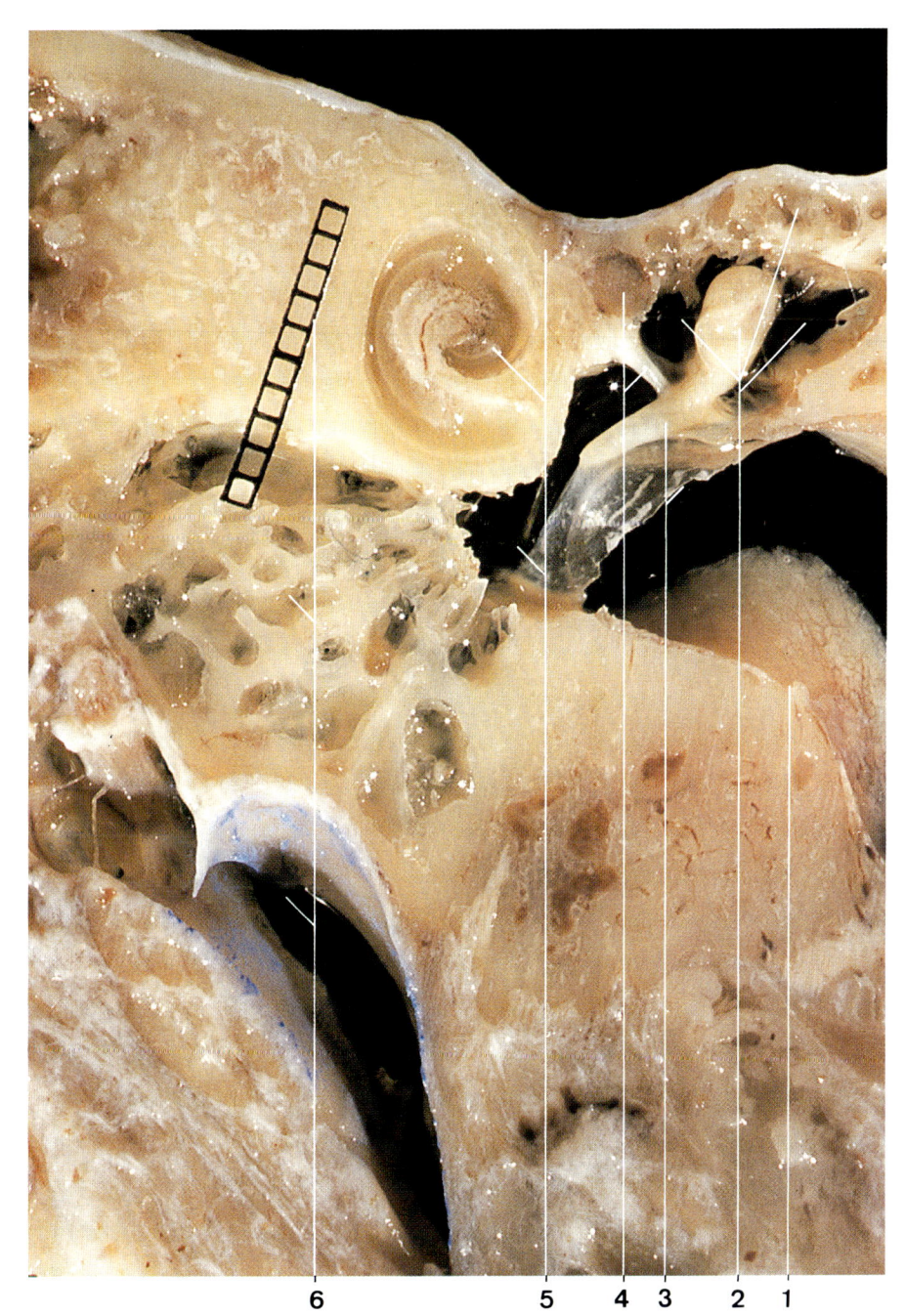

Abb. 30. Recessus epitympanicus. Frontalschnitt in Achse Meatus ac. int. durch Cavitas tympanica. Ansicht von hinten

1 Meatus acusticus externus
2 Tegmen tympani, pneumatisiert, Recessus epitympanicus und Facies articularis capitis mallei
3 Manubrium mallei, Membrana tympani
4 N. VII (Pars tympanica), Tendo m. tensoris tympani
5 N. VII (Pars labyrinthica), Cochlea und Cavitas tympanica
6 Vena jugularis interna, Cellulae mastoideae und mm-Papier

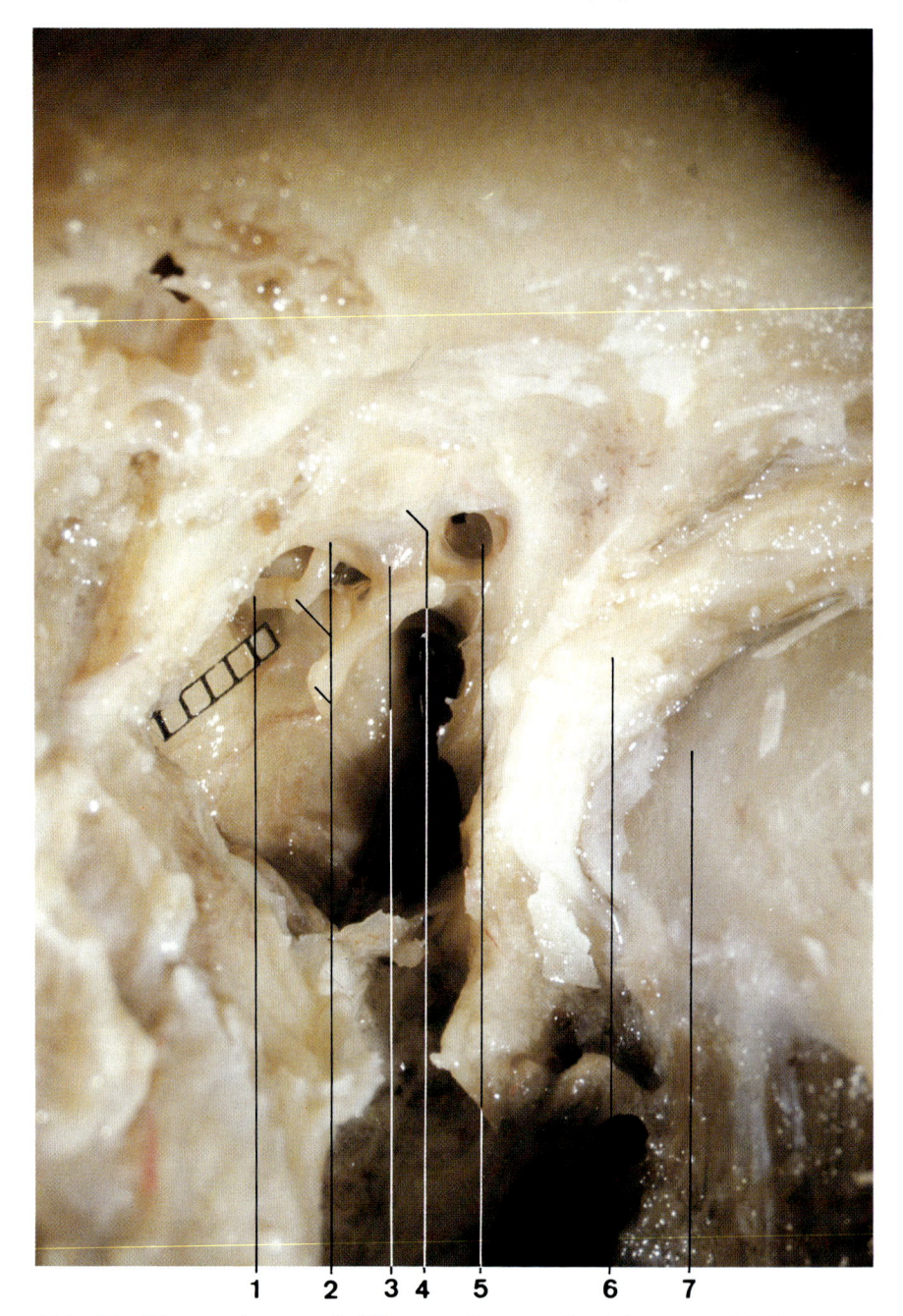

Abb. 31. Sinus epitympani, Plicae malleares, Ansicht von seitlich und unten

1 Stapes in Fossula fenestrae vestibuli
2 Plica mallearis posterior, Crus longum incudis und Manubrium mallei
3 Pars flaccida der Membrana tympani
4 Knochenteil in Incisura Rivini (Scutum)
5 Recessus superior anterior = Sinus epitympani
6 Discus articularis
7 Caput mandibulae

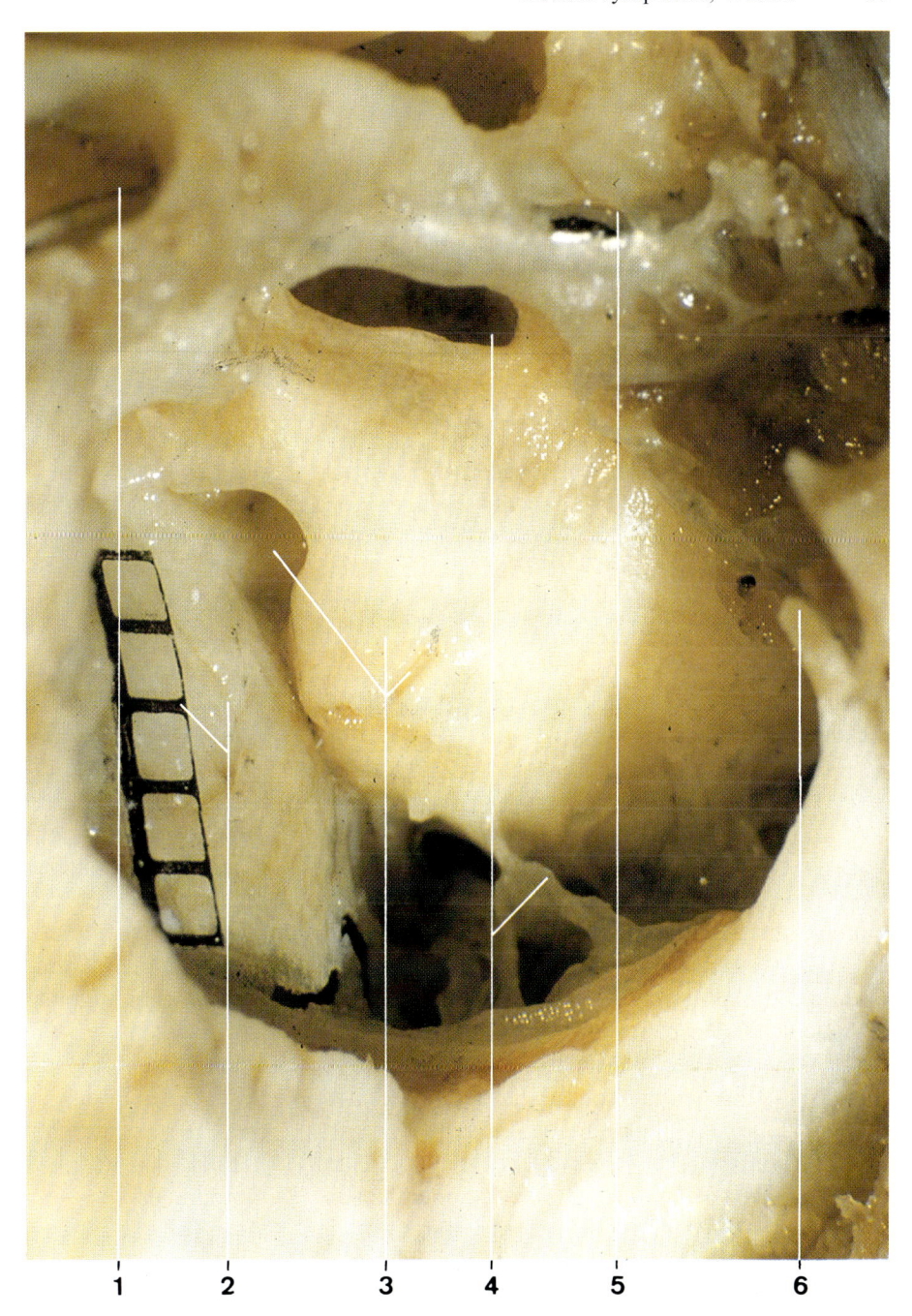

Abb. 32. Paries labyrinthicus, Paries jugularis und Bulbushochstand, von lateral

1 Sonde in Pars tympanica des Canalis facialis
2 Knochendecke über Bulbus v. jugularis superior und mm-Papier
3 Fossula fenestrae cochleae, Promontorium und Sulcus für N. tympanicus
4 Fenestra vestibuli und Subiculum
5 Dehiszenz der Pars tympanica canalis facialis
6 Vorderes Ende der Pars tympanica

(0,6–4,0) mm. An einem unserer Präparate lag nicht nur eine Dehiszenz der Fossa jugularis gegenüber dem Mittelohr sondern auch eine gegen die Pars mastoidea des Canalis facialis vor (Abb. 33 und 34). Wadien u. Wilbrand (1986) wiesen darauf hin, daß frühere Forscher schon hochgelagerte Bulbi bis in Höhe der Fossula fenestrae cochleae und der Gehörknöchelchen erkannten. Hörstörungen und Hörverlust können durch derartige Bulbi auftreten.

Medialer und lateraler Bulbushochstand

Bulbushochstände können entweder den Mittelohrraum betreffen oder weit medial gelagert sein und unmittelbar seitlich des Porus acusticus internus liegen. An einem unserer Präparate war keine Knochenwand zwischen hochstehendem Bulbus und Saccus endolymphaticus nachweisbar. Wadien und Wilbrand (1986) fanden einmal einen nur 0,4 mm dicken Knochenteil zwischen Fossa jugularis und M. stapedius.

Prominentia styloidea (s. Abb. 32)

Politzer (1894) beschrieb die Protuberantia styloidea, Proctor (1982) wies darauf hin, daß die Prominenz aus Skelettmaterial des 2. Kiemenbogens entsteht (= Reichertscher Knorpel). Der ganze Styloidkomplex umfaßt den Processus styloideus, das kleine Zungenbeinhorn und die Hinterwand des Cavum tympani bis nach aufwärts zur Fossa incudis, die Eminentia pyramidalis, den Ponticulus, das Subiculum und die Eminentia und die Apertura chordae tympani. Auch die mastoideale Strecke des Canalis facialis soll aus diesem Material entstehen. Im Bereich der Prominentia styloidea kann seitlich der Fazialis-Kanalstrecke ein Recessus facialis, medial davon der Sinus tympani ausgebildet sein. Bei starker Ausbildung des Recessus bzw. Sinus ist in der Regel die Wand des Canalis facialis dünn. Seitlich und unten geht der Styloidkomplex unmittelbar in die Pars tympanica über.

c) Paries labyrinthicus, mediale Wand (Abb. 35)

Den derzeitigen Nomina Anatomica zufolge sind die vorgenannten Sinus bzw. das Subiculum unter dem Paries labyrinthicus angeführt. Deshalb werden sie auch hier abgehandelt. Der Paries labyrinthicus ist die mediale Wand der Cavitas tympanica und gleichzeitig die laterale Wand der Labyrinthkapsel (Name). Teile des Labyrinthus osseus tragen zur Modellierung dieses Wandabschnittes bei. Der Knochen gehört der Pars petrosa an. Insgesamt stehen die mediale Paukenhöhlenwand – wie das Trommelfell – schräg von oben und seitlich nach hinten und unten medial orientiert. Die größte Vorwölbung entspricht der basalen Schneckenwindung und wird als Promontorium bezeichnet. Die Fenestra vestibuli (Fenestra ovalis) liegt oberhalb des Promontorium und etwas hinter der Mitte des Paries labyrinthicus, die Fossula fenestrae cochleae dorsal und unten.

Das *Promontorium* ist eine ca. 8 mm lange und 6 mm hohe Vorwölbung nach lateral. Eine schmale Rinne, die von Knochenleisten überlappt sein kann, wird als Sulcus promontorii bezeichnet und leitet den N. tympanicus sowie die A. tympanica inferior nach vorn und oben. Dort verschwinden Sulcus, eingelagerter Nerv und Arterie medial des Semicanalis musculi tensoris tympani. In Höhe des Tubenostium zweigt nach vorn und medial der Ramus tubalis des Nervs ab, unter diesem oder mehreren Tubennerven gelangen die Nervi caroticotympanici von vorn und unten her zum N. tympanicus. Sowohl in den Kanal als auch in die Rinnenstrecke des N. tympanicus können Glomera tympanica (Intumescentiae tympanicae) eingelagert sein. Nach Rosen tritt der N. tympanicus in 10% im Bereich des Bodens, in 80% etwas oberhalb und in etwa 10% in der Mitte der Cavitas tympanica im Bereich des Promontorium aus dem Canaliculus tympanicus aus. An unserem Material fanden sich auch vollständig geschlossene Canaliculi tympanici!

Fenestra vestibuli (Fenestra ovalis) (Abb. 36)

Oberhalb des Promontoriums und unter der Prominentia canalis facialis sinkt der Paries labyrinthicus zur *Fossula fenestrae vestibuli* ein. Die Fenestra vestibuli selbst ist meist nierenförmig gestaltet, mit schwacher Einziehung an der Unterseite. Ihre Länge machte an unserem Material 2,7 (2,3–3,1) mm, ihre Höhe im Mittelbezirk 1,5 (1,2–1,8) mm aus (Lang u. Kothe 1987). Ihre Fläche beträgt nach Neubert und Wüstenfeld (1962) ca. 3 mm^2.

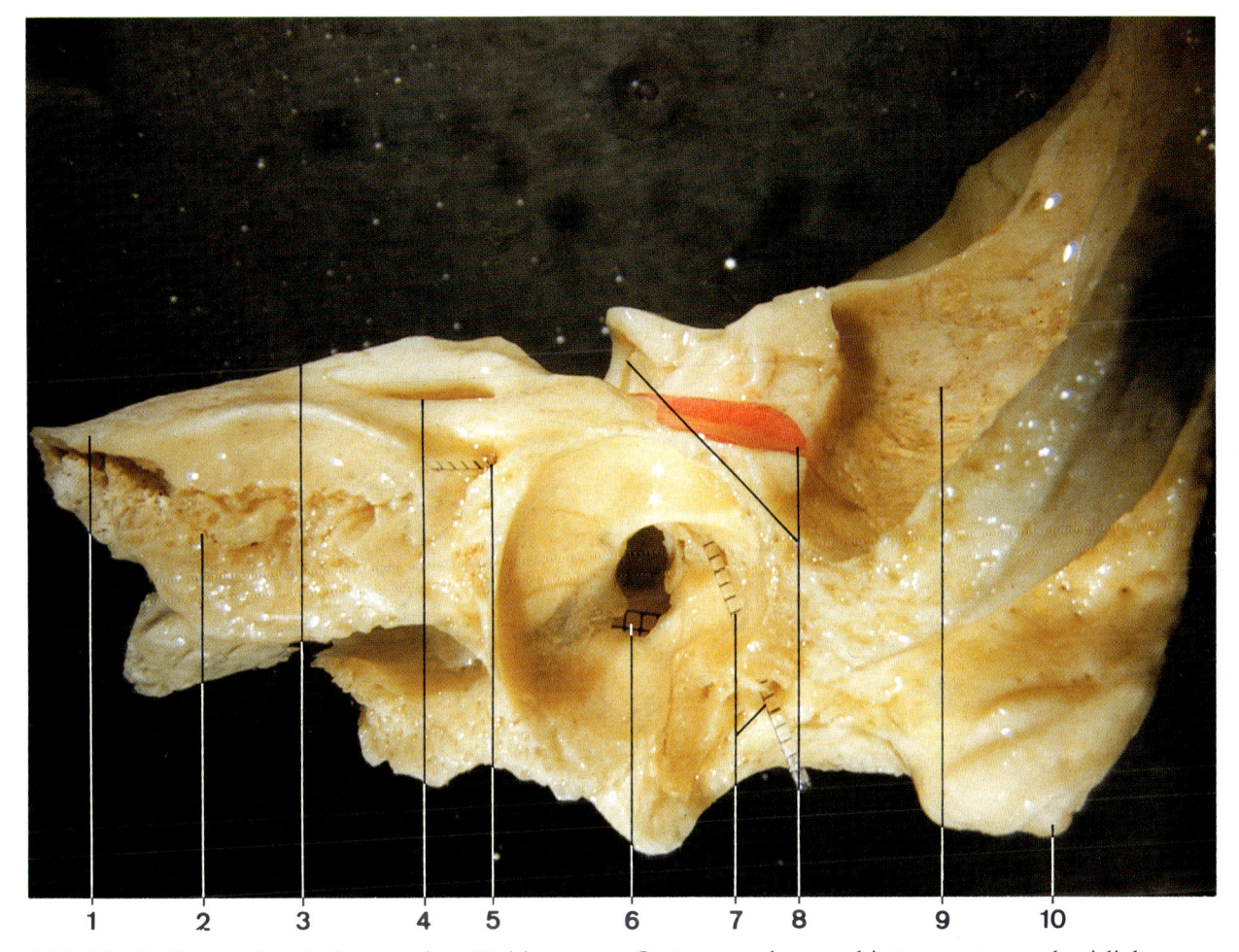

Abb. 33. Bulbus v. jugularis superior, Dehiszenzen. Os temporale, von hinten, unten und seitlich

1 Apex partis petrosae
2 Gebiet der Synchondrosis sphenopetrosa
3 Oberer Rand der Pars petrosa
4 Porus acusticus internus, Unterrand
5 mm-Papier im Ductus perilymphaticus (Canaliculus cochleae)
6 Dehiszenz der Bulbuszone gegenüber der Cavitas tympanica
7 Dehiszenz der Bulbuszone gegenüber dem Canalis facialis
8 Vestibulum, von oben eröffnet, und rotes Papier im Saccus endolymphaticus-Gebiet
9 Sulcus sinus sigmoidei
10 Apex processus mastoidei

Fossula fenestrae cochleae (Abb. 37)

Am hinteren unteren Umfang des Promontorium liegt die ovale oder dreieckig gestaltete Fossula fenestrae cochleae gleichsam als Recessus der Paukenhöhle, der ins Promontorium vorgestülpt ist, vor (Schicker 1957). Die Höhe des Eingangs in die Fossula macht an unserem Material 1,9 (1,2–2,8) mm, ihre Breite 1,8 (1,3–2,6) mm aus. Meist zeigt die Öffnung der Fossula nach seitlich hinten sowie nach unten. Su u. Mitarb. (1982) bestimmten die Tiefe der Fossula mit 1,34 (0,69–2,28) mm.

Bollobas (1972) gliederte nach Proctor u. Mitarb. (1986) ein Tegmen der Fossula oben von einem Fustis unten und einer Area concamerata voneinander ab. Der vordere Teil wurde als Postis anterior, der hintere als Postis posterior (hinterer Pfeiler) beschrieben.

In der Tiefe der Fossula fenestrae cochleae befindet sich die *Membrana tympani secundaria* (Abb. 38). Häufig liegen an unserem Material einige Falten der Paukenhöhlenschleimhaut oberflächlich zur Membran des runden Fensters. Die Form der Membrana tympani secundaria ist bei Feten

Auris media, Cavitas tympanica – Cavum tympani

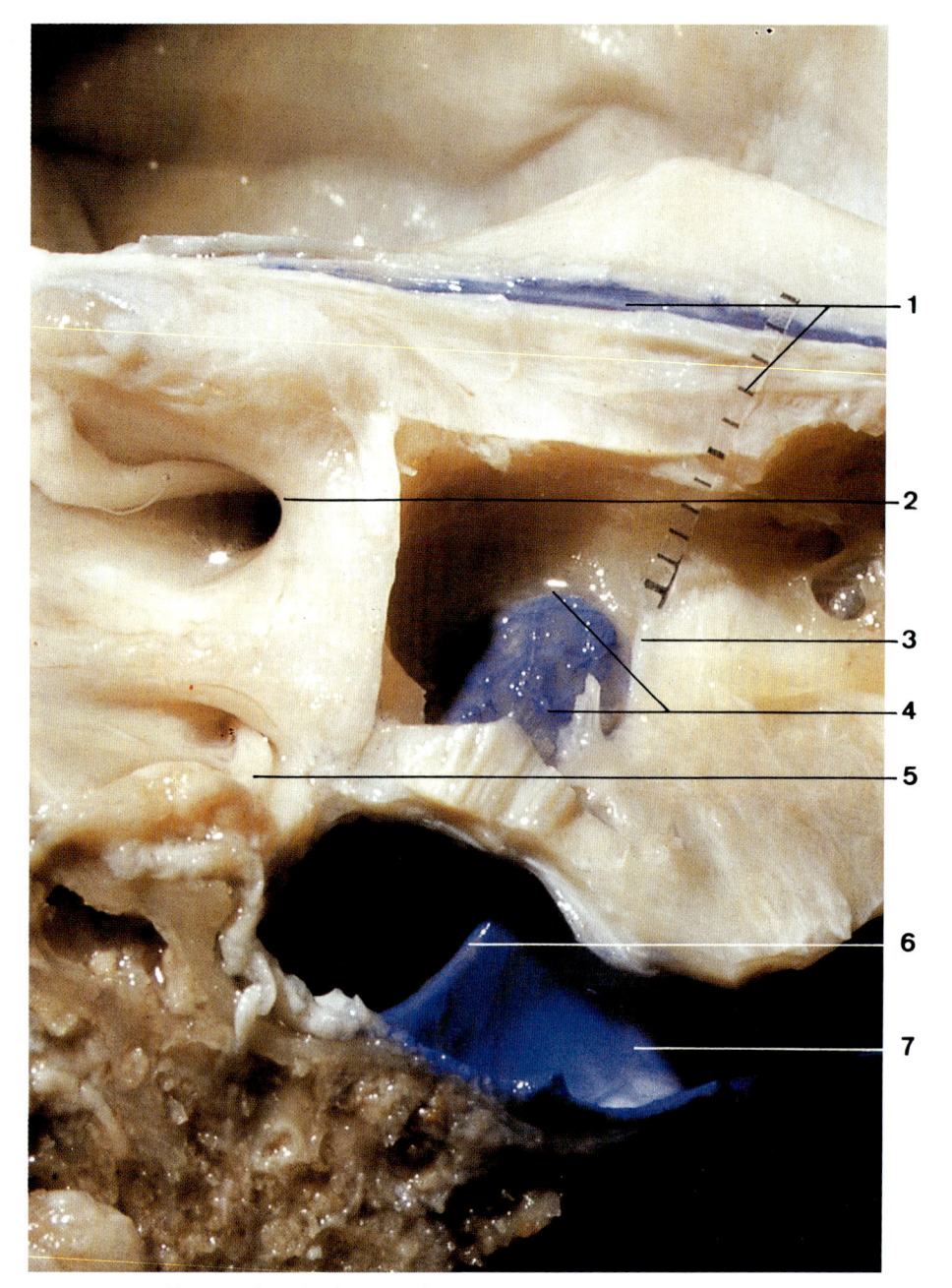

Abb. 34. Bulbus v. jugularis superior, Hochstand und Saccus endolymphaticus, von dorsal

1 Sinus petrosus superior und mm-Papier
2 Porus acusticus internus, laterale Lippe
3 Saccus endolymphaticus, medialer Rand
4 Bulbus v. jugularis superior (Hochstand)
5 N. IX, seitverlagert
6 Margo terminalis sigmoidea (duralis)
7 Sinus sigmoideus

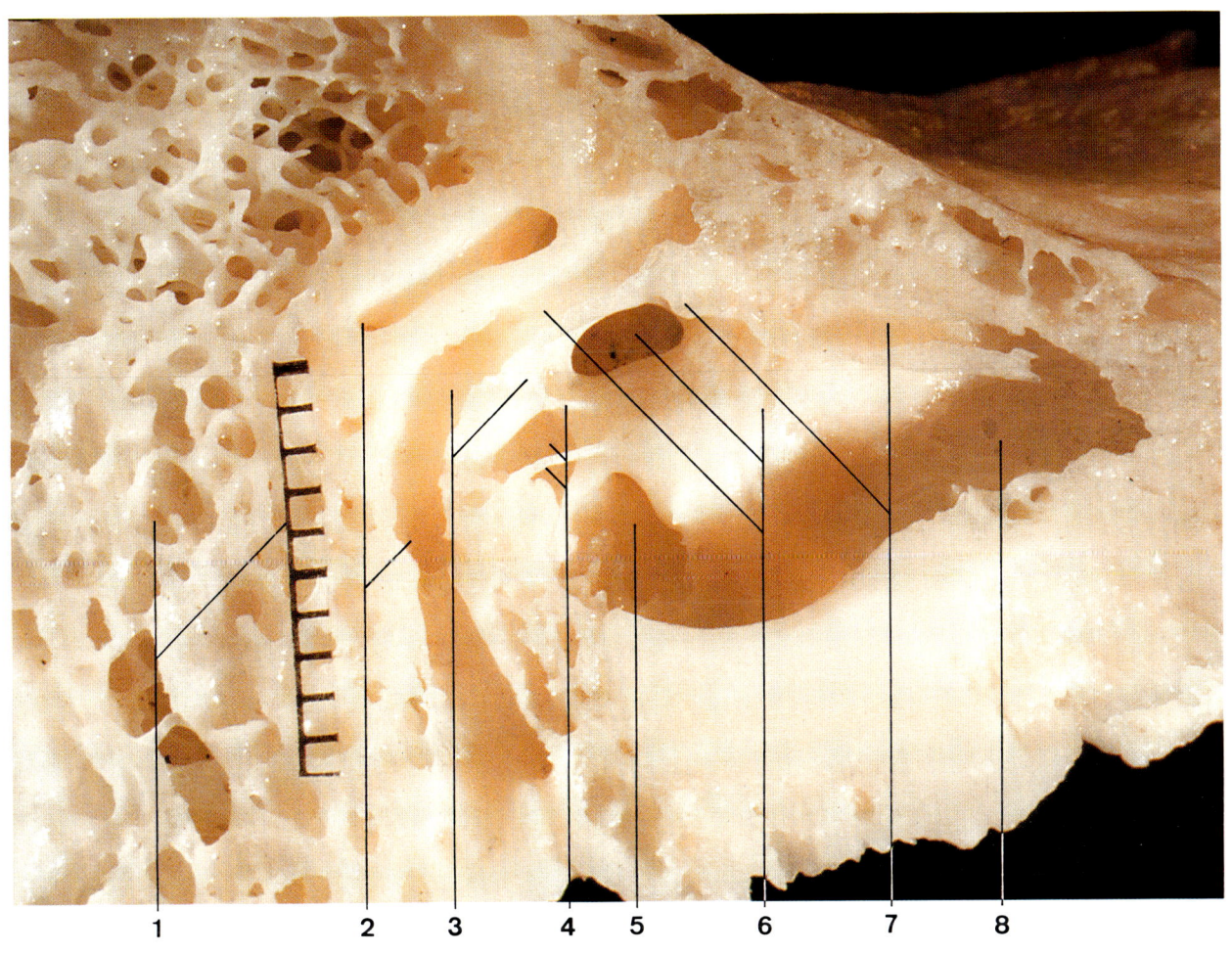

Abb. 35. Paries labyrinthicus und umgebende Strukturen

1 Cellulae mastoideae und mm-Papier
2 Canalis semicircularis lateralis und Pars mastoidea des Canalis facialis
3 Pars pyramidalis des Canalis facialis und Eminentia pyramidalis
4 Ponticuli und Sinus tympani
5 Fossula fenestrae cochleae
6 Pars tympanica, Fenestra vestibuli und Sulcus promontorii
7 Processus cochleariformis und Semicanalis musculotubalis
8 Pars ossea tubae auditivae

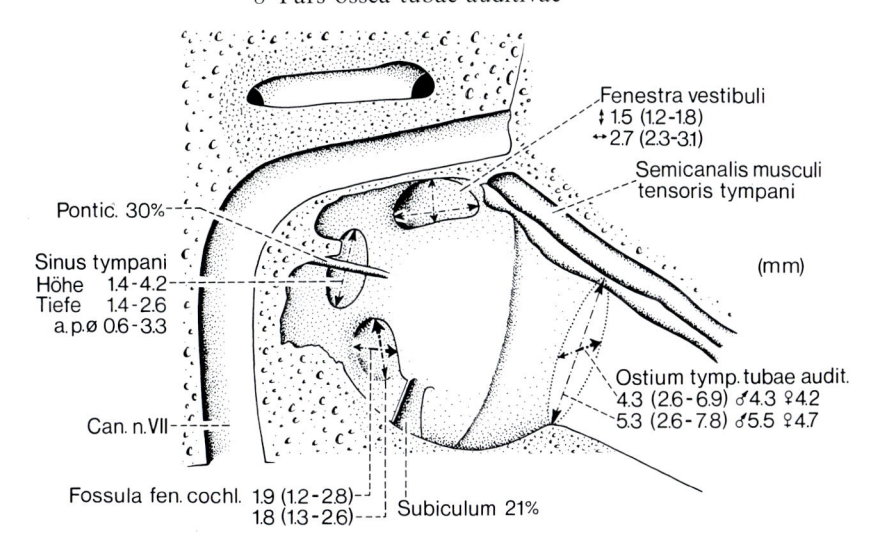

Abb. 36. Paries labyrinthicus und Nachbarstrukturen, Maße und Vorkommen an unserem Material (Lang und Kothe 1987)

Fenestra vestibuli
↕ 1.5 (1.2-1.8)
↔ 2.7 (2.3-3.1)

Semicanalis musculi tensoris tympani

Pontic. 30%

Sinus tympani
Höhe   1.4-4.2
Tiefe   1.4-2.6
a.p.ø 0.6-3.3

(mm)

Ostium tymp. tubae audit.
4.3 (2.6-6.9) ♂4.3 ♀4.2
5.3 (2.6-7.8) ♂5.5 ♀4.7

Can. n.VII

Fossula fen. cochl. 1.9 (1.2-2.8)
1.8 (1.3-2.6)

Subiculum 21%

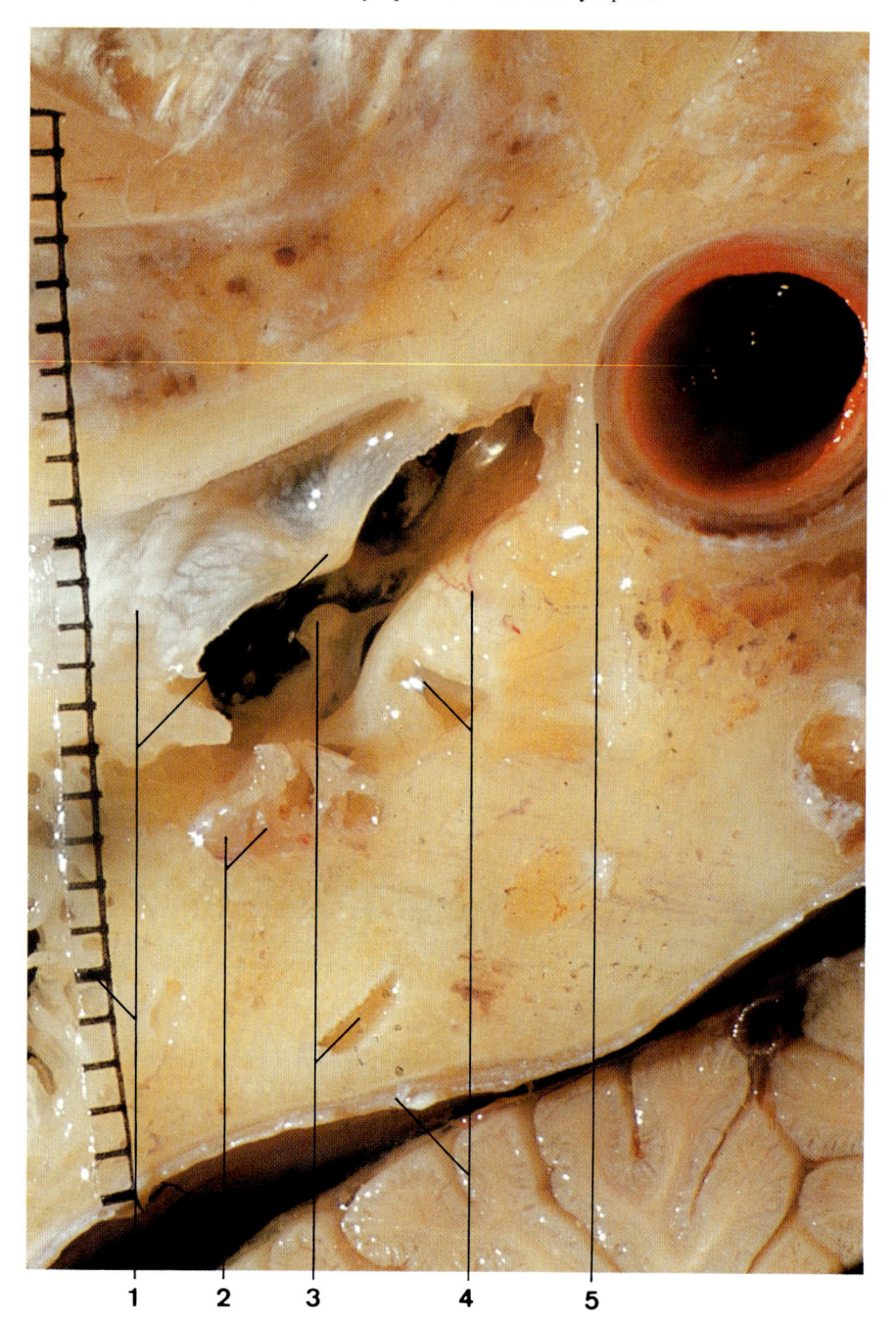

44 Auris media, Cavitas tympanica – Cavum tympani

Abb. 37. Fossula fenestrae cochleae. Cavitas tympanica, Transversalschnitt, von unten

1 Anulus tympanicus und Umbo, mm-Papier
2 N. VII und M. stapedius
3 Caput stapedis und Canalis semicircularis posterior
4 Fossula fenestrae cochleae und Dura mater, Fossa cranii posterior und N. tympanicus
5 A. carotis interna (Kanal)

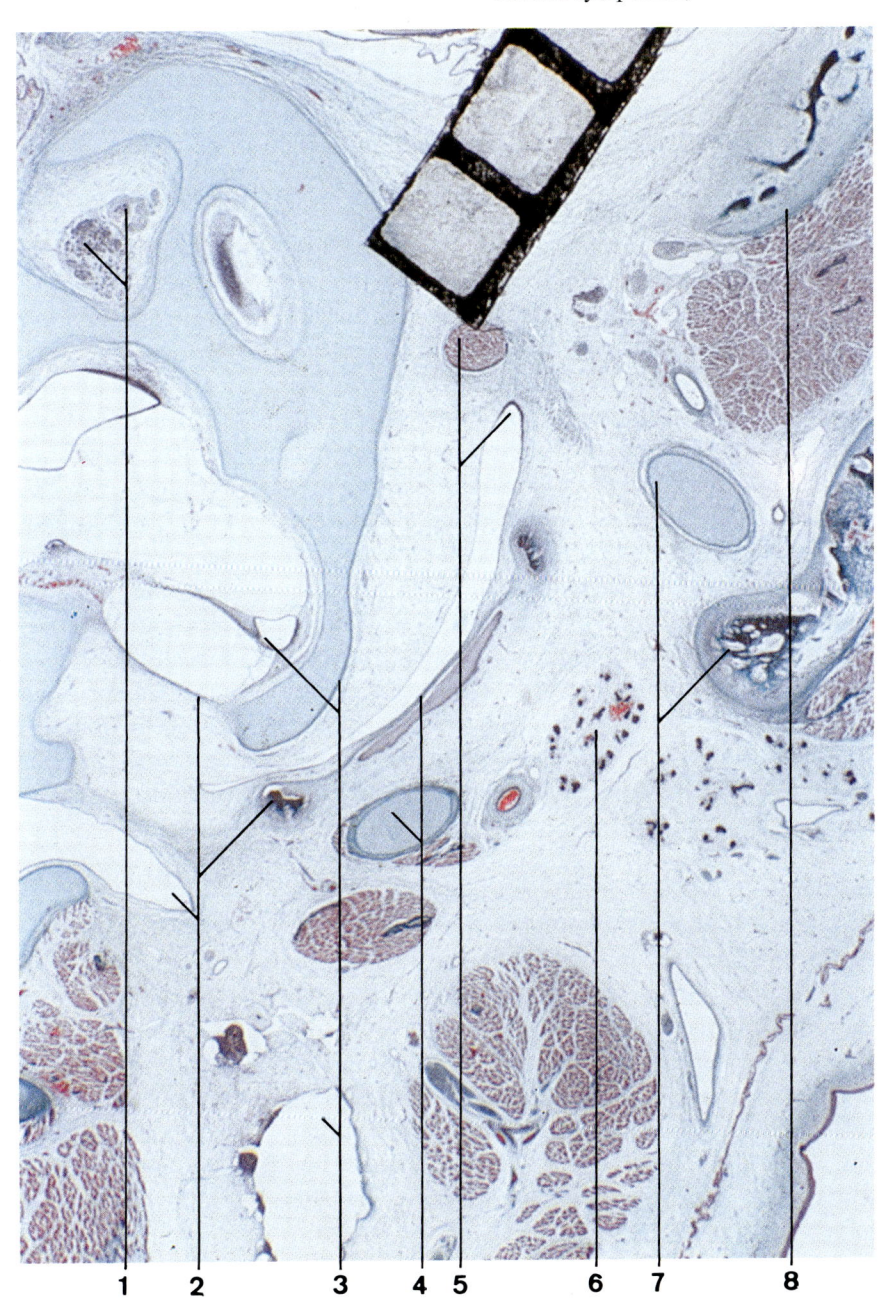

Abb. 38. Membrana tympani secundaria (paramedianer Sagittalschnitt durch Cavitas tympanica, 12 cm langer Fetus)

1 N. facialis und Ganglion vestibulare im Meatus acusticus internus
2 Membrana tympani secundaria, Fenestra rotunda und Anulus tympanicus, V. jugularis interna
3 Basale Schneckenwindung, Promontorium und Lymphsack
4 Membrana tympani und Processus styloideus
5 M. tensor tympani, mm-Papier und Tuba auditiva
6 Glandula parotidea
7 Meckelscher Knorpel und Mandibula
8 Ala major ossis sphenoidalis

und Neugeborenen rundlich, bei Erwachsenen in der Regel dreieckig. Nach Su u. Mitarb. (1982) macht ihr kleinster Durchmesser 0,96 mm, ihr größter 2,28 mm aus. Zur Scala vestibuli hin ist die Scala tympani (die an die Membrana fenestrae cochleae grenzt) spitz ausgezogen. Vorn liegt außerdem der Fensterrand weiter von der Lamina spiralis entfernt als hinten. Die Verbindungen mit der Lamina spiralis ossea primaria erfolgt über die Crista semilunaris, welche gleichzeitig die Apertura interna des Aquaeductus cochleae begrenzt (Siebenmann 1897). So betrachtet bildet die runde Fenstermembran nicht das stumpfe Ende der Scala tympani sondern deren Boden, da die Scala tympani über das runde Fenster weiter nach seitlich ragt.

Franz u. Mitarb. (1987) untersuchten wegen der Einbringung von Cochlear Implants die Fenestra rotunda und die runde Fenstermembran genauer. Sie betonen, daß die runde Fenstermembran konisch geformt und in verschiedenen Ebenen ausgerichtet ist: der hintere Abschnitt liegt in einer horizontalen Ebene und ist etwas schmaler als der vordere, der mehr vertikal eingestellt ist. Die konische Gesamtform der Fenestra rotunda erinnere an die der Membrana tympani, ist aber asymmetrisch. Bei der posterioren Tympanotomie kann der Chirurg den vorderen Abschnitt der Membrana tympani secundaria, die in einer vertikalen Ebene liegt, freilegen. Der hintere Teil liegt nur 0,1 mm von der Lamina spiralis ossea entfernt. Im Zentrum der runden Fenstermembran beträgt der Abstand jedoch etwa 1 mm. Zusätzlich engt die Crista fenestrae an dieser Zone die basale Schneckenwindung ein. Wichtig erscheint für die Einführung der Elektroden das Abtragen des anteroinferioren Überhangs der Fenestra cochleae. Die Crista fenestrae cochleae liegt dicht am Modiolus und der Lamina spiralis ossea der basalen Schneckenwindung. Bleibt sie erhalten, dann steht nur der mediale Abschnitt der Scala tympani für die Einführung der Elektroden zur Verfügung. Deshalb schlagen die Autoren vor, daß die Crista fenestrae und der anteroinferiore Überhang abgetragen werden. Schädigungen der Lamina spiralis ossea können einen Verlust der Nervenfasern zur Folge haben!

Das Stratum proprium der Membrana tympani secundaria besteht aus kollagenen und wenigen elastischen Fasern. Innen findet sich eine endostale Belegschicht als Fortsetzung der Scala tympani, gegen die Cavitas tympanica grenzen ein oder zwei Zellschichten mit Mikrovilli und Kinozilien, die ebenfalls an der der Perilymphe zugewendeten Seite aufgefunden wurden.

Perilymphfisteln an der Fenestra cochleae

Mikrofissuren im Bereich der Fenestra cochleae beeinträchtigen nach Schuknecht und Gulya (1986) die Hörfunktion nicht. Fast regelmäßig sollen Mikrofissuren zwischen Fossula fenestrae cochleae und Ampulle des hinteren Bogengangs vorliegen (Kelemen 1933).

Traumatische Perilymphfisteln an der Fenestra cochleae wurden erstmalig wohl von Barnick (1897) beschrieben. Althaus (1977) führte traumatische Perilymphfisteln auf kongenitale Schwächen der Membrana fenestrae cochleae zurück, die nach Healy u. Mitarb. (1974) durch wenig tiefe Fossulae fenestrae cochleae begünstigt werden sollen. Perforationen der Membrana fenestrae cochleae können unregelmäßig, geradlinig ausgebildet oder lückenhaft vorliegen. Nicht in allen Fällen muß Hörverlust auftreten.

Perilymphfisteln im Bereich der Fenestra vestibuli

Mikrofissuren gegenüber der Scala vestibuli kommen nach Harada u. Mitarb. (1981) in ca. 25% vor. Traumatische Fissuren wurden beobachtet. Plester u. Strohm (1983) wiesen darauf hin, daß das klinische Bild von Fisteln der Fenestra vestibuli und Fisteln der Fenestra cochleae das gleiche ist. Am häufigsten wurden Barotraumata, Schneuzen, Lachen und gesteigerte intrakranielle Drücke als Ursache der Fisteln angenommen. Hauptsymptom der Perilymphfisteln ist plötzlicher Hörverlust, oft kombiniert mit Vertigo und Tinnitus. Boenninghaus u. Gülzow (1981) sowie Plester u. Strohm (1983) empfehlen Abdeckung der Traumazonen innerhalb der ersten Woche.

Fissula ante fenestram

Eine kleine Fissula ante fenestram vor der Fenestra vestibuli kommt nach Dawes u. Mitarb. (1983) beim Menschen regelmäßig vor. Sie soll während der 9. Embryonalwoche als Auswuchs des periotischen Gewebes der Scala vestibuli entstehen, sich zwischen 10. und 12. Embryonalwoche und dann bis zur 21. Woche vergrößern. Postnatal kommt es wahrscheinlich zu einer Verengung der Fissula und Umwandlung ihres Inhaltes in Knorpel.

Fissula und Fossula post fenestram

Zwischen hinterem Rand der Fenestra vestibuli und vorderem Drittelpunkt des nicht ampullären Endes des Canalis semicircularis lateralis wurde von Anson (1950, 1966) in 67% eine kleine Grube festgestellt. In 73% – bei Bestehen dieser Fossula – kommuniziert die Fossula mit der Scala vestibuli.

Subiculum promontorii

Vom Promontorium erstreckt sich nach unten zur Prominentia styloidea an unserem Material in 21% (an dem von Platzer 1961 in ca. 20%) eine unterschiedlich geformte Knochenleiste. Sie bildet in der Regel die untere vordere Grenze der Fossula fenestrae cochleae.

Ponticulus (s. Abb. 36)

Zwischen Promontorium und Eminentia pyramidalis bestehen an unserem Untersuchungsgut (Lang u. Kothe 1987) in etwas über 30% kleine Knochenleisten, die bis zu 1,3 mm breit werden können. Auch von der Eminentia pyramidalis abgehende Knochenspangen, die das Promontorium nicht erreichen sondern frei in den Mittelohrraum ragen, wurden festgestellt.

Eminentia pyramidalis (Abb. 39 und 40)

Die Eminentia pyramidalis ist eine kleine kegelförmige Knochenvorwölbung an der dorsalen Seite des Cavum tympani. Ihre Spitzenregion ist mit einer kleinen Öffnung für den M. stapedius ausgestattet. In aller Regel liegt die Eminenz vor der Pars pyramidalis des Canalis facialis. Der M. stapedius ist meist medial der Pars mastoidea des Canalis facialis plaziert und erreicht durch die Eminenz hindurch mit seiner Sehne die Gegend des Caput stapedis. An unserem Material wurde die anteroposteriore Länge von der vom Mittelohr her sichtbaren Basis der Eminenz bis zu deren Spitze vermessen. So bestimmt macht die Länge zwischen 0,6 und 2,0 mm aus.

Sinus tympani (Abb. 40 und 41)

Medial der Eminentia pyramidalis befindet sich eine unterschiedlich große Nische des Mittelohrraums, die als Sinus tympani bezeichnet wird. Bei tiefem Sinus tympani ist die Eminentia pyramidalis in der Regel länger als bei kurzem. An unserem Material wurde der Längsdurchmesser dieser Bucht mit 1,4–4,2 mm, ihre Tiefe mit 1,4–2,6 mm und ihr anteroposteriorer Durchmesser mit 0,6–3,3 mm gemessen.

Recessus facialis (Sinus posterior) (Abb. 40, 41)

Befindet sich an der Rückwand des Cavum tympani und seitlich sowie oberhalb der Eminentia pyramidalis eine Bucht, dann wird diese als Sinus facialis oder als Sinus posterior bezeichnet. An unserem Material lag ein derartiger Sinus in ca. 77% vor. Seine Höhe machte 0,7–3,2 mm, seine mediolaterale Breite 0,8–3,0 mm und seine anteroposteriore Länge 0,8–2,5 mm aus (Lang u. Kothe 1987). Der Recessus facialis wurde auch als Sinus posterior bezeichnet. Ein anderer Terminus ist Recessus suprapyramidalis. Nach Thorburn (1967) kann dieser Sinus posterior (Recessus facialis) nach Eröffnung kleiner Zellen im Processus mastoideus zwischen Fossa incudis und Canalis semicircularis posterior sowie Pars mastoidea des N. facialis erreicht werden (Thorburn, zit. nach Ballantyne u. Groves 1979).

Betont sei, daß die Region der Eminentia pyramidalis, des Sinus tympani und des Sinus facialis entwicklungsgeschichtlich zur Gegend der Prominentia styloidea gehören.

Processus cochleariformis

Der Processus cochleariformis stellt eine Knochenleiste dar, um den die Sehne des M. tensor tympani nach lateral umgelenkt wird. Beim Erwachsenen ist die Leiste die Fortsetzung der oberen und unteren Grenzregion des Semicanalis musculi tensoris tympani und befindet sich vor und etwas oberhalb der Fenestra vestibuli. Djerić und Savić (1986) fanden den Processus cochleariformis in 16,6% schräg nach oben und in Richtung Pars tympanica des Canalis facialis orientiert. In 26,7% lag er an der unteren Hälfte der Pars tympanica, deren oberer

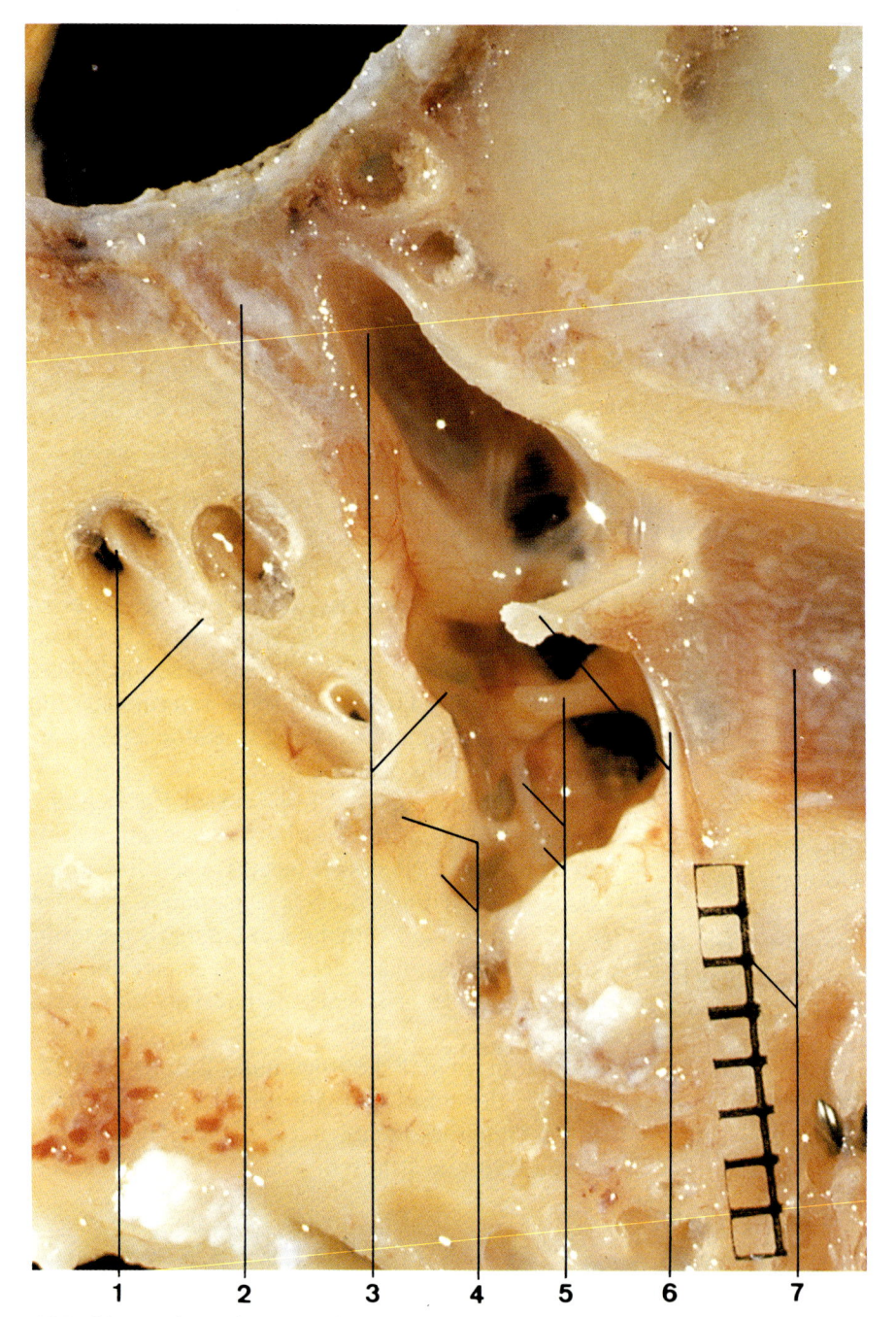

48 Auris media, Cavitas tympanica – Cavum tympani

Abb. 39. Eminentia pyramidalis und Nachbarstrukturen. Transversalschnitt durch die Cavitas tympanica, von unten

1 Lamina spiralis ossea der basalen Schneckenwindung
2 M. tensor tympani
3 Ostium tympanicum tubae auditivae und Crus anterius des Stapes
4 Runde Fensternische und Fossula fenestrae cochleae
5 Crus longum incudis und Tendo m. stapedis und Eminentia pyramidalis
6 Manubrium mallei und Chorda tympani
7 Oberwand des Meatus acusticus externus und mm-Papier

Cavitas tympanica, Wände 49

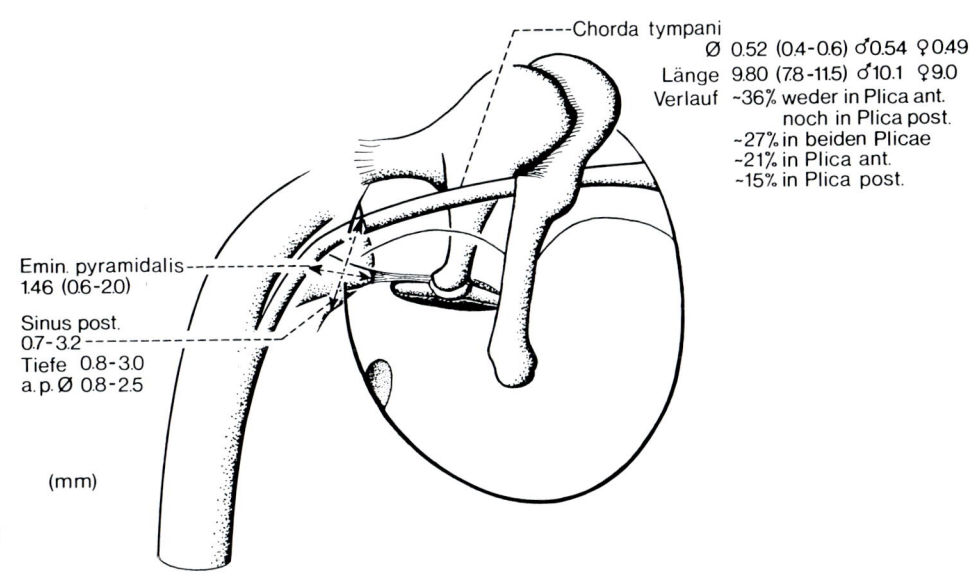

Abb. 40. Eminentia pyramidalis, Sinus posterior und Chorda tympani, Maße (Lang und Kothe 1987)

Chorda tympani
Ø 0.52 (0.4-0.6) ♂0.54 ♀0.49
Länge 9.80 (7.8-11.5) ♂10.1 ♀9.0
Verlauf ~36% weder in Plica ant.
 noch in Plica post.
~27% in beiden Plicae
~21% in Plica ant.
~15% in Plica post.

Emin. pyramidalis
1.46 (0.6-2.0)
Sinus post.
0.7-3.2
Tiefe 0.8-3.0
a.p. Ø 0.8-2.5

(mm)

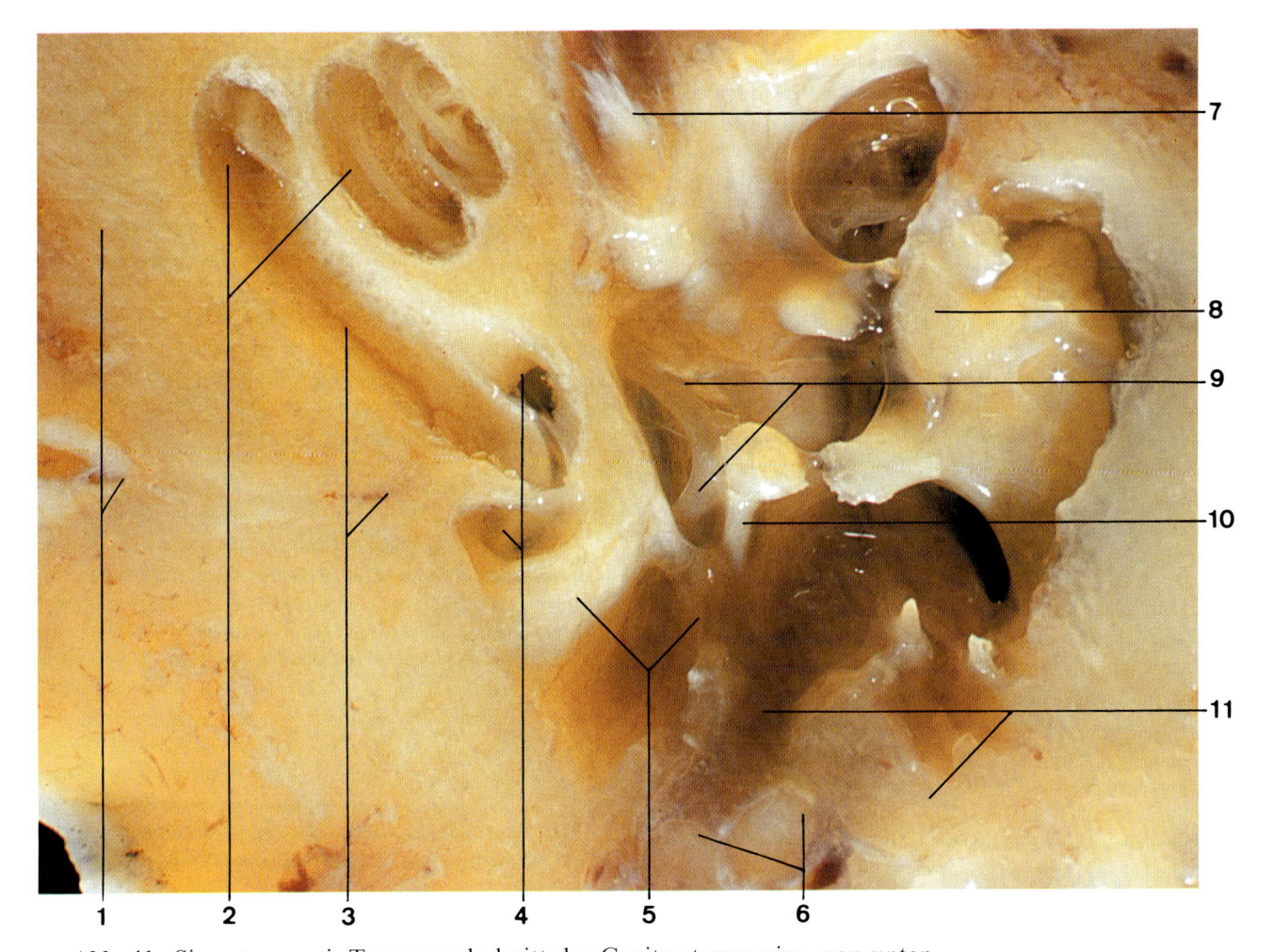

Abb. 41. Sinus tympani. Transversalschnitt der Cavitas tympanica, von unten

1 Pars petrosa und Ductus perilymphaticus
2 Scala tympani der basalen und mittleren Windung der Cochlea
3 Vv. spirales et cochleares
4 Scala vestibuli und Membrana fenestrae cochleae
5 Fossula fenestrae cochleae (rotundae)
6 M. stapedius und N. facialis
7 M. tensor tympani
8 Membrana tympani
9 Crura anterius et posterius des Stapes
10 Tendo m. stapedis
11 Recessus facialis und Sinus tympani

Teil unbedeckt war, und in 56,7% liegt der Fortsatz direkt in Kontakt mit der unteren Hälfte des proximalen Abschnitts der Pars tympanica. An den von uns durchuntersuchten Schädeln Neugeborener und zum Teil Erwachsener liegt der Fortsatzteil in allen Fällen tiefer zum Fazialiskanal (Abb. 42).

d) Paries mastoideus (s. Abb. 20)

Zum Paries mastoideus gehören das Antrum, der Aditus ad antrum, Prominenzen an der medialen Seite und die Cellulae mastoideae unterschiedlicher Art.

Der vordere Abschnitt des Processus mastoideus (Name) entwickelt sich aus der Pars squamosa und somit aus Bindegewebeknochen, der hintere aus der Pars petrosa durch Verknöcherung von Knorpel. Beide Anteile lassen sich bei den meisten Neugeborenen (96%) bis zum 2. Lebensjahr (46%) nachweisen. Bei 16- bis 19jährigen wurde die Grenzzone noch in ca. 34% erkannt (Kirchner 1879). Bei Erwachsenen stellte dieser Forscher die Sutur noch in 5% beiderseits fest.

Grenzzone = Septum petrosquamosum – Persistenz (s. Abb. 21)

Selten bleiben beide Anteile des Processus mastoideus (desmal entstandener vorderer und chondral entstandener hinterer) durch ein Knochenseptum voneinander abgetrennt. Am Würzburger Untersuchungsgut stellte Kulenkampff (1949/50) fest, daß wenn sich an der Außenfläche des Warzenfortsatzes eine Sutur befindet, häufig auch im Inneren ein Septum petrosquamosum besteht. Gelegentlich läßt sich dieses Septum bis zur Sutura petrosmosa nach oben und nach rückwärts bis ins Antrum nachweisen. Auf diese Weise kann ein Antrum squamosum und ein Antrum petrosum vorliegen.

Aditus ad antrum (Abb. 43 und 44)

Der Aditus ad antrum stellt einen kurzen knöchernen Kanal zwischen Cavitas tympanica und Antrum mastoideum dar. Er ist unterschiedlich definiert, wird aber im allgemeinen als Engzone und Eingang in das Antrum mastoideum aufgefaßt. Bezold (1882) gab den Querdurchmesser des Aditus mit 6,57 (5,25–8,0) mm, die Höhe (von der Spitze des kurzen Amboßfortsatzes bis zum Tegmen) mit 5,68 (5,0–6,25) mm an. An unserem Material ergab sich eine Höhe an dieser Zone von 5,5 (4,2–6,5) mm und eine Breite von 4,9 (4,0–6,0) mm. Die Maße waren beim männlichen Geschlecht um etwa 1 mm größer als beim weiblichen (Lang u. Kothe 1987).

Antrum mastoideum (= Grotte, Antrum petrosum, Antrum valsalvae u.a.)

Das Antrum mastoideum ist bohnen- oder nierenförmig gestaltet. Seine Rückwand ist meist konkav, die hintere laterale Hälfte in der Regel geräumiger als die vordere mediale. Nach verschiedenen Forschern beträgt die Länge des Antrum etwa 12 (9–15) mm, seine Breite in der Mitte der oberen Wand 6,7 (5,0–8,5) mm und seine Höhe ebenfalls 8,5 (6–10) mm. An unserem Material ergab sich bis zur Meßzone des Aditus ad antrum eine Länge von 11,9 (9–14,8) mm und eine Höhe an der höchsten Zone von 6,4 (5,2–8,3) mm. Geschlechtsunterschiede siehe Abb. 43.

Antrum mastoideum, Orientierung

Die Längsachse des Antrum mastoideum entspricht etwa der der Pars ossea tubae auditivae. Die hintere Gehörgangwand bildet mit der Achse des Antrum mastoideum einen Winkel von etwa 27°. Der Boden des Antrum mastoideum liegt meist in halber Höhe der Hinterwand des Meatus acusticus externus. Abgeplattete Cellulae mastoideae können die Seitenwand des Antrum pneumatisieren.

Prominentia canalis semicircularis lateralis (Abb. 45)

Der Canalis semicircularis lateralis wölbt sich im allgemeinen, von einer 1,14 (0,2–2,5) mm dicken Knochenzone umhüllt, in den vorderen Abschnitt des Antrum mastoideum ein (Lang u. Stöber 1987). Die Vorwölbung sinkt nach hinten etwas ab und bildet bei Neugeborenen z.B. Winkel mit der Deutschen Horizontalebene von 4,3 (0–8)° (Hafferl 1937). Bei Erwachsenen macht dieser Winkel 18,4 (9–28)° nach Hafferl (1937), 26,34° nach Blanks u. Mitarb. (1975) und ca. 30° nach Proctor (1982) aus.

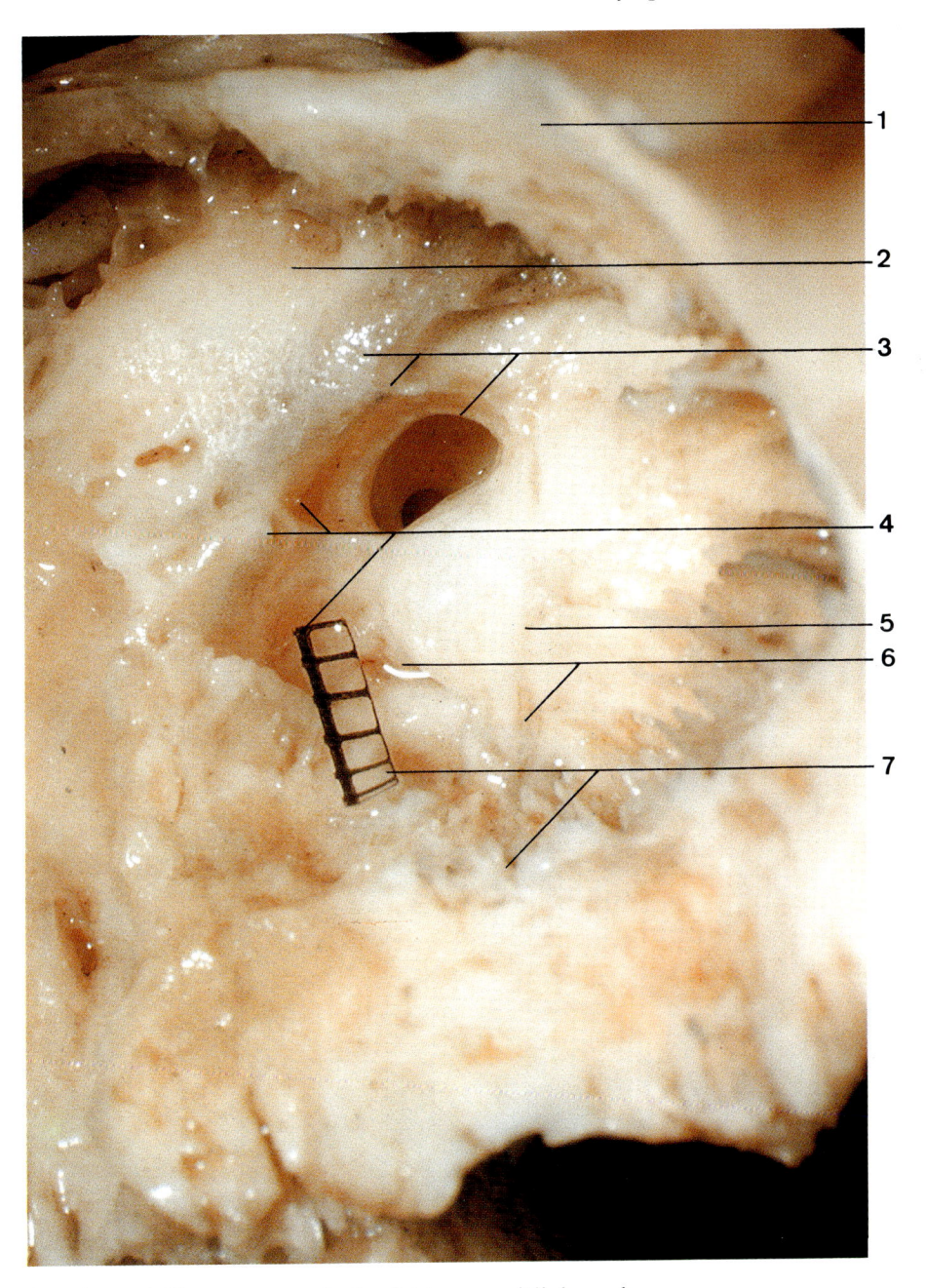

Abb. 42. Processus cochleariformis und Sinus tympani, Ansicht von seitlich und vorn

1 Tegmen tympani
2 Prominentia canalis semicircularis lateralis
3 Prominentia canalis facialis, Processus cochleariformis und Fenestra vestibuli
4 Sinus tympani und Öffnung der Eminentia pyramidalis
5 Promontorium
6 Kleine Fossula fenestrae cochleae und Vertiefung für den N. tympanicus
7 Solum tympani und mm-Papier

Auris media, Cavitas tympanica – Cavum tympani

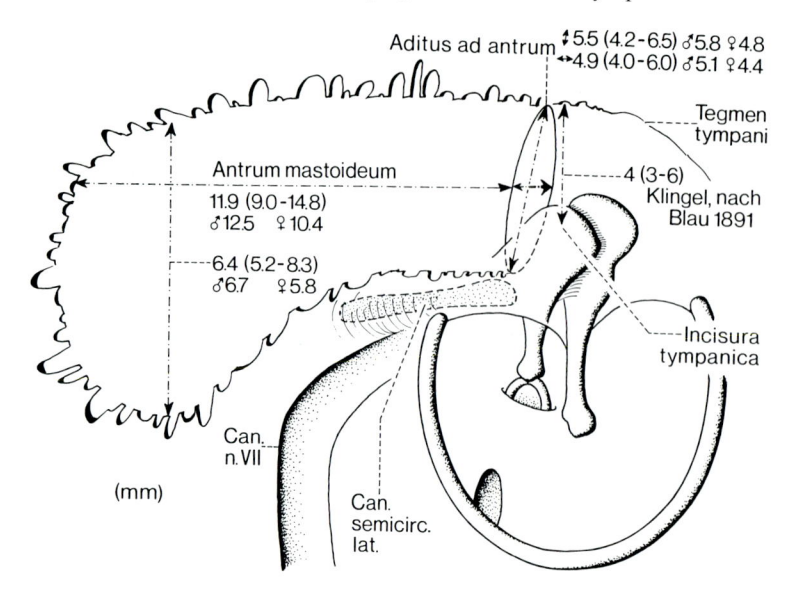

Abb. 43. Aditus ad antrum und Antrum mastoideum, Maße (nach Lang und Kothe 1987)

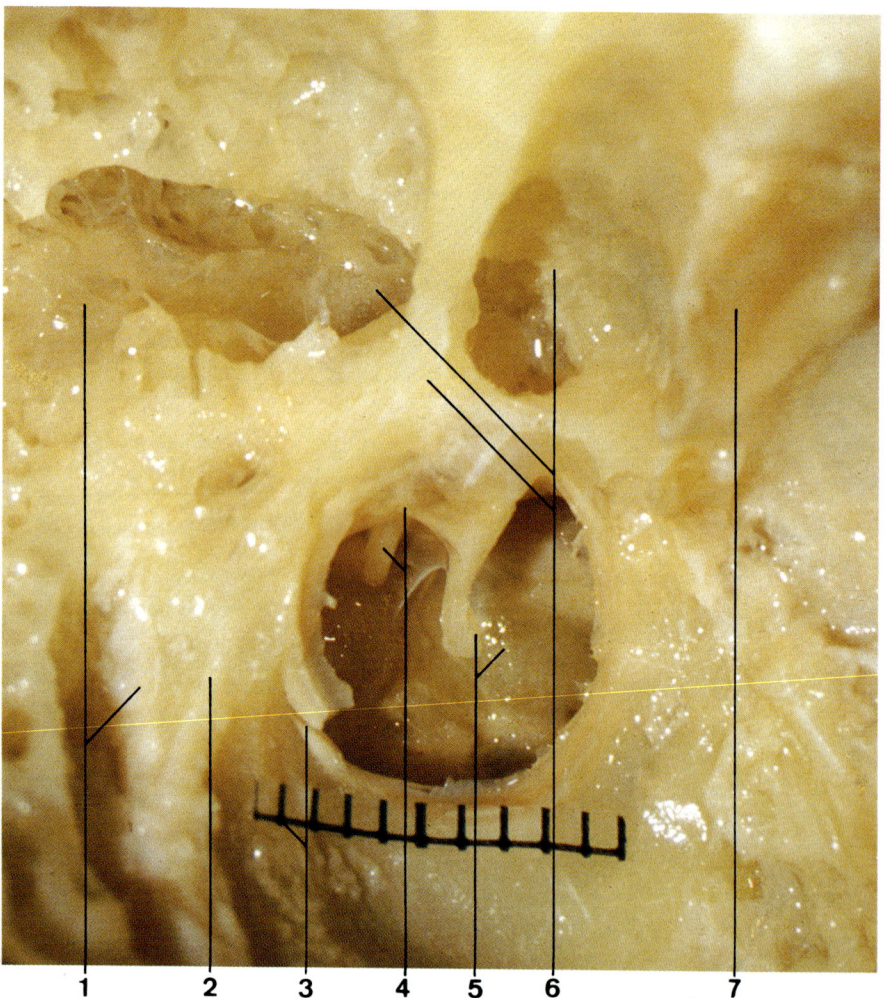

Abb. 44. Aditus ad antrum, Lagebeziehungen. Anulus fibrocartilagineus und Ossicula auditus, Ansicht von unten und seitlich (Knochen über Porion in situ)

1 Antrum mastoideum und Pars mastoidea des Canalis facialis
2 Chorda tympani im Canaliculus chordae tympani posterior
3 Anulus tympanicus und mm-Papier
4 Plica mallearis posterior und Crus longum incudis
5 Manubrium mallei und Promontorium
6 Aditus ad antrum, Porion und Tegmen tympani
7 Fossa mandibularis

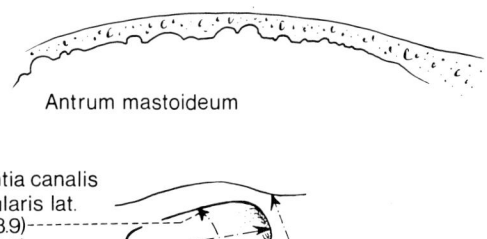

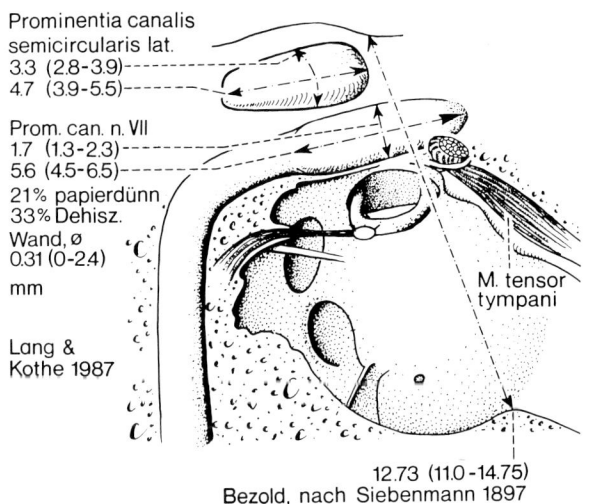

Abb. 45. Prominentiae canalis semicircularis et canalis facialis, Maße (nach Lang und Kothe 1987) sowie Abstandsbestimmung (nach Siebenmann, 1897)

An unserem Material ergaben sich mittlere Winkel von ca. 24°.

Prominentia canalis facialis

Die Prominentia canalis facialis ist die Vorbuckelung der Pars tympanica des Canalis facialis in den Mittelohrraum. Diese findet sich oberhalb der Fenestra vestibuli und oft diese nach lateral überlagernd und unterhalb der Prominentia canalis semicircularis lateralis. Die Pars tympanica ist verschiedenen Autoren zufolge (Banfai 1976, Guerrier 1977, Proctor 1982) 8–12 mm, nach Djerić u. Savić (1986) 10,5 (8–14) mm lang. Diese Kanalstrecke reicht von der Fossa geniculata bis zur Gegend oberhalb der Eminentia pyramidalis und bildet mit einer paramedianen Sagittalebene Winkel von 37 (35–40)°. Außerdem sinkt die Pars tympanica des Canalis facialis gegenüber der Horizontalebene um etwa 37° nach hinten und unten ab. Die Höhe der Prominenz wurde an unserem Material mit 1,7 (1,3–2,3) mm bestimmt. Von der Cavitas tympanica aus läßt sich beim Einblick von lateral eine Länge von 5,6 (4,5–6,5) mm überblicken. Der vordere Abschnitt der Pars tympanica ist in der Regel vom M. tensor tympani und dessen Processus cochleariformis überdeckt. Die Knochendicke gegenüber dem Mittelohrraum der Wand der Pars tympanica wurde an unserem Material mit 1,35 (0,0–2,2) mm bestimmt (Lang u. Stöber 1987). Es fanden sich in 33% mehr oder weniger große Dehiszenzen der Wand dieser Kanalstrecke. Dietzel (1961) fand derartige Dehiszenzen in 57%. Betont sei, daß an unserem Material in 21% nur 10–50 μm dicke Knochenstrecken die Kanalwand aufbauten und diese wahrscheinlich bei der Mazeration oder gröberer Bearbeitung nicht nachweisbar sind. Über die Lage der Dehiszenzen orientiert Abb. 46.

Cavitas tympanica und Chorda tympani (Abb. 47; s. Abb. 39 u. 40)

Die Chorda tympani führt hauptsächlich parasympathische Fasern für die Glandulae submandibularis, sublingualis et lingualis peripherwärts und Geschmacksfasern aus den vorderen zwei Dritteln der Zunge über den N. lingualis zentralwärts zum N. facialis. Der Abgang bzw. Eintritt in den N. facialis dieser Fasergruppe liegt bei Feten und Neugeborenen im Bereich des noch nicht voll ausgebildeten Foramen stylomastoideum. Bei Erwachsenen ist die Abgangszone nach Gray (1959) am häufigsten 4 mm oberhalb der Foramen zu finden. Kullman u. Mitarb. (1971) beobachteten den Abgang 5,3 (1,2–10,9) mm proximal dieser Pforte. In 6% beträgt der Abstand weniger als 1 mm. Altman (1949) beobachtete den Verlauf der Chorda 1–2 mm lateral des Meatus acusticus externus im Knochen und seitlich des Processus styloideus beim Verlauf nach vorn wahrscheinlich direkt in den N. lingualis. Auch weit kranial im Bereich des Canalis semicircularis lateralis abgehende Chordae wurden (selten) beobachtet. Vom N. facialis aus zieht die Chorda tympani in der Regel im Canaliculus chordae tympani posterior in die Paukenhöhle ein. Die Eintrittszone liegt an unserem Material (Lang und Kothe 1987) 0,9 (0,6–1,6) mm medial des Sulcus tympanicus und unmittelbar lateral der Eminentia pyramidalis. Die Chorda verläuft dann in recht unterschiedlicher Weise und bogenförmig innerhalb der Paukenhöhle nach vorn zur Fissura petrotympanica. Die intratympanale Strecke der Chorda wurde an unserem Material mit 9,8 (7,8–11,5) mm bestimmt. Die Breite der Chorda (an ihrer breitesten Zone am

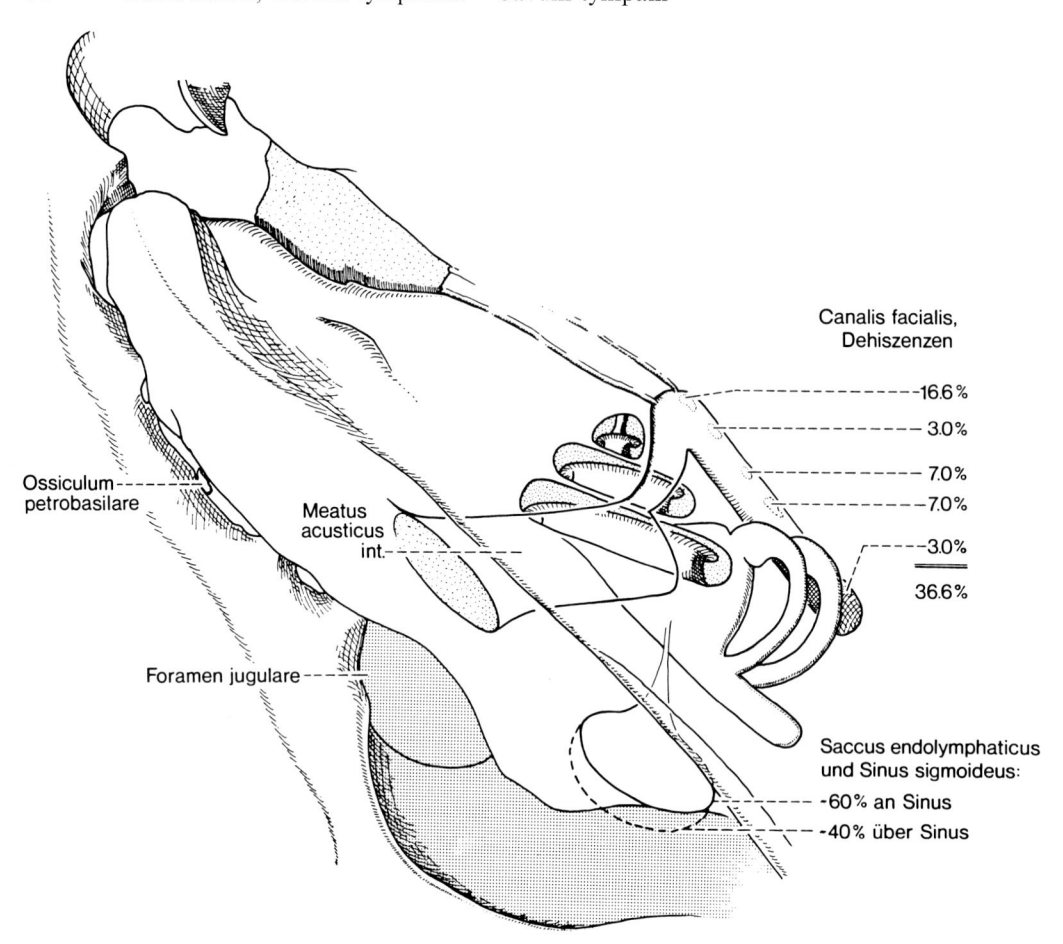

Abb. 46. Canalis facialis, Dehiszenzen an unserem Material (verschiedene Untersucher). Darstellung von oben

Collum mallei) beträgt 0,52 (0,4–0,65) mm. Schon Minnigerode (1965) beobachtete, daß die Chorda tympani manchmal verhältnismäßig dick, in anderen Fällen dünn, oder auch zweigeteilt entwickelt sein kann. Kullman u. Mitarb. (1971) wiesen in der Chorda 1.700–4.100 Fasern nach. Ca. 50% dieser Fasern besitzen Markscheiden.

Bekanntlich zieht die Chorda tympani meist um den medialen Umfang des Collum mallei nach vorn. Schon Henle fand eine Eindellung am Collum, die seither als Sulcus malleolaris Henlei bezeichnet wird. Anschließend zieht die Chorda innerhalb des Mittelohrs nach vorn und verläßt mit dem sich während der postnatalen Entwicklung rückbildenden Processus Folianus mallei (= Processus anterior mallei) dicht unterhalb der Spina tympanica durch die Fissura petrotympanica hindurch das Mittelohr (Abb. 48). Durch die gleiche Pforte tritt die A. tympanica anterior ins Mittelohr ein. In der postnatalen Zeit wird offenbar die Fissura petrotympanica zunehmend von der Spina angularis des Keilbeins überwachsen und auf diese Weise wird der erste extrakranielle Verlauf der Chorda scheinbar ins Keilbein eingelagert. Feinere anatomische Untersuchungen weisen nach, daß die Chorda tympani in Wirklichkeit in einem Halbkanal verläuft, der vom medialen Unterrand des Processus tegminis sowie von der Pars tympanica gebildet wird. In über der Hälfte der Fälle liegt an der hinteren und Innenfläche der Spina angularis dann eine deutliche Rinne für die Chorda, in 6,4% ein Halbkanal und in 4,8% ein eigener Kanal für die Chorda vor. Die A. tympanica anterior stammt aus der A. carotis externa und tritt in der Regel etwas rostral der Chorda tympani durch die Fissura petrotympanica ins Mittelohr ein (weiteres s. Fasel 1989).

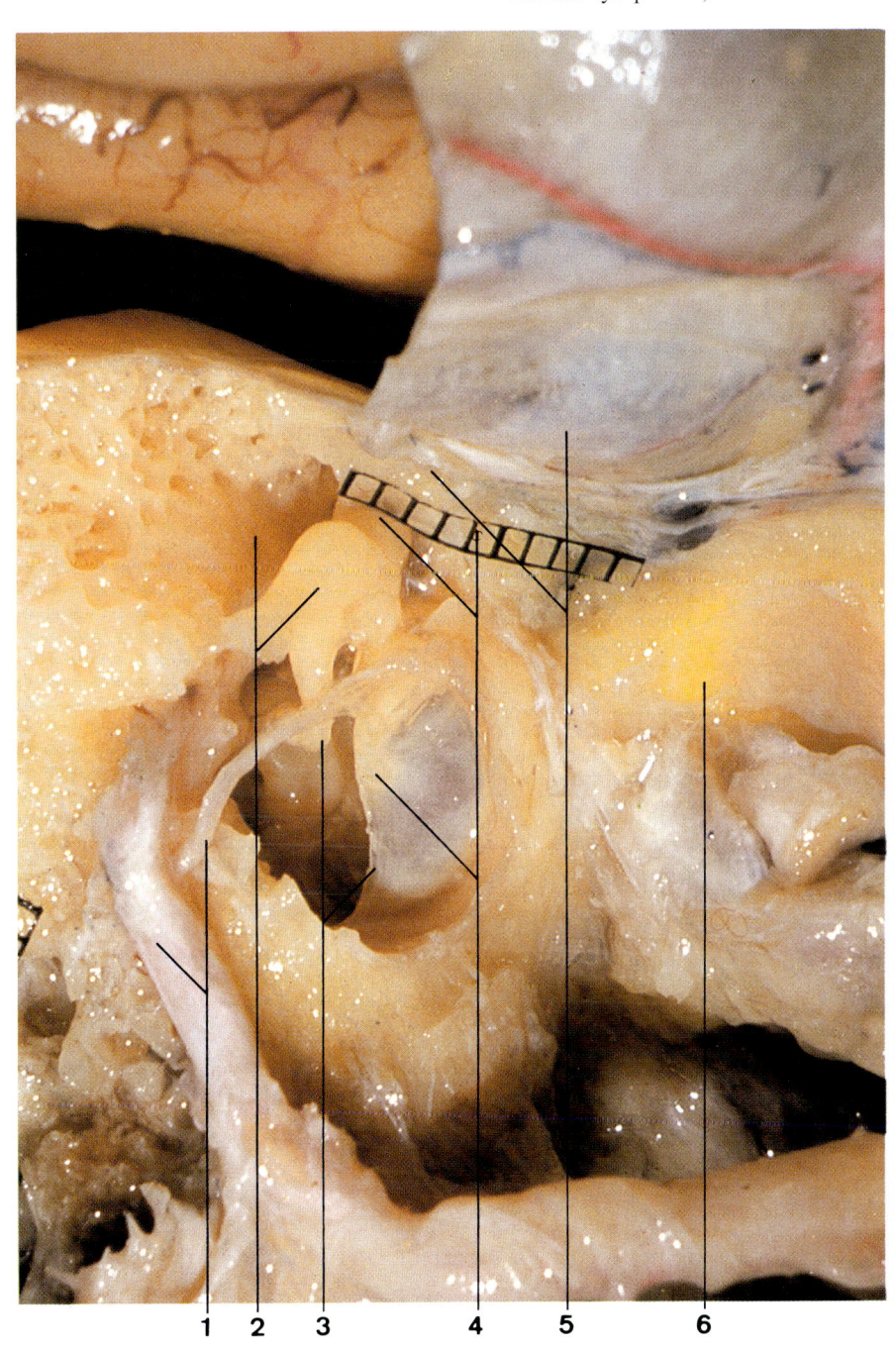

Abb. 47. Chorda tympani. Cavum tympani, teilweise eröffnet

1 N. facialis und Chorda tympani
2 Aditus ad antrum und Incus
3 Crus longum incudis und Membrana tympani, abgeschnitten
4 Caput mallei, mm-Papier und Umbo
5 Dura mater der Fossa cranii media und Tegmen tympani
6 Fossa articularis

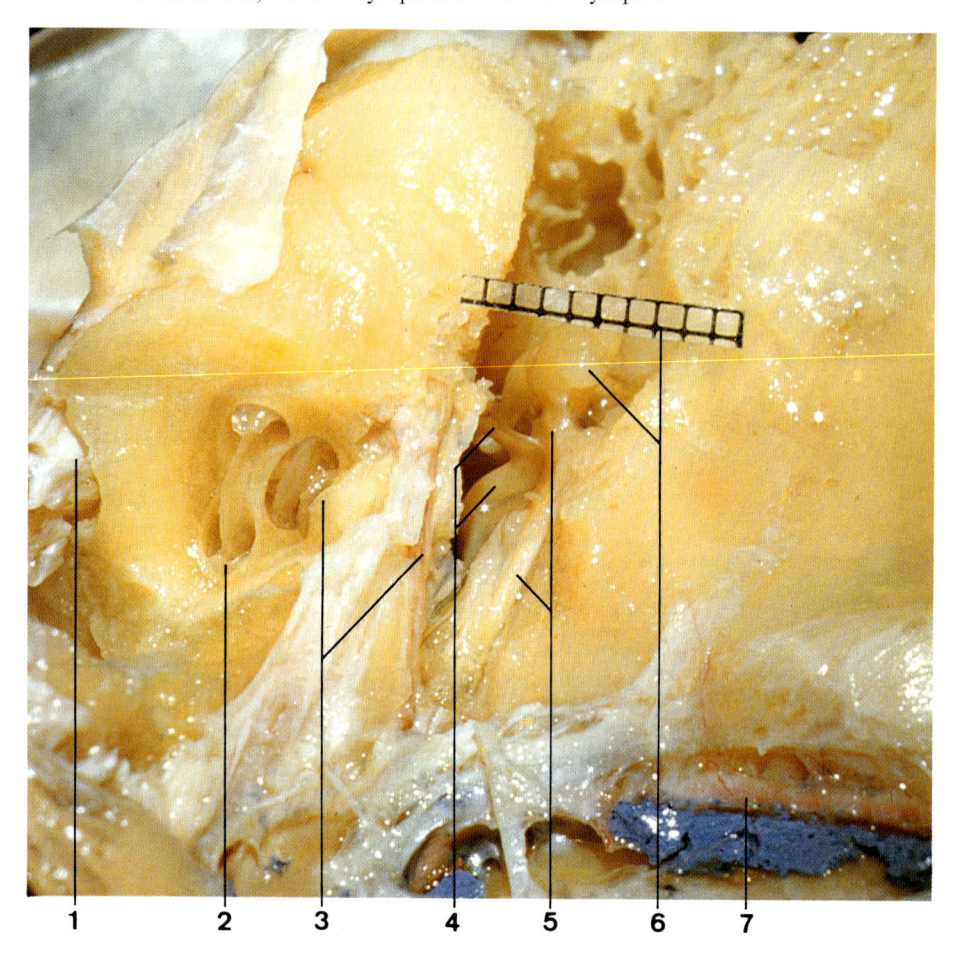

Abb. 48. Chorda tympani, Austritt aus dem Mittelohr, von vorne und oben

1 Dura mater des Meatus acusticus internus
2 Mittlere Schneckenwindung
3 Spitzenwindung und Ramus petrosus
4 Tendo m. tensoris tympani und Manubrium mallei
5 Chorda tympani und Verlauf durch Fissura petrotympanica
6 mm-Papier und Caput mallei
7 Ramus parietalis der A. meningea media

e) Paries caroticus (Abb. 49)

Der vordere, mediale und untere Wandabschnitt der Cavitas tympanica ist der Paries caroticus. Unmittelbar medial davon verläuft die erste intrakranielle Strecke der A. carotis interna. Dieser Abschnitt wurde von uns als Pars ascendens canalis carotici bezeichnet. Diese Kanalstrecke verläuft nicht vertikal nach aufwärts, sondern im allgemeinen gegenüber der Deutschen Horizontalebene etwas nach oben und vorn. Bei Neugeborenen z.B. bestimmten wir den Winkel mit der Deutschen Horizontalebene mit im Mittel 122°, bei Erwachsenen mit 99,7 (86–114)° (Lang und Schreiber 1983). Die A. carotis interna liegt dem Knochenkanal nicht unmittelbar an. Ihre Pars petrosa ascendens ist von einer speziell aufgebauten Conjunctiva vasorum umhüllt, 2–3 Venen begleiten das Gefäß (Teufel 1964). Betont sei, daß an unserem Material in 3% der Canalis caroticus unten nicht geschlossen ist (Abb. 88 in Lang 1985). Tandler (1899) wies schon darauf hin, daß bei Tieren, bei denen die untere Wand der Paukenhöhle nicht verknöchert (die zeitlebens einen Anulus tympanicus behalten) die A. carotis interna an der Unterfläche des Schädels frei zugänglich ist. Je stärker sich im Laufe der Entwicklung die untere Paukenhöhlenwand verbreitert, umso größer ist der Abschnitt der A. carotis interna, der in den Knochen eingebettet ist. Die Eintrittsstelle der A. carotis interna wird dadurch nach hinten und lateral verschoben.

Die Pars petrosa ascendens wird nicht nur von Venen sondern auch von den Nervi carotici begleitet. Die Knochendicke zwischen Canalis caroticus

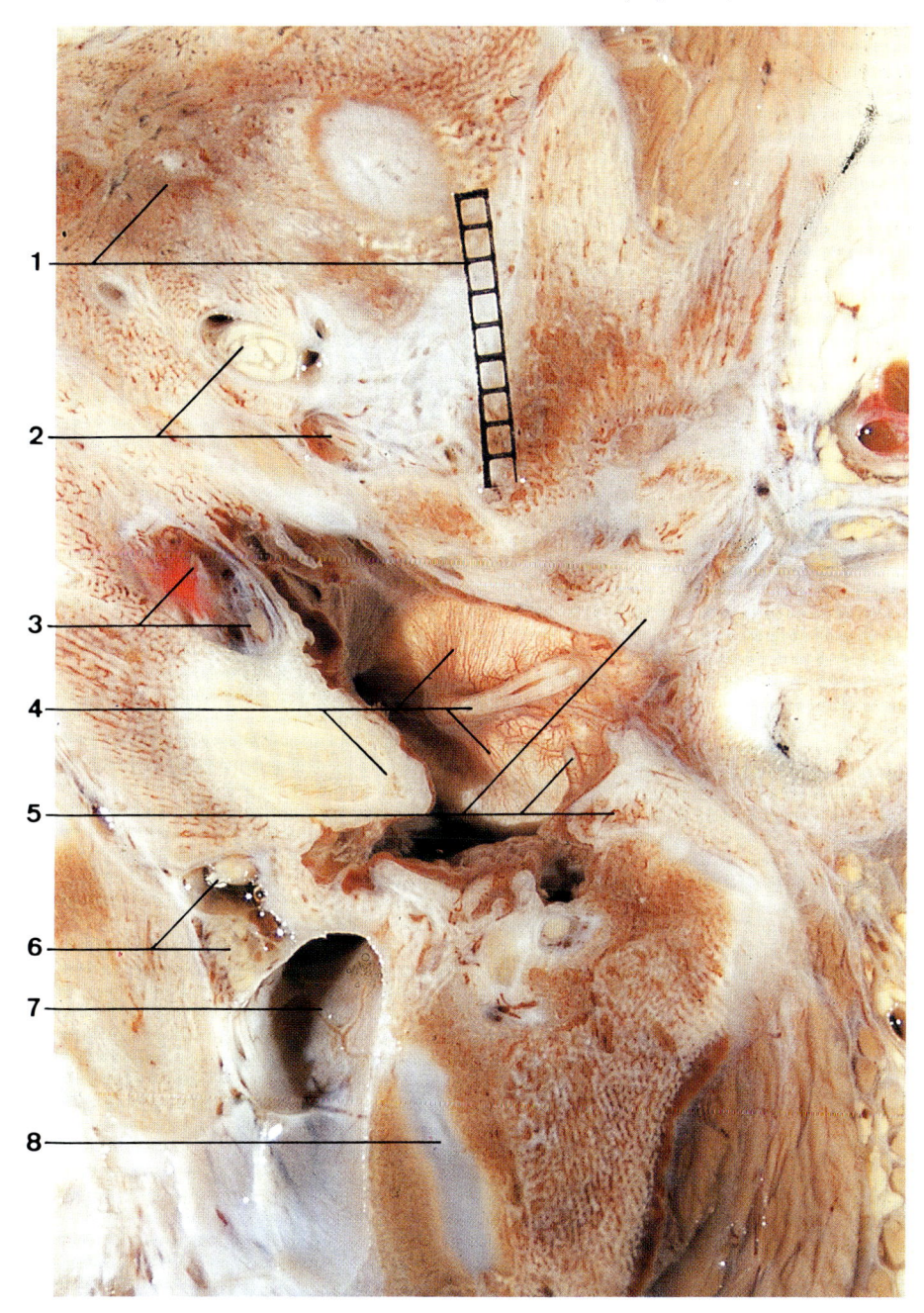

Abb. 49. Paries caroticus beim Neugeborenen. Transversalschnitt durch die Pars petrosa eines Neugeborenen, Ansicht von oben

1 Ala major des Os sphenoidale und mm-Papier
2 N. mandibularis und A. meningea media
3 A. carotis interna und N. caroticus
4 Manubrium mallei, Membrana tympani und basale Schneckenwindung
5 Chorda tympani und Pars tympanica
6 N. glossopharyngeus, Sinus petrosus inferior und Nn. X und XI
7 Bulbus venae jugularis internae
8 Synchondrosis zwischen Ossa temporale et occipitale

und Cavitas tympanica wurde an unserem Material mit 1,87 (0,3–5,9) mm bestimmt (Lang und Hack 1985).

Paries caroticus – Dehiszenzen

Anderson u. Mitarb. (1972), Saito u. Mitarb. (1975) und Glasscock u. Mitarb. (1980) beobachteten (insbesondere an der rechten Seite) Dehiszenzen des Canalis caroticus, wobei mehrfach pulsierende Massen, die der A. carotis interna entsprachen, unter der deformierten Membrana tympani zu erkennen waren. Auch Aneurysmen wurden beschrieben.

Canaliculi caroticotympanici (s. Abb. 50)

Von der Pars ascendens canalis carotici gehen in der Regel (86% nach Tobeck 1935) die schon von Merkel (1885–1890) beschriebenen Canaliculi caroticotympanici in Richtung Mittelohr ab. Am häufigsten liegen die Öffnungen der kleinen Kanäle im Bereich des hinteren Abschnittes der Pars petrosa ascendens des Canalis caroticus oder am hinteren Umfang der Knieregion des Kanals dort, wo er nach vorn und medial abbiegt. Die Öffnungen am Mittelohr befinden sich in der Regel unterhalb des Ostium tympanicum tubae auditivae.

Ostium tympanicum tubae auditivae
(s. Abb. 36 u. 50)

Das Ostium tympanicum tubae auditivae führt in die Pars ossea der Tube hinein und findet sich am vorderen medialen Umfang der Cavitas tympanica. Oben wölbt sich der M. tensor tympani in das Ostium ein. Dessen Unterrand ist durch das Septum canalis musculotubarii in das Tubenostium eingewölbt. Die größte Höhe des Ostium tympanicum tubae findet sich an dessen lateralem Bezirk, seine größte Breite unterhalb des Knochen- und Muskelwulstes des M. tensor tympani. An unserem Material macht die Höhe des Ostium 5,3 (2,6–7,8) mm aus (Lang und Kothe 1987). Dieser Wert stimmt gut mit Angaben von Tröltsch (1867) überein, der das Ostium 5 mm hoch und 3 mm breit fand. Die Breite des Ostium wurde an unserem Material mit 4,3 (2,6–6,9) mm bestimmt. Hier sei darauf hingewiesen, daß unterhalb und lateral des Ostium tubae auditivae und zwischen diesem und dem Canalis caroticus peritubale Zellen entwickelt sein können.

Semicanalis musculi tensoris tympani (Abb. 51)

Der obere Abschnitt des Canalis musculotubarius wird vom M. tensor tympani eingenommen. Eine dünne Knochenlamelle grenzt diesen Kanal in der Regel von der Pars ossea tubae auditivae ab. Diese steht schräg von hinten oben und medial nach unten und lateral. Ihr dorsaler Auslauf ist der Processus cochleariformis. An dieser Zone biegt die Sehne des M. tensor tympani nach medial zur Hammergriffregion um. Der Processus cochleariformis liegt meist vorn über der Fenestra vestibuli und greift mit seinen oberen Abschnitten auf die laterale Seite des Canalis facialis (Pars tympanica) über.

f) Paries membranaceus (Abb. 52)

Die größten Abschnitte der lateralen (und unteren) Wand der Cavitas tympanica werden als Paries membranaceus bezeichnet, weil an diesem Abschnitt das Trommelfell die Grenze zum äußeren Gehörgang bildet.

Die Pars tensa des Trommelfells ist als Schallempfänger über den Anulus fibrocartilagineus in den Sulcus anuli der Pars tympanica eingespannt. Histologisch besteht an der Pars tensa eine Lamina propria mit einem Stratum circulare und einem Stratum radiatum. Gegenüber dem äußeren Gehörgang ist diese Lamina propria von einem Stratum cutaneum abgedeckt, zum Mittelohr hin vom Stratum mucosum.

Das Stratum cutaneum besteht aus 3–5 Zellagen (Applebaum und Deutsch 1985). Abgegrenzt werden voneinander ein Stratum basale, ein Stratum spinosum, ein Stratum granulosum und ein Stratum corneum. Desmosomen und andere Zellverbindungen wurden ebenso wie eine Basalmembran dieses Epithels nachgewiesen.

Das Stratum mucosum besteht aus Plattenepithel, in seinen Zellen lassen sich Lipid- und Fetttropfen nachweisen.

Anulus fibrocartilagineus

Gegen den Trommelfellrand verdickt sich die Pars tensa allmählich und bildet einen weißlichen faserknorpeligen Ring aus. Dieser wird als Anulus fibrocartilagineus bezeichnet. Er ist im Sulcus tym-

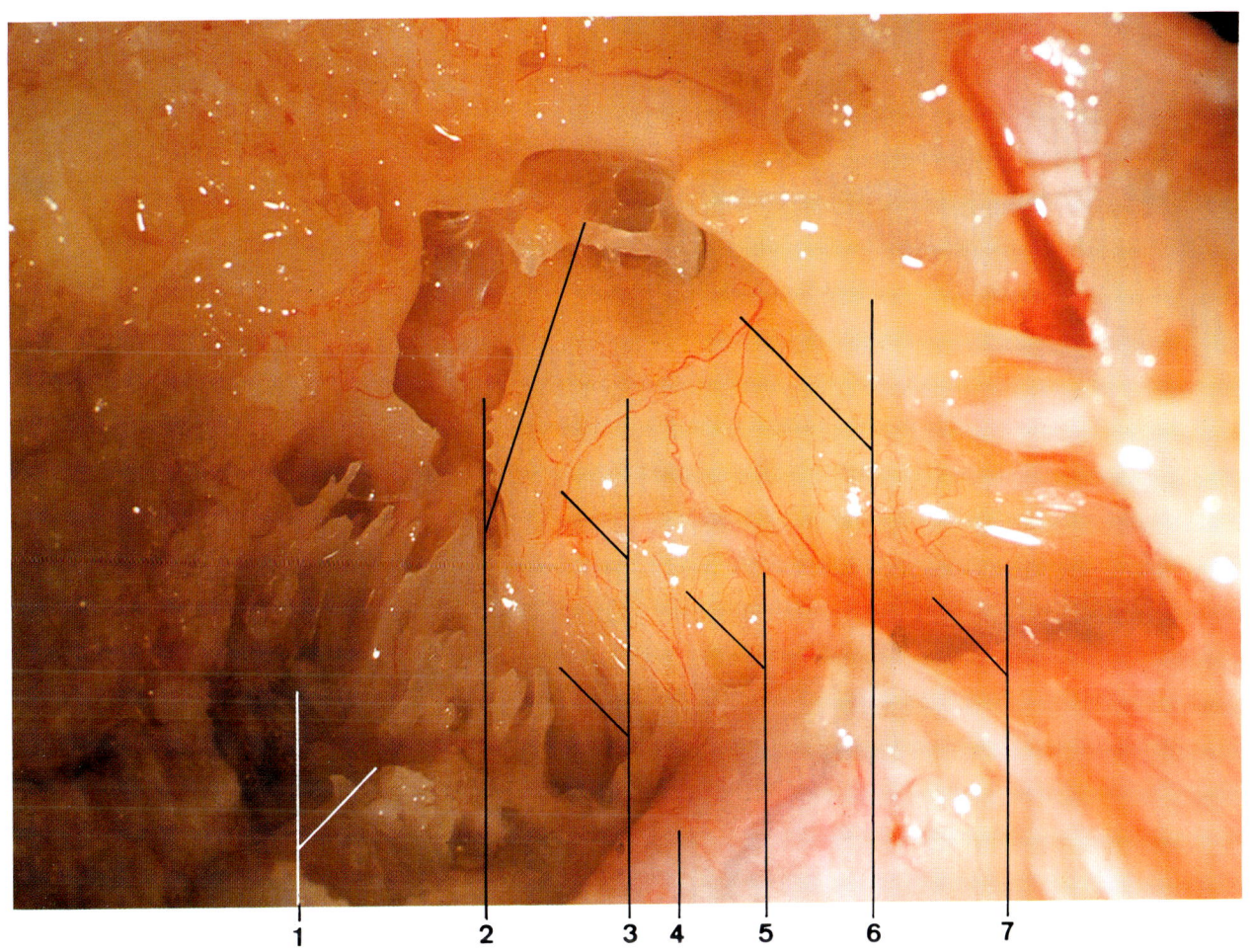

Abb. 50. Paries caroticus, Ostium tympanicum tubae und Paries labyrinthicus, von vorn und lateral

1 Solum tympani
2 Fossula fenestrae cochleae und Crus anterius stapedis
3 N. tympanicus, knochenbedeckt und unter der Schleimhaut des Promontoriums
4 A. carotis interna
5 Nn. caroticotympanici
6 N. facialis, Pars tympanica und N. petrosus minor
7 Ostium tympanicum tubae auditivae und Ramus tubarius

panicus des Anulus tympanicus befestigt. An den meisten Abschnitten ist die Pars tensa der Membrana tympani zwischen 0,03 und 0,09 mm dick.

Pars flaccida

Nach Altmann (1951) findet sich die Incisura Rivini gelegentlich am vorderen oberen Pol der Membrana tympani. Dies wurde früher häufig als kongenitale Mißbildung, von jüngeren Autoren als sekundär entstanden erklärt.

1832 beschrieb Shrapnell die Pars flaccida der Membrana tympani. Dieser Abschnitt des Trommelfells besteht ebenfalls aus einem Stratum cutaneum, einer locker aufgebauten Lamina propria und einem Stratum mucosum. In der Lamina propria kommen unregelmäßig angeordnete kollagene und elastische Fasern vor. Die Basalmembranen beider Epithelschichten enthalten zahlreiche Kapillaren, myelinisierte und marklose Nervenfasern.

Membrana tympani, Zysten und Kristalle

Selten finden sich kleine Zysten in der Pars tensa des Trommelfells, die epidermalen Zelldetritus und Cholesterol-Kristalle enthalten. Diese Zysten wurden deshalb auch als primäre Cholesteatome angesprochen und mit epidermalen Zysten an anderen Zonen des Körpers verglichen (Altmann 1951).

Über die Einstellung der Membrana tympani siehe bei Anulus tympanicus. Hier sei betont, daß

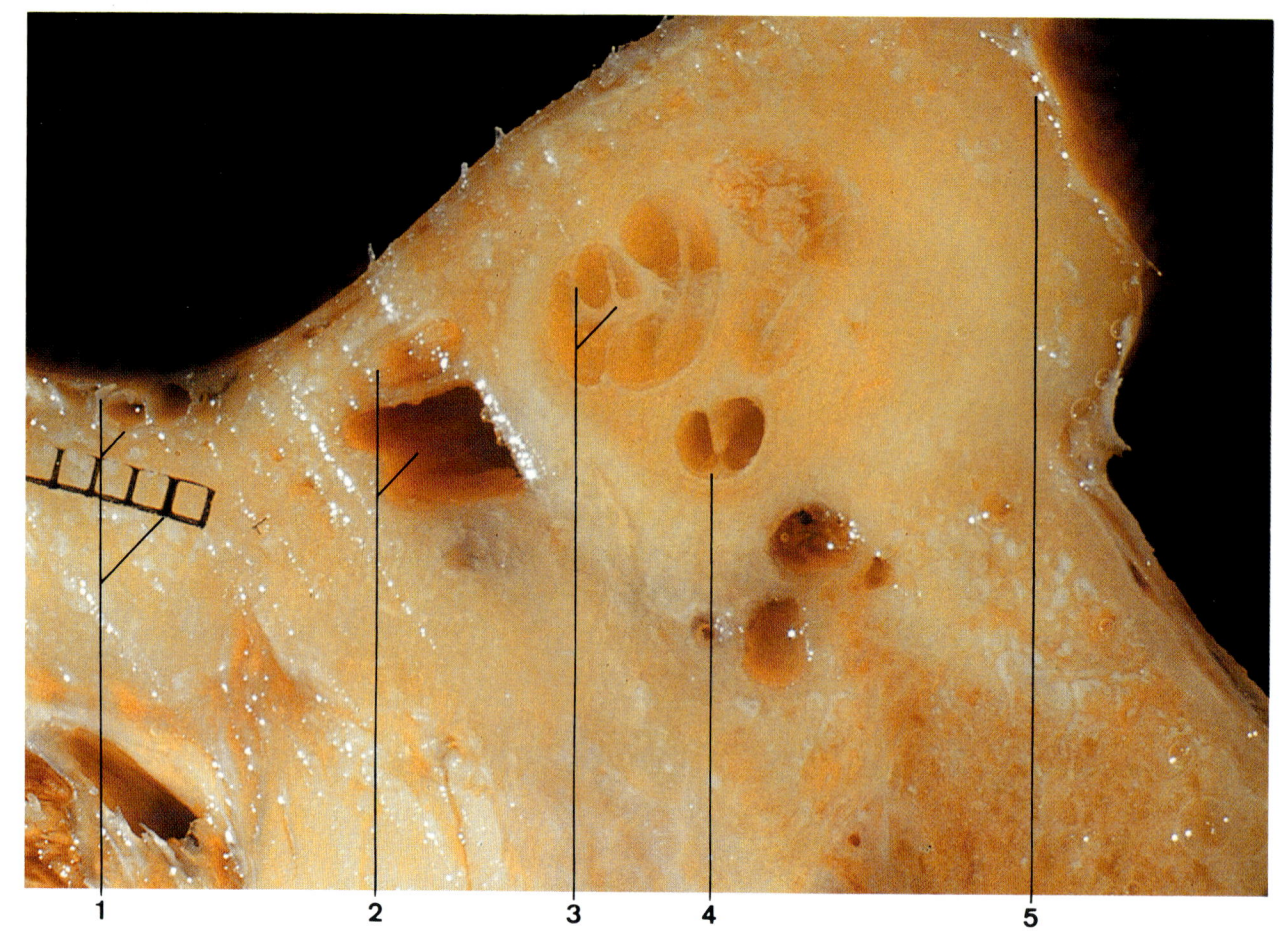

Abb. 51. Semicanalis m. tensoris tympani und Cochlea an paramedianem Sagittalschnitt

1 Dura mater der Fossa cranii media, Zweig der A. meningea media und mm-Papier
2 M. tensor tympani und Tuba auditiva, Pars ossea
3 Cochlea, Modiolus und Spitzenwindung
4 Cochlea, basale Windung
5 Facies posterior partis petrosae

der vordere Rand des Trommelfells etwa 4,5 mm medial des hinteren und der untere etwa 7 mm medial des oberen liegt. Die obere Gehörgangwand bildet mit dem gesamten Trommelfell Winkel von etwa 140°, die Pars flaccida solche von 118–170°. D.h., die Pars flaccida steht einer Horizontalen angenähert (s. Abb. 24 und 27).

Als *Inklinationswinkel* wird die Neigung des Trommelfells (insbesondere des Anulus tympanicus) gegenüber einer Horizontalebene bezeichnet. Bei Kindern zwischen einem und drei Monaten soll der Winkel 12,7 (4–25)° betragen, bei Erwachsenen etwa 46° (Jürgens – zit. nach Heiderich 1938). Der gründliche Forscher Siebenmann (1897) gab diesen Winkel mit 36 (31–42)° an.

Der *Deklinationswinkel* des Trommelfells gibt den Winkel zwischen Anulus tympanicus und medianer Sagittalebene an. Nach Siebenmann beträgt dieser an regelhaft entwickelten Schädeln 32 (29–38)°. Die Extremwerte liegen bei 15° und 50°. An unserem Material (Lang und Kothe 1987) wurde dieser Winkel mit 38 (33–42)° errechnet (s. Abb. 19).

Membrana tympani, Flächenwerte

Nach Applebaum und Deutsch beträgt die Trommelfellfläche etwa 90 mm². An der Pars tensa errechneten diese Autoren für den hinteren oberen Quadranten eine Fläche von 27 mm², für den hinteren unteren eine von 14,5 mm², den vorderen unteren eine von 6 mm² und den vorderen oberen eine von 22 mm². Die gesamte Pars tensa besitzt einen Flächenwert von etwa 55 mm².

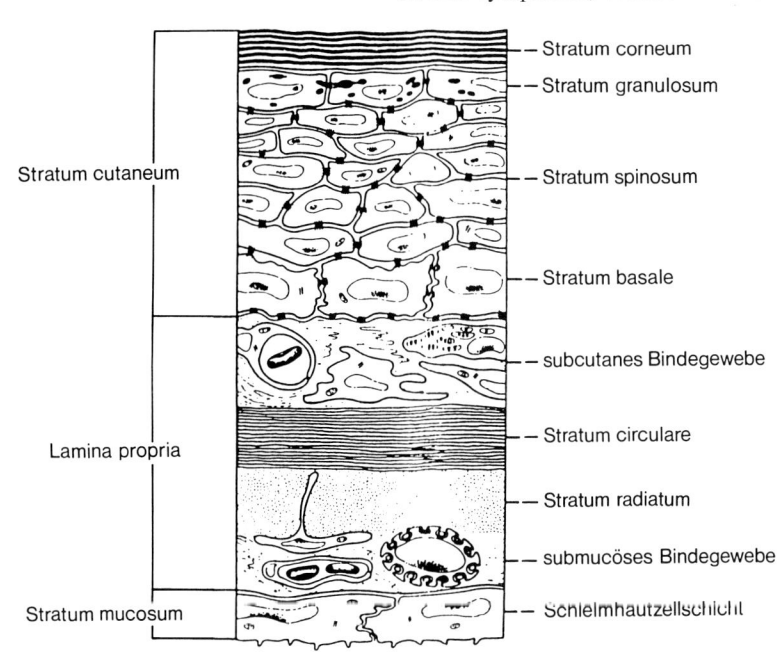

Abb. 52. Trommelfell, Schichten.
Nach Lim (1968)

nach Lim 1968, aus Applebaum & Deutsch 1985

An dieser Rechnung ist der hintere obere Trommelfellquadrant höchstwahrscheinlich zu groß angegeben.

Membrana tympani, Nerven und Gefäße
(s. Abb. 49)

Die Außenseite der Membrana tympani wird von vorn her von Zweigen des N. auriculotemporalis und von hinten her von Zweigen des Ramus auricularis n. vagi versorgt. Diesem Nervenast sollen Fasern aus den Nn. VII et IX beigemengt sein. Die Innenseite des Trommelfells ist mit Fasern aus dem Plexus tympanicus (N. IX) sowie dem N. facialis ausgestattet. Die meisten Arterien des Trommelfells entstammen der A. tympanica anterior aus der A. maxillaris sowie der A. auricularis posterior. Diese Hauptarterien bilden einen Gefäßkranz an der Anheftungszone der Außen- sowie an der Innenseite der Membrana tympani. Von dort aus ziehen die Gefäße insbesondere entlang des Hammergriffes zum Umbo. Fluoreszenzangiographisch lassen sich die Blutgefäße der Membrana tympani beobachten (Pau 1983). Die Kapillaren sind ca. 6 µm weit, bilden polygonale Gefäßnetze und gehen nach Strecken von 20–30 µm in weitere Venen über. Diese Venen ziehen zu den Quellgefäßen benachbarter Venen.

Membrana tympani, Inzisionen

Die Membrana tympani kann bei Bedarf an jeder Stelle inzidiert werden. Bevorzugter Ort von Inzisionen bei Mittelohrentzündungen u.a. ist der hintere untere Quadrant. Ein hochstehender Bulbus superior venae jugularis internae mit Dehiszenzen kann hierbei zu Blutungen führen. Inzisionen vorn und unten (Paukendrainage) haben insbesondere hochstehende Aa. carotides internae und ebenfalls Dehiszenzen dieses Wandabschnittes des Canalis caroticus zu beachten.

Membrane tympani, Schädigungen des Innenohres

Pau u. Mitarb. (1991) stellten nach Helms (1963) fest, daß insbesondere Berührungen des Trommelfells mit großen (3 mm) Rosen-Bohrern Drücke auf die Fußplatte des Stapes von etwa 140 dB im äußeren Gehörgang vergleichbar vorkommen. Die maximale Umdrehungszahl betrug 20 000 Umdrehungen pro Minute.

Im Anschluß an einen Vortrag von Hörmann u. Mitarb. (1991) betonte Zenner, daß er mehrere Patienten gesehen habe, die wegen Exostosen operiert wurden und danach ertaubten. Auch er ist der Meinung, daß die Innenohrschädigung durch Bohrerberührungen des Trommelfells hervorgerufen waren (einmal erfolgte beidseitige Ertaubung).

4. Ossicula auditus und Articulationes

Beim Menschen sind statt der bei vielen Wirbeltieren entwickelten stabähnlichen Columella in aller Regel drei Gehörknöchelchen hintereinander gelagert: Hammer (Malleus), Amboß (Incus) und Steigbügel (Stapes).

a) Malleus (s. Abb. 29)

In den Nomina Anatomica (1989) werden am Malleus ein Manubrium mallei, ein Caput mallei, ein Collum mallei sowie ein Processus lateralis und ein Processus anterior voneinander abgegrenzt. Nach Kirikae (1959) ist der Hammer von der Spitze des Manubriums bis zum oberen Umfang des Corpus $8,0 \pm 0,8$ mm lang. Die Länge des Manubrium mallei (von der Spitze bis zum Processus lateralis) wurde mit $5,0 \pm 0,4$ mm bestimmt. Die Länge zwischen Kopf und Processus lateralis des Malleus macht nach Kirikae (1959) ebenfalls $5,0 \pm 0,4$ mm aus. Nach Olszewsky u. Mitarb. (1987) ist das Manubrium mallei z. B. $5,16 \pm 0,11$ mm lang. Die Gesamthöhe des Hammers macht ihren Befunden zufolge $8,62 \pm 0,18$ mm aus. Das Manubrium mallei stellt einen langen Fortsatz des Hammers dar, die Processus lateralis und anterior sind kürzer. Das Caput mallei artikuliert über eine ovoide Gelenkfläche mit dem Incus. Diese besitzt eine mittelständige Kerbe und zwei Gelenkfacetten, deren obere die untere an Länge übertrifft. Das Caput mallei ist mit den drei Fortsätzen über das Collum mallei verbunden.

Manubrium mallei, Formtypen

Bloch (1900) grenzte gerade Hammergriffe, Hammergriffe mit Konvexität nach medial und Hammergriffe mit Konvexität nach lateral voneinander ab. Zu gleichartigen Ergebnissen kamen auch Sarrat u. Mitarb. (1988). Bei Neugeborenen kommen in 60%, bei erwachsenen Deutschen in 80% und bei Negern in 100% Hammergriffe mit Konvexität nach medial vor. Konvexität des Manubrium mallei nach außen konnte Bloch nur in 2,38% feststellen. Der Hammerwinkel zwischen Seitenrand des Caput mallei und einer Tangente am Manubrium mallei wurde von ihm bei erwachsenen Deutschen mit 128–138° festgestellt. Winkel durch die Mittelzone beider Abschnitte ergaben sich an der rechten Seite mit 130,4°, an der linken 125,7°. Die Grenzwerte nach Sarrat u. Mitarb. (1988) liegen bei 105 und 165°.

Manubrium mallei, Einstellung

Am anatomischen Präparat steht das Manubrium mallei meist in einem rechten Winkel zur Deutschen Horizontalebene. Bei der Spiegeluntersuchung wird das Außenohr nach hinten und oben verlagert, wodurch die Krümmungen des Meatus acusticus externus ausgeglichen werden. Beim Einblick von hinten und oben verläuft deshalb das Manubrium mallei von hinten und oben nach vorne und unten. Nach Brunzelow (1903) hat Steinbrügge (1888) zuerst darauf hingewiesen, daß die Stellung der beiden Hammergriffe am linken und am rechten Trommelfell unterschiedlich sei: der linke Hammergriff scheint dem Beschauer mehr horizontal eingestellt, der rechte etwas steiler. Brunzelow untersuchte am Lebenden die Einstellung gegenüber dem oberen Jochbogenrand und stellte fest, daß in 79% dieser Winkel zwischen 40 und 50° liegt. Rechts ergaben sich mittlere Winkel von 51,6°, links von 45°. An unserem Material bildet die Stria mallearis mit der Mediansagittalen nach vorne Winkel von 88 (62–107)° (Pimmer 1988). Am Wurzelgebiet des Manubrium befindet sich ein kleines Höckerchen als Insertionszone der Sehne des M. tensor tympani.

Processus lateralis mallei (s. Abb. 29 u. 65)

Vom oberen Gebiet des Manubrium setzt sich ein kleiner kegelförmiger Fortsatz nach lateral ab: Processus lateralis mallei. Er bildet an der unteren Grenze der Pars flaccida membranae tympani die *Prominentia mallearis* und ist locker an den Seitenrändern der Incisura tympanica befestigt.

Processus anterior mallei

Der Processus anterior entsteht als Deckknochen an der vorderen medialen Seite des Meckelschen Knorpels, der sich während des 6. Fetalmonats mit dem Malleus verbindet. Der Malleus selbst entsteht durch enchondrale Verknöcherung aus dem dorsalen Teil des Meckelschen Knorpels. Die Verknöcherung beginnt im 4. Fetalmonat. Der Fortsatz ist sehr unterschiedlich lang und dick.

Collum mallei

Der Hammerkopf ist mit den drei Fortsätzen durch das etwa in der Vertikalen eingestellte Collum mallei verbunden. An der medialen Halsfläche findet sich oberhalb der Ansatzzone des M. tensor tympani eine Rinne für die Chorda tympani.

Malleus, Gewicht

Nach Kirikae (1959) wiegt der Hammer im Mittel 23 mg (zwischen $20{,}15 \pm 0{,}6$ mg bei Neugeborenen und $24{,}9 + 0{,}7$ mg bei Erwachsenen).

Malleus, Pneumatisation

Altmann (1951) betont, daß gelegentlich das Caput mallei und das Corpus incudis (bei kongenitalen Atresien des Mittelohrs) pneumatisiert ist.

b) Incus (Amboß) (Abb. 53 u. 67)

Der Incus ähnelt einem zweiwurzeligen Molaren, dessen konische Wurzeln stumpfwinkelig mit der Krone zusammenstoßen. Das „Kronenende" erscheint von der Seite her zusammengedrückt und trägt an seiner Vorderfläche die knorpelüberzogene Artikulationsfläche für das Hammer-Amboß-Gelenk. Diese besitzt einen First, der in die entsprechende Rinne des Hammerkopfes eingepaßt ist. Voneinander abgegrenzt werden derzeit ein Corpus incudis, ein Crus longum mit dem Processus lenticularis und ein Crus breve incudis. Das Crus longum steht etwa in gleicher Richtung und etwas dorsal vom Manubrium mallei und artikuliert über seinen Processus lenticularis mit dem Caput stapedis. Sarrat u. Mitarb. (1988) beschrieben unterschiedliche Formtypen des Crus longum incudis. Das Crus breve gleicht einem abgestumpften Kegel und ragt etwa horizontal nach dorsal in Richtung Fossa incudis. Am Unterrand des Crus breve incudis wurde von Schwalbe (zit. nach Kikuchi, 1903) eine Kerbe beschrieben: Incisura processus brevis. Diese fand sich am Material von Kikuchi (1903) insgesamt in 33%, bei Deutschen und Ägyptern in jeweils 38% und bei Australiern in 14%. Wolff und Bellucci (1956) stellten die Kerbe in 42% fest und betonen, daß gelegentlich eine Zweiteilung des Crus breve anstelle der Kerbe aufgefunden wird.

Incus, Maße

Kikuchi (1903) bestimmte die Länge des Incus zwischen unterem Ende des Processus longus und Oberrand des Corpus mit 6,5 (5,4–7,0) mm. Bei Deutschen ergab sich eine mittlere Länge von 6,5 mm, bei Chinesen eine von 6,8 mm. Olszewsky u. Mitarb. (1987) bestimmten die Gesamtlänge des Amboß bei Erwachsenen mit $7{,}21 \pm 0{,}19$ mm.

Die Breite des Incus wurde von ihm zwischen Spitze des Crus breve bis zu jener Zone des Corpus incudis, an der sich die Gelenkfläche in je zwei Facetten teilt, vermessen. Diese macht 5,4 (3,8–5,8) mm aus. Bei Deutschen ergab sich eine mittlere Breite von 4,6 mm, bei Chinesen eine von 4,5 mm und bei Negern eine von 4,4 mm. Erstaunlicherweise ergaben sich bei Neugeborenen etwas größere Werte als bei Erwachsenen für die Länge und die Breite. Olszewsky u. Mitarb. (1987) bestimmten diese Strecke mit $5{,}63 \pm 0{,}19$ mm bei Erwachsenen.

Die Dicke des Corpus incudis an der dicksten Stelle beträgt nach Kikuchi (1903) 2,0 (1,5–2,2) mm. Die Dickenmaße schwanken bei allen Rassen, am häufigsten zwischen 1,9–2,1 mm.

Die Ossifikation im Incus erfolgt meist von einer einzigen Verknöcherungszone im oberen Abschnitt des Crus longum, gelegentlich von einer zusätzlichen innerhalb des Processus lenticularis während des 4. Keimlingsmonats aus. Die Spitze des Crus breve soll unabhängig vom übrigen Amboß aus einer Knorpelanlage (möglicherweise vom 2. Kiemenbogen) hervorgehen. Vielleicht ist die häufig anzutreffende „Incisura processus brevis" (für den Ansatz des Ligamentum incudis posterius) die Grenzzone, welche bei Verknöcherung des Bandansatzes verschwindet (Arensburg und Nathan, 1971).

c) Stapes, Steigbügel (Abb. 54)

Am Stapes werden derzeit ein Caput stapedis, ein Crus anterius, ein Crus posterius und die Basis stapedis unterschieden. In der Regel läßt sich auch ein

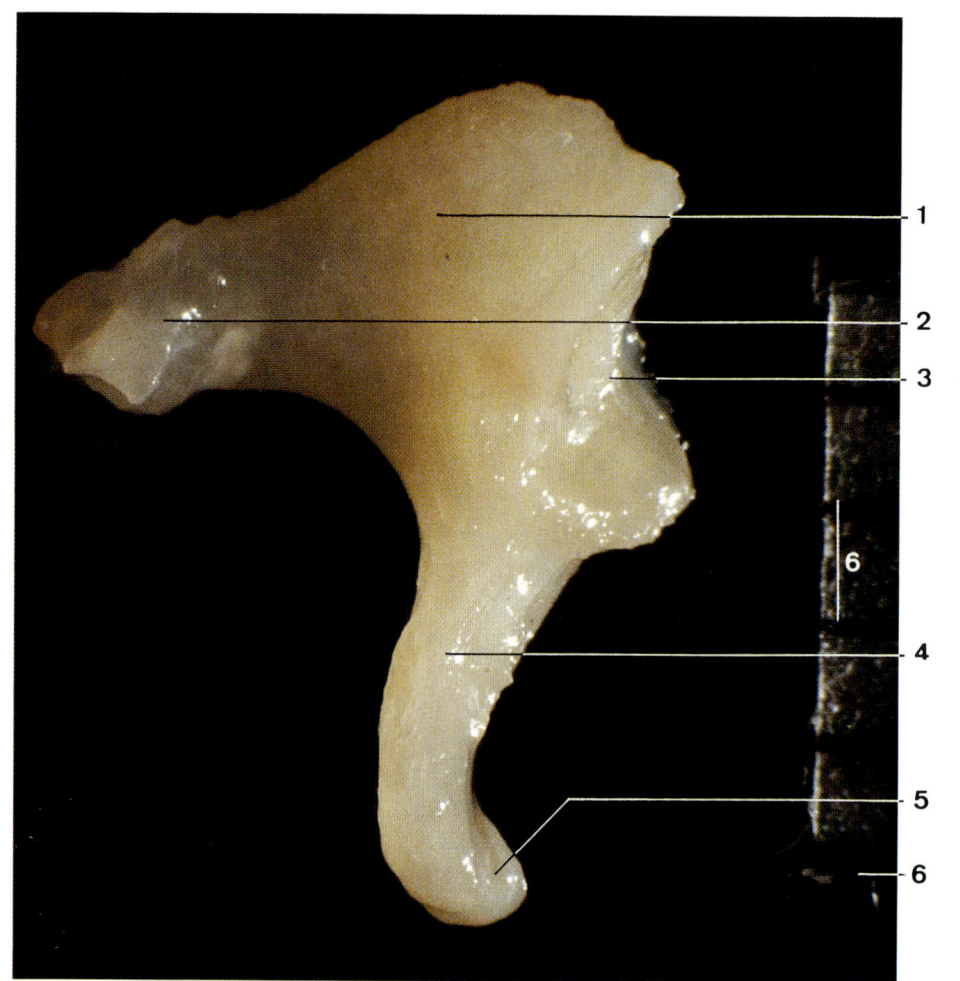

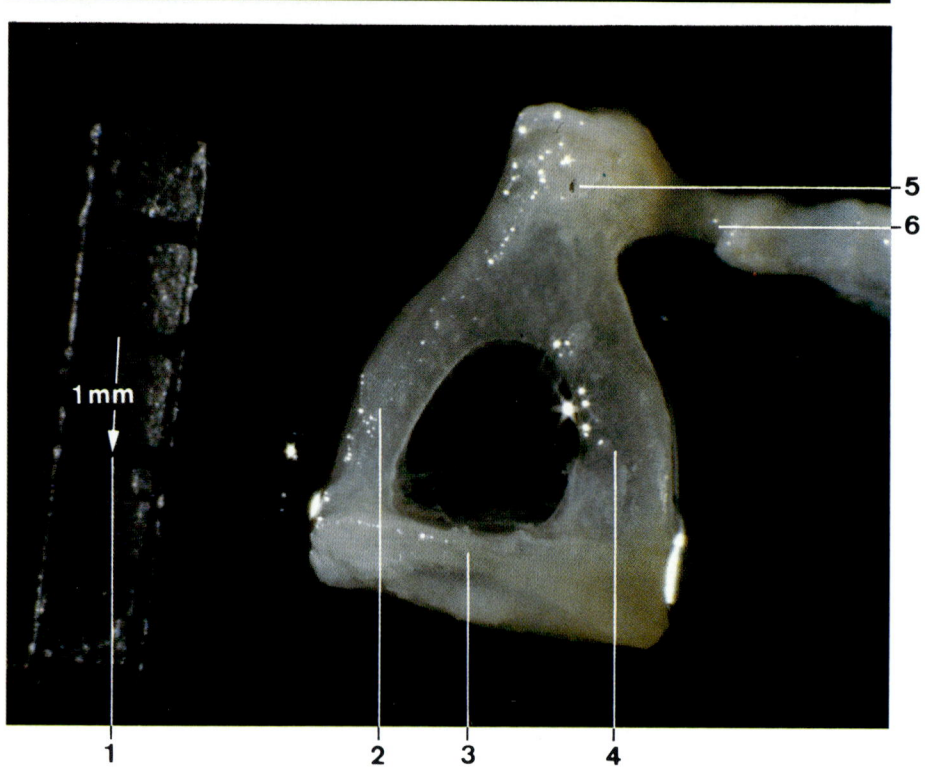

Abb. 53.
Incus von lateral

1 Corpus incudis
2 Crus breve incudis
3 Facies articularis
4 Crus longum
5 Processus lenticularis
6 mm-Papier

Abb. 54.
Stapes von lateral

1 1 Millimeter
2 Crus anterius
  = rectilineum
3 Fußplatte
4 Crus posterius
  = curvilineum
5 Caput stapedis
6 Tendo m. stapedii

Collum stapedis zwischen Caput und Crura feststellen (Anson und Bast, 1946).

Caput stapedis

Nach Anson und Bast (1946) ist das Caput stapedis der variabelste Abschnitt des Stapes (je nachdem, ob ein Processus muscularis des Collum stapedis entwickelt ist oder nicht). Der Kopf kann sehr klein, sehr groß oder ein mittleres Ausmaß besitzen. Resorptionsabschnitte im Bereich des Collum können sich bis in den Kopf fortsetzen oder zwischen beiden Cruraschenkeln kann sich eine Höhlung von unten her in den Kopfbereich hinein erstrecken. In der Regel trifft der Kopf wenig gewinkelt auf die Crura und ist etwas nach oben gewendet. Oft stehen jedoch auch die Kopf- und Cruraebene in einer Geraden. Eine leichte Vorwärtsverlagerung des Kopfbereiches ist die Regel, seltener ist er nach dorsal gewendet.

Collum stapedis

Ein Collum stapedis konnten Sarrat u. Mitarb. (1988) nur in 35% erkennen. Anson und Bast (1946) betonen, daß in diesem Bereich eine Resorptionszone liegt und der Abbauprozeß möglicherweise während des ganzen Lebens langsam fortschreitet. Die Form des Halsabschnittes ist außerordentlich variabel (Foramina, Knochenfirste, Verdünnungen oder bei Nichtresorption glatte Oberfläche). Gelegentlich ist der Halsbereich von innen ausgehöhlt und erinnert dann an einen Zylinder. In 75% stellten diese Autoren den Ansatz des M. stapedius an einem kleinen Processus muscularis am hinteren Halsabschnitt fest. Beim Rest setzt der M. stapedius am oberen Gebiet des Crus posterius an oder auch am Kopfgebiet. Gelegentlich findet sich an der Sehnenansatzzone statt eines Höckers eine Eindellung (verschiedene Autoren).

Crus anterius (s. Abb. 54)

Das Crus anterius wurde früher als Crus rectilineum bezeichnet, da es in der Regel weniger stark durchgebogen als das Crus posterius (Crus curvilineum) ist. Die mittlere Länge des Crus anterius (zwischen Caput und Basis stapedis) beträgt nach Anson und Bast (1946) 3,62 mm. Nach Olszewsky u. Mitarb. (1987) mach die Gesamthöhe des Stapes bei Erwachsenen $3,72 \pm 0,14$ mm aus. Auch am Material von Anson und Bast verläuft das Crus anterius in der Regel gestreckter als das Crus posterius. Graham und House (1975) fanden an der Oberfläche der Crura honigwabenförmige, grübchenartige und fibrilläre Strukturen.

Crus posterius

Das Crus posterius wurde früher als Crus curvilineum bezeichnet. Es ist (ebenso vermessen wie das Crus anterius) nach Anson und Bast (1946) im Mittel 3,73 mm lang. Nur selten war an ihrem Material das Crus anterius deutlich länger als das Crus posterius. Häufig fanden sie auch gleichlange Crura.

Foramen obturatum (s. Abb. 54)

Die Höhlung zwischen beiden Crura stapedis und Basis stapedis sowie Hals- und Kopfabschnitt beschrieben Anson und Bast (1946) als Foramen obturatum. Zahlreiche Variationen dieser Aushöhlungen wurden beschrieben.

Crista stapedis

Galindo und Galindo (1975) untersuchten 100 fetale und 20 Präparate von Erwachsenen zwischen 40 und 45 Jahren auf das Vorliegen der Crista stapedis. Die Crista befindet sich am lateralen Umfang der Basis stapedis und vereinigt sich mit beiden Crura stapedis. Sie kann groß und plattenförmig oder klein und unvollständig entwickelt sein.

An Feten fand sich eine Crista stapedis in 64%, an Steigbügeln Erwachsener in 70%. Bei Erwachsenen war die Crista stapedis in 40% groß, in 20% mittelgroß und in 10% rudimentär entwickelt. Zwischen Crista und Stapesfußplatte fanden sich unterschiedlich große Höhlungen oder Einkerbungen. In einigen Fällen war die Stapeshöhlung fast vollständig von einer großen Crista verschlossen.

Basis stapedis

Die Basis stapedis wird in der Regel als oval, elliptisch oder bohnenförmig beschrieben. Der obere Rand ist meist konvex, der untere geradlinig. Die Vorder- und Hinterränder sind abgerundet, der vordere oft spitzwinkeliger als der hintere. Zahlreiche Variationen der Basis stapedis kommen vor.

Anson und Bast betonen, daß die vestibuläre Fläche der Basis – wie frühere Autoren angaben – etwas konvex, seltener eben ausgebildet ist. Die tympanale Fläche der Basis stapedis ist in den meisten Fällen konkav. Die Crura gehen meist näher vom unteren als vom oberen Rand der Basis stapedis ab.

Die Länge der Basis stapedis macht nach Anson und Bast (1946) 2,99 (2,64–3,36) mm aus, die Breite 1,41 (1,01–1,66) mm. Die Länge der Basis stapedis ergab sich am Material von Olszewsky u. Mitarb. (1987) mit 2,95 ± 0,12 mm, deren Breite mit 1,29 ± 0,10 mm. An unserem Material ergab sich für die Länge der Fenestra vestibuli ein Maß von 2,7 (2,3–3,1) mm und eines für die Höhe von 1,5 (1,2–1,8) mm. Möglicherweise liegen bezüglich der Abnahme des Längenmaßes unterschiedliche Meßmethoden zugrunde. Den Umfang der Basis stapedis bestimmten Anson und Bast (1946) mit 7,45 (6,48–8,30) mm.

Vestibulumseitig ist die Basis stapedis mit hyalinem Knorpel überzogen. In das ebenfalls knorpelig umrandete Vorhoffenster (Fenestra vestibuli) erfolgt die Einfalzung über das Ligamentum anulare. An der der Cavitas tympanica zugewendeten Seite liegt eine periostale Schicht mit grob gebündeltem geflechtartigem Bindegewebeknochen vor, dann folgt der Strähnenknochen, der den Hauptanteil der Basis stapedis einnimmt und schließlich Lamellenknochen (der nur stellenweise aufzufinden ist) (Draf 1965). Rauchfuss und Langer (1989) legten spannungsoptische Untersuchungen des Stapes vor. Die Spannungslinien entsprechen dem Fibrillenverlauf im Knochen. Randständig singuläre Punkte entsprechen Gefäßeintrittszonen.

Höhe und Gewicht

Die Gesamthöhe des Stapes macht nach Anson und Bast 3,26 (2,50–3,78) mm aus. Das Gewicht des Stapes beträgt 2,86 (2,05–4,35) mg.

Stapes, Einstellung (Abb. 55)

Kleinfeldt (1985) betont, daß allgemein angenommen wird, daß der Stapes etwa senkrecht in der Fenestra vestibuli verankert ist. Lediglich Yakushkin (1971) betonte, daß der Stapes in 54 % eine Position mit Neigung zum Promontorium aufweist. In 20 % fand sich der Steigbügel zentral in die Fenestra vestibuli eingelagert. Kleinfeldt (1985) fand eine zentrale Position (an 58 Partes petrosae) in 67 %, eine Neigung zur Promontoriumsseite in 21 % und eine Lage am Promontorium (kein Zwischenraum zwischen Stapes und Promontorium) in 12 %.

d) Articulationes ossiculorum auditus

Die Gelenkflächen der Mittelohrknochen sind von hyalinem Knorpel überzogen. Deren oberflächliche Zellen stehen mit ihrer Längsachse parallel zu den Gelenkflächen. Die kollagenen Fasern innerhalb des Knorpels sind oberflächlich zu einem Netz verwoben, in tieferen Schichten stehen sie rechtwinkelig zum Knochen (Harty 1964).

Articulatio incudomallearis

Die Gelenkfläche des Incus steht nach vorne und lateral und ist mit einem abwärts gerichteten First, der sich nach unten zu verschärft, ausgestattet. Seitlich davon ist die Gelenkfläche grubig vertieft und zeigt eine schmale Höhlung an der lateralen Seite. Im Gelenk sollen Rotationsbewegungen um eine anterior-posteriore Achse um etwa 5° erfolgen können. Die Achse geht etwa durch den kurzen Schenkel des Amboß und den Processus anterior mallei. An der dorsalen Seite des Gelenkes befindet sich ein würfelförmiger Knorpelmeniskus, der von Pappenheim (1840) und von Politzer (1884) genauer beschrieben wurde (Marquet, 1981). Dieser Autor ist der Meinung, daß im Gelenk Bewegungen um die Horizontale und leichte Rotationen um die vertikale Achse des Hammerkopfes nach medial und vorne des Amboßkörpers nach medial und dorsal ablaufen können. Cancura (1980) war wie frühere Forscher der Meinung, daß die Rotationsachse durch das Crus breve incudis, das Massenzentrum des Malleus und Incus in Richtung Ligamentum mallei anterius verläuft.

Bänder

Innerhalb des Stratum fibrosum der Capsula articularis kommen außer kollagenen auch elastische Fasern vor. Marquet (1981) konnte im seitlichen

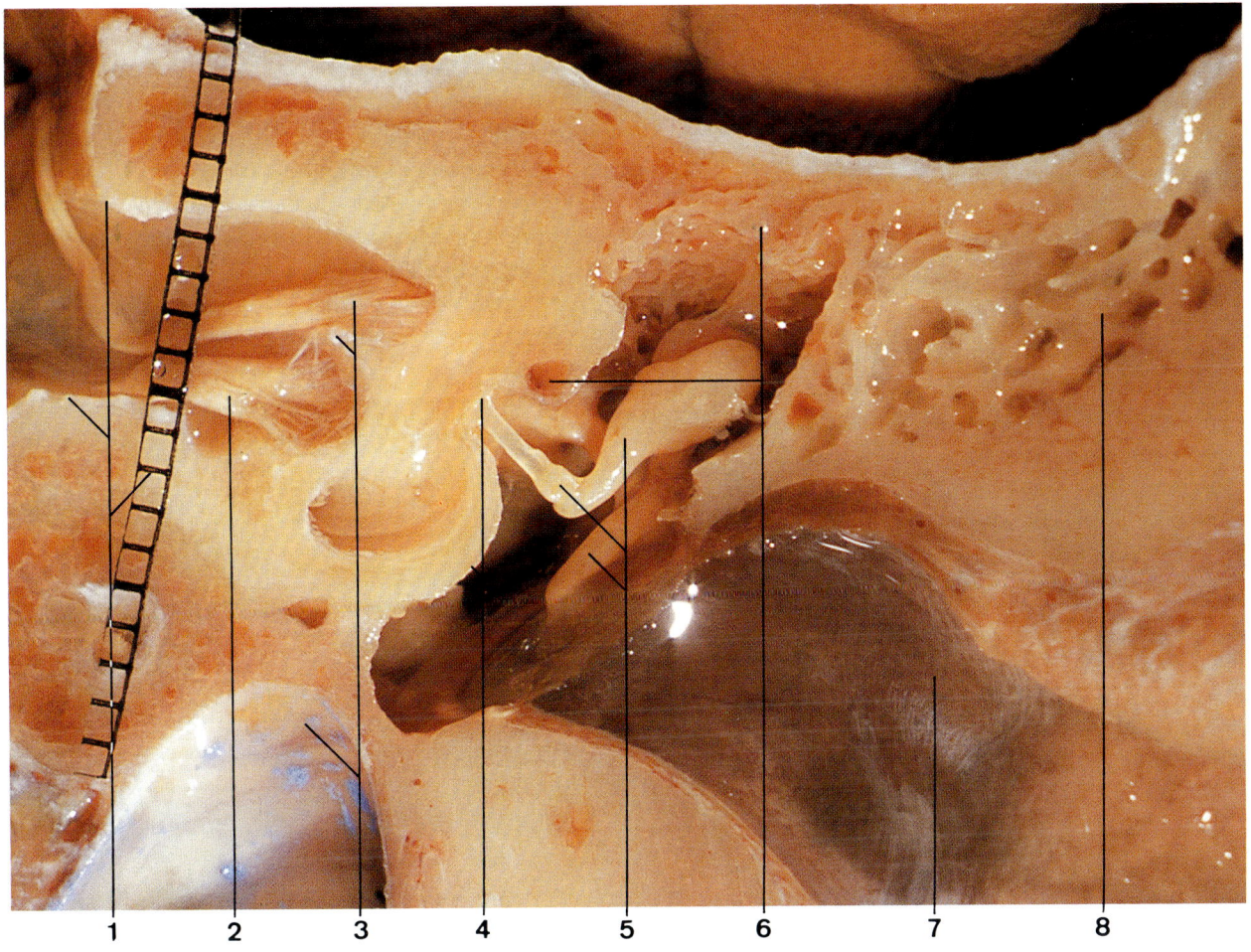

Abb. 55. Stapes, Einstellung. Frontalschnitt durch das Mittel- und Innenohr

1 Meatus acusticus internus, mm-Papier
2 Pars vestibularis inferior
3 N. facialis und Pars vestibularis superior, Crista transversa und Bulbus superior v. jugularis
4 Basis stapedis und Promontorium
5 Articulatio incudostapedialis, Crus longum incudis und Manubrium mallei
6 N. VII und Tegmen tympani
7 Vorderwand des Meatus acusticus externus
8 Cellulae squamosae

Kapselbereich 200 µm dicke Bänder, im medialen 700 µm dicke feststellen. Die Ligamenta articularia superior et inferior sind etwa gleich dick.

Dislokationen des Incus aus der Articulatio incudomallearis wurden mehrfach beobachtet (z. B. Schuknecht und Trupiano, 1957).

Articulatio incudostapedialis (s. Abb. 55)

In der Regel ist das Gelenk ähnlich einem Kugelgelenk gestaltet. Die sphärische Gelenkfläche gehört dem Processus lenticularis incudis, die Pfanne dem Caput stapedis an. Die Randbezirke sind von Synovialmembran oder einem faserknorpeligen Ring umgeben. Die Wirkung des M. tensor tympani bewirkt in der Sagittalebene eine Vorverlagerung des Processus lenticularis, jene des M. stapedius eine Rückverlagerung.

Luxationen der Articulationes incudostapediales nach Kopftraumata oder Verletzungen mit Stricknadeln u.a. wurden des öfteren beobachtet (Schmerzen, Vertigo, Tinnitus, Hörverlust, horizontaler Rotationsnystagmus, Brechreiz). Weiteres bei Gisselsson (1958) und Vanderstock u. Mitarb. (1983) u.a. Williams (1958) berichtete über eine Fraktur des Stapes im Bereich des Collum stapedis. Weitere Befunde stammen von Schuknecht und Trupiano (1957), Gisselsson (1958) u.a.

e) Ligamenta ossiculorum auditus

Ligamentum mallei anterius

Schon Verga beschrieb 1861 das Ligamentum malleomaxillare (= Ligamentum mallei anterius), das vom Hammer schief nach abwärts steigt und am Unterkiefer inseriert. Dieses Band ist leicht bei älteren Feten zu erkennen, verschwindet aber postnatal niemals. Der extratympanale Teil verbreitet sich dort, wo er sich am Unterkiefer anheftet. Aus ihm wird das Ligamentum sphenomandibulare. Burch (1966) u.a. sind der Meinung, daß sich das Band aus dem Bindegewebe des Meckelschen Knorpels entwickelt. Nach Marquet (1981) ist das kurze kräftige Band im Mittelohr etwa 1,5 mm lang und fixiert den Malleus nach vorn zu. Es geht vom Collum mallei unmittelbar oberhalb des Processus anterior ab und heftet sich in unmittelbarer Umgebung der Fissura petrotympanica an. Filho u. Mitarb. (1984) beschrieben die Lagebeziehungen zwischen Ligamentum mallei anterius und Chorda tympani. Sie betonen, daß das Band am häufigsten aus drei Faszikeln besteht und der Nerv meistens im Bereich des oberen Fazikels verläuft (ca. 75%) und weniger häufig im Gebiet des mittleren oder unteren Faszikels. Wolff und Bellucci (1956) wiesen ebenfalls darauf hin, daß das Ligamentum mallei anterius durch die Fissura petrotympanica hindurchzieht, waren jedoch der Meinung, daß es sich an der Spina ossis sphenoidalis befestige. Auch Smeele (1988) konnte Fasern aus der intermediären Schicht des Discus articularis durch die Fissura petrotympanica zum Malleus feststellen. Er betonte jedoch, daß der Zug am Discus keine Bewegung des Hammers zur Folge hat.

Ligamentum mallei superius

Das Ligamentum mallei superius geht vom Caput mallei ab und heftet sich am Tegmen tympani an, seine Länge macht 0–1,8 mm aus (Weiteres s. Abb. 56).

Boutet u. Mitarb. (1982) beschrieben ein *Ligamentum manubrii posterius*, das vom Manubrium mallei etwas unterhalb des Processus lateralis abgeht und nach hinten oben verläuft zur hinteren Spina tympanica.

Ligamentum mallei laterale (s. Abb. 29)

Das Ligamentum mallei laterale geht unmittelbar hinter dem Ligamentum mallei anterius vom Collum mallei (meist 1,3 mm oberhalb und vor der Spina tympanica minor) ab und befestigt sich am hinteren Umfang der Incisura tympanica (Rivini). An unserem Material wurde eine Dicke des Ligamentum mallei laterale von 0,46 (0,3–0,6) mm und eine Länge von 1,1 (0,8–1,45) mm festgestellt.

Hüttenbrink (1988) wies darauf hin, daß mit der Sehne des M. tensor tympani kollagene Fasern zwischen Processus cochleariformis und Manubrium mallei verlaufen. Diese Bandstruktur nannte er Ligamentum malleocochlariforme.

Ligamenta incudis superius et posterius (Abb. 56)

Das Ligamentum incudis superius ist 0–1,8 mm lang und 0,3–0,65 mm dick, erstreckt sich vom Corpus incudis zum Dachabschnitt des Recessus epitympanicus und enthält nur wenige kollagene Fasern.

Das Ligamentum incudis posterius ist 0,3–0,8 mm lang und zieht vom Crus breve incudis zur Fossa incudis am Übergang zwischen Recessus epitympanicus und Aditus ad antrum. Nach Marquet (1981) wurde das Band von Politzer (1884) and Guerrier (1962) korrekt dargestellt. Er untergliedert es in einen lateralen Bandabschnitt mit Durchmessern von 700 × 500 µm und in einen medialen mit Durchmessern von 400–500 µm und betont, daß die Bänder dreidimensionale Bewegungen des Amboß zulassen.

Ligamentum anulare stapediale (Syndesmosis tympano-stapedia) (Abb. 57)

In der Randzone der Basis stapedis ziehen kollagene und elastische Fasern ein, die radiär an der Innenseite der Fenestra vestibuli verankert sind. Die dorsalen Bandabschnitte sind viel kürzer und auch dicker als die ventralen. Die Bezeichnung Ligamentum anulare gilt nur für die grobe Form, dem Faserverlauf nach ist das Ligamentum anulare ein Ligamentum radiatum. Die Breite des Ligamentum anulare wurde von Wolff und Bellucci (in vestibulotympanaler Richtung) bei Erwachsenen mit

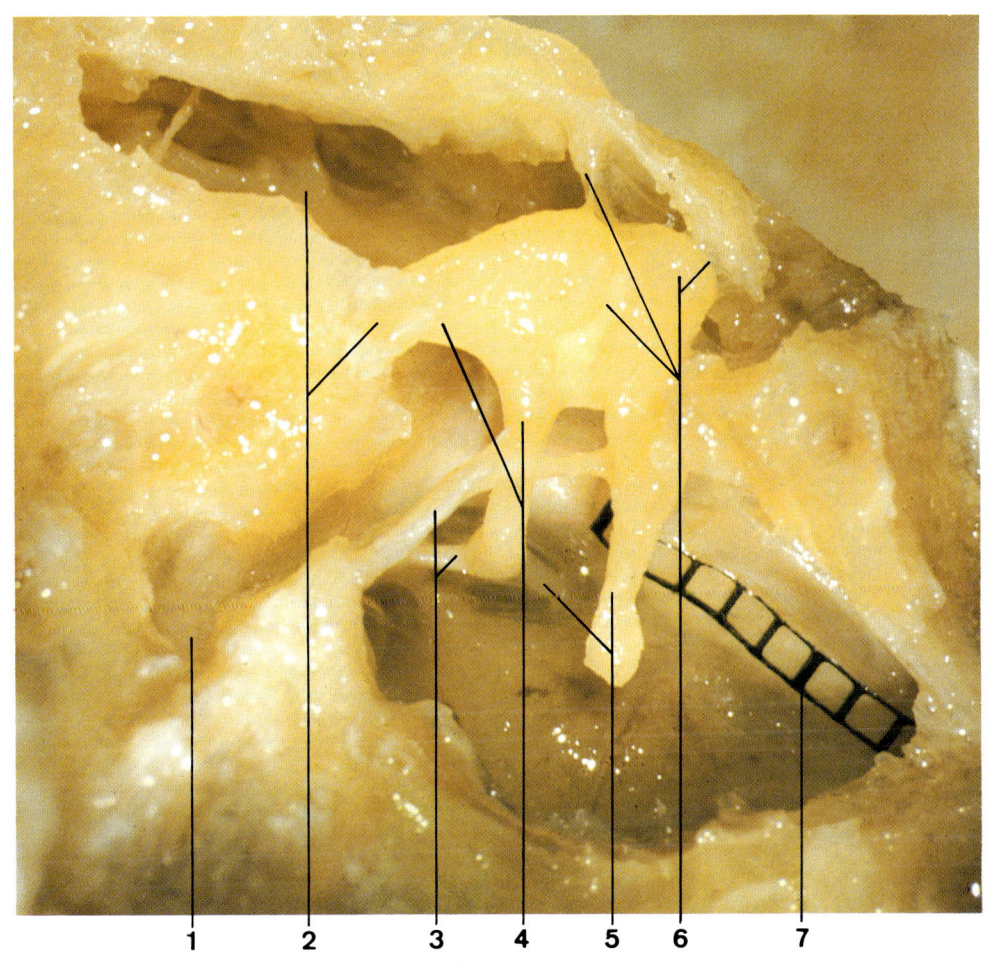

Abb. 56. Ligamenta ossiculorum auditus, Cavitas auris media, Ossicula

1 N. facialis, Pars mastoidea
2 Aditus ad antrum und Ligamentum mallei posterius
3 Chorda tympani und Tendo m. stapedii
4 Crus breve und Crus longum incudis
5 Crus anterius stapedis und Manubrium mallei
6 Ligamentum incudis superius, Ligamentum mallei superius, Articulatio incudomallearis und Caput mallei
7 mm-Papier in Tuba auditiva

0,4 mm bestimmt. Diese Autoren waren auch der Meinung, daß einige Fasern in die Fissula ante fenestram sowie in die Fissula post fenestram einziehen. Diese Fasern sind ca. 0,6 mm lang. Leutert und Dorschner (1981) stellten fest, daß im mittleren Lebensalter das Ligamentum anulare außer kollagenen und elastischen auch retikuläre Fasern enthält. Im vorderen Bereich verlaufen die elastischen Fasern an der vestibulären Seite, im hinteren mehr an der tympanalen. Im höheren Alter lagert sich Kalk nur ins angrenzende Knorpelgewebe, nicht ins Ligamentum selbst ab. Seit langer Zeit ist bekannt, daß das vordere Ende der Basis stapedis beweglicher ist und auch größere Ausschläge er-laubt als das hintere. Die Flächen der Pars tensa des Trommelfells zur Stapesfußplatte verhalten sich wie 55 m^2 : 3,2 mm^2, Hammergriff und langer Amboßschenkel wie 1,3 : 1,0. Die minimalen Ausschläge des Trommelfells werden so herabgesetzt, daß die Schwingungsamplitude der Steigbügelfußplatte bei mittleren Schalldrücken nur 3×10^{-8} cm beträgt.

Ossicula auditus, Anomalien
(s. auch Spezialliteratur)

Hough (1958) fand einen unicruralen Stapes, dreimal Erosionen des Processus lenticularis und einmal eine vollständige Separation der Articulatio

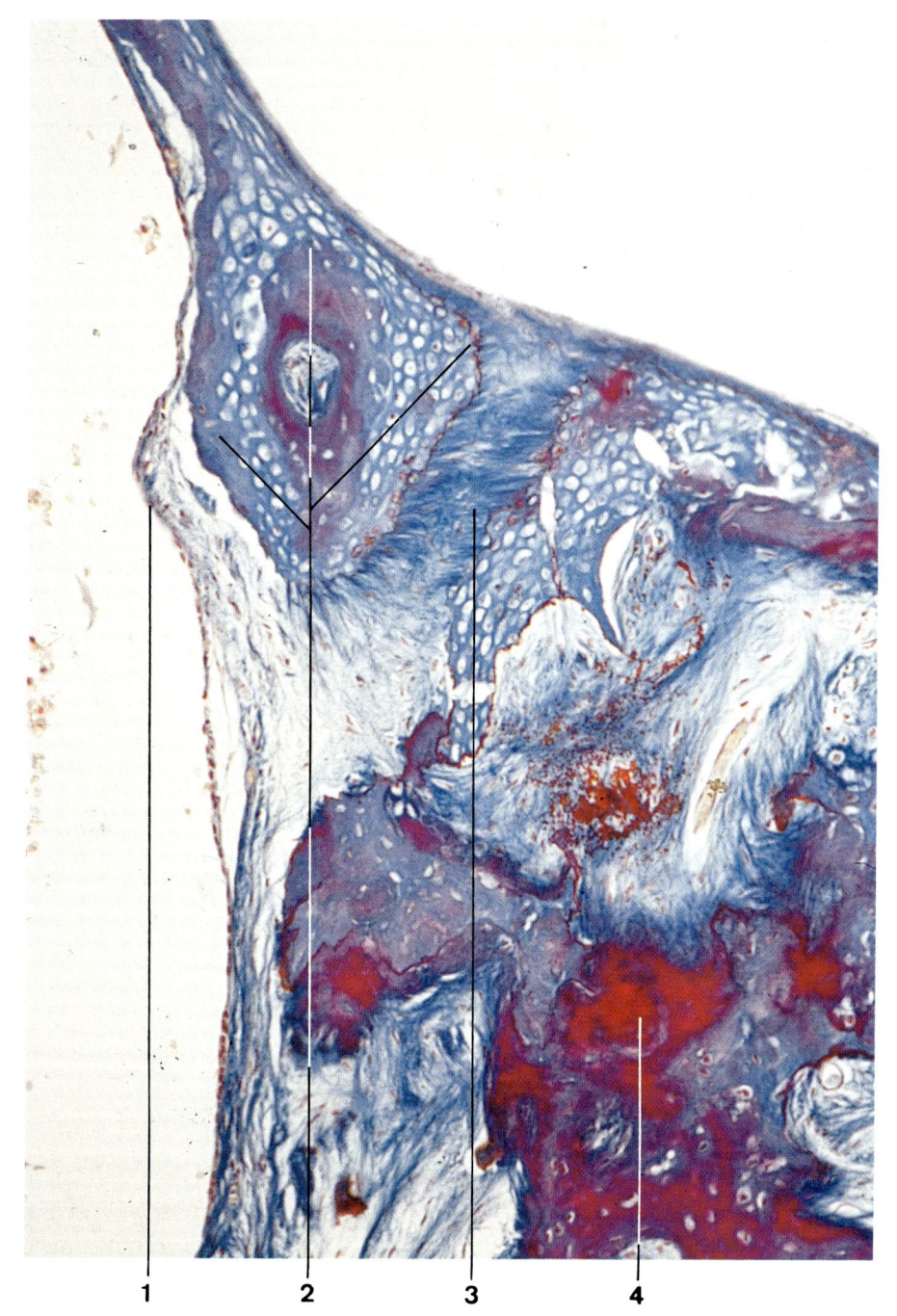

Abb. 57. Ligamentum anulare, stärker vergrößert

1 Paukenhöhlenschleimhaut
2 Stapesfußplatte mit Knorpelzellen
3 Ligamentum anulare
4 Pars petrosa

incudostapedialis. Schuknecht und Gulya (1986) beschrieben einen Fall (Fig. 3.57), bei dem statt der Crura stapedis eine Columella entwickelt war.

Otosklerose (s. Spezialliteratur)

Ossicula auris, Knochenstruktur

Nach Wustrow (1954 – zit. nach Draf 1965) bestehen Incus und Stapes aus verschiedenen Knochenarten: Lamellenknochen, Geflechtknochen, Strähnenknochen, verkalkten Knorpelresten mit Globuli ossei. Draf betonte, daß sich am ausgereiften Stapes gewöhnlich drei Knochenschichten voneinander abgrenzen lassen. Die oberflächliche Schicht besteht aus grobgeflechtigem Bindegewebeknochen, die stärkere Mittelschicht aus enchondralem Strähnenknochen, ebenso das Caput stapedis. In allen drei Gehörknöchelchen kommen Knorpelreste vor. Kirikae (1963) betont, daß die kortikale Schicht des Malleus im Bereich des Kopf- und Halsgebietes dick ist, während sich die Dicke des Cortex im Incusbereich als überall gleich stark erwies. Der Cortex des Stapes ist im Bereich des Kopfes und Halses seinen Befunden zufolge verhältnismäßig dick (über Spaltlinien s. Kirikae 1963). Gruber (1867) machte zuerst darauf aufmerksam, daß am Processus lateralis mallei und an der lateralen Seite des Manubrium Knorpel ausgebildet ist (von Troeltsch 1877).

5. Musculi ossiculorum auditus

a) M. tensor tympani (Abb. 58)

Der etwa 2 cm lange quergestreifte Muskel liegt innerhalb des Semicanalis m. tensoris tympani. Der doppelt gefiederte Muskel entspringt vom Innenperiost des Halbkanals und über diese Membran auch von der Pars cartilaginea tubae auditivae und vom benachbarten Abschnitt des großen Keilbeinflügels. Stets fanden sich an Lupins (1969) Material Übergänge bzw. Muskelschlingen zwischen M. tensor tympani und M. tensor veli palatini. Nach Rood und Doyle (1978) besteht der M. tensor tympani aus einem medialen und einem lateralen Bündel. Das mediale entspringt auch vom hinteren Drittel bis zur hinteren Hälfte der Pars membranacea tubae auditivae. Kleine Abschnitte des Muskels gehen von der Wand des Semicanalis und von der Cartilago tubae ab. Auch sie weisen auf Verbindungen zwischen M. tensor tympani und M. tensor veli palatini hin. Die mittelständige Sehne des Muskels biegt im Mittelohr um den Processus cochleariformis (gefesselt durch ein dünnes Band) herum und verläuft nach lateral zum Manubrium mallei. Bei der Katze sollen im M. tensor tympani glatte Muskelfasern vorkommen. Seine Ansatzfläche liegt vorn seitlich am Manubrium und ist etwa dreieckig gestaltet. Nach Marquet (1981) ist die Ansatzzone 3,5 mm vom Umbo entfernt und besitzt eine Befestigungszone von 1,6 mm^2. Der Abstand des Sehnenansatzes ist etwa 2 mm vom Mittelpunkt des Hammerkopfes entfernt. Der Muskel kann den Hammer nach innen verlagern und außerdem eine Rotation des Hammerhalses um dessen vertikale Achse durchführen. Im Gebiet des Canalis caroticus wurde eine Muskelhöhe von 1,86 (1,2–2,5) mm und eine Breite von 2,21 (1,3–3,0) mm festgestellt. Im Bereich der Cochlea war der schon sehnige Abschnitt 1,65 (0,7–3,5) mm hoch und 1,40 (0,8–2,3) mm breit (Frontalschnitte – Lang und Stöber 1987). Krmpotić-Nemanić und Mitarb. (1987) bestimmten die Höhe des Semicanalis m. tensoris tympani an Schädeln mit 0,2–3,0 mm und die Breite mit 0,3–4,0 mm. Die Höhe ist im allgemeinen links größer als rechts, die Breite rechts größer als links.

Schon die alten Anatomen betonten, daß durch die Funktion des M. tensor tympani gleichsam eine Pufferwirkung auf die Schalleitungskette und eine Vorverlagerung des Processus lenticularis und des Umbo zustandekommt (insbesondere bei hohen Tönen). Hüttenbrink (1989) wies darauf hin, daß der M. tensor tympani den Hammergriff bei 10–20 g Belastung über 100 µm weit einwärts zieht und dabei den Steigbügel aufgrund der zwischengeschalteten Gelenke höchstens um 10 µm in das Vestibulum eindrückt. Eine Vorwärtskomponente am Stapes wirkt antagonistisch zur Funktion des M. stapedius. Der M. stapedius zieht den Steigbügel und den Processus lenticularis hauptsächlich nach hinten.

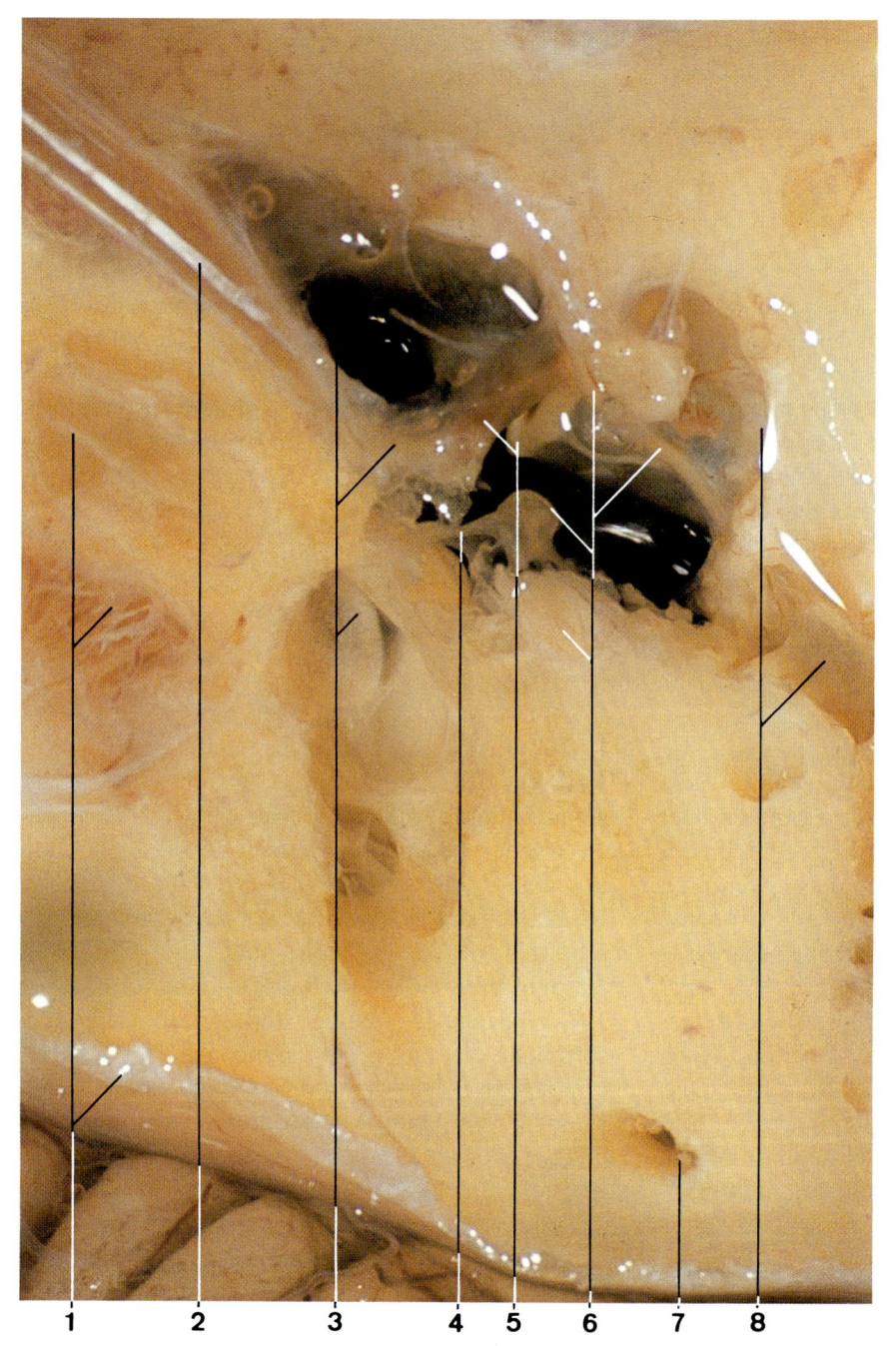

Abb. 58. M. tensor tympani. Transversalschnitt durch Pars petrosa in Höhe der Fenestra vestibuli (von oben)

1 Mittlere Schneckenwindung und zentrale Neuriten der Pars cochlearis und Dura mater der Fossa cranii posterior
2 M. tensor tympani
3 Ostium tympanicum tubae und Umbiegungszone des M. tensor tympani sowie basale Lamina spiralis
4 Crus anterius stapedis
5 Tendo m. tensoris tympani und Umbo
6 Chorda tympani, Caput stapedis und N. VII
7 Canalis semicircularis posterior
8 Cavitas tympanica, Seitenwand und Aditus ad antrum

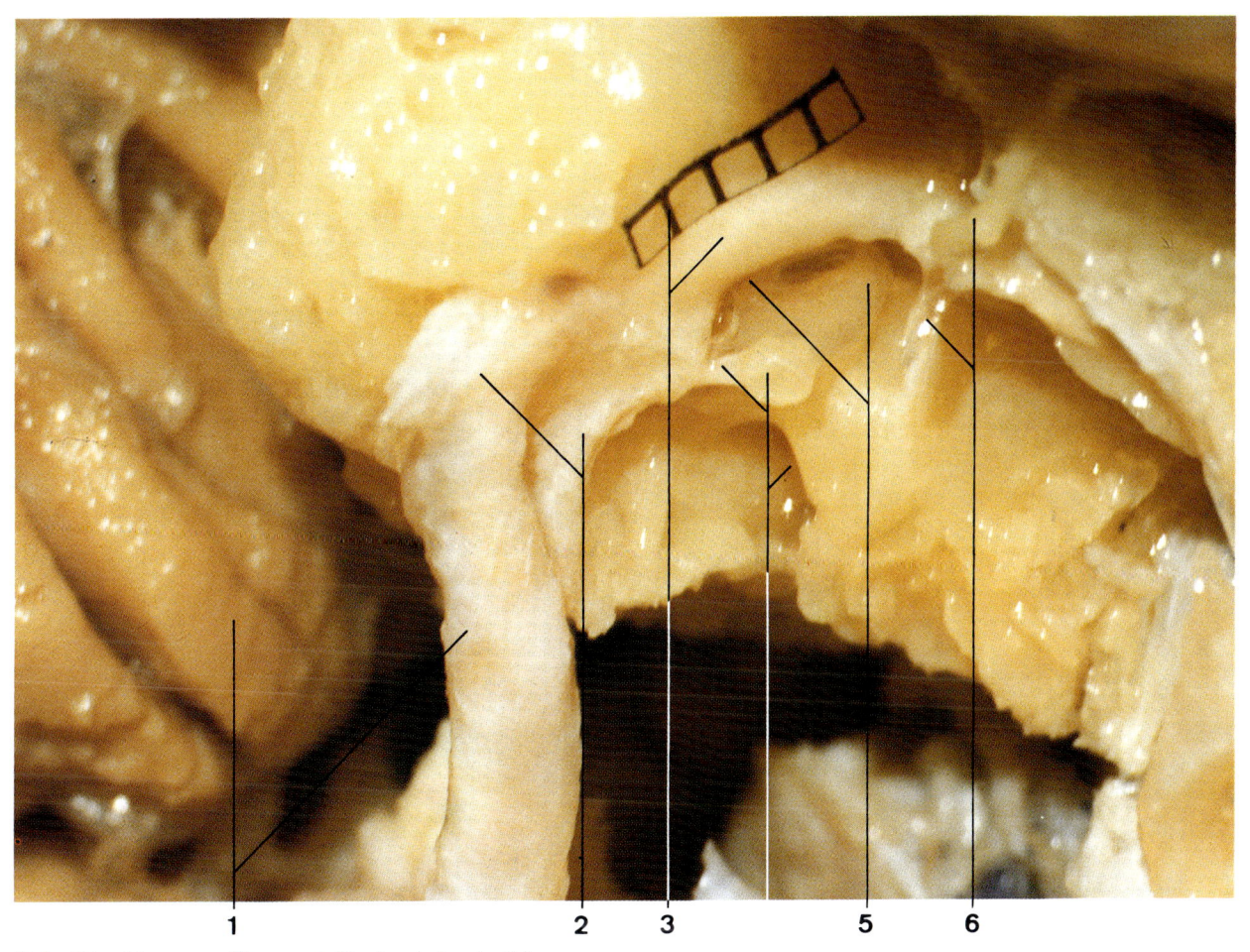

Abb. 59. M. stapedius und Paries labyrinthicus

1 Cerebellum und Pars mastoidea des N. facialis
2 Pars pyramidalis des N. facialis und M. stapedius
3 mm-Papier und Prominentia canalis facialis
4 Tendo m. stapedis, Caput stapedis und Fossula fenestrae cochleae
5 Crura stapedis posterius et anterius
6 Chorda tympani, nach unten verlagert und Tendo m. tensoris tympani

Der M. tensor tympani ist ursprünglich ein Kaumuskel und wird deshalb vom 3. Ast des N. trigeminus, und zwar von einem Zweig des N. pterygoideus medialis, versorgt. Dieser durchzieht in der Regel das Ganglion oticum ohne Unterbrechung und tritt von unten her in den Muskel ein. Die glatten Muskelfasern (siehe oben) sollen über den Plexus tympanicus sympathisch innerviert werden. Deren Fasern laufen wohl über den N. petrosus minor (Lawrence 1962). Die anderen motorischen und propriozeptiven Fasern sind Zweige des N. mandibularis.

b) M. stapedius (Abb. 59)

Der kleinste quergestreifte Muskel des menschlichen Körpers ist etwa 7 mm lang. Er ist doppelt gefiedert und liegt meist in einer Höhlung medial, seltener ventral der Pars mastoidea des Canalis facialis. Der Muskel enthält zahlreiche Muskelspindeln und motorische Endplatten. Seine Sehne zieht durch die Spitze der Eminentia pyramidalis und verläuft geradlinig nach vorn und etwas abwärts und medial. Ihr Ansatz erfolgt meist an der hinteren Fläche des Collum stapedis Schöttke u. Mitarb.

(1989) fanden im Muskel häufig zentrale Muskelkerne, Sehnenspindeln als Dehnungsrezeptoren jedoch nicht.

Die Versorgung des Muskels übernehmen Zweige der A. stylomastoidea, der Blutabstrom verläuft nach hinten und unten zu Begleitvenen des N. facialis. Der Muskel wird vom N. facialis innerviert.

Bei verschiedenen Ohrmißbildungen, insbesondere bei Fehlen oder Mißbildungen des Stapes, fehlt auch der M. stapedius. Bei seiner Kontraktion zieht der Muskel den Steigbügelkopf nach dorsal. Dabei wird der vordere Teil der Steigbügelplatte aus der Fenestra vestibuli herausgekippt und das Ligamentum anulare angespannt. Der M. stapedius kontrahiert sich reflektorisch auf Schallreize und schützt das Innenohr ähnlich wie der M. tensor tympani.

M. stapedius, Variationen

Nach Altmann (1951) wurde selten ein Muskel beobachtet, der innerhalb des Canalis facialis, seitlich und oberhalb des Nervs und von diesem durch eine dünne Knochenlage abgegrenzt ist. Der Muskel endete stets im perinervalen Bindegewebe. In einem Fall schien die Endigung am M. tensor tympani zu liegen. Altmann war der Meinung, daß dieser Muskel ein Überrest des M. depressor mandibulae (Öffner des Kiefergelenks bei Nichtsäugetieren) ist.

Wright und Etholm (1973) beschrieben insgesamt 28 ektopische oder anomale Muskeln. Am häufigsten fanden sie sich entlang des Verlaufs des N. facialis im oder am Canalis facialis. Am M. tensor tympani wurden mediale und laterale Bündel nachgewiesen. Selten kommen auch 2 Sehnen des M. stapedius vor.

6. Cavitas tympanica, Vaskularisation (Abb. 60 und 61)

a) Arterien

A. tympanica anterior

Die A. tympanica anterior (Ast der A. carotis externa) tritt etwas vor der Chorda tympani durch die Fissura petrotympanica ins Mittelohr ein. Gelegentlich ist eine eigene Durchtrittspforte für das Gefäß ausgebildet. Unmittelbar nach Eintritt in die Cavitas tympanica entstehen aus der Arterie ein *Ramus superior*, der Schleimhaut und Knochen vorderer Abschnitte des Recessus epitympanicus versorgt und unmittelbar vor Eintritt ins Mittelohr eine Anastomose zur A. tympanica superior abgibt (Nager und Nager 1953).

Der *Ramus posterior* geht meist schon im Fissurenbereich ab, verläuft zunächst innerhalb des Knochens nach oben und dann an der Seitenwand des Recessus epitympanicus nach dorsal. Dieser Zweig versorgt die dorsalen 2/3 der Seitenwand des Recessus epitympanicus sowie laterale Abschnitte des Tegmen tympani. Auch Boden- und Seitenwandabschnitte des Aditus ad antrum gehören zu seinem Versorgungsgebiet. Andere Zweige beteiligen sich am Aufbau des Gefäßringes der Membrana tympani. Im Bereich des Tegmen tympani bestehen Anastomosen zu Zweigen der A. subarcuata.

Ein *Ramus ossicularis* tritt durch den oberen Abschnitt der Fissura petrotympanica oder durch einen kleinen Knochenkanal und teilt sich in zwei Zweige. Ein *Ramus mallearis* verläuft an der vorderen Befestigung des Ligamentum mallei laterale und innerhalb der Schleimhaut an der Oberfläche des Bandes zu einem kleinen Foramen nutricium an der vorderen lateralen Fläche des Collum mallei oder zum unteren Abschnitt des Caput mallei. Ein Zweig dieses Gefäßes zieht in Richtung Crus breve incudis und anastomosiert dort mit dem R. incudis.

Der *R. incudis* überquert meist laterale Abschnitte des Recessus epitympanicus innerhalb einer Schleimhautfalte, die zum lateralen Umfang des Corpus mallei verläuft. Gelegentlich zieht er zuerst zum Collum mallei und dann innerhalb der Mucosa über die Gelenkkapsel zum Incus. Dort tritt er meist seitlich, weniger häufig medial ins Corpus incudis ein.

Schobel (1988) führte nach annähernd 2300 mikrochirurgischen Mittelohroperationen 460 Nachoperationen durch. Nach 450 Stapesoperationen wegen Otosklerose wurden 80 Reoperationen notwendig. Atrophien oder Nekrosen des kurzen Am-

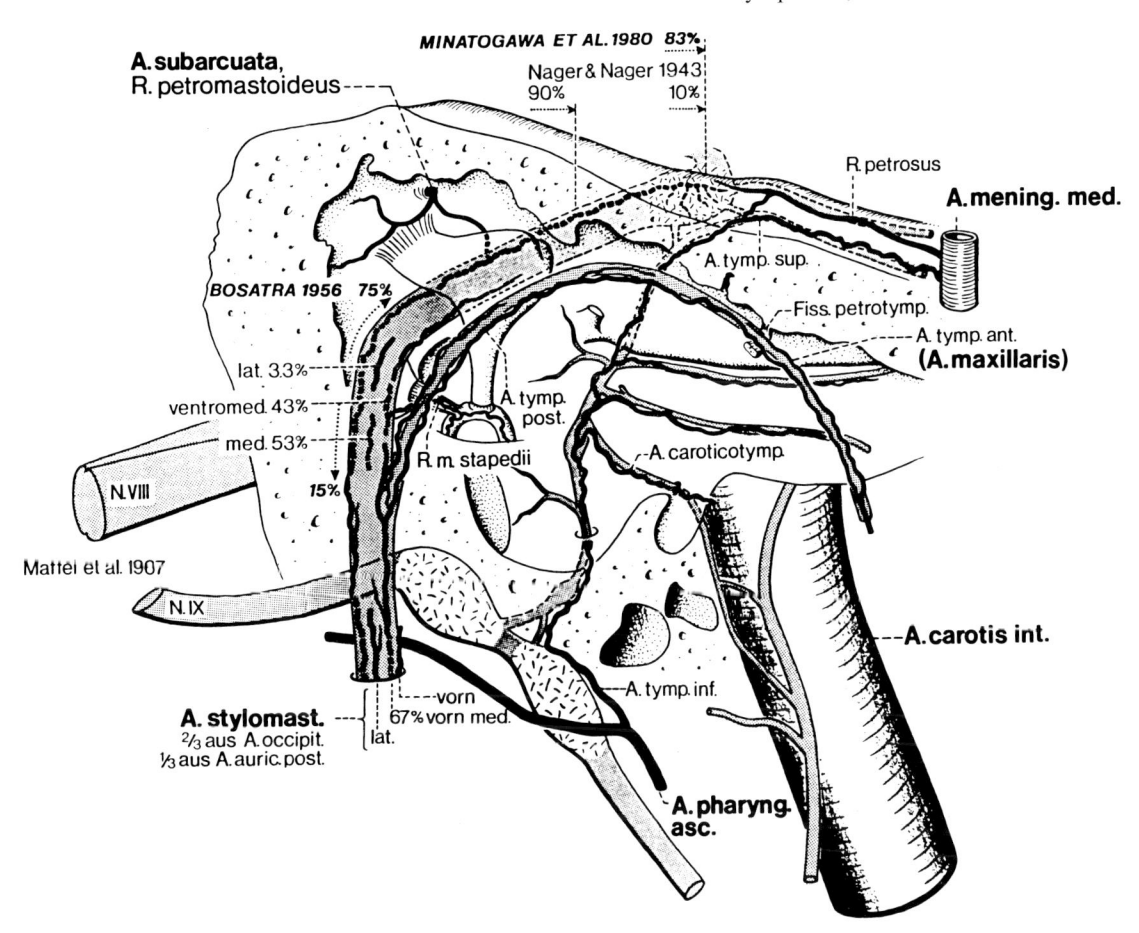

Abb. 60. Cavitas tympanica und N. facialis sowie Chorda tympani mit den wichtigsten Arterien (und Verläufen). Nach verschiedenen Autoren und eigenen Präparaten

boßfortsatzes fanden sich hierbei 26mal. Deshalb ist die Blutversorgung des Ambosses von ärztlicher Bedeutung.

Aa. caroticotympanicae

Am häufigsten gehen zwei Aa. caroticotympanicae aus der Pars ascendens der A. carotis interna hervor und dringen mit den gleichnamigen Nerven ins Mittelohr ein. Über dem Promontorium anastomosieren sie mit der A. tympanica inferior. Zu ihrem Versorgungsgebiet gehören die Schleimhaut des Paries caroticus und vordere Abschnitte des Paries labyrinthicus.

A. tympanica posterior

Die A. tympanica posterior ist ein Ast der A. stylomastoidea. In zwei Dritteln der Fälle geht die A. stylomastoidea von der A. occipitalis ab, in ⅓ von der A. auricularis posterior. Das Gefäß zieht am häufigsten vorn medial des Nervs ins Foramen stylomastoideum ein und im Canalis facialis nach aufwärts. Im unteren Abschnitt der Pars mastoidea gliedert sich die häufig gedoppelte A. tympanica posterior ab und begleitet die Chorda tympani ins Mittelohr. Feine Zweige der A. stylomastoidea erreichen Schleimhaut und Knochen der Regio mastoidea, hinten Abschnitte der Canales semicirculares lateralis et posterior (ampulläres Ende) und das Kapillarnetz der Paukenhöhlenschleimhaut. Seitliche Zweige anastomosieren mit Zweigen der A. auricularis profunda im Bereich der Hinterwand des Meatus acusticus externus. Andere verbinden sich mit feinen Arterienästchen der A. meningea posterior, die den Ramus auricularis n. vagi begleiten. Noch im Bereich der Pars mastoidea des Fazialiskanals gliedern sich Gefäße nach medial ab, die mit

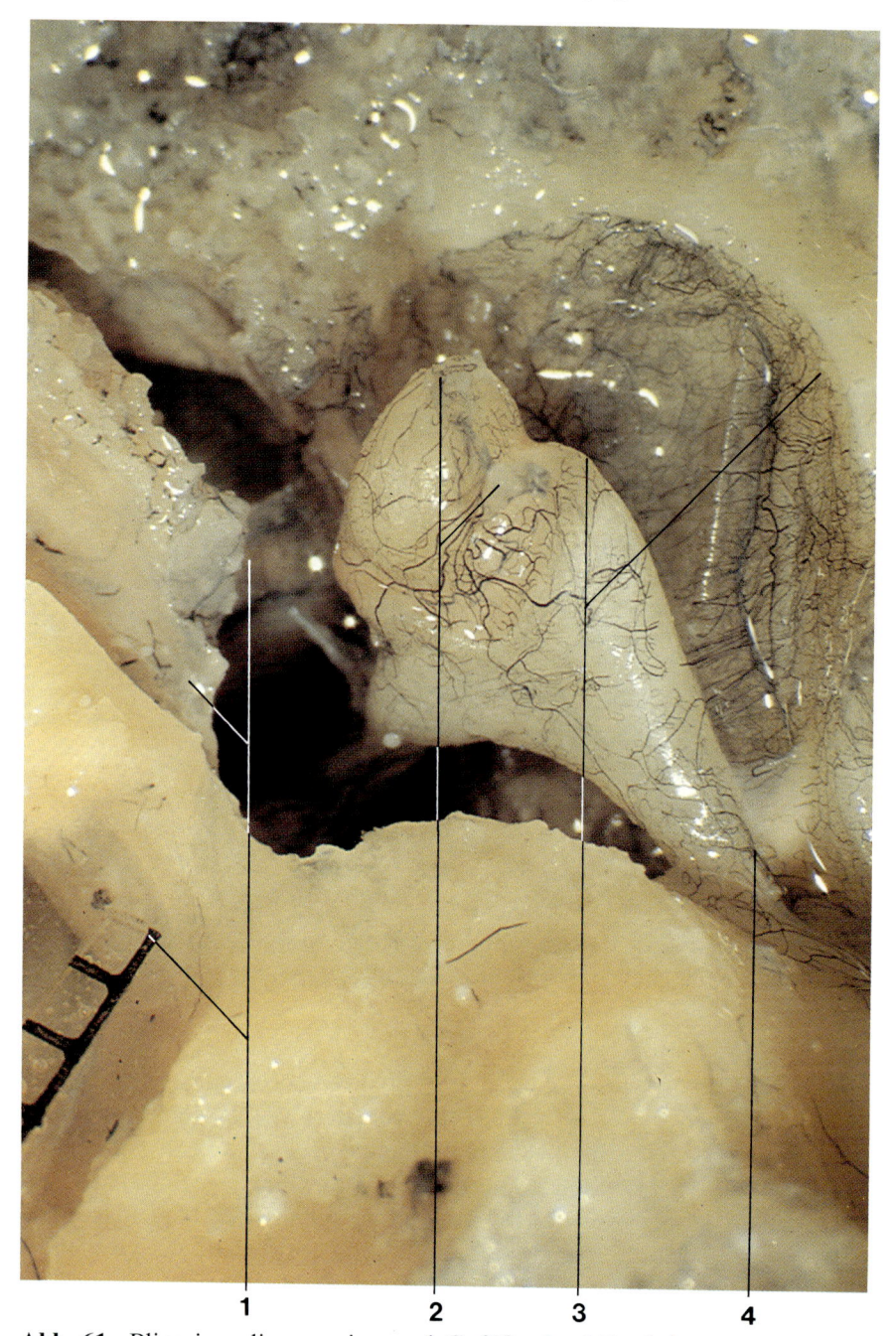

Abb. 61. Plica incudis superior und Gefäße des Mittelohres

1 Tendo m. tensoris tympani, Boden-Abschnitt des Canalis facialis und mm-Papier
2 Ligg. mallei et incudis sup., abgeschnitten
3 Plica incudis superior
4 Crus breve incudis

Ästen der A. subarcuata in Verbindung stehen. Weitere Anastomosen bestehen mit Zweigen des Ramus petrosus aus der A. meningea media und der A. tympanica superior (s. Abb. 60).

Das Anastomosengebiet mit dem Ramus petrosus wird von verschiedenen Autoren unterschiedlich angegeben. Andere Zweige der A. stylomastoidea gehen im oberen Drittel der Pars mastoidea des Fazialiskanals ab, erreichen den Aditus ad antrum und untere Teile des Trommelfellgefäßnetzes. Ein Zweig zieht am Unterrand der Plica malleris posterior zur medialen Fläche des Collum mallei und anastomosiert mit dem R. posterior aus der A. tympanica anterior.

Feine Zweige versorgen den M. stapedius, andere gehen zum Ringgefäßnetz der Membrana tympani, feinste Zweige begleiten die Chorda tympani durch die Cavitas tympanica und anastomosieren vorne mit Zweigen der A. tympanica anterior. Ist die A. tympanica posterior stärker entwickelt, beteiligt sie sich auch an der Versorgung des Promontoriums und anderer Abschnitte der Schleimhaut des Paries labyrinthicus.

Aa. tympanicae superiores

Die obere *A. tympanica superior* geht meist unmittelbar unterhalb, im Bereich oder unmittelbar oberhalb des Foramen spinosum aus der A. meningea media ab. Sie verläuft zuerst im Sulcus n. petrosi majoris, dann im Semicanalis m. tensoris tympani. Schließlich durchzieht sie im Canaliculus tympanicus superior den Knochen mit dem N. petrosus minor. Im oberen Abschnitt des Kanals gibt sie manchmal eine Anastomose zum oberen Ast der A. tympanica anterior ab, welche durch die Fissura petrosquamosa hindurchzieht. Im Gebiet des Ganglion geniculi bestehen Anastomosen mit dem Ramus petrosus. Die Arterie versorgt zuerst den M. tensor tympani und mediale Wandabschnitte des Recessus epitympanicus, zieht dann im Sulcus promontorii abwärts und anastomosiert mit den Aa. caroticotympanicae und der A. tympanica inferior.

Der *Ramus petrosus superficialis* aus der A. meningea media begleitet den N. petrosus major zum Hiatus canalis nervi petrosi majoris. Kleine Zweige erreichen auf diesem Wege die Dura mater, Schädelknochenabschnitte, die Rückwand des Cavum trigeminale und anastomosieren mit caroticokavernösen Ästen. Ein Zweig geht über die Margo superior partis petrosae hinweg und anastomosiert mit Zweigen der A. subarcuata oder versorgt den Knochen an der Facies posterior partis petrosae. Im Gebiet des Ganglion geniculi verläuft ein Zweig zur Pars labyrinthica und anastomosiert in diesem Abschnitt mit Zweigen der A. labyrinthi. Ein anderer Zweig zieht mit der Pars tympanica des Nervs zum Anastomosengebiet mit Zweigen der A. stylomastoidea. Aus dem Anastomosengebiet erreichen Zweige die Gegend der Fenestra vestibuli u. a.

A. tympanica anterior superior tertia

Von der A. canalis pterygoidei kann ein weiterer Zweig die Tuba auditiva begleiten und mit dieser ins Mittelohr eindringen: A. tympanica anterior superior.

A. tympanica inferior

Die A. tympanica inferior ist ein Zweig der A. pharyngea ascendens, die extrakraniell mit zahlreichen Gefäßen Anastomosen ausbildet. Die A. tympanica inferior verläuft meist mit dem N. tympanicus durch den Canaliculus tympanicus ins Mittelohr und aufs Promontorium, wo sie mit Aa. caroticotympanicae und Zweigen der Aa. tympanicae anastomosiert. Außer dem Promontorium gehören zum Versorgungsgebiet dieses Gefäßnetzes auch die Tubenschleimhaut.

A. auricularis profunda

Die Zweige der A. auricularis profunda versorgen hintere Abschnitte des Meatus acusticus externus und beteiligen sich am Aufbau des Trommelfellnetzes sowie der äußeren Manubriumarterie. Auch vordere Wandabschnitte des Meatus acusticus externus werden von einem Zweig dieser Arterie versorgt, der sich auch an der Durchblutung des inneren Gefäßnetzes des Trommelfells sowie von Bodenabschnitten der Cavitas tympanica beteiligt.

A. subarcuata

Der größte Zweig der A. subarcuata verläuft in der Höhlung des Canalis semicircularis anterior (näher an dessen hinterem Schenkel) in Richtung Antrum mastoideum. Der Kanal dieser Arterie wurde auch als Canaliculus subarcuatus bezeichnet, da er sich von der Fossa subarcuata ableitet. Girard (1939) fand die äußere Öffnung dieses Kanals am häufigsten in periantralen Zellen, in 5% im Antrum selbst. Die Arterie versorgt die Pars petrosa im Bereich des hinteren oberen Wandabschnittes des Vestibulums und die vordere mediale Wand des Antrum mastoideum. Anastomosen bestehen mit Zweigen der A. stylomastoidea. Andere Zweige des Gefäßes versorgen die obere mediale Region des Antrum mastoideum und postantrale Zellen (Proctor 1983). Nager und Nager (1953) sahen Anastomosen dieses Zweiges mit dem Ramus mastoideus der A. occipitalis sowie Zweige des Gefäßes zu den Wänden des Sinus petrosus superior. Der Malleus und der Incus sind – zumindest teilweise – von Zweigen der A. meningea media, insbesondere der Malleus auch von der A. tympanica anterior versorgt (Nager und Nager 1953). Nach Smith (1962) verläuft entweder eine Arterie entlang des Crus longum incudis bis zur Spitze, an der die Versorgung durch ein Gefäß am Caput stapedis und der Articulatio incudostapedialis die Versorgung übernimmt. Alberti (1963) betonte, daß dieses Gebiet auf drei Wegen seine Versorgung erhält:

1. Aus der A. stapedii anterior, einem Zweig des Anastomosengebietes zwischen Aa. tympanicae superiores et inferiores.
2. A. cruralis posterior, einem Zweig aus der A. petrosa superior.
3. An der unteren lateralen Fläche des Stapes und des Gelenkes von einem Gefäß, das von der A. stylomastoidea des Canalis facialis abgeht.

Die Fußplatte des Stapes gehört ebenso wie das Hauptgebiet der Crura zum Versorgungsgebiet der A. tympanica anterior.

A. stapedialis persistens

Tandler (1899, 1902), Padget (1948) und Lasjaunias und Moret (1978), Diamond (1987) und andere befaßten sich mit der Entstehung und dem Vorkommen dieser Arterie, die durch die Höhlung des Stapes hindurchzieht. 1836 erstmals von Hyrtl beschrieben, kommt die Arterie in 0,01% bis 0,05% vor. Entwicklungsgeschichtlich geht das Gefäß bei 12,5 bis 18 mm langen Embryonen als A. hyoidea aus der späteren A. carotis interna ab. Bei den betroffenen Patienten können ein pulsierender Tinnitus, Hörverlust u.a. auftreten.

Schleimhautgefäße

Das Kapillarnetz der Paukenhöhlenschleimhaut wird von benachbarten Mittelohrarterien versorgt. Besonders dicht ist dies am Promontorium und seiner Umgebung sowie am periostalen Überzug der Gehörknöchelchen ausgebildet.

b) Venen (Abb. 62)

Der Blutabstrom aus der Cavitas tympanica erfolgt über kleine Venen, welche die Arterien mit umgekehrter Stromrichtung begleiten und auf diesen Wegen das Blut abführen. Sie ergießen sich schließlich in den Sinus petrosus superior, die Venae meningeae mediae, den Plexus venosus pterygoideus u.a. Aus dem Antrum mastoideum ziehen kleine Venen durch die Höhlung des Canalis semicircularis anterior und gelangen an die Dorsalfläche der Pars petrosa zur Fossa subarcuata. In deren Bereich münden sie in den Sinus petrosus superior ein. Diese Venen stellen Reste der großen Venae subarcutae dar, die sich während der Fetalzeit und in der Kindheit rückbilden.

c) Vasa lymphatica

Die Lymphgefäße der Mittelohrschleimhaut und des Antrum mastoideum erreichen Nodi parotidei und Nodi lymphatici cervicales profundi. Vom Ostium tympanicum tubae auditivae gelangen Lymphgefäße zu Nodi cervicales profundi.

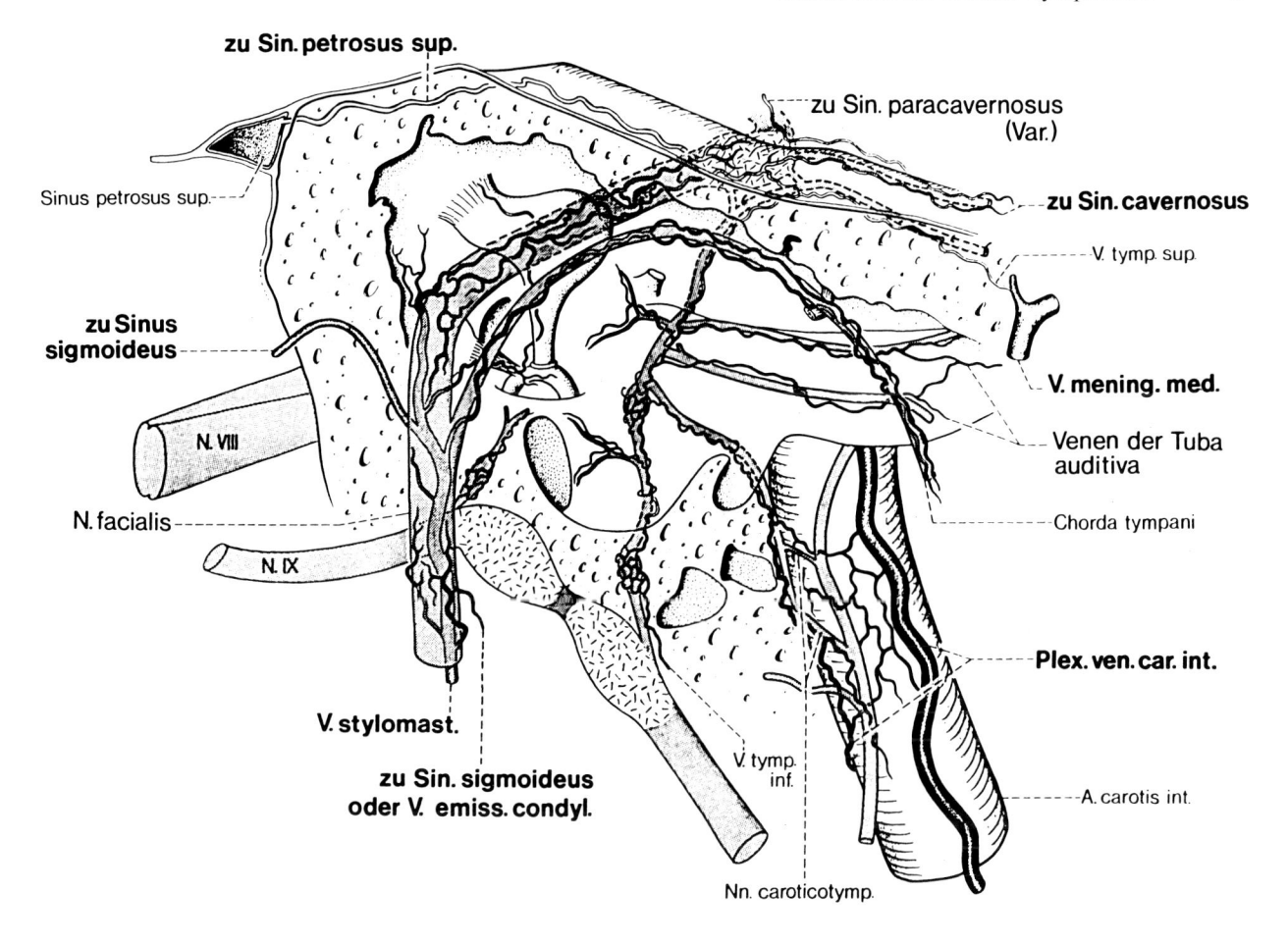

Abb. 62. Die wichtigsten Venen der Cavitas tympanica und des Canalis facialis

7. Tunica mucosa cavitatis tympanicae

a) Allgemeines

Wände und Inhalt der Cavitas tympanica sind von einer zarten Schleimhaut (Tunica mucosa) überzogen. Über die Tuba auditiva steht die Schleimhaut mit der Schleimhaut des Nasopharynx in Verbindung. Die größten Flächen der Mittelohrschleimhaut sind aus Plattenepithel aufgebaut, in dem Inseln kubischer oder hochprismatischer Zellen mit Kinozilien vorkommen. Hentzer (1970) fand die Cellulae mastoideae (bei älteren Menschen) mit dem Plattenepithel ausgekleidet, in 50% lagen außerdem Gebiete mit isoprismatischen, gelegentlich zilientragenden Zellen vor. Auch im hinteren Abschnitt der Cavitas tympanica fand sich dieser Aufbau. Im Gebiet der Prominentia canalis facialis liegt auch geschichtetes Plattenepithel und kubisches Epithel mit verhältnismäßig zahlreichen Zilien vor. Am häufigsten fanden sich Kinozilien im Gebiet des Recessus epitympanicus, im Bereich des Promontorium, am Übergang zum Ostium tympanicum tubae auditivae und in der Tube selbst. Nach Tos (1974) wurden in 91% der Mittelohren tubuläre subepitheliale Drüsen bei Erwachsenen und Kindern über 2 Jahren nachgewiesen. Intraepitheliale Drüsen fanden sich nicht. Im vorderen Abschnitt des Mittelohrs finden sich mehr Becherzellen (518 pro mm^2), im hinteren Hypotympanum 135 und im vorderen ebenfalls 135, während im Zentrum nur 35 und im hinteren Abschnitt des Promontorium 11 Becherzellen pro mm^2 vorkamen. Weiteres bei Tos (1974). Bak-Pedersen und Tos

(1973) fanden in der Tunica mucosa in 31% große Drüsen mit zystischen Degenerationen und Plattenepithel, in ca. 50% Übergangsformen zwischen aktiven und degenerierenden Drüsen. Bei sekretorischer Otitis media lagen mehr aktive Drüsen vor als bei adhäsiver Otitis media oder chronischer granulierender Otitis, bei Cholesteatom wurden weniger aktive Drüsen nachgewiesen. Jahnke und Arnold (1987) wiesen auf erweiterte Interzellularräume bei Sero-Mucotympanon (als Folge eines Tubenverschlusses) hin.

b) Ovale Körperchen (s. Abb. 28)

Als erster hat wohl Troeltsch (1859) bei einer alten tauben Frau die ovalen Körperchen gesehen und zunächst für pathologische Strukturen gehalten. Diese ovalen Körperchen sitzen den schleimhautüberzogenen Bindegewebesträngen, welche durch das Antrum und die Cellulae mastoideae hindurchziehen, auf. 1869 fand sie Politzer erneut und bezeichnete sie als „gestielte Geschwülste". Nach Kessel (1870) finden sie sich in der Paukenhöhle und in Cellulae mastoideae mit Längsdurchmessern zwischen 0,08 und 0,5 mm. Sie sind kugelig bis quittenförmig oder oval gestaltet. Am Material von Politzer waren sie 0,1–0,9 mm groß, gelegentlich sogar länger. 1970 beschrieb Gussen diese ovalen Körperchen als Vater-Pacinische Lamellenkörperchen. Lim u. Mitarb. (1975) untersuchten sie elektronenoptisch und fanden multilamelläre konzentrische Kapseln in den Körperchen mit wenig Fibrozyten. Die Autoren betonen, daß sie weniger häufig in der Cavitas tympanica als im Antrum mastoideum und in den Cellulae mastoideae vorkommen. Sie gliederten eine innere Core-Schicht von einer äußeren lamellären Zone der Kapsel ab. In der inneren Schicht befindet sich homogene Grundsubstanz mit Anhäufung von Fibrillen, die Durchmesser von 150 Å besitzen, während die Durchmesser der Kollagenfibrillen etwa 600 Å dick sind. In der zentralen Zone fanden sie keine abgrenzende Membran und in der Regel keine Nervenfasern. Lediglich an zwei der zahlreichen von ihnen untersuchten Präparate konnten sie in Schwannsche Zellen eingebettete Nervenfasern erkennen. In einem weiteren fanden sie eine Kapillare sowie nichtmyelinisierte Nervenfasern in der äußeren Zone des zentralen Core. Kapillaren (und Nervenfasern) kommen in Corpora lamellaria regelmäßig vor!

8. Plicae (und Recessus) der Cavitas tympanica (s. Abb. 61)

In den Nomina Anatomica (1989) sind außer den Plicae malleares und den zugehörigen Recessus (siehe Seite A 90) eine Plica chordae tympani, eine Plica incudialis und eine Plica stapedialis angegeben.

a) Recessus und Falten, Entstehung (Abb. 63)

Während der fetalen Zeit gehen vom Saccus pharyngealis I vier Luftsäcke ab. Ein oberer pneumatisiert die Pars squamosa, ein medialer die Pars petrosa des Os temporale. Zwischen beiden verläuft, wenn erhalten, die Lamina petrosquamosa (Koerner's Septum). Ein vorderer Luftsack und ein hinterer beteiligen sich ebenfalls an der Pneumatisation der Cavitas tympanica. Es werden eine komplette Pneumatisation von einer diploischen (wenn teilweise erfolgt) und einer sklerotischen (wenn fehlend) voneinander abgetrennt. Das Pneumatisationsmuster ist etwa bei 6jährigen angelegt. Während der perinatalen Zeit wachsen die Schleimhautknospen aus dem Recessus tubotympanicus weiter in die Paukenhöhle ein und später nach dorsal und führen zur Ausbildung der unterschiedlichen Cellulae mastoideae. Die Gehörknöchelchen, ihre Bänder und Gefäße sind zu diesem Zeitpunkt ausgebildet. Während des Vorwachsens der Taschen (nach Braus-Elze 1940 und anderen Forschern 3, nach Proctor 1964 4) bilden sie einen Saccus anterior, einen Saccus medius und einen Saccus posterior sowie einen Saccus superior aus. Der kleinste dieser Nebenräume bildet den Recessus membranae tympani anterior (vorderer Teil der Tröltschschen Tasche), der Saccus medius den Recessus epitympanicus mit einem vorderen, einem mittleren und einem hinteren Saccus. Aus dem Saccus posterior entwickelt sich das Zellsystem der

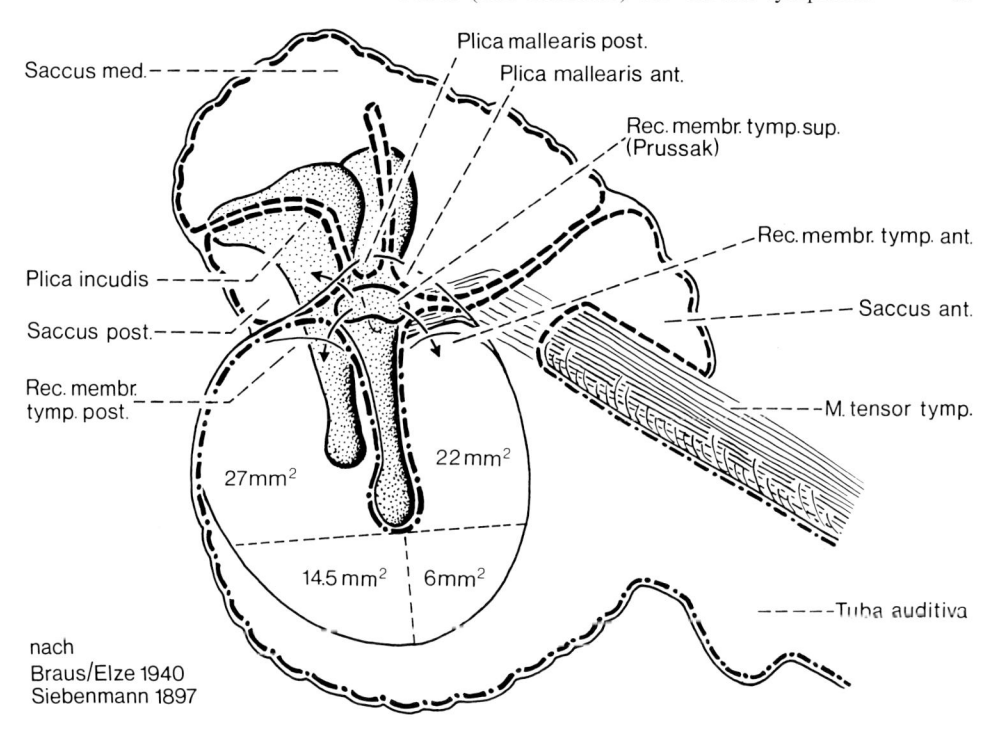

Abb. 63. Entwicklung der Schleimhauttaschen und der Falten des Mittelohrraumes nach Braus und Elze (1940) (Siebenmann 1897)

Pars petrosa und des Processus mastoideus. Der Saccus superior bildet den hinteren Teil der Tröltschschen Tasche.

Nach Bernal-Sprekelsen u. Mitarb. (1990) beschrieb Steurer (1929) Reste des embryonalen Bindegewebes in Felsenbeinen unterschiedlichen Alters (s. Abb. 3, 140). Schwarz beobachtete die Persistenz dieses myxomatösen Gewebes im Prussakschen Raum bei 43% der untersuchten Neugeborenen und in fast 66% bei Cholesteatomen von Erwachsenen. Am Material von Bernal-Sprekelsen u. Mitarb. (1990) war das myxomatöse Bindegewebe reich an Fibroblasten und interstitieller Substanz. Mastzellen lagen vereinzelt vor. Entzündungszellen fanden sich nur in wenigen Felsenbeinen. Gefäße durchziehen das Gewebe. In dieses gallertige Bindegewebe sprossen die Luftsäcke ein.

Wenn man sich vorstellt, daß zwischen den vorknospenden Schleimhauttaschen Bänder und Gefäße sowie Nerven zu den Gehörknöchelchen verlaufen, wird die Entwicklung der Plicae im Mittelohrraum verständlich. Es handelt sich um mesenterienähnliche Einrichtungen, wie wir sie in der Anatomie des Brust- und Bauchraumes häufig antreffen und so bezeichnen.

Variationen, insbesondere der Arterienverläufe haben deshalb variable Faltenbildungen zur Folge (s. auch Wullstein u. Wullstein 1986).

b) Isthmi

Der Recessus epitympanicus (s. Abb. 29) ist meist durch Falten vollständig vom übrigen Raum der Cavitas tympanica abgeschlossen. Lediglich der Isthmus tympani anterior und der Isthmus tympani posterior stellen kleine Zugänge zum übrigen Mittelohrraum dar. Der Isthmus anterior erstreckt sich zwischen Vorderrand des Stapes und Sehne des M. tensor tympani sowie dem Corpus incudis (Abb. 64). Der Isthmus posterior befindet sich hinter der Plica incudis medialis und dem Ligamentum incudis posterius.

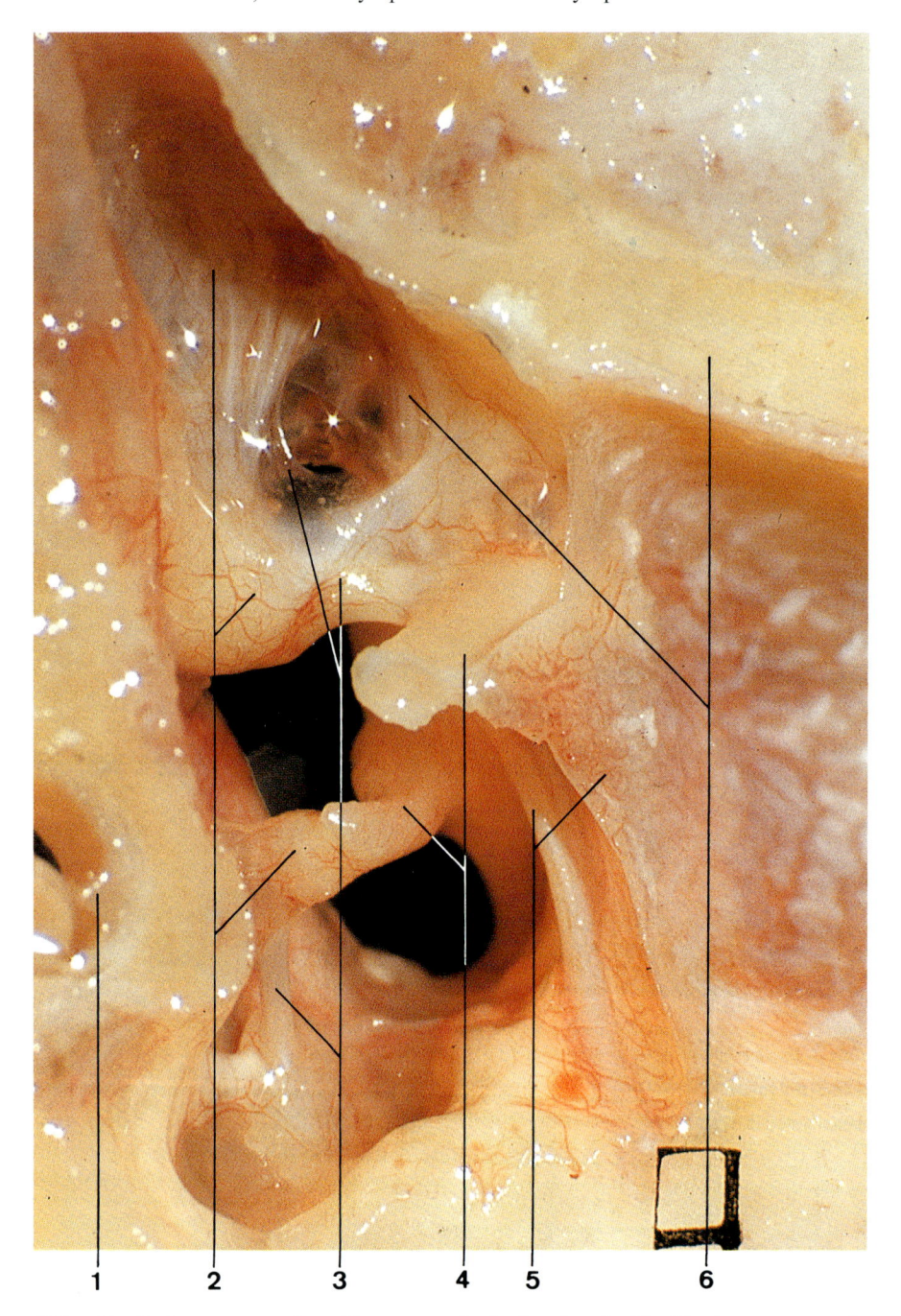

82 Auris media, Cavitas tympanica – Cavum tympani

Abb. 64. Isthmus anterior, Transversalschnitt durch die Cavitas tympanica, von unten

1 Basale Schneckenwindung
2 Ostium tympanicum tubae auditivae und Processus cochleariformis und Caput stapedis = Isthmus anterior
3 Plica m. tensoris tympani und Sehnen der Mm. tensor tympani et stapedius
4 Manubrium mallei und Crus longum incudis
5 Chorda tympani und Membrana tympani
6 Chorda tympani und vorderer Teil der Pars tympanica

c) Plicae der Cavitas tympanica (s. Abb. 61)

1. Die Plica mallearis superior (nicht in Nomenklatur) stellt eine Querfalte dar, die vom Hammerkopfgebiet ausgeht und nach medial zum Gebiet oberhalb des M. tensor tympani und nach lateral bis zum Tegmen tympani reicht. Diese Falte untergliedert den Recessus epitympanicus in einen vorderen und einen hinteren Abschnitt.

2. Die Plica incudis superior (= Plica incudomallearis superior) heftet sich an der Oberfläche des Corpus incudis und des Crus posterius unten und am Tegmen tympani seitlich oben an. Sie gliedert ein *Spatium incudis laterale* von einem *Spatium incudis mediale* ab (nicht in Nomenklatur). Gelegentlich bestehen auch 2 derartige Falten, die den Hammer-Amboß-Schuppenraum in einen oberen und einen unteren Abschnitt zergliedern: Plica incudomallearis lateralis. Die Plica mallearis wurde als innere Hammerfalte beschrieben. Außerdem besteht nicht selten eine vordere Hammerfalte.

Spatia, ärztliche Bedeutung

Durch die Plica incudis superior wird das Spatium lateral dieser Falte und ein anderes medial davon voneinander abgegrenzt. Der Zugang zum Recessus membranae tympani superior (Prussak) liegt in der Regel zwischen Plica mallearis lateralis und Plica incudis lateralis. Die Plica incudis lateralis soll den Durchtritt von Keratin in den hinteren oberen Bereich bei marginalen Perforationen des Trommelfells in den Recessus epitympanicus eine Zeit lang abgrenzen können.

3. Die Plica incudis lateralis ist eine Sonderform der Plica incudis superior. Sie erstreckt sich vom Seitenumfang des Corpus incudis und des Crus posterius zur lateralen Wand des Recessus.

4. Plica stapedis. Die Falte geht von der Eminentia pyramidalis und der Sehne des M. stapedius zum Stapes, dessen beide Schenkel sie einhüllt. Die Schleimhaut umschließt hier als Membrana obturans das Foramen obturatum des Stapes. Bryant (zit. nach Goerke, M., 1910) stellte die Membrana obturans des Steigbügels in 98% fest. Innerhalb der Falten ziehen entsprechende Mittelohrarterienzweige zu den Gehörknöchelchen.

5. Plica incudis medialis. Vom medialen Umfang des Corpus incudis und des Crus longum erstreckt sich eine Falte bis zur Tendo m. stapedis nach hinten und unten. Die Anheftung am Crus breve erreicht dessen Spitze nicht, so daß dorsal davon im Bereich des Ligamentum incudis posterius eine Lücke bleibt: Isthmus tympani posterior.

6. Plica interossicularis (nicht in Nomenklatur). Zwischen Crus longum incudis und den oberen zwei Dritteln des Manubrium mallei erstreckt sich meist eine Falte, die als Plica interossicularis bezeichnet wurde (Proctor 1964).

7. Plica m. tensoris tympani (s. Abb. 64). Vom Processus cochleariformis an wird die Sehne des M. tensor tympani sowie der in die Paukenhöhle hineinragende Teil des Septum canalis musculotubalis von Schleimhaut faltenartig umhüllt. Die Falte erstreckt sich von der Sehne des M. tensor tympani zum Ligamentum mallei anterius sowie zum Processus anterior mallei. Sie grenzt einen *Recessus praetympanicus* von einem *Recessus supratubalis* ab und enthält Äste der Aa. tympanicae superiores sowie der A. tympanica anterior.

8. Plicae chordae tympani (Abb. 65). Eine weitere Schleimhautfalte zieht häufig vom Tegmen tympani zur Chorda tympani abwärts.

9. Diaphragma tympani. Als Diaphragma tympani wird die Sehne des M. tensor tympani und seine Falten, das Ligamentum incudis posterius mit der Plica incudis sowie das Ligamentum mallei laterale mit den Plicae malleares bezeichnet. Variable Falten bestehen zwischen Collum mallei und Crus longum incudis sowie Plica stapedis. Betont sei, daß die Falten im Schrifttum unterschiedlich benannt wurden. So beschrieb schon Siebenmann (1897) außer den vorgenannten eine innere Hammerfalte nach innen und eine weitere nach vorn. Die von der Sehne des M. tensor tympani abgehende Falte nach oben beschrieb er als Plica transversa. Abgesehen von ihr fand er häufig horizontale und nach vorn ausgespannte Falten. Zwischen beiden liegt dann eine pneumatische Zelle vor. Fisch (1981) betont, daß eine Falte zwischen dem vorderen Teil der Chorda tympani und dem M. tensor tympani in zwei Dritteln besteht: Chorda-Tensorfalte. Diese kann den oberen Belüftungsweg des Mittelohrs beeinträchtigen.

Plicae malleares (s. Abb. 40, 44 und 65)

An der Innenseite des oberen Abschnittes der Pars tensa befinden sich Plicae malleares (Schleimhautfalten), die vom hinteren und vorderen Umfang des

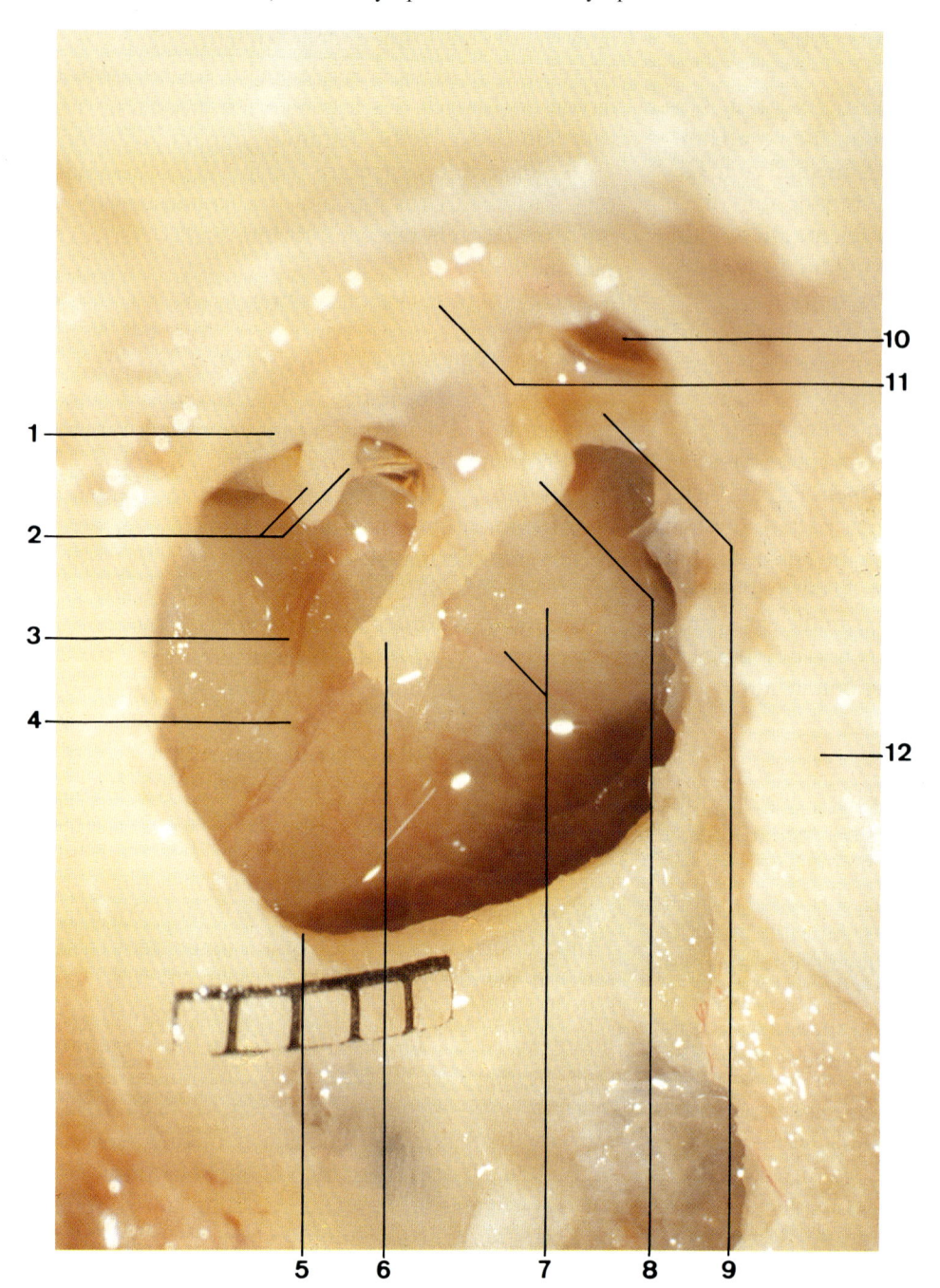

84 Auris media, Cavitas tympanica – Cavum tympani

Abb. 65. Isthmus tympanicus anterior und Plicae, Seitenansicht, Membrana tympani abpräpariert

1 Plica mallearis posterior
2 Crus longum incudis und Crus anterior stapedis mit Falte
3 N. tympanicus
4 Promontorium
5 Anulus tympanicus, mm-Papier
6 Manubrium mallei
7 Tubenäste des N. tympanicus
8 Processus lateralis des Malleus
9 Tendo m. tensoris tympani und Plica m. tensoris tympani
10 Pneumatisierte Zelle oberhalb der Tubenöffnung
11 Knöcherne Lamelle über dem Recessus epitympanicus (Scutum)
12 Discus articularis der Articulatio temporomandibularis

Manubrium mallei ausgehen und bis zum Anulus tympanicus verlaufen: Plicae malleares anterior et posterior. Zwischen Trommelfell und Plicae bestehen Buchten, die von Troeltsch als Recessus membranae tympani anterior et posterior beschrieben wurden. Die Schleimhautfalten sind gelegentlich auch am Trommelfell befestigt (Braus-Elze 1940). An unserem Material beträgt die geradlinige Entfernung der Plica mallearis posterior bis zum Anulus fibrocartilagineus 3,6 (2,7–4,7) mm, jene an der Plica mallearis anterior 3,4 (2,4–4,2) mm. Die Höhe des Recessus membranae tympani posterior (hintere Trommelfelltasche – Troeltschsche Tasche) macht an unserem Material 3 (1,5–4,5) mm, jene des Recessus membranae tympani anterior 2,5 (1,2–3,0) mm aus. Geschlechtsunterschiede und Trommelfellmaße siehe Abbildung 2 (aus Lang und Kothe 1987).

Faltensystem, ärztliche Bedeutung

Die Ausbreitung von Cholesteatomen kann durch die Schleimhautfalten des Mittelohres auf eines der Spatia zeitweise begrenzt werden. Gleichartiges gilt für die Ausbreitung von Entzündungen. Biologisch betrachtet schreiben die Faltensysteme die Be- und Entlüftungswege sowie die Stromrichtung des Mittelohrschleimes vor.

d) Belüftungswege (s. Abb. 63 u. 64)

Frühere Forscher und insbesondere Proctor (1963) wiesen darauf hin, daß das Mesotympanon durch Gehörknöchelchen und Mucosafalten fast vollständig vom Epitympanon abgegrenzt ist. Der Isthmus tympani, hinter der Sehne des M. tensor tympani und vor dem Stapes sowie medial des Hammer- und Amboßkörperteils dagegen ist regelmäßig offen. Proctor betont, daß hinter der transversalen Plica mallearis superior der größere Abschnitt des hinteren epitympanalen Raumes liegt:

1. Recessus incudis superior. Seitlich wird dieser Recessus durch das Ligamentum mallei laterale und die Plica incudis lateralis, hinten vom Ligamentum incudis posterius begrenzt. Medial ist der hintere Abschnitt durch die Plica incudis medialis (die sich zwischen beiden Crura incudis zur Eminentia pyramidalis und zum Stapes erstreckt) abgegrenzt. Unterhalb des Epitympanon gibt es 3 Recessus, den Recessus incudis inferior sowie die vordere und hintere Tasche von Tröltsch. Der Recessus incudis inferior erstreckt sich von der unteren Fläche des Incus nach lateral zur Plica mallearis posterior und seine mediale Grenze bildet die Plica incudis medialis und weiter vorn eine Falte, die sich zwischen Crus longum incudis und den oberen 2/3 des Manubrium mallei erstreckt.

2. Zwischen Plica mallearis posterior und Membrana tympani erstreckt sich die hintere Tasche von Tröltsch.

3. Die kleinere vordere Tasche erstreckt sich zwischen Hammerkopfgebiet vor dem Hammergriff und der Plica mallearis anterior.

4. Auch zwischen Hammergriff und Hammerkopf befindet sich nach Proctor eine schmale Plica manubrii. Proctor unterschied schon 5 Falten am Stapes: die Plica obturatoria, die Plica stapedis anterior (zwischen Promontorium und Crus anterius), die Plica stapedis posterior (zwischen Promontorium und Crus posterius), eine Plica stapedis (zwischen Eminentia pyramidalis und hinterem Stapesschenkel) sowie die Plica stapedis superior (vom Crus longum incudis zu beiden Stapesschenkeln oder von der Eminenz des Canalis facialis zu den Crura). Wullstein (1974) und Lim (1974) und Wullstein u. Wullstein (1986) gaben drei Belüftungswege der Cavitas tympanica an. Ein oberer Weg soll von der Tuba auditiva zum Recessus epitympanicus, ein mittlerer von der Tuba auditiva in Richtung Promontorium und ein unterer von der Tuba auditiva zum hypotympanalen Mittelabschnitt gerichtet sein. Lim wies außerdem drei Zellstraßen nach, deren Flimmerbesatz Transsudate der Schleimhautkapillaren und Fremdkörperpartikelchen auf diesen Wegen tubenwärts zu transportieren in der Lage sind. Betont sei, daß das Antrum mastoideum und insbesondere auch die Cellulae mastoideae häufig von dünnen schleimhautüberzogenen Bindegewebesträngen durchzogen werden.

9. Cavitas tympanica, Nerven – klinische Bedeutung

a) Chorda tympani (Abb. 66 und 67)

Eintritt und grober Verlauf der Chorda tympani sind oben geschildert. Hier sei betont, daß an unserem Material in 36% die Chorda tympani weder innerhalb der Plica mallearis posterior noch anterior verläuft. In 27% ist sie in beide Plicae eingebettet, in 21% fand sie sich an unterschiedlichen Zonen in die Plica mallearis anterior eingebettet und in 15% nur in die Plica mallearis posterior.

Heermann (1964) betont, daß die Chorda meist einen erheblichen Abstand vom Crus longum incudis und Caput stapedis besitzt und bei der Tympanoplastik II und III als Stütze für die Columella verwendet werden kann. Nur bei wenigen seiner Patienten wurde 6 Monate nach der Operation noch über Geschmackseinbußen im vorderen Zungenbereich geklagt. Bekanntlich entsteht bei Quetschungen der Chorda eine Geschmacksmißempfindung (bitterer, metallischer Geschmack u.a.), weniger stark bei Durchschneidung der Chorda (Weiteres bei Drüseninnervation), bei der im allgemeinen die vorderen 2/3 der Zunge geschmacksunempfindlich sind.

b) N. tympanicus (Abb. 68 und 69)
   (s. Abb. 37 und 50)

Der N. tympanicus wurde bereits von Arnold (1851) sowie von Cruveilhier (1851) genauer beschrieben. Er geht entweder vom Ganglion superius n. IX oder vom Ganglion inferius n. IX ab, erhält meist Zuschüsse vom N. vagus und zieht dann in den Canaliculus tympanicus im Knochenseptum zwischen Bulbus superior v. jugularis internae und A. carotis interna zum Cavum tympani. In einem Fall von Donaldson (1980) zog der Nerv auch vor und medial des Knochenseptums. Zuschüsse vom N. vagus fanden sich in ca. 35%, Verbindungen mit dem N. facialis in 100%. In 88% verläuft der Nerv am Promontorium nach oben und etwas nach vorn, in 12% nach oben und dorsalwärts. Die Pars promontoria ist in 59% oberflächlich gelagert, in 22% besteht ein Halbkanal. In 19% ist der Nerv (und sind seine Begleitgefäße) vollkommen von Knochen abgedeckt. Vorn oben geht der Nerv unmittelbar in den N. petrosus minor über, der seinerseits in 50% mit dem N. facialis und in 36% mit dem Ganglion geniculi Fasern austauscht. Die wichtigsten Zweige des Plexus tympanicus sind an der Abb. 68 abzulesen.

c) Intumescentia tympanica (Abb. 70)

Im Verlauf des N. tympanicus und des Ramus auricularis n. vagi kommen nach Guild (1941) 2–6 Glomera in der Kanalstrecke oder in der Cavitas tympanica vor. Diese Intumeszenzen sind birnenförmig, rundlich oder eiförmig gestaltet und zwischen 0,1–0,6 mm, maximal 0,8 mm lang (Kiss u. Mitarb. 1956). Nach Valentin (1840) beschrieb auch Krause (1878) diese Intumeszenz (am proximalen Ende des N. tympanicus). Vara-Thorbeck und Ros-Die (1983) fanden die Intumeszenzen am häufigsten unterhalb und oberhalb des Promontoriums. Sie betonen, daß die daraus sich entwickelnden Tumoren am häufigsten im Mittelohr, seltener intrakraniell oder auch in zervikalen Bereichen entstehen können. In ca. 4% wurde multizentrisches Auftreten beobachtet.

Derzeit wird angenommen, daß die Glomera als nicht-chromaffine Paraganglien Chemorezeptoren sind. Ihre ärztliche Bedeutung liegt in der Entwicklung sogenannter Glomustumoren, die außerordentlich reich vaskularisiert sind. Das primäre Gefäß ist die A. tympanica posterior aus der A. pharyngea ascendens, die zahlreiche Anastomosen mit Nachbargefäßen ausbildet.

d) Ganglion tympanicum (s. Abb. 69)

Abgesehen davon liegen im Verlauf des N. tympanicus seit langer Zeit beobachtete Nervenzellanhäufungen: Ganglion tympanicum. Mahon und Igarashi (1968) fanden in 58% derartige Ganglien und in 33% Nervenzellen im Verlauf des Plexus tympanicus. In 9% waren sie nicht nachweisbar.

e) N. tympanicus, Eingriffe

Nach Donaldson (1980) beschrieb erstmals Lempert (1946) die Durchschneidung und Tsyganov (1968) die Blockade des N. tympanicus bei Tinni-

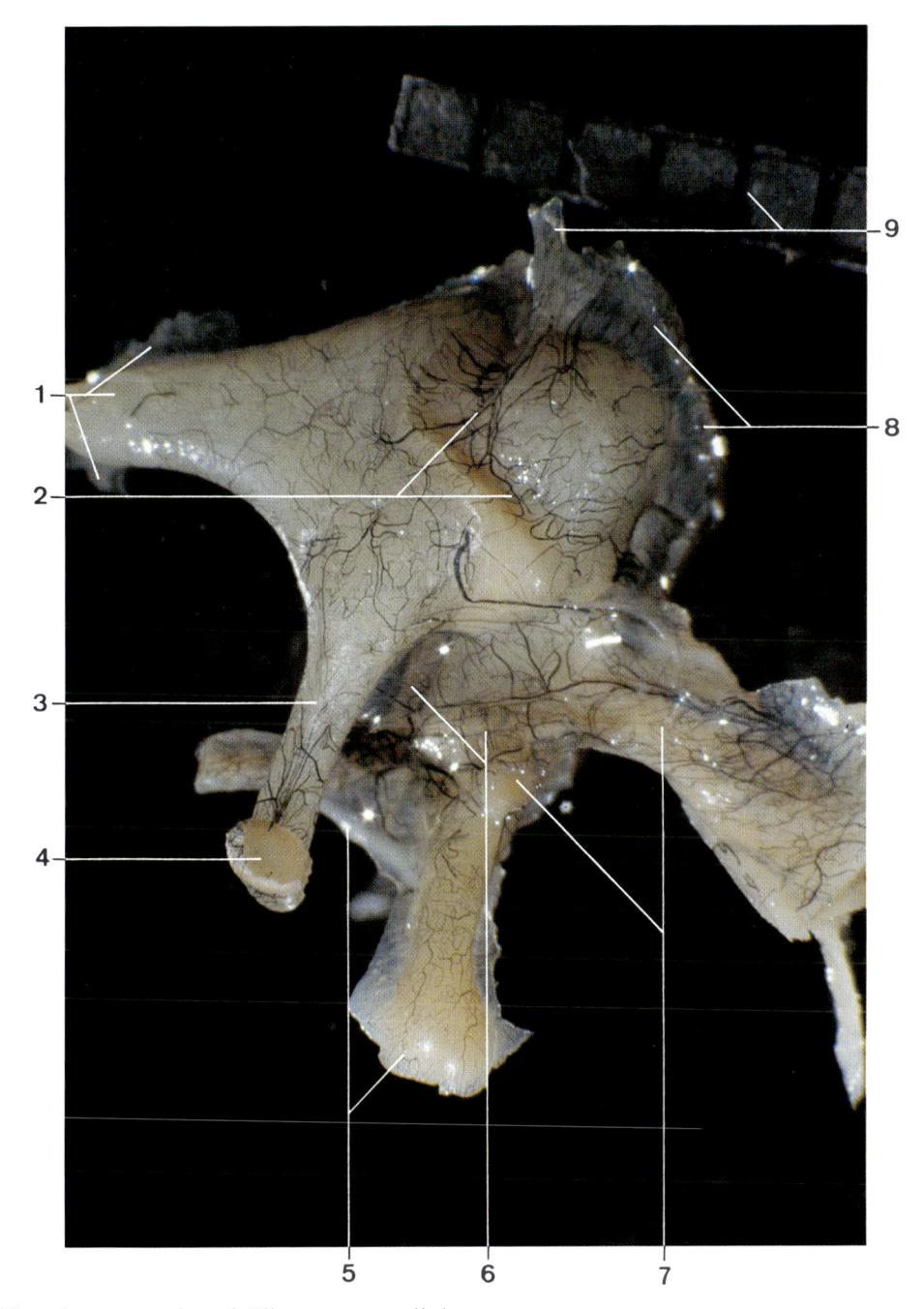

Abb. 66. Incus, Malleus, Chorda tympani und Plicae von medial

1 Crus breve incudis mit Bandresten
2 Articulatio incudomallearis, Zone
3 Crus longum incudis
4 Proc. lenticularis
5 Plica chordae tympani post. und Manubrium mallei
6 Plica interossicularis und Chorda tympani
7 Tendo m. tensoris tympani, abgeschnitten und Chorda tympani, Verlauf
8 Plica mallearis sup.
9 Lig. malleare sup. und mm-Papier

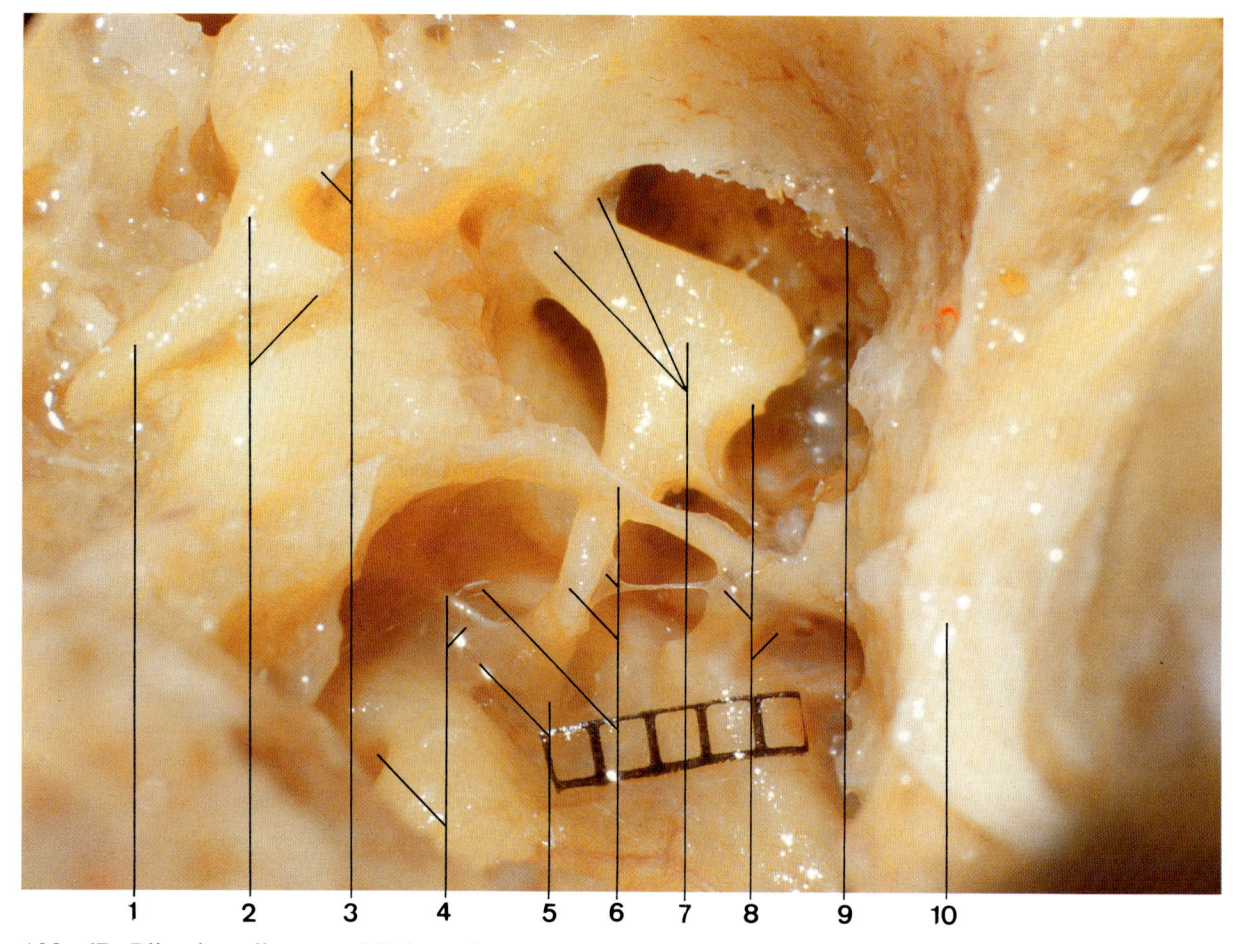

Abb. 67. Plica incudis von seitlich und unten

1 Malleus, abgetragen
2 Collum mallei und Processus lateralis
3 Caput mallei und Tendo m. tensoris tympani
4 Tendo m. stapedis, Plica stapedis und Fossula fenestrae cochleae
5 Crura stapedis, mm-Papier
6 Chorda tympani und Crus longum incudis und Plica incudis medialis
7 Ligamentum incudis superior, Crus breve und Corpus incudis
8 Facies articularis incudis und Tendo und Plica m. tensoris tympani
9 Tegmen tympani, teilweise abgetragen
10 Discus articularis

tus. Neurektomien des N. tympanicus wurden von Golding-Wood (1962), Hunt u. Mitarb. (1966), Blumenfeld und Friedmann (1967) sowie Harrison und Donaldson (1978) zur Behandlung des Freyschen Syndroms = gustatorisches Schwitzen durchgeführt. Die erste Beschreibung des Syndroms erfolgte nach Hunt und Mitarbeiter (1966) durch Duphenix (1757) (van Dishoeck 1968).

f) Nn. caroticotympanici

Nach Rosen (1950) treten die Nn. caroticotympanici in 69% in Höhe oder etwa unter dem Unterrand der Fenestra vestibuli ins Mittelohr ein, in 32% fanden sie sich oberhalb davon. In 2–4% sind sie vollständig in Knochenkanäle eingeschlossen. Sogenannte Tympanosympathektomien führten Lempert (1946), Rosen und andere durch.

g) Einige Reflexe und Besonderheiten

Stapediusreflex (Abb. 71)

Hensen (1878) und frühere Forscher beobachteten bereits nach Schallreizen eine Kontraktion der Mittelohrmuskeln. Becker u. Mitarb. (1983) betonen,

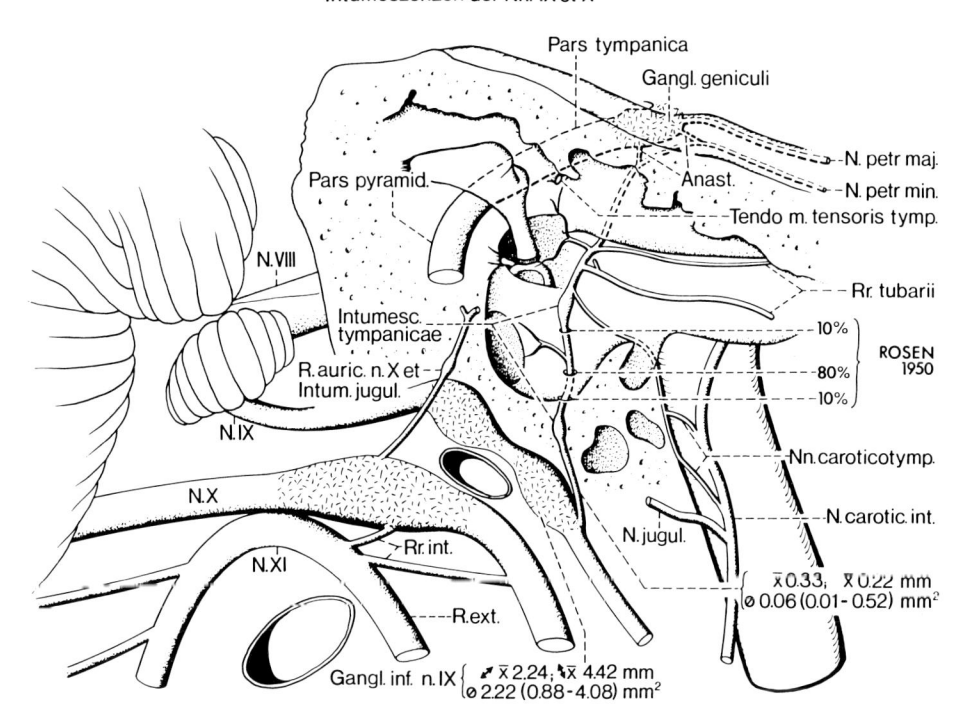

Abb. 68. N. tympanicus, Verlauf, Anastomosen und Zweige sowie Ramus auricularis n. vagi und die wichtigsten Hirnnerven der Region, häufigster Verlauf und einige Maße

daß der Reflex des M. stapedius ipsilateral und kontralateral ausgelöst werden kann. Der Stapediusreflex ist der rascheste aller bislang beschriebenen Reflexe beim Menschen. Kugelberg (1952) und Esslen (1957) beschrieben einen monosynaptischen Stapediusreflex mit einer Reflexzeit von etwa 12 msec. und einen polysynaptischen mit 25–30 msec. Perioral ausgelöst wurde von Ekbom u. Mitarb. eine Reflexantwort nach 11–16 msec. bzw. 25–40 msec. nachgewiesen. Wigand und Brauer (1964) wiesen darauf hin, daß der Stapediusreflex vorwiegend tonisch sei, nicht erst bei hohen Lautstärken als Schutzreflex anspringe, sondern seine besondere Wirksamkeit auch bei niedrigen Geräuschpegeln entfalte. Die Anspannung des Muskels soll dämpfend auf die Ausschwingvorgänge (vergleichbar mit dem Filzdämpfer auf einer Klaviersaite) wirken. Shapiro u. Mitarb. (1981) betonen, daß der Stapediusreflex auch bei Otosklerose, Osteogenesis imperfecta und kongenitalem Fehlen des Stapes sowie dessen Anomalien nachgewiesen worden ist. Mangold (1913) sowie Mangold und Eckstein (1913) nahmen bei willkürlichen Kontraktionen des M. tensor tympani ein stark brausendes, dem Muskelgeräusch ähnliches Geräusch wahr (insbesondere bei vorhergegangenem Valsalvaschen Versuch). Bau und Stärke der Tensorkontraktionen können weitgehend willkürlich dosiert werden. Nach Anita Hirsch (1985) beginnt der Reflexbogen an den Haarzellen der Cochlea und verläuft dann über die Pars cochlearis zum Hirnstamm, in dem ein polysynaptischer Weg zu Neuronen des N. facialis beider Seiten besteht. Sie betonte, daß der Reflex auch durch taktile Stimuli an dem vom N. trigeminus versorgten ipsilateralen Gebiet ausgelöst werden kann (Klockhoff und Andersen 1959). Weiteres bei Strutz (1989) und Rouiller u. Mitarb. (1989). In diesen Fällen stellt der N. trigeminus den afferenten Reflexbogen. In jüngerer Zeit wurde der Reflex insbesondere von Møller seit 1961 untersucht. Nach Draskovich und Szekely (1981) berichtete Szekely (1967) über eine willkürliche Stapediusinnervation als Regenerationszeichen des N. facialis im Sinne einer Synkinesie. Hierbei stellte er auch eine Verschlechterung der Hörschwelle bei Mundbewegungen sowie Tinnitus fest. Bei einem anderen Kranken konnte er nach jedem Lidschluß eine Kontraktion des M. stapedius nachweisen. Marincic (1988) betonte, daß bei der Untersuchung des Stapediusreflexes (und dessen klinischer Bedeutung) die Amplitudenmodulation besonders zu beachten sei: bei Patienten mit vor-

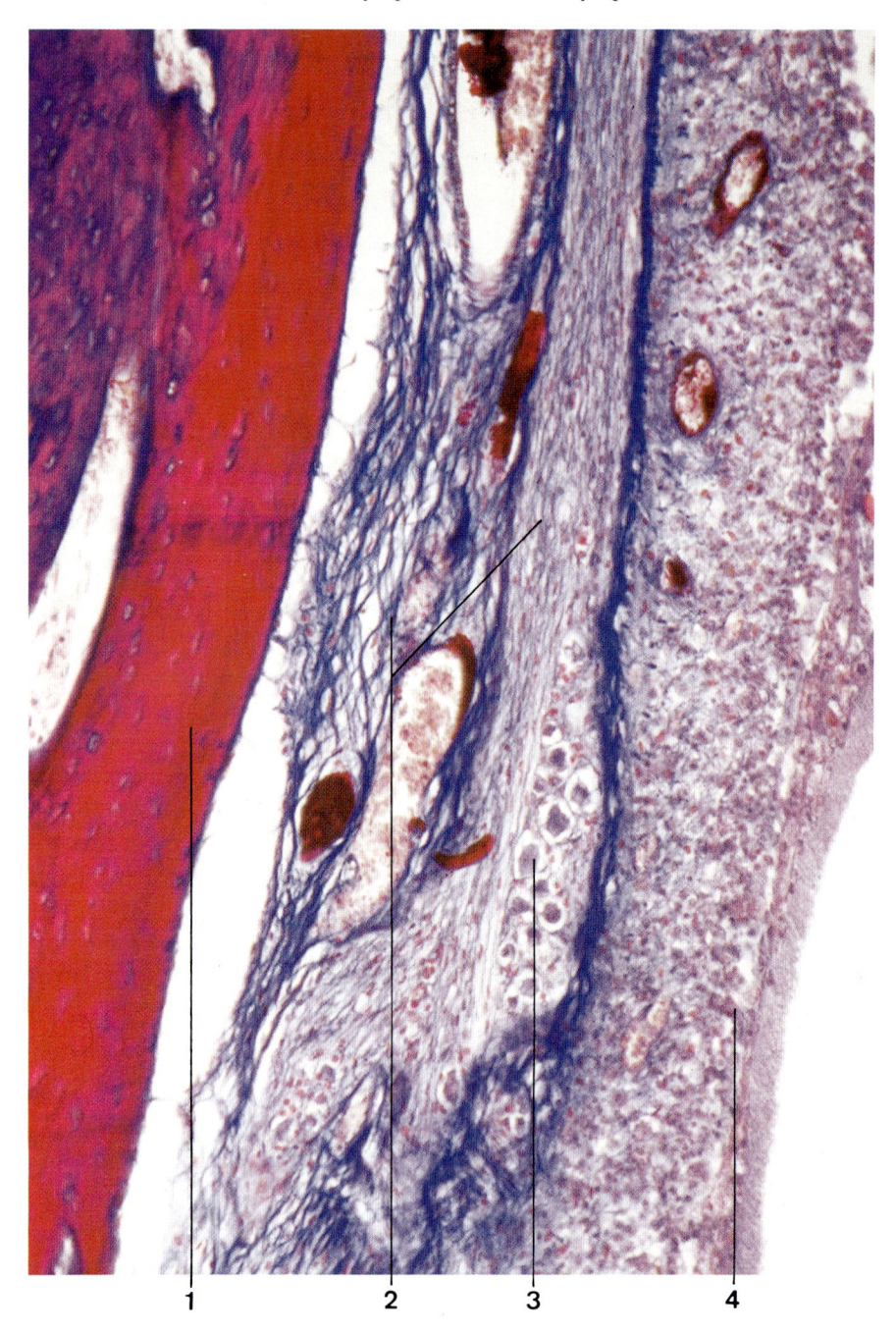

Abb. 69. N. tympanicus und Ganglion tympanicum, Frontalschnitt (39 cm langer Fetus)

1 Promontorium
2 Lockeres Bindegewebe und N. tympanicus
3 Ganglion tympanicum
4 Schleimhaut

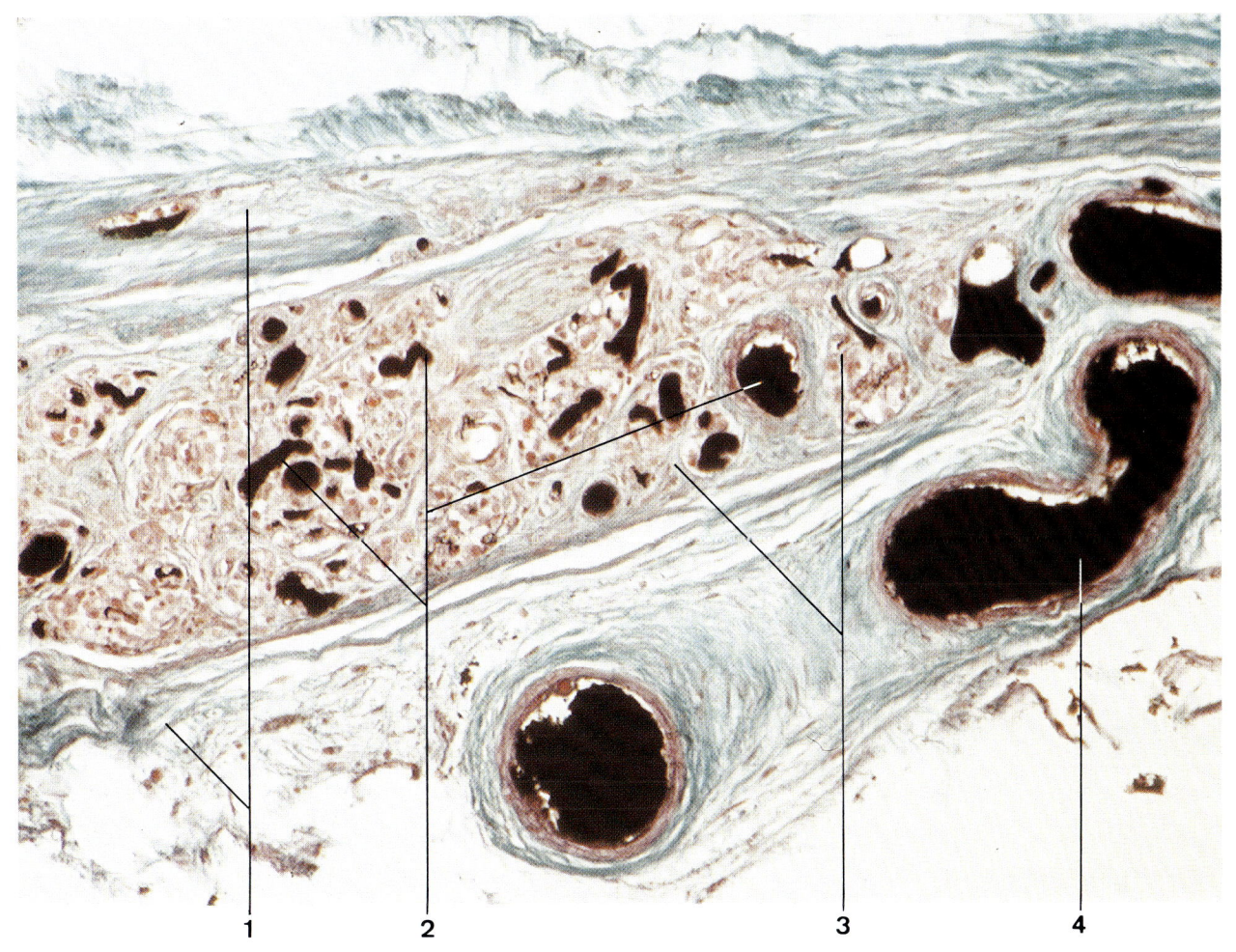

Abb. 70. Glomus jugulare aus dem Verlauf des R. auricul. n, X freipräpariert (Tuscheinjektion)

1 Dura Periostschicht der Kanalstrecke
2 Scribtolinjektion, Kapillaren und Arterien
3 Nonchromaffine Zellen des Glomus
4 Begleitarterie

wiegend zentraler Presbyakusis fand sich in der Regel eine erhöhte Modulationsschwelle zwischen 2,5 und 4 dB.

Pupillenveränderungen bei Mittelohrerkrankungen

Weyl (1933) wies darauf hin, daß Moos (1867) erstmalig vorübergehende Pupillenveränderungen an der Seite der Mittelohrentzündung feststellte. Später wurde auch gegensätzliches Verhalten beobachtet. Nach Franck-Francois (1879) verlaufen beim Hund pupillodilatorische Fasern aus dem obersten Halsganglion durch die Cavitas tympanica zum Ganglion trigeminale. Ähnliche Verhältnisse liegen bei der Katze (Metzner und Wölfflin 1914) vor und beim Kaninchen. Ruth Weyl wies bei 35 Patienten mit destruierenden Mittelohrprozessen und nach Radikaloperationen 9 Fälle mit ausgesprochener Pupillendifferenz im Sinne einer Sympathikusschwäche an der operierten Seite nach. Bei weiteren 9 Patienten bestanden konstante Pupillendifferenzen unterhalb der meßbaren Größe von 0,5 mm. Auch Wildhagen (1953/54) befaßte sich mit diesem Problem. Er nahm an, daß die sympathischen Fasern über den N. caroticotympanicus ins Mittelohr ziehen, dann über Verbindungen zum Ganglion trigeminale zum N. ophthalmicus gelangen. In der Orbita erreichen die Nn. ciliares longi dann den M. dilator pupillae.

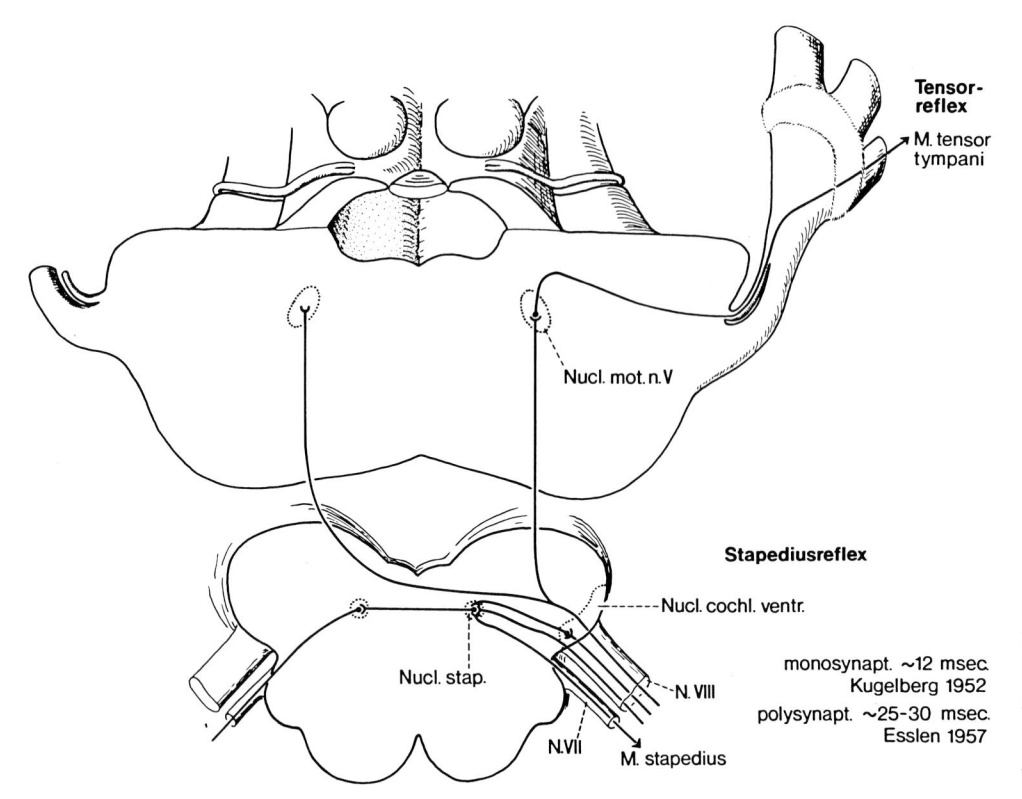

Abb. 71. Stapedius- und Tensorreflex, Schema mit Befunden von Kugelberg (1952), Esslen (1957) und Strutz (1989)

10. Tuba auditiva

Nach Donaldson (1973) war die Tuba auditiva Alkmäon von Sparta (500 v. Chr.) bekannt. Die erste genaue Beschreibung erfolgte durch Bartholomeo Eustachio (1562).

a) Tuba auditiva, Entwicklung und Wachstum (Abb. 72)

Nach Proctor (1967) lassen sich im Anschluß an Hammar (1902) drei Entwicklungsstadien der Tuba auditiva voneinander abgrenzen.

1. Während der sogenannten Anlageperiode (3–7 Wochen alten Embryonen) entwickelt sich eine spaltförmige Tasche in der seitlichen Pharynxwand (Saccus pharyngealis primus I) zum Recessus tubotympanicus. Dieser wächst durch das nicht differenzierte Mesenchym nach lateral und kommt vorübergehend in Kontakt mit dem Sulcus branchialis primus.

2. Während einer zweiten – Abgrenzungsperiode – zwischen 7. und 9. Keimlingswoche wächst der Arcus branchialis secundus stark heran und verengt den Mittelabschnitt des Recessus tubotympanicus.

Der lateral der Engstelle gelegene Abschnitt wird von Hammar als Cavitas tympanica primitiva bezeichnet, der mediale als Anlage der Tuba auditiva.

In einem frühen Stadium der sogenannten Transformationsperiode (9. Woche bis zur Geburt) wird das ursprünglich dicht gelagerte Mesoderm um die künftige Cavitas tympanica durch lockeres Bindegewebe ersetzt, das verhältnismäßig rasch abgebaut werden kann.

3. Während des 4. Fetalmonats verlängert sich die Tube und erhält ein spaltförmiges Lumen.

Zysten – Entstehung

Proctor betont, daß Frazer (1923) annahm, daß die primitive Cavitas tympanica durch ein Wachstum des Arcus branchialis tertius nach vorn mit dem Arcus branchialis primus in Kontakt kommt, und zwar im Bereich der Vorderwand des Recessus tubotympanicus. Dieser bildet den vorderen und medialen Wandabschnitt der Cavitas tympanica. Der Boden der Cavitas tympanica entsteht diesem Autor zufolge aus dem Arcus branchialis secundus und dem Saccus pharyngealis secundus. Diese doppelschichtige entodermale Zellage des 3. Kiemenbogens verschwindet rasch, kann aber gelegentlich nach Frazer (1940) bestehen bleiben. Der Überrest des 3. Kiemenbogens kann diesem Autor zufolge unterhalb der Tuba auditiva und hinter dem M. tensor veli palatini sowie vor der A. carotis interna und dem M. stylopharyngeus liegen und Anlaß zur Zystenbildung geben.

Cartilago tubae auditivae und Knochen, Entwicklung

Während der 4. Keimlingswoche entstehen 4 Chondrifikationszentren in der Umgebung des Recessus tubotympanicus, im 5. Monat lassen sich Tube und Cavitas tympanica voneinander abgrenzen. Im 6. Keimlingsmonat ist die Pars cartilaginea tubae auditivae verhältnismäßig lang und reicht bis zum hinteren Rand des Promontorium. Im 7. Keimlingsmonat erhält die Cavitas tympanica ihre endgültige Form durch Ossifikationsvorgänge sowie durch Wachstum der Pars petrosquamosa und der Pars tympanica des Os temporale.

Tos (1971) untersuchte Tubae auditivae von 33 Feten zwischen der 11. und 27. Menstruationswoche. Seinen Befunden zufolge entwickelt sich die Cartilago tubae auditivae Ende der 12. Menstruationswoche (60 mm Scheitel-Rumpf-Länge) zunächst im pharyngealen Abschnitt der Lamina medialis. In der 13. Woche besteht eine dünne Knorpelplatte, während der 14. und 15. wächst diese weiter nach lateral und hinten aus. Während der 16. Woche bildet sich der Knorpel in der Lamina lateralis, in der 20. besitzt er seine endgültige Form.

Entwicklung umgebender Strukturen (Abb. 73)

Die Mm. tensor et levator veli palatini sind Ende der 11. Menstruationswoche deutlich entwickelt (und damit früher als die Cartilago tubae). Nach Tos ist der Hamulus pterygoidei in der 12. Keimlingswoche knorpelig, in der 16. verknöchert!

Auch die Becherzellen der Tubenschleimhaut entwickeln sich verhältnismäßig früh (12. Menstruationswoche).

Tuba auditiva, Maße (Abb. 74 und 75)

Nach Graves und Edwards (1944) ist die Tuba auditiva beim Erwachsenen 31–38 mm lang, die Pars ossea 11–12 mm und die Pars cartilaginea 24–25 mm. Der vertikale Durchmesser des Ostium tympanicum tubae auditivae beträgt an unserem Material 2,6–7,8 mm, der horizontale 2,6–6,9 mm (Lang und Kothe 1987). Nach Bezold (1894) mißt der vertikale Durchmesser 4,5 mm, der horizontale 3,3 mm.

b) Tuba auditiva, Anatomie

Tubenwachstum (Symington 1887)

Tubenlänge, Wachstum

Alter		Länge
6	Wochen	17 mm
1	Jahr	20 mm
13	Monate	20 mm
2	Jahre	23 mm
4½	Jahre	31 mm
5	Jahre	30 mm
7	Jahre	30 mm
Erwachsener		35 mm

An unserem Material (Pahnke 1991) ist der Tubenknorpel 31,5 (27,2–36,7) mm lang.

Tuba auditiva und Lamina medialis processus pterygoidei

Der Tubenknorpel schließt sich an die mediale Pterygoidlamelle derart an, daß er sie unmittelbar oberhalb des von Rebsamen (1867) beschriebenen Processus tubalis erreicht. Dieser liegt, wenn entwickelt, etwas oberhalb der Mitte der Lamina medialis. Dabei übergreift der Tubenknorpel den hinteren Rand der Lamina medialis processus pterygoidei gewöhnlich um 2–3 mm und kommt dadurch auf ihre mediale Seite zu liegen. Nicht selten findet sich oberhalb des Processus tubalis eine Impressio tubaria (Perović 1958).

Tuba auditiva, Dehnbarkeit

Die Tuba auditiva ist bei Kindern dehnbarer als bei Erwachsenen. Nach Eitelberg (1899) läßt sich eine 2 mm dicke Sonde ohne Widerstand durch die Tube

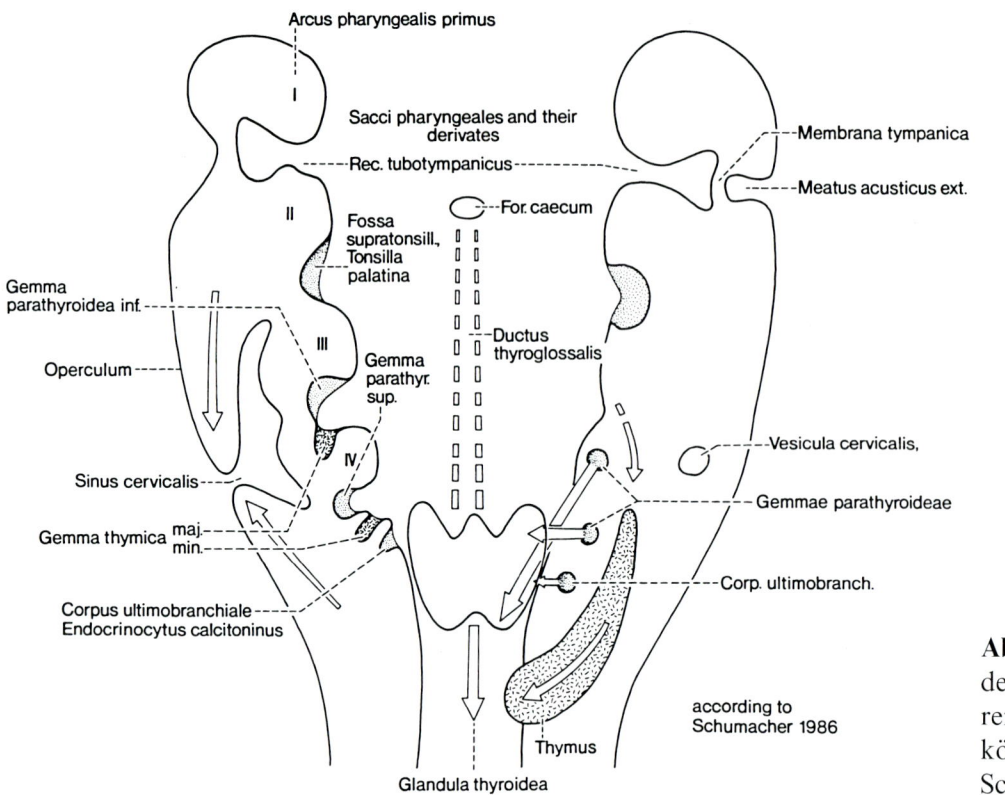

94 Auris media, Cavitas tympanica – Cavum tympani

Abb. 72. Entwicklung der Tube und anderer Schlundtaschenabkömmlinge (nach Schumacher 1986)

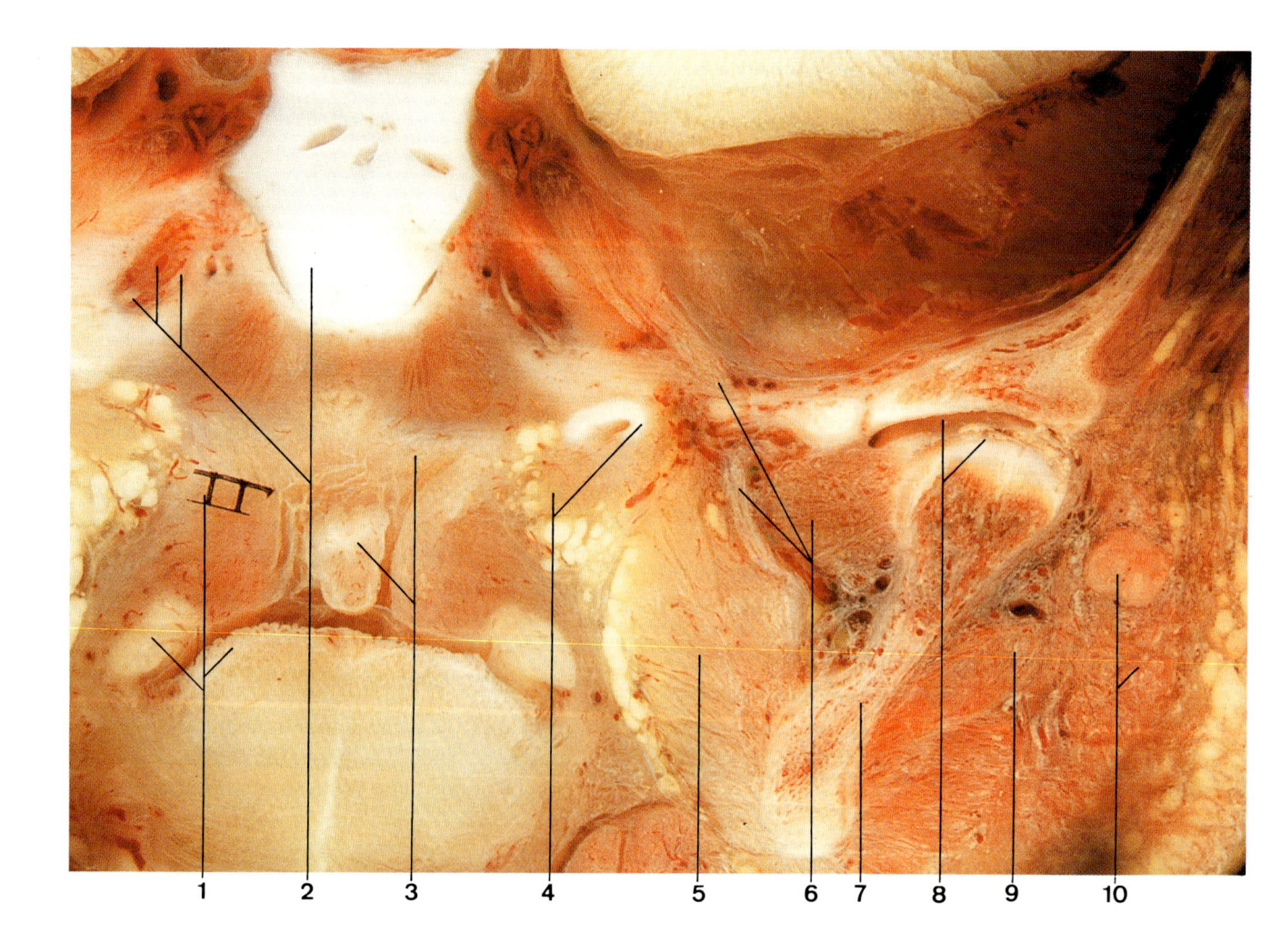

Tuba auditiva

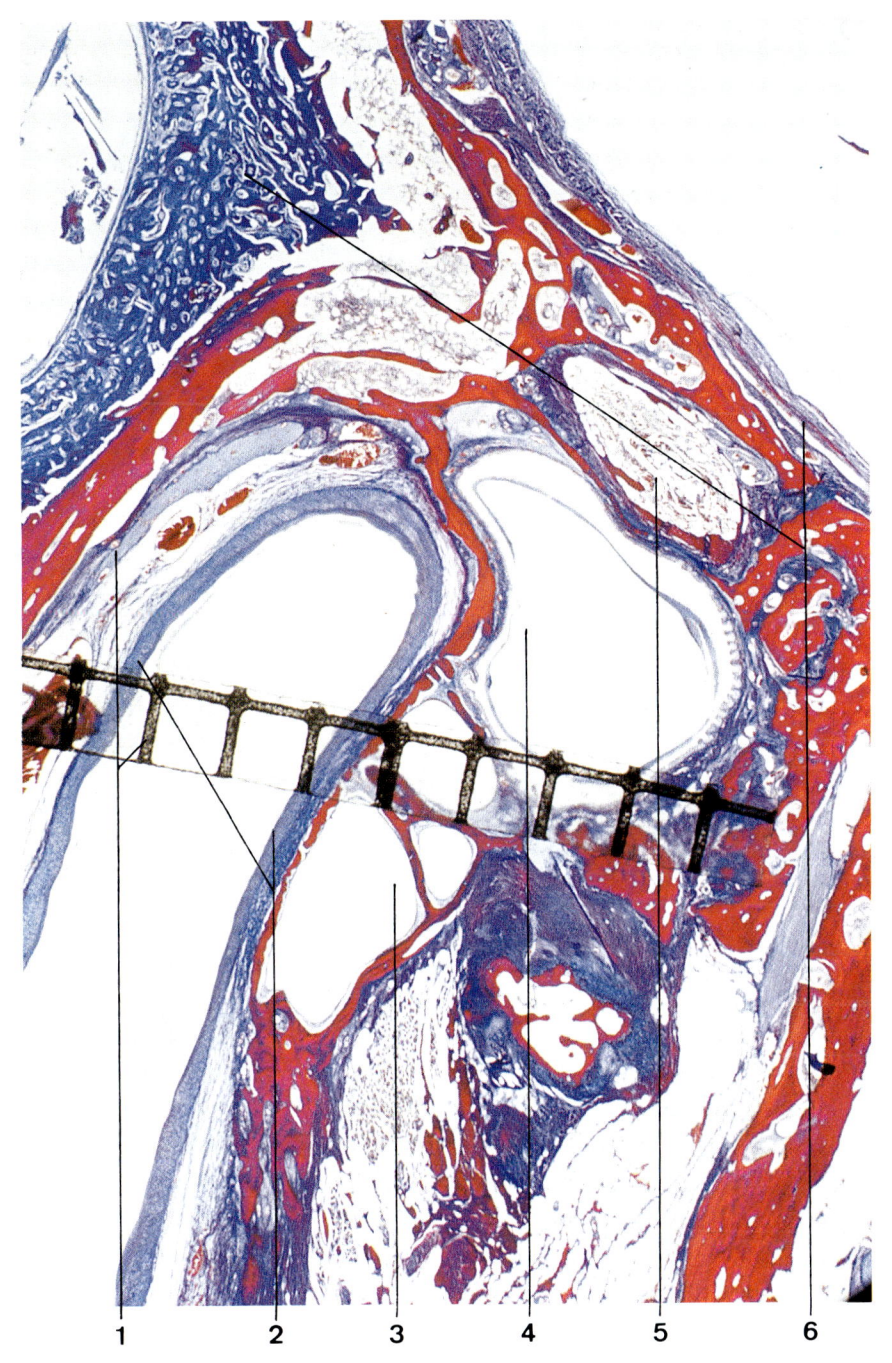

Abb. 74. Pars ossea tubae auditivae an paramedianem Sagittalschnitt durch Pars petrosa ascendens der A. carotis interna

1 Sympathischer Carotisnerv und mm-Papier
2 A. carotis interna
3 Infratubale Zellen
4 Pars ossea tubae auditivae
5 M. tensor tympani
6 Basale Schneckenwindung, Kapsel und Dura mater der Fossa cranii media

◄ **Abb. 73.** Nachbarstrukturen an der Tube an einem Frontalschnitt. 40 cm langer Fetus, von vorn

1 Tonsilla palatina, Anlage, mm-Papier und Dorsum linguae
2 A. carotis interna und sympathische Nerven, Synchondrosis spheno-occipitalis mit künstlichen Spalten
3 Uvula und Pharynxschleimhaut
4 M. levator veli palatini und Cartilago tubae auditivae
5 M. pterygoideus medialis
6 N. mandibularis und M. pterygoideus lateralis
7 Ramus mandibulae
8 Articulatio temporomandibularis, ober- und unterhalb des Discus
9 M. masseter
10 Lymphknoten und Glandula parotidea

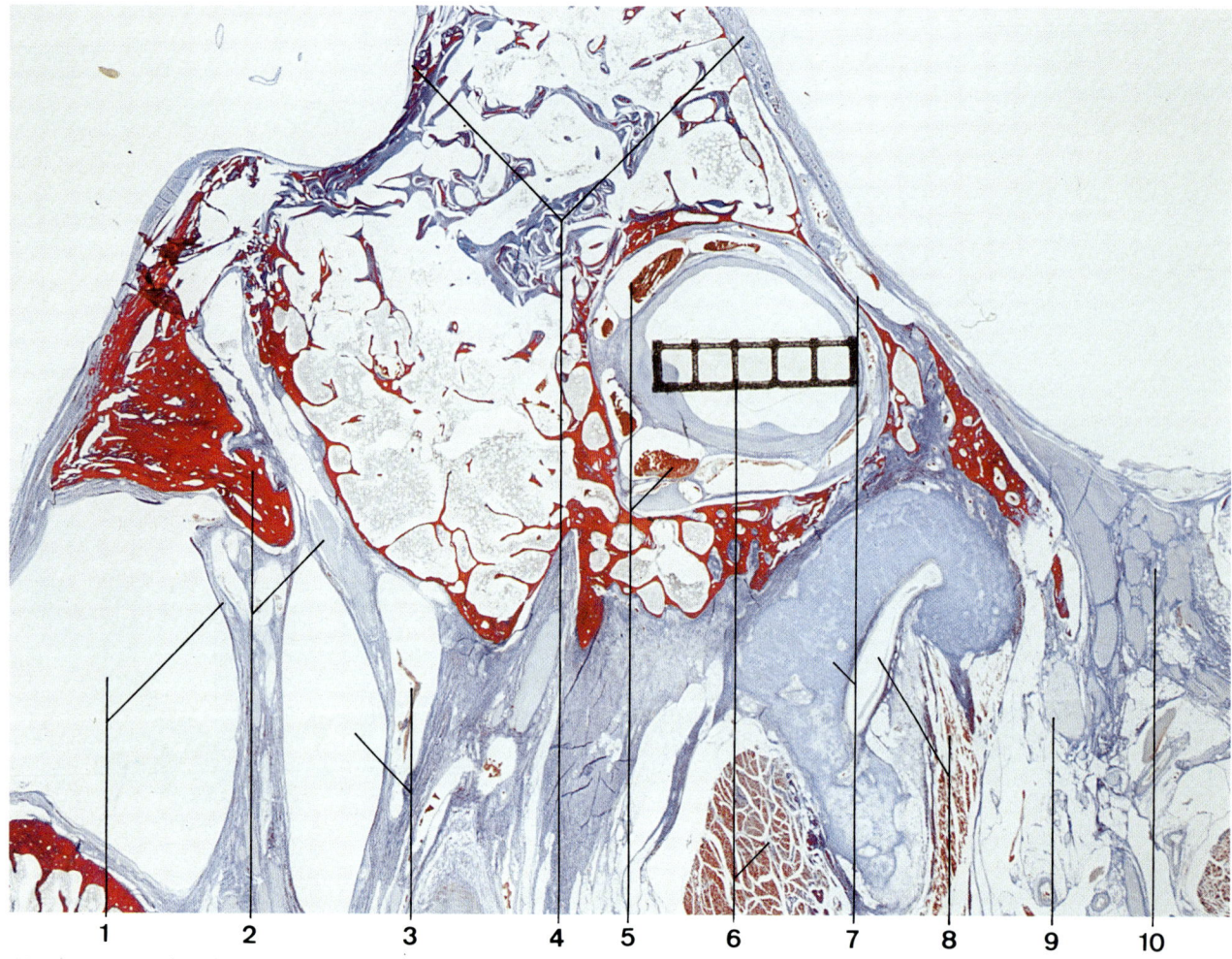

96 Auris media, Cavitas tympanica – Cavum tympani

Abb. 75. Proximaler Teil der Pars cartilaginea tubae an paramedianem Sagittalschnitt (Ladewig)

1 Foramen jugulare und Duraseptum
2 Pars petrosa und N. IX
3 V. jugularis interna und Sinus petrosus inferior
4 Facies posterior und Facies anterior partis petrosae
5 Plexus venosus des Canalis caroticus
6 A. carotis interna, mm-Papier und M. levator veli palatini
7 Dünne vordere Wand des Canalis caroticus und Tubenknorpel
8 Lumen der Tuba auditiva und M. tensor veli palatini
9 Ganglion oticum
10 N. mandibularis in Foramen ovale

führen, was bei Erwachsenen selten gelingt. Das Ostium tympanicum ist bei Neugeborenen ebenso weit wie bei Erwachsenen, das Ostium pharyngeum dagegen nur ein schmaler horizontal stehender Spalt, der im vierten Lebensjahr 3–4 mm, bei Erwachsenen 10 mm über der Ebene des Palatum durum steht. Nach Feldberg (zit. nach Gundobin 1912) steht das Ostium pharyngeum bis zum 6. Lebensmonat in der Ebene des harten Gaumens, im 10. Lebensmonat zwischen Concha inferior und hartem Gaumen, im 2. Lebensjahr am hinteren Ende der Concha inferior und im 6. Jahr in Höhe des Meatus nasi medius. An unserem Material steht es bei Neugeborenen 1,5–1,8 mm über dem Palatum molle, bei Erwachsenen 8 (4–12) mm oberhalb des weichen Gaumens.

Tuba auditiva, Einstellung (Abb. 76)

Beim Erwachsenen steigt die Pars cartilaginea tubae auditivae von medial nach lateral mit Winkeln von 34,6 (14–47)° zur Deutschen Horizontalebene an. Deshalb ist das Ostium pharyngeum tubae etwa 15 mm tiefer als das Ostium tympanicum gelagert.

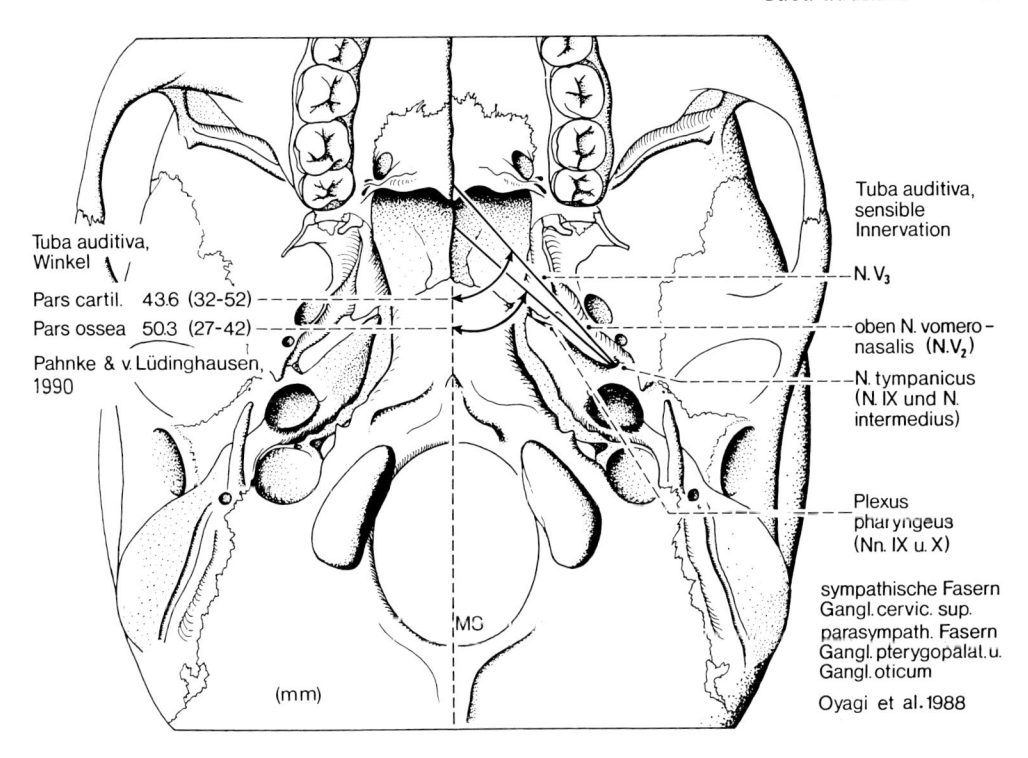

Abb. 76. Achswinkel der Tuba auditiva, Pars cartilaginea und Pars ossea mit der Mediansagittalebene. Angegeben ist außerdem die Innervation der Tube an verschiedenen Abschnitten (nach Pahnke und von Lüdinghausen 1990 sowie nach Oyagi u. Mitarb. 1988)

Bei Kindern beträgt dieser Winkel ca. 10°. Gegenüber der Mediansagittalebene verläuft die Pars cartilaginea tubae 43,6 (32–52)° nach lateral und hinten (Pahnke und v. Lüdinghausen 1990), mit der Deutschen Horizontalebene bildet sie Winkel von 35,6 (14–57)° (Pahnke 1991).

Isthmus tubae auditivae (Abb. 77)

Der Übergang zwischen Pars cartilaginea und Pars ossea tubae auditivae erfolgt in einem stumpfen Winkel von etwa 160°. Bei der Tubenöffnung vergrößert sich dieser Winkel durch Kontraktion des M. levator veli palatini auf ca. 180° (Misurya 1976).

Tuba auditiva, Formtypen

Proctor (1967) betont, daß nach Terracol, Corone und Guerrier (1949) 3 Formtypen der Tuba auditiva voneinander abgegrenzt wurden. Bei Typ I, der in 48% vorkommt, ist kein deutlicher Isthmus tubae auditivae ausgebildet: primitive – infantile Form bei Brachykranen.

Bei Typ II (30%) liegt eine etwas spiralige Tubenform vor. Bei Typ III (22%) ist eine deutliche Winkelung im Isthmusgebiet mit Verengung und Torsion des Lumens sichtbar. Diese Form liegt insbesondere bei Dolichokranen vor.

Isthmus tubae auditivae, Weite

Nach Proctor ist die Isthmusgegend 1 mm breit und 2 mm hoch. Bei Kindern beträgt die Höhe nach Tröltsch (1877) 3 mm. Der protympanale Abschnitt ist 5 mm hoch und 2 mm breit, das Ostium pharyngeum tubae auditivae 9 mm hoch und 5 mm breit.

Krmpotić-Nemanić u. Mitarb. (1987) betonen, daß der Isthmus der knöchernen Tube etwa dreieckig, sichelförmig, oval oder rund entwickelt sein kann. Der vertikale Durchmesser des Isthmus ergab sich am knöchernen Material mit 1,5–5 mm an der rechten und 2–6 mm an der linken Seite. Der horizontale Durchmesser wurde rechts mit 0,2–4 mm, links mit 1–4 mm bestimmt. Nach Djerić und Savić (1987), die Feuchtpräparate vermessen haben, macht der Isthmusdurchmesser 2,5 (1,5–3,5) × 1,5 (1–1,2) mm aus. In diesen Messungen sind wahrscheinlich die Dicke der Schleimhaut und eventuelle Knorpelreste eingegangen (Krmpotić-Neumanić u. Mitarb. 1987). Pahnke (1991) stellte eine Höhe von 2,9 (1,3–4,4) mm fest. Seine Entfer-

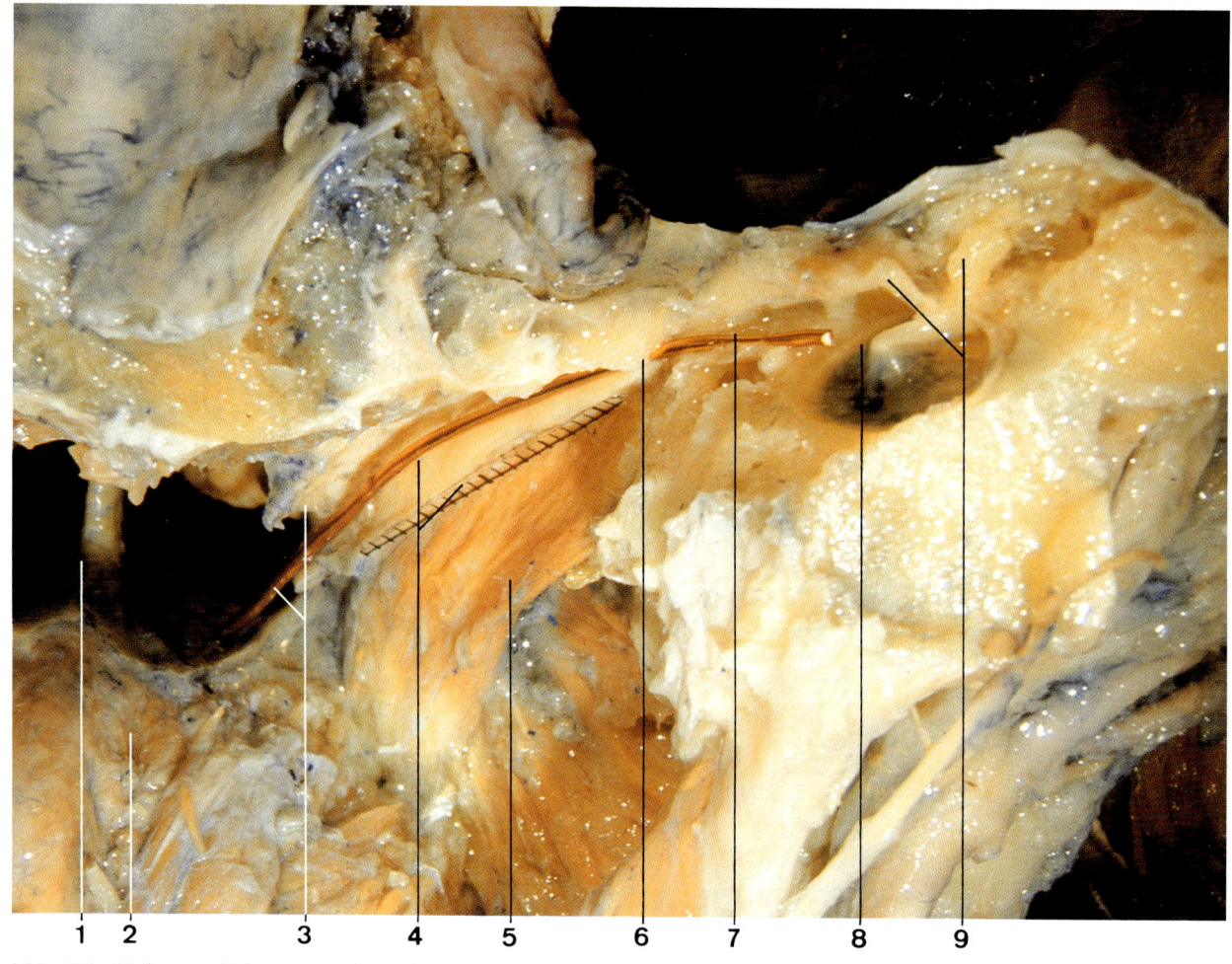

Abb. 77. Tuba auditiva, von dorsal präpariert

1 Mediale Choanenwand
2 Palatum molle
3 Sonde im Ostium pharyngeum tubae
4 Pars cartilaginea tubae und mm-Papier
5 Tubenhinterwand, nach unten verlagert
6 Isthmus tubae auditivae
7 Pars ossea tubae auditivae
8 Anulus fibrocartilagineus
9 M. tensor tympani und Corpus mallei

nung vom Ostium tympanicum macht 7,6 (4,2–11,2) mm aus. Krmpotić-Nemanić u. Mitarb. betonen auch, daß wahrscheinlich eine negative Korrelation zwischen Isthmuslichtung und Pneumatisationsgrad besteht: bei guter Pneumatisation war der Isthmus häufig relativ eng.

Tuba auditiva, Pars cartilaginea (Abb. 75)

Die Pars cartilaginea ähnelt einem elongierten Dreieck, dessen Basis vorn medial im Pharynx und dessen Apex im Isthmusbereich liegt. Der obere Umfang der Cartilago steht in Kontakt mit der Schädelbasis, und zwar mit dem Sulcus tubarius der Pars petrosa hinten und dem Gebiet der Spina ossis sphenoidalis vorn (Spina angularis). Die Befestigung an der Schädelbasis erfolgt durch kollagene Fasern.

Die Lamina lateralis wird während ihres Verlaufs zum Pharynx dünner, kleiner und krümmt sich um. Die Lamina medialis ist im Isthmusgebiet kleiner und verdickt sich in Richtung Pharynx bis auf 10–15 mm zum Torus tubarius. Dieser umfängt den hinteren und oberen Umfang des Ostium pharyngeum tubae auditivae. Akzessorische Knorpel finden sich nicht selten, und zwar am Seitenumfang der Lamina lateralis, an den freien Kanten des Tubenknorpels und in der Nachbarschaft der Ligamenta tubaria.

Die beiden Kanten der Cartilago tubae auditivae sind von einer Bindegewebemembran überbrückt, welche die Vorderwand und den Boden der Tube stellt. In der Vorderwand findet sich wenig, im Bodenabschnitt viel elastisches Bindegewebe: Tubenöffnung. Insgesamt liegen im Tubenbereich drei elastische Faserschichten vor, eine innere unterlagert das Epithel mit allen Falten und Diverticula, eine mittlere und lockere verbindet innere und äußere Schicht, eine äußere bildet den Boden der Tuba auditiva und verbindet sich mit der Aponeurose des Ursprungsgebiets des M. tensor tympani sowie der Fascia salpingopharyngealis.

Tuba auditiva, Lumen

Nach Proctor sind im Dachgebiet der Tuba auditiva in der Regel keine Falten entwickelt, das Epithel ist dünn. Das Lumen läßt sich in drei unterschiedlich große Abschnitte untergliedern:

1. großer Mittelabschnitt,
2. hinterer Teil am Isthmus,
3. vorderer oder pharyngealer Abschnitt.

Der mittlere und größere Abschnitt des Tubenlumens stellt einen kleinen potentiellen Spalt oben (Sicherheitskanal von Rüdinger) dar. Unmittelbar darunter liegt ein spaltförmiges Lumen mit direkter Annäherung der beiden Mucosaflächen vor. Unten wird der Spalt breiter, da zahlreiche longitudinale Schleimhautfalten ausgebildet sind. Pahnke (1991) stellte die größte Höhe des Lumen 6,4 (2–13) mm mittelohrwärts vom Ostium pharyngeum von 7,3 (6–10) mm fest. Eine dreieckige Form entsteht bei Kontraktion des M. levator veli palatini. Diese sieben bis zehn longitudinalen Schleimhautfalten entwickeln sich im 4. Keimlingsmonat. Gelegentlich reicht eine Falte ins Protympanum (untere und laterale Wand) hinein.

Im Bereich des Isthmus tubae auditivae kann der Tubenknorpel in Protympanum übergehen. In diesen Fällen ist der Isthmus nicht knöchern, sondern knorpelig ausgebildet. Im medialen Abschnitt ist der hakenförmige Knorpelteil noch ausgebildet, das Lumen verengt. Am Knorpelende liegt der knöcherne Isthmusabschnitt vor, mit einem Durchmesser von 1–2 mm (bei Kindern ist dieser größer: größere Infektionsgefahr).

Die Pars pharyngea tubae auditivae besitzt ein etwa dreieckiges Lumen, wegen der Ausbildung der Schleimhautfalten am Tubenboden, der an den sogenannten Dom des M. levator veli palatini grenzt. Vor dem Dom liegt der Sulcus salpingopalatinus anterior und dahinter der Sulcus salpingopalatinus posterior. Nach Proctor verläuft der Sulcus salpingopalatinus anterior in der langen Tubenachse, ist tiefer und deutlicher als der Sulcus salpingopalatinus posterior, der in die Einsenkung, die der Plica salpingopharyngea angrenzt, übergeht.

Tuba auditiva, Ostium pharyngeum (Abb. 78)

Nach Zöllner (1942) und Proctor (1967) stellt das Ostium pharyngeum in Ruhe einen vertikalen Spalt mit vorderer und hinterer Lippe dar. Von dieser Regel gibt es nach Zöllner Ausnahmen: weit vorspringender Tubenwulst, klaffendes Ostium u.a. Die bewegliche hintere Lippe verläuft mehr nach hinten und bildet unterschiedliche Dreiecke, die vom Ausmaß der Tubenbewegung abhängen. Gelegentlich ist das Ostium annähernd rund ausgebildet, insbesondere bei Neugeborenen oder alten Menschen.

Elliptische Formen mit vertikaler Achse sind nicht selten. Nierenförmige oder parabolische Tubenostien kommen dagegen nur vereinzelt vor.

Ostium pharyngeum tubae. Lage bei Kindern und Erwachsenen

Bei Neugeborenen findet sich das Ostium pharyngeum tubae weiter unten als bei Erwachsenen und liegt fast direkt am Palatum molle. Das Tubenlumen verläuft geradlinig. Proctor betont, daß beim Feten wegen der noch wenig entwickelten Maxilla es noch unterhalb des Palatum durum liegt. Bei Neugeborenen befindet es sich in Höhe des harten Gaumens, bei Vierjährigen 3–4 mm oberhalb und bei Erwachsenen im Mittel 10 mm oberhalb. Bei Vierjährigen befindet sich das Tubenostium 7–8 mm von der hinteren Pharynxwand und 6 mm vom Hinterrand des Septum nasi entfernt. Der Nasopharynx ist in diesem Alter verhältnismäßig eng. Unsere Meßergebnisse sind an Abb. 79 abzulesen.

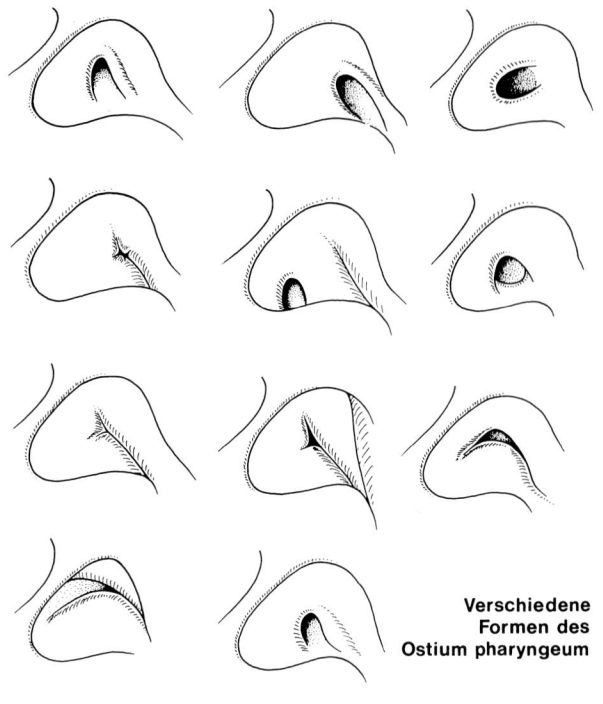

Bei Neugeborenen ist das Ostium pharyngeum in der Regel spaltförmig oder elliptisch und schräg eingestellt. Diese infantile Form kann bis ins Erwachsenenalter bestehenbleiben und unterschiedliche Grade von Tubenstenosen erzeugen.

Akzessorische Tubenostien wurden beobachtet, und zwar hinter den normalen Tubenostien. Sie sollen Überreste der 2. Kiementasche darstellen.

Ostium pharyngeum tubae auditivae, Maße

Der große Durchmesser des Ostium beträgt bei Neugeborenen nach Proctor etwa 4 mm, bei Erwachsenen 8–9 mm, der kleine macht bei Erwachsenen 4–5 mm aus.

Ostium pharyngeum, Nachbarschaft

Diverticula im Bereich des Tubenostium kommen nach Proctor (1967) in ca. 10% vor. Diese stellen Herniationen dar und sind möglicherweise durch darunterliegende Muskeln erzeugt.

Die hintere Lippe des Ostium pharyngeum tubae auditivae (Torus tubarius) stellt den beweglichen Teil des Tubenostiums dar und kann bis zu 12 mm dick sein. Dorsal davon befindet sich der Recessus pharyngis (Rosenmülleri). Erstreckt sich dieser weit kranialwärts, wird er auch als Pertikscher Recessus bezeichnet. Vom Unterrand der hinteren Lippe geht die Plica salpingopharyngea (Zaufal) ab. Diese ist oben durch den Torus tubarius erzeugt und enthält Noduli lymphatici sowie Drüsen und Drüsenausführgänge. Bei fehlendem oder schwach entwickeltem Torus tubarius (Neugeborene) fehlt auch die Plica salpingopharyngea. Darunter zieht der M. salpingopharyngeus. Mit dem postnatalen Wachstum und zunehmender Schrägeinstellung der Tuba auditiva entwickelt und vergrößert sich der Torus tubarius sowie die Plica salpingopharyngea.

Die vordere Lippe des Ostium pharyngeum tubae ist weniger stark entwickelt als die hintere. Ihr oberer Abschnitt wird von dem hakenförmigen Fortsatz der Cartilago tubae auditivae gebildet. Der größere untere Teil stellt die bindegewebige Kante des Ligamentum salpingopalatinum dar, die annähernd senkrecht (80°) zum Boden der Cavitas nasi der Seitenwand des Epipharynx nach unten verläuft (Plica salpingopalatina – Tortual). Diese

Abb. 78. Verschiedene Formen des Ostium pharyngeum

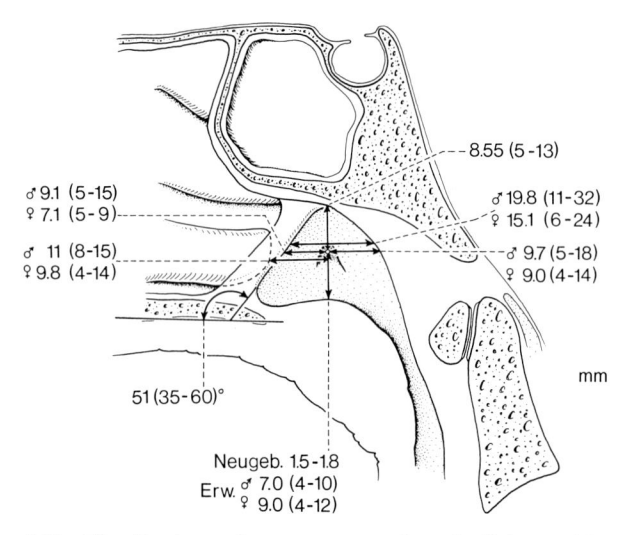

Abb. 79. Ostium pharyngeum tubae auditivae, Abstände seines Mittelpunkts zum Pharynxdach, zur Pharynxrückwand, zur Hinterseite des Septum nasi und zum Hinterrand der Concha nasalis inferior. Angegeben ist auch der von uns vermessene Winkel zwischen Unterseite des harten Gaumens und hinterster Schleimhautzone am Septum nasi sowie der Abstand des Tuben-Ostiums zum Palatum molle. Sämtliche Maße in mm und ° (Grenzwerte) und einige Geschlechtsunterschiede

Falte kann bei deutlicher Entwicklung die Tubensondierung erschweren und die Choana verengen.

Das darunterliegende Ligamentum salpingopalatinum verbindet den Paries membranaceus tubae auditivae mit der Gaumenaponeurose.

Am Unterrand des Ostium wölbt sich an Leichenpräparaten mehr als beim Lebenden der Torus levatorius vor!

Ostium pharyngeum tubae auditivae, Lage bei Erwachsenen

Nach Proctor (1967) gibt es zahlreiche Lagevariationen der pharyngealen Tubenöffnung, die von Alter, der Konstitution und der Größe abhängen. Seitenunterschiede kommen vor. Der Abstand des Ostium pharyngeum tubae auditivae von der Spina nasalis anterior beträgt bei Frauen 63–75 mm, bei Männern 67–87 mm.

Von der hinteren Anheftungszone der Concha nasalis inferior beträgt der Abstand zum Ostium 7 (4–12) mm. An unserem Material macht der Abstand zwischen hinterem Ende der Concha nasalis inferior und Tubenostium bei Männern 11 (8–15) mm, bei Frauen 9,8 (4–14) mm aus. Die unterschiedlichen Distanzen rühren hauptsächlich von der Anheftung der Concha nasalis inferior her. Gelegentlich überlagert die hintere Spitze der Concha inferior das Tubenostium vollständig.

Von der hinteren Anheftungszone der Concha nasalis media zum Ostium pharyngeum bestehen noch deutlichere Abstandsunterschiede.

Ostium pharyngeum tubae auditivae, Verlagerungen am Lebenden

Perlman (1951) beobachtete das Ostium pharyngeum tubae auditivae an 4 Patienten mit Gesichtsdefekten und stellte fest: die größten Veränderungen des Ostium tubae auditivae finden bei Bewegungen des weichen Gaumens während der Phonation und des Schluckaktes statt. Bei der Phonation bewegt sich nur die hintere Lippe des Torus tubarius nach hinten, aufwärts und medial. Gleichzeitig werden der weiche Gaumen und der Tubenboden angehoben. Beim Schlucken verlagern sich vordere und hintere Lippe des Torus tubarius nach lateral, wenn der weiche Gaumen angehoben wird. Der Vorderrand der Tube verlagert sich nach vorn, so daß eine größere, tiefere und rundere Form des Ostium pharyngeum tubae zustandekommt als bei der Phonation. Das Tubenlumen kann auch durch Drücke auf den Hals verengt werden (Weiteres s. Perlman 1951).

Recessus pharyngis und Tuba auditiva (Abb. 80 und 81)

Der Recessus pharyngis erstreckt sich hinter dem M. levator veli palatini nach dorsolateral und ist nach Proctor 8–22 mm tief und 3–10 mm breit. Nach Pahnke (1991) ist die seitliche Wand des Recessus 12,3 (0–21,4) mm vom Ostium pharyngeum entfernt. Adenoides Gewebe und prävertebrale Muskeln können ihn einengen. Bei Tubenöffnung und Schlucken verengt sich der Recessus, der Abstand zwischen Schädelbasis und Oberrand des M. constrictor pharyngis superior beträgt 15–21 mm.

c) Recessus pharyngis, Schleimhaut

Die Schleimhaut des Recessus pharyngis ist durch die Entwicklung von lymphoidem Gewebe unterschiedlich gestaltet. Im Bereich der Plica salpingopharyngea findet sich in der Regel weniger lymphatisches Gewebe. Meist überbrücken Bindegewebebänder die Schleimhautfalten.

Dadurch können deutliche Taschenbildungen, die käsiges Material enthalten, entstehen. Gelegentlich ist der Recessus pharyngis durch Entwicklung dieser Bänder vollständig obliteriert. Proctor betont, daß bei nasopharyngoskopischer Untersuchung diese Veränderung nicht beobachtet werden kann, sondern sich nur durch Fingerpalpationen feststellen läßt. Mitunter können multiple adhäsive Stränge digital durchrissen und die Fossa deutlich vertieft werden. Pathologische Veränderungen des Recessus pharyngis können eine Bewegungseinschränkung der Pars cartilaginea tubae zur Folge haben.

Recessus salpingopharyngeus

Nach Altmann (1951) besteht gelegentlich ein Recessus salpingopharyngeus (Zuckerkandl) zwischen Plica salpingopalatina und Torus levatorius. Vom Ostium pharyngeum der Tube ist dieser Recessus durch eine Mukosafalte abgegrenzt. Ähnliche Re-

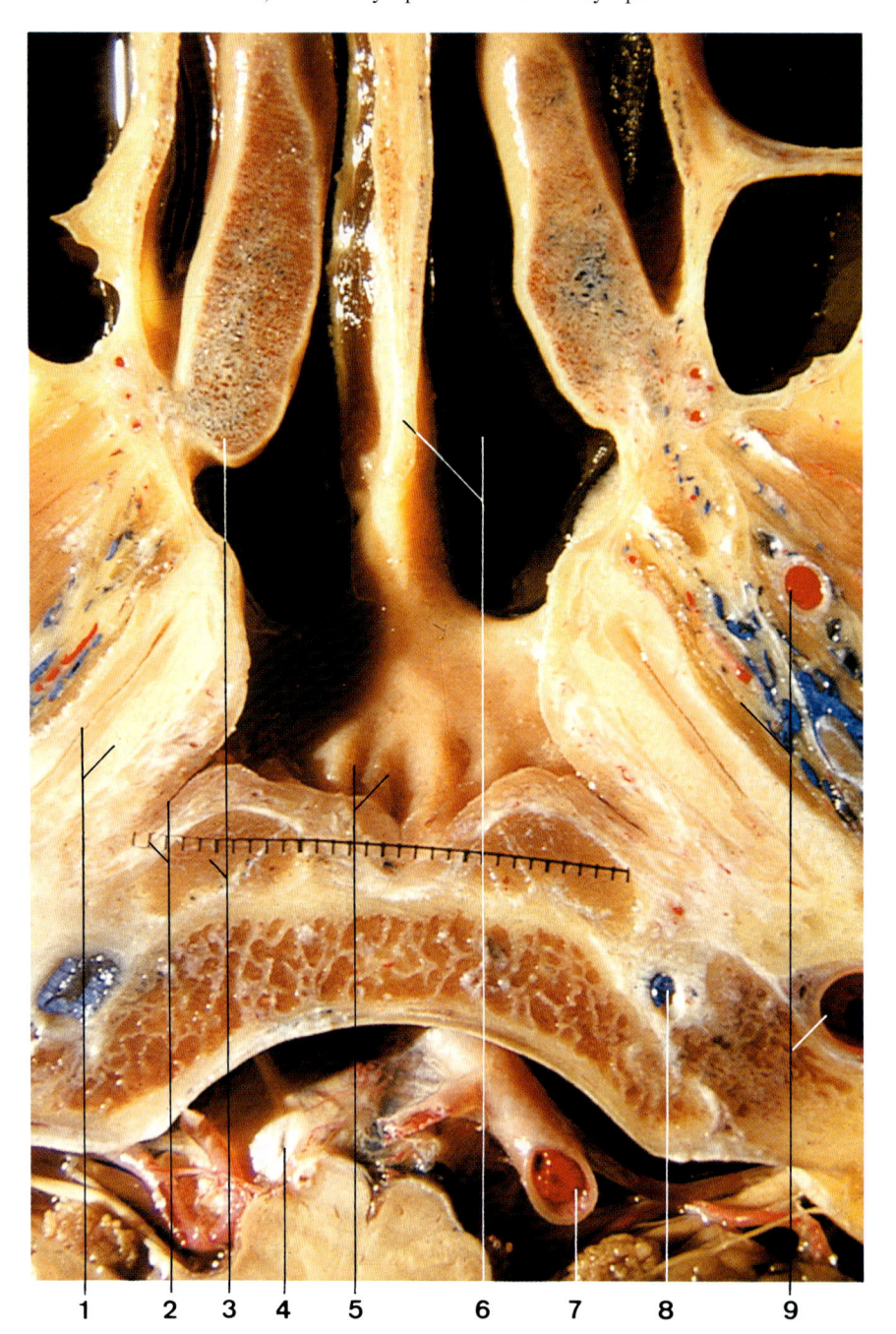

Abb. 80. Pharynxdach von unten

1 Tuba auditiva, Lumen und Lamina medialis
2 Recessus pharyngeus, mm-Papier
3 Concha nasalis inferior und M. rectus capitis ant.
4 N. VI, Ursprung
5 Schleimhautbuchten im Pharynxdach
6 Septum nasi und Cavitas nasi
7 A. vertebralis
8 Transbasale Vene
9 A. maxillaris, medialer Verlauf und M. tensor veli palatini, A. carotis int.

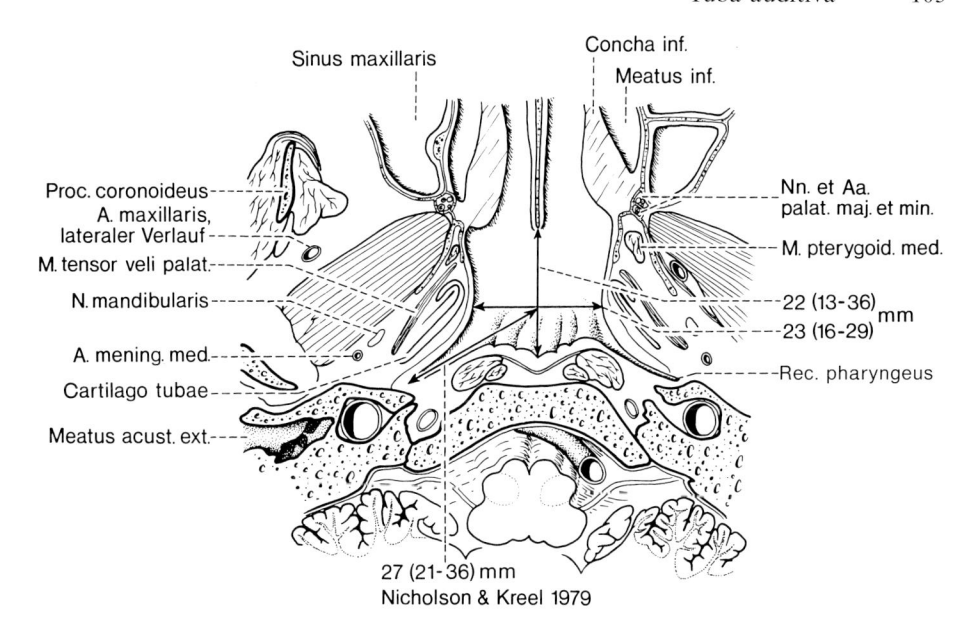

Abb. 81. Pharynxdach und Umgebung mit Maßen

cessus wurden auch von Worms u. Mitarb. (1936) beschrieben.

Recessus pharyngeus, Maße (Abb. 81)

Nach Proctor (1967) fehlt der Recessus pharyngeus bei Feten häufig, ist bei Neugeborenen klein und undeutlich begrenzt. Bei 6–12 Monate alten Kindern vertieft sich der Recessus pharyngeus, später entsteht rasch die Erwachsenenform. Bei Kindern beträgt nach Proctor die Tiefe des Recessus 0–6 mm, die Breite 5–7 mm und ist damit relativ etwas größer als bei Erwachsenen. Bei sehr kleinen Kindern erscheint die Schleimhaut glatt, einheitlich und ohne Falten, lediglich das lymphatische Gewebe erzeugt zahlreiche fächerförmig sich ausbreitende Einsenkungen (Tonsilla pharyngea, Luschka). *Diverticula* des Recessus pharyngeus kommen in Form von Pulsionsdivertikeln sowie branchialen Zysten vor.

Khoo u. Mitarb. (1967) beschrieben (an frontalen Röntgenaufnahmen) sogenannte Schmetterlingsformen des Recessus pharyngeus und führten außerdem zahlreiche anatomische Untersuchungen (vorwiegend Chinesen und Inder) durch. An frontalen Nasopharyngogrammen untergliederten sie die lateralen Aussackungen des Recessus pharyngeus in ovoide, ovoide mit kranialen Fortsätzen sowie mit einseitigen Recessus.

Die intertubale Distanz beträgt ihren Befunden zufolge am fixierten Präparat ca. 15 mm. Am Material von Nicholson und Kreel (1979) und an unserem macht dieser Abstand 23 (16–29) mm aus. Die Aussackungen des Recessus pharyngeus in der Richtung Unterfläche der Pars petrosa können links bis zu 20, rechts bis zu 13 mm tief sein. Sie sind von geschichtetem hochprismatischem und zilientragendem Epithel oder von Übergangsepithel ausgekleidet. Auch isoprismatische Zellen sowie Becherzellen und geschichtetes Plattenepithel und einschichtig hochprismatisches Epithel wurden in einigen Fällen im Bereich des Recessus pharyngeus nachgewiesen.

Röntgenologisch ließen sich die ungewöhnlichen Aussackungen des Recessus pharyngeus in der 4. Lebensdekade in 22%, in der 5. in 24%, in der 6. in 69%, in der 7. in 62% und in der 8. Lebensdekade in 66% nachweisen. Anatomisch finden sich diese in der 2. Lebensdekade in 25%, in der 3. in 33%, in der 4. in 40%, in der 6. in 54%. Insgesamt fanden sich an 99 Autopsiepräparaten 35 mit großen oder mittelgroßen Dilatationen des Recessus pharyngeus unterschiedlicher Form. Der Eingang kann breit, schmal oder spaltförmig, gelegentlich in oberen oder in unteren Zonen des Recessusgebietes vorliegen.

Pertik's Divertikel

Als kongenitale Anomalien wurden die Pertikschen Divertikel angesprochen, da sie schon in der perinatalen Zeit aufgefunden wurden. Es wird angenommen, daß es sich um einen Überrest des Recessus dorsalis der 2. Schlundtasche handelt (Stupka 1938).

Kirchnersche Divertikel

Die Kirchnerschen Divertikel sind Aussackungen zwischen den Mm. tensor und levator veli palatini. Sie können als Pulsionsdivertikel oder auch als Folgen einer kongenital weniger widerstandsfähigen Zone angesprochen werden.

d) Tuba auditiva und Muskeln

M. tensor veli palatini und Tuba auditiva (Abb. 82 und 83)

Ursprung: am inneren Umfang der Spina sphenoidalis (gemeinsam mit Fasern des M. tensor tympani), von der Fossa scaphoidea, von der Crista der äußeren Lippe der Fossa scaphoidea zur Spina sphenoidalis (Crista pterygospinalis). Nach Weber wird diese als Apophyse des M. tensor veli palatini bezeichnet.

Verlauf: Der superfiziale Teil verläuft lateral und besitzt keine direkten Beziehungen zur Tube.

Die Sehne des Abschnittes umfaßt den Hamulus pterygoidei rechtwinklig und inseriert im Palatum molle. Zwischen Hamulus und Sehne befindet sich eine Bursa.

Der vordere Teil entspringt von der Fascia von Weber-Liel und entläßt einige Fasern direkt zum hinteren Abschnitt des Palatum molle. Die tiefere Schicht ist in der oberen Hälfte muskulös, in der unteren sehnig (bei Blick von lateral), bei Blick von medial umgekehrt ausgebildet. Sie entspringt medial von einer Bindegewebeschicht, die an der Kante des Tubenhakens ausgebildet ist, und ist medial mit der Fascia salpingopharyngea von Tröltsch vereinigt. Einige Fasern entstammen der Lamina lateralis cartilaginis tubae, die tiefen konvergieren in eine schmale Sehne, die am Hamulus ansetzt.

M. levator veli palatini, Ursprung (s. Abb. 75)

Die Pars cranialis entspringt unmittelbar vor der Apertura externa des Canalis caroticus, der Apophysis tubalis der Pars tympanica und mit vorderen Fasern von der Pars petrosa. Die Ursprungsregion ist meist durch Cellulae tubales vom Protympanon abgegrenzt. Das hintere Drittel (pars tubaria) besitzt weitere Ursprünge von der Lamina medialis der Cartilago tubae, auch vom Tubenboden im Be-

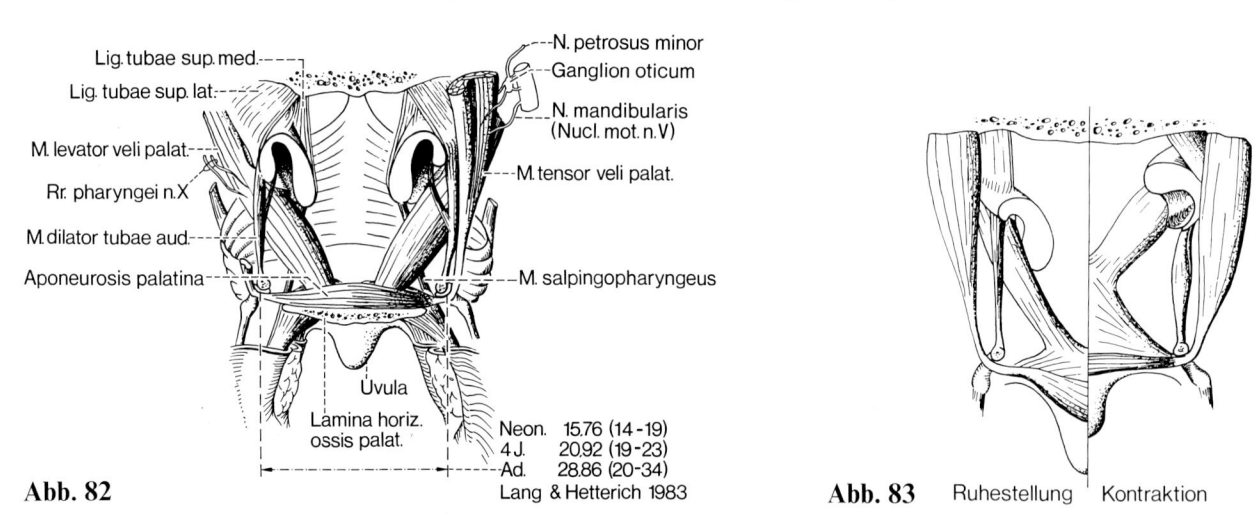

Abb. 82. Mm. tensor et levator veli palatini von vorn. Angegeben ist auch die Innervation des M. levator veli palatini und des M. tensor veli palatini. Die postnatale Abstandsvergrößerung zwischen den Umbiegungszonen des M. tensor veli palatini nach Lang und Hetterich (1983), die Tubenbänder nach Pahnke (1991)

Abb. 83. Während der Kontraktion (rechte Bildseite) zieht der M. tensor veli palatini und insbesondere dessen Pars tubopterygoidea die Lamina lateralis der Cartilago tubae nach unten, während der M. levator veli palatini die Lamina medialis tubae auditivae nach oben drückt

reich des Isthmus. Die zwei vorderen Drittel des Muskels besitzen eine direkte Beziehung zur Tube, von der sie durch Bindegewebe im Bereich des mittleren, und durch Fettgewebe im Bereich des vorderen Drittels abgegrenzt sind.

Verlauf (Abb. 84)

Der runde Muskelbauch steigt parallel zur Tube abwärts, liegt der Pars membranacea dicht benachbart am Tubenboden und strahlt dann fächerförmig in die dorsale Fläche des Palatum molle unterhalb des Ostium pharyngeum tubae aus. Die vorderen Fasern verlaufen homolateral, die hinteren gekreuzt. Insgesamt ist der Faserverlauf nicht parallel sondern rotiert.

e) Peritubale Muskeln, Funktion

Außer der Hebung des Palatum molle wird vom M. levator der Tubenboden durch Verkürzung und Verdickung der Fasern angehoben, das Ostium pharyngeum tubae wird erweitert. Bei Tubenöffnung wird der Torus tubarius nach hinten oben geklappt, während die vordere Tubenlippe in situ bleibt und sich der vorher zusammengefaltete Tubenboden flach ausspannt. Das Lumen nimmt also Dreiecksform an. In tieferen Abschnitten der Tube ist kein besonderer Boden ausgebildet. Kontraktion des Tensor veli palatini wird es zu einem ovalen Querschnitt umformen.

Sowohl der M. tensor veli palatini als auch der M. levator veli palatini dienen als Tubenöffner.

Der M. levator veli palatini öffnet das Ostium pharyngeum tubae, indem er die Cartilago tubae nach rückwärts verlagert. Außerdem trägt er zur Öffnung des unteren Drittels der Pars fibrocartilaginea tubae bei. Der Tensor veli palatini öffnet den oberen Abschnitt der Tube.

McMyn (1940) war der Meinung, daß der M. salpingopharyngeus während des Schluckaktes den Torus tubarius nach unten und hinten verlagere.

Aponeuroses peritubales

Die Aponeurosis pharyngea besteht aus 2 Bindegewebescheiden, einer intrapharyngealen und einer peripharyngealen. Zwischen beiden Faserschichten liegen die verschiedenen Muskeln. Die Fascia intrapharyngealis ist streckenweise zum Ligamentum pharyngotubarium umgebildet. Die Fascia peripharyngealis stützt den oberen Abschnitt und die verschiedenen Elemente der Tuba auditiva. Beide Strukturen spielen bei Bewegungen der Pharynx- und Tubenabschnitte eine bedeutende Rolle, da sie unabhängig voneinander wirken können. Pahnke (1991) gliederte den Aufhängeapparat in ein mediales und ein laterales Ligamentum (s. Abb. 82).

Ostmannsche Fettkörper

Ostmann (1892) beschrieb zwei Fettpolster in der Nachbarschaft der Tubenwand. Das *mediale* Fettpolster stellt seiner Meinung nach ein unbedeutendes Füllgewebe zwischen den Aufhängebändern der Tube medial und oberhalb der Knorpelrinne dar. Wichtig erscheint der *laterale* Ostmannsche Fettkörper, in dem reichlich kollagene Fasern vorkommen und der der lateralen Schleimhautwand der Tube aufliegt. Seitlich von ihm befindet sich die Sehnenplatte des M. tensor veli palatini. Er überträgt den Gewebedruck und den Muskelzug der Faszien auf die Tubenwand und ist deshalb in die Öffnungs- und Schließbewegung der Tube eingeschaltet (Zöllner 1942). Weiteres bei Pahnke (1991).

Die *Fascia pharyngobasilaris* verläuft innerhalb des M. tensor veli palatini, in derselben Ebene wie die Fascia von Tröltsch. An der äußeren Fläche des M. tensor veli palatini zieht die Faszie von Weber-Liel. Die Fascia von Tröltsch ist an der unteren sowie an der äußeren Kante der Tube befestigt.

f) Tuba auditiva, Nerven und Gefäße

Tuba auditiva, Blutversorgung (s. Abb. 85)

1. Von der A. maxillaris zweigen die A. palatina descendens, die A. meningea media sowie die A. canalis pterygoidei ab. Die Tube wird von diesen Arterien sowie im Bereich des Ostium pharyngeum auch von der A. canalis pterygoidei versorgt.

2. Aus der A. pharyngea ascendens sowie aus der A. palatina ascendens stammen Zweige zum Recessus pharyngeus (Rosenmüller) ab, die die Schädelunterseite zwischen Apertura externa canalis carotici und oberem Abschnitt des M. levator veli palatini erreichen. Die A. pharyngea ascendens biegt dann nach vorn und medial um. Am hinteren

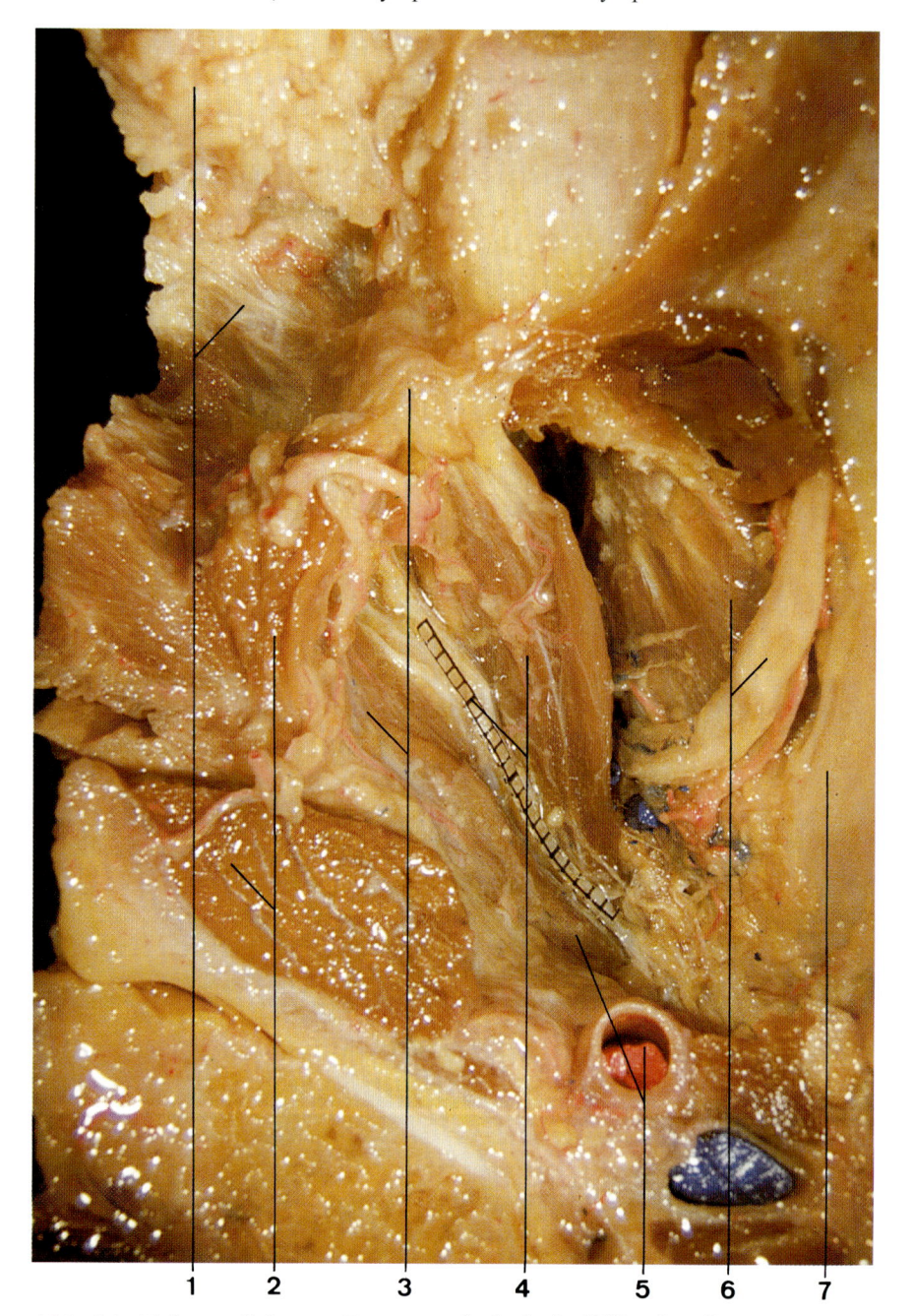

106 Auris media, Cavitas tympanica – Cavum tympani

Abb. 84. Tuba auditiva an Transversalschnitt in Höhe des Gaumens, von unten (M. pterygoideus medialis, abgetragen)

1 Glandulae palatinae und Gaumenaponeurose, freipräpariert
2 M. constrictor pharyngis superior und prävertebrale Muskeln
3 Hamulus pterygoideus und M. levator veli palatini
4 M. tensor veli palatini und Tuba auditiva, mm-Papier

5 Fascia sphenopharyngea und A. carotis interna
6 M. pterygoideus lateralis, Caput pterygoideum und N. lingualis
7 Ligamentum sphenomandibulare

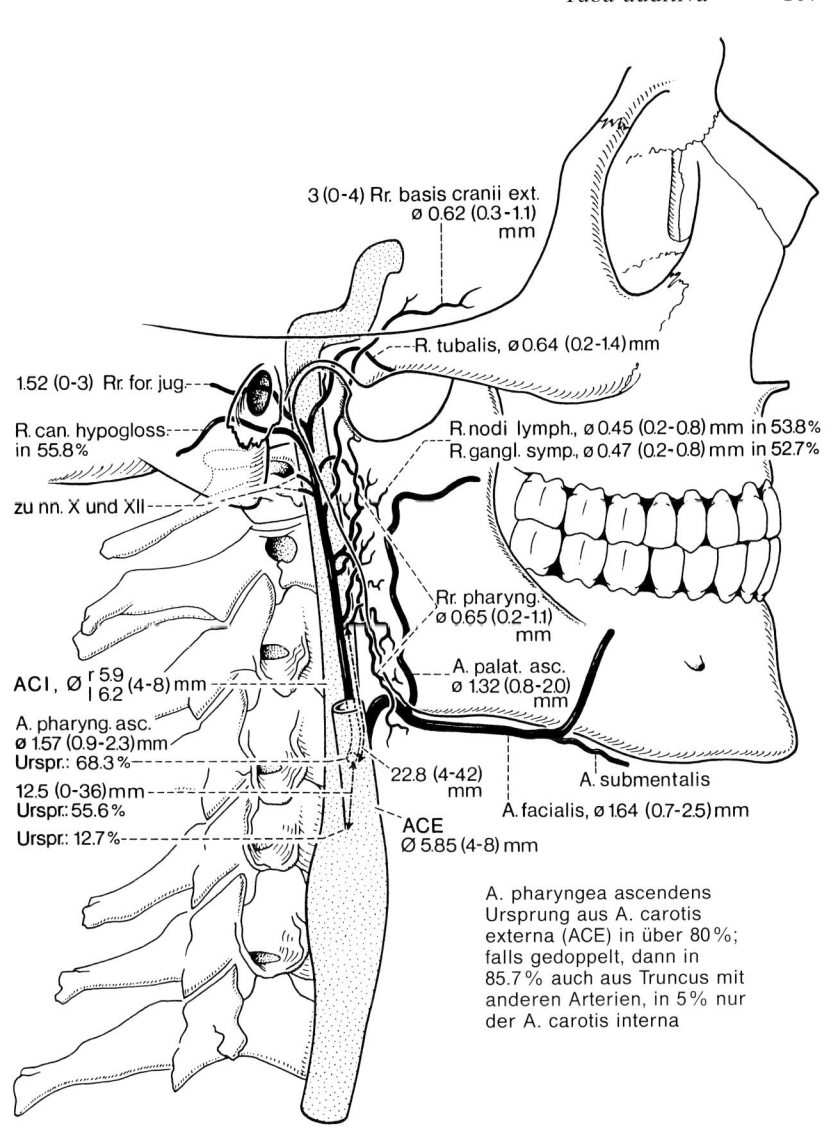

Abb. 85. A. pharyngea ascendens, Ursprung, Verlauf und Zweige nach Lang und Heilek (1984). Dieses Gefäß stellt die wichtigste Versorgung der Tuba auditiva im lateralen Abschnitt dar

unteren Rand des M. levator veli palatini an ihrer Kreuzungszone im Bereich des Pharynxdaches zweigt nach Proctor in der Regel die A. meningea posterior sowie eine A. tubalis inferior ab (s. Abb. 89). Vom deszendierenden Abschnitt erreichen Zweige die Gaumenmuskeln.

Die A. tubalis inferior ist an unserem Material 0,64 (0,2–1,4) mm dick (Lang u. Mitarb. 1984), verläuft unter dem oberen Ursprung der Gaumenmuskeln und verzweigt sich im unteren Tubenabschnitt. Die A. palatina ascendens entsteht meist aus der A. facialis, seltener aus einem gemeinsamen Stamm mit der A. pharyngea ascendens (Lang und Preis 1981). Das Gefäß kann auch fehlen. In der Regel verläuft die Arterie zwischen M. tensor veli palatini und M. levator veli palatini, die beide Zweige erhalten, und verläuft dann an der äußeren oberen Fläche des M. constrictor pharyngis superior. Ihre Endzweige ziehen zur Tonsilla palatina sowie zur Tuba auditiva, oberes Segment der Pars pharyngea tubae auditivae: A. tubalis superior. Diese ist an unserem Material meist gedoppelt und jeweils 0,44 (0,2–0,7) mm weit.

Der M. tensor veli palatini wird versorgt von zwei oder drei Zweigen der A. palatina inferior, zweitens von Zweigen der A. maxillaris, drittens von einem Zweig der A. meningea media, der mit dem Nerv zum Tensor veli palatini den Muskel erreicht. Von der Tiefe erhält der Muskel Zweige aus der A. palatina ascendens.

Tubenschleimhaut – Versorgung

Das Ostium pharyngeum tubae auditivae wird von der A. pharyngea ascendens sowie von der A. palatina ascendens, der größere mittlere Tubenabschnitt von der A. meningea media versorgt.

Tuba auditiva – Venen

In der Submucosa der Tuba auditiva befindet sich ein Venenplexus, dessen Abfluß fast vollständig in Richtung Plexus venosus pterygoideus erfolgt. Außerdem bestehen Venae caroticotympanicae, die in den paracarotidischen Venenplexus einziehen. Da sich der submucöse Venenplexus über die ganze Tubenlänge erstreckt, kommunizieren die Tubenvenen mit den Venen der Cavitas tympanica. Gelegentlich entstehen aus dem Venenplexus Tubenvarizen. Weitere Verbindungen des Plexus bestehen mit den Begleitvenen der A. meningea media, den Venen des Foramen lacerum und sind über diese mit dem Sinus cavernosus verknüpft.

Lymphgefäße (Abb. 86)

Ein Plexus lymphaticus liegt im Bereich des Ostium pharyngea tubae, lateral davon sind die Lymphgefäße weniger dicht angeordnet, die Lymphstämmchen erreichen die zervikalen Lymphknoten auf vier Wegen.

1. Retropharyngeale Lymphgefäße verlaufen entlang der Seitenwand des Pharynx zu Nodi lymphatici retropharyngeales.
2. Retrostyloideale Lymphgefäße ziehen in Nodi lymphatici jugulares.
3. Andere Lymphgefäße verlaufen durch das Spatium parapharyngeum, vereinigen sich mit Lymphgefäßen der Cavitas nasi. Proctor nimmt an, daß Parese der Gaumenmuskeln bei Rhinosinusitis durch übergreifende Infektionen des Spatium parapharyngeum erzeugt werden können.
4. Prästyloideale Lympfgefäße ziehen in Nodi lymphatici an der Vena jugularis interna.

Ein zusätzlicher Lympfabfluß kann durch die Pars ossea tubae auditivae in die Cavitas tympanica, zur Membrana tympani und über den Meatus acusticus externus zu Nodi lymphatici parotidei erfolgen.

Innervation (s. Abb. 82)

Nach Proctor ist der M. levator veli palatini vom N. vagus über den Plexus pharyngeus versorgt.

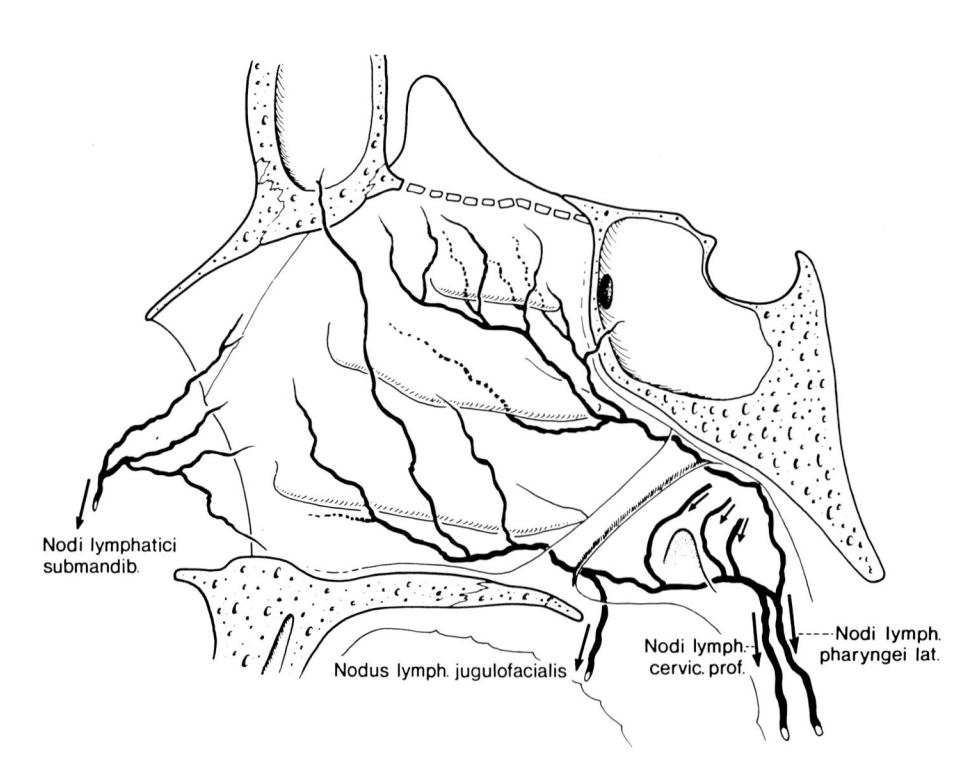

Abb. 86. Vorwiegender Lymphabstrom der Tuba auditiva nach medial

Möglicherweise trägt auch ein vorderer Abschnitt des spinalen Akzessoriuskerns zur Versorgung bei.

Der M. tensor veli palatini wird vom Nucleus motorius n. V über den N. mandibularis versorgt. Der Muskelast durchzieht das Ganglion oticum.

Sensible Innervation

Die vordere Wand des Ostium tympanicum tubae auditivae wird durch einen Zweig des N. tensoris tympani (aus dem Ganglion oticum) innerviert. Die Hinterwand des Ostium pharyngeum und der Recessus lateralis werden vom Plexus pharyngeus des Spatium petrostyloideum sowie vom Plexus pharyngeus innerviert. Die obere Wand erhält ihre Innervation über den Nervus pharyngeus von Bock, einem Zweig des N. sphenopalatinus. Eigenen Befunden zufolge (Lang und Keller 1978) beteiligt sich zumindest ein Zweig des N. canalis pterygoideus: N. vomeronasalis.

Die Tuba auditiva und das Protympanon erhalten ihre Innervation von einem Zweig des Arnoldschen Nervs (R. auricularis u. vagi) über den Plexus tympanicus in vorderen, seitlichen Wandgebieten der Cartilago tubae auditivae und der Mucosa. Das Protympanon erhält außerdem Zweige des Jacobson-Nervs (N. tympanicus). Der Mittelabschnitt der Tube wird von 4–5 Fasern des Plexus pharyngeus (Haller) erreicht. Einige Fasern entstammen dem N. petrosus major.

Der N. glossopharyngeus spielt nach Proctor eine wichtige Rolle bei der Tubeninnervation. Nach intrakranieller Durchschneidung des Nervs ist die gesamte Tubenschleimhaut anästhetisch.

Tuba auditiva, Versorgung mit autonomen Nerven

Nach Oyagi u. Mitarb. (1988) stammen die sympathischen Fasern zur Tube von ipsilateralen Ganglia cervicale superius und medium sowie vom Ganglion cervicothoracicum. Die parasympathischen Fasern kommen aus dem Ganglion pterygopalatinum sowie aus dem Ganglion oticum.

Die sympathische Innervation verläuft über das Ganglion oticum für den N. tensoris veli palatini, über das Ganglion pterygopalatinum für den N. levator veli palatini und den N. canalis pterygoidei. Die Tube erhält ihre Innervation über das Ganglion oticum, der Gaumen über das Ganglion pterygopalatinum und Nn. faciales, die Tubenschleimhaut sowohl über das Ganglion pterygopalatinum (Nervus pharyngeus von Bock) und das Ganglion oticum, einen submucösen Zweig des N. tensoris veli palatini, die Nn. petrosi, den Jacobsonschen Nerv und caroticotympanische Zweige.

Tuba auditiva, Lagebeziehung (Abb. 87)

An unserem Material wurden 12 Schnittserien senkrecht zur Tubenlängsachse studiert (Pahnke und v. Lüdinghausen 1990). In der pharyngealen Hälfte der Pars cartilaginea beobachteten wir zahlreiche Formvarianten des Knorpels. Im Bereich der Konvexität der Cartilago tubae liegen häufig akzes-

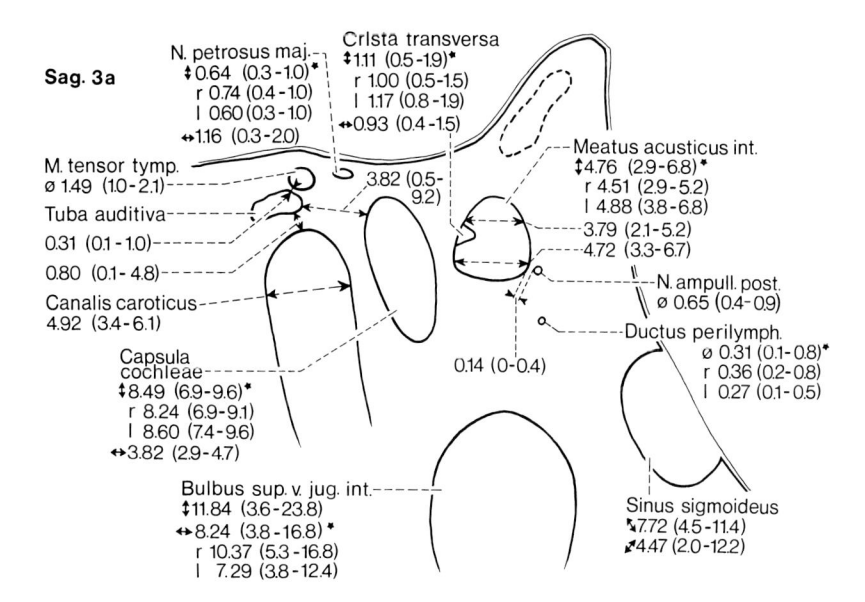

Abb. 87. Paramedianer Sagittalschnitt durch die Tuba auditiva und deren Umgebung im Bereich der Pars ascendens des Canalis caroticus (nach Fichtl 1991)

sorische Knorpelinseln oder bis zu 6,5 mm lange hakenförmige Fortsätze vor. In zwei Fällen fanden sich ausgedehnte Knorpelplatten zwischen Lamina medialis und M. levator veli palatini einerseits und Recessus pharyngis andererseits. An zwei Präparaten wurde der untere Abschnitt des Lumens von einem hakenförmigen Ausläufer der Lamina medialis umgriffen.

Der Abstand zwischen Pars cartilaginea und A. carotis interna kann sich stark verringern. Am Übergang vom mittleren zum hinteren Drittel der Pars cartilaginea beträgt die Distanz nach unten 5,9 (0,6–11,8) mm, nach medio-dorsal 2,8 (1,9–3,9) mm. Die A. meningea media nähert sich der Lamina lateralis des Tubenknorpels im Mittel auf 1,5 (0,8–2,7) mm und dem Lumen der Tube auf 3,1 (1,5–4,2) mm. Die mittlere Distanz vom N. mandibularis zum M. tensor veli palatini beträgt 1,6 (0,9–2,4) mm, zur Lamina lateralis 1,9 (1,0–2,7) mm und zum Tubenlumen 4,4 (3,0–5,5) mm. Von unten gelangt die A. pharyngea ascendens regelmäßig an den M. tensor veli palatini und mit kleineren Ästen an den Tubenknorpel (Abb. 16 und 17). Zwischen der A. carotis interna und der Pars ossea tubae auditivae variierte die Distanz zwischen 0,3 und 5,2 mm.

h) Pars ossea tubae auditivae (Protympanon)
(Abb. 88)

Nach Proctor ist das Protympanon beim Erwachsenen 13–14 mm lang, zur Zeit der Geburt breiter und kürzer. Die Verengung erfolgt durch die Vergrößerung des Canalis caroticus. Proctor weist auf die lange Wandzone zwischen A. carotis interna und Tuba auditiva, die verhältnismäßig dünn und durch caroticotympanale Gefäße perforiert ist, hin. Dehiszenzen können vorkommen.

Pars ossea, Wände (Abb. 74 u. 87)

Die Außenwand des Protympanon wird vollständig oder teilweise von der Pars tympanica gestellt und liegt in derselben Ebene wie die Vorderwand des Meatus acusticus externus. Mit der Pars cartilaginea tubae ist das Protympanon über eine gezackte und schräge Oberfläche verbunden. Oberhalb des medialen Drittels des Daches liegt der Semicanalis m. tensoris tympani oberhalb des Knochenseptums. In diesem Bereich ist das Lumen dreieckig mit oben gelegener Basis. Das mediale Dachdrittel ist glattflächig und konkav und endet im Bereich des Isthmus. Das laterale Dachdrittel ist verhältnismäßig seicht, kurz und bildet einen kleinen Recessus aus, den Proctor als Recessus praetympanicus bezeichnet. Zwischen dem Semicanalis tubae auditivae und Recessus praetympanicus befindet sich ein kleiner Knochenfirst mit dem Canaliculus chordae tympani anterior (Kanal von Hugier) an der medialen Seite und die Fissura petrotympanica an der lateralen. Die Oberwand des Protympanon endet an dem Übergangspunkt zum vordersten Abschnitt des vorderen Attikusteiles. Gelegentlich kann der Attikus jedoch nur bis zum Ligamentum malleare superius zur Plica mallearis superior reichen. Der Raum vor dem Ligamentum stellt in diesen Fällen einen direkten Übergang der oberen Tubenwand dar und kann dann nach Proctor als Recessus supratubalis bezeichnet werden.

Nach Zöllner (1942), Proctor (1967) u. A. finden sich relativ häufig (in über 50%) Cellulae tubales um die Pars ossea tubae auditivae, bei guter Pneumatisation um deren ganzen Umfang herum: Cellulae paratubales. Öffnen sie sich in das Lumen der Pars ossea, so bezeichnet Proctor diese Zellen als Cellulae infratubales. Diese peritubalen Zellen können sich vor der Cavitas tympanica und hinter den Canalis caroticus in Richtung Pars petrosa ausbreiten. Hinter der Rückwand des Protympanon verläuft die A. carotis interna (Abb. 74 u. 138).

i) Tuba auditiva und lymphatisches Gewebe

1875 wies Gerlach anatomisch (beim 6 Monate alten Kind) zahlreiche Lymphfollikel in der Pars cartilaginea tubae auditivae, die sich vom Ostium pharyngeum bis zum Isthmus tubae erstreckten, nach. Er bezeichnete diese Lymphstrukturen als Tonsilla tubalis. 1877 beschrieb Teutleben die Tubentonsillen bei Erwachsenen und stellte Lymphgewebe nur im Bereich der Tonsilla pharyngealis fest, das sich gelegentlich in die Tuba auditiva hinein erstreckte. Nach Anton (1900) ist die Tonsilla pharyngealis zwischen 5. und 15. Lebensjahr am größten entwickelt, während das lymphatische Gewebe der Tuba auditiva seine größte Entwicklung zwischen 1. und 2. Lebensjahr besitzt und sich dann rückbildet.

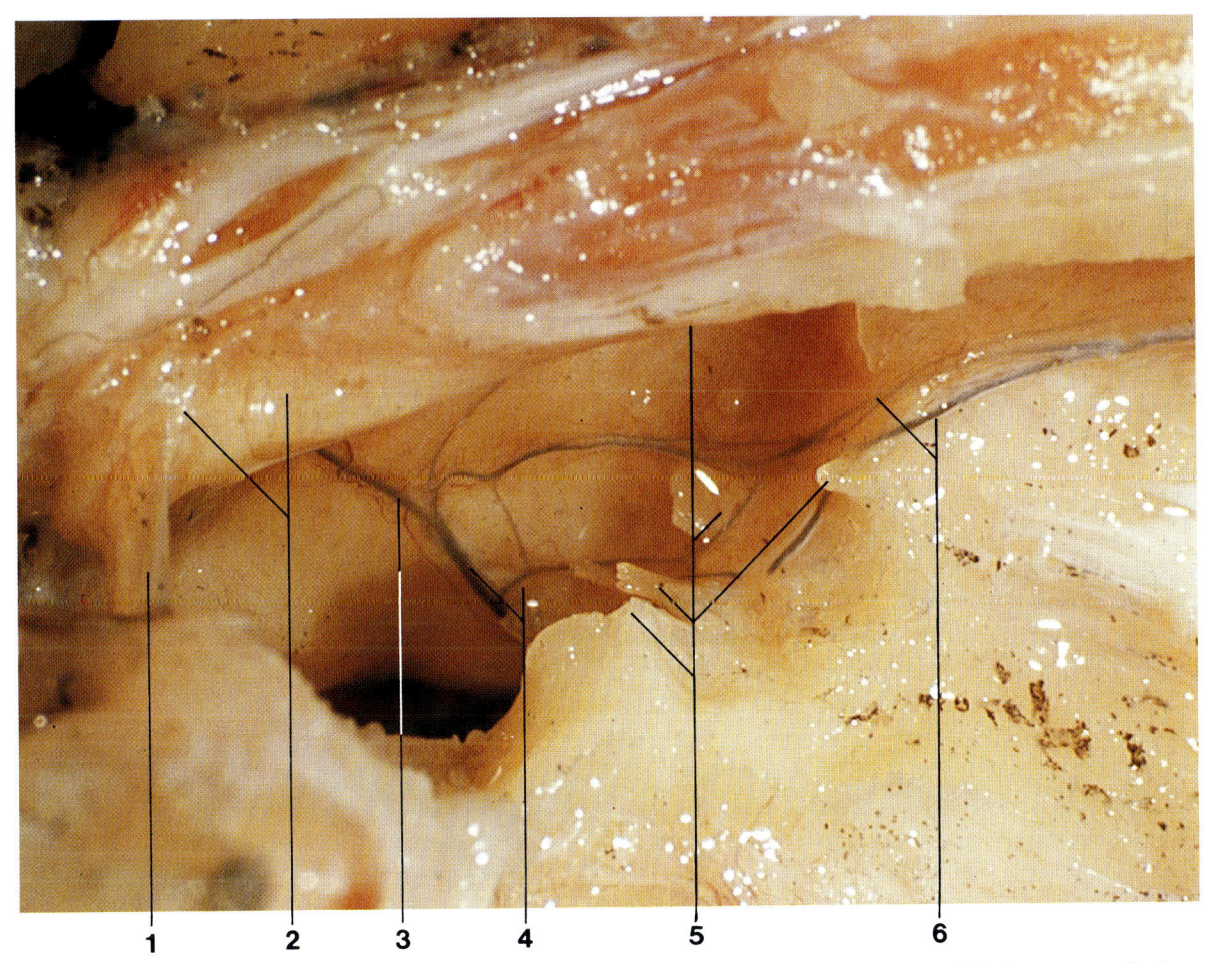

Abb. 88. Pars ossea tubae auditivae und Ramus tubalis des Plexus tympanicus von seitlich, vorn und oben

1 Tendo m. tensoris tympani
2 M. tensor tympani und Trochleagegend
3 N. petrosus minor
4 Plexus tympanicus
5 Ostium tympanicum tubae auditivae mit Knochenspornen
6 Rami tubales am Boden der Pars ossea

Zöllner (1933) fand bei 17 untersuchten Fällen Erwachsener nur wenig Lymphgewebe im Bereich des Ostium pharyngeum (dreimal bei Otitis media). Vergrößerungen des lymphatischen Gewebes innerhalb der Tuba und am Ostium können zweifelsohne die Durchgängigkeit der Tube erschweren und damit die regelhafte Be- und Entlüftung der Cavitas tympanica.

Tuba auditiva, Pathologie (s. Spezialliteratur)

Tuba auditiva, Funktion

Die Funktion der Tuba auditiva besteht in der Be- und Entlüftung der Cavitas tympanica und ihrer Nebenräume. Insbesondere wird der Druckausgleich zwischen Pharynx und Mittelohr durch die Tube besorgt. Außerdem stellt die Tuba auditiva einen Drainageweg zwischen Mittelohr und Nasopharynx dar. Unterstützt wird diese Funktion durch die Mm. levator und tensor veli palatini. Besteht eine Dysfunktion dieser Muskeln oder ein direktes Tubentrauma, ist die normale Funktion der Tube aufgehoben. Honjo u. Mitarb. (1981) führten z. B. kontraströntgenographische und kinetoröntgenographische Untersuchungen durch, um die Öffnung der Tuba auditiva während des Schluckaktes nachzuweisen. Guillerm u. Mitarb. (1971) wiesen darauf hin, daß Flisberg u. Mitarb. (1963) jene Unterdruckwerte ermittelten, welche nach Tubenstenose auftreten und bei denen die Transsudation der Mittelohrschleimhaut beginnt. Donaldson (1973) betonte, daß Armstrong (1961) nachwies, daß bei einem Tubendruck von 40–70 mm H$_2$O ein Völlegefühl im Ohr und eine leichte Vorwölbung der Membrana tympani entsteht. Bei 200 mm H$_2$O entsteht ein Klicken, die Tuba auditiva öffnet sich und die Membrana tympani schnappt (bei Erniedrigung des Druckes auf 50 mm H$_2$O) zurück.

Tuba auditiva, Implantat

Nach Steinbach (1991) hat in den fünfziger Jahren Beck in Freiburg ein speziell geformtes Röhrchen entwickelt und statt der Tube in das Mittelohr eingelegt. Der Autor ist der Meinung, daß, wäre der Luftaustausch über die Tuba auditiva regelhaft, nur in Ausnahmefällen seröse Mittelohrentzündungen entstünden, seltener Adhäsionen, Paukenfibrose, Schleimhauteiterungen oder Cholesteatome. Derzeit werden Tubenimplantate aus Feingold hergestellt. Ihr Innendurchmesser macht 1,5 mm aus, verlegt sich aber durch eingeflossenes Sekret sehr rasch. Seit 1986 wurde ein rillenförmiger Tubendraht mit einem Durchmesser von 0,6 mm eingelegt. Er besitzt an beiden Enden Knöpfe, an dem zum Pharynx in Form einer Knopfsonde, an dem mittelohrseitigen als verbreiterte knopfartige Goldplatte, die das Abgleiten des Implantats in den Pharynx verhindert. Insgesamt ist das Implantat 3,5 cm lang. Das Implantat aus Feingold wird gut toleriert. Bisher sind 117 Patienten damit behandelt worden, 30 von ihnen wurden nachuntersucht. Bei keinem der Patienten wurden Abstoßungsreaktionen, Mittelohrentzündungen oder Reaktionen am Trommelfell beobachtet. Insgesamt wurden derartige Implantate in weniger als 1% nach Ohroperationen verwendet.

Toynbeescher Versuch

Bei geschlossener Nase kommt es durch komprimierenden Gaumenabschluß am Beginn des Schluckaktes zu einem Überdruck im Nasopharynx. Dieser wird sowohl über die Tuba auditiva zur Cavitas tympanica als auch in die Sinus paranasales fortgeleitet. Im weiteren Verlauf des Schluckaktes erfolgt dann eine rasche Erschlaffung des Velum palatinum und ein Absinken des Zungengrundes sowie die Öffnung des Oesophagusmundes mit starker Sogwirkung. Neben der Entlüftung der Tuba auditiva tritt demnach während des Schluckaktes eine ausgedehnte Ventilation der Sinus paranasales ein (Pfretzschner und Loibel 1971).

Betont sei, daß auch bei Fliegern, Tiefseetauchern und Froschmännern sogenannte Baro-Traumata des Mittelohres beobachtet wurden. Es besteht bei diesen Patienten eine Unfähigkeit, rasche Druckschwankungen sofort auszugleichen.

Syndrom der offenen Tube

Guillerm u. Mitarb. (1971) betonen, daß dieses Syndrom oft verkannt wird. Es besteht darin, daß je nach Kopfstellung Autophonie und Pseudo-Hypakusie auftreten. Die Weiterleitung des Tons aus dem Nasopharynx in die Cavitas tympanica ist in diesen Fällen permanent vorhanden. Diese Autoren stellten auch fest, daß durch Kontraktion des M. levator veli palatini die Tuba auditiva in die richtige Öffnungslage verbracht wird. Der M. tensor veli palatini löse dagegen den Öffnungsvorgang aus. Die synergistische Kontraktion beider Muskeln stellt die Voraussetzung für eine normale Tubenöffnung dar. Die Kontraktionsdauer der Muskeln beträgt 400 bis 600 msec. Beim Schlucken und Gähnen bleibt die Tuba auditiva nur 200 bis 300 msec. offen. Tuba auditiva und Canalis caroticus siehe Abb. 88 und 89.

11. Cellulae mastoideae (Abb. 90)

a) Ärztliche Bedeutung

1. Ausbreitung von Entzündungen. Über die Tuba auditiva können Bakterien ins Mittelohr gelangen und sich dann über die verschiedenen Zellzüge der Cellulae mastoideae in unterschiedliche Richtungen ausbreiten.

2. Für den diagnostizierenden Arzt ist die Kenntnis der verschiedenen Zellarten und Zellzüge von Bedeutung.

3. Der operierende Arzt muß wissen, wo und in welchem Prozentsatz Zellzüge und Zellen vorkommen können. Diese müssen nach Operationen oder auch nach frischen Schädel-Hirn-Verletzungen ab-

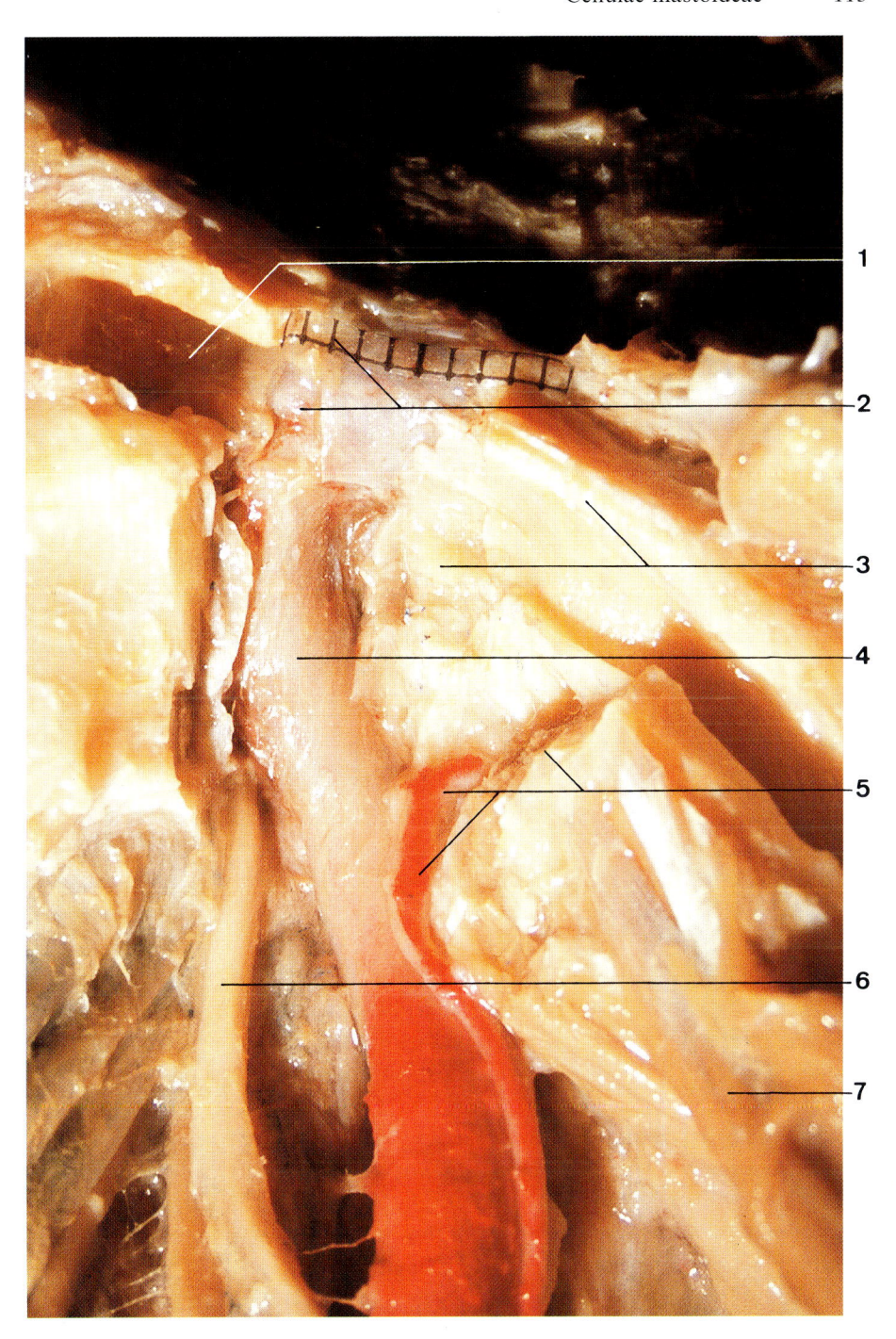

Abb. 89. Tuba auditiva und A. carotis int. von vorne

1 Pars ossea tubae auditivae
2 mm-Papier und Hüllgewebe des Canalis caroticus abgetragen
3 Tubenschleimhaut, Schnittkanten
4 Pars petrosa ascendens der A. carotis int.
5 Ramus tubalis der A. pharyngea ascendens = A. tubalis inferior
6 N. glossopharyngeus
7 Tubenmuskeln abwärts verlagert

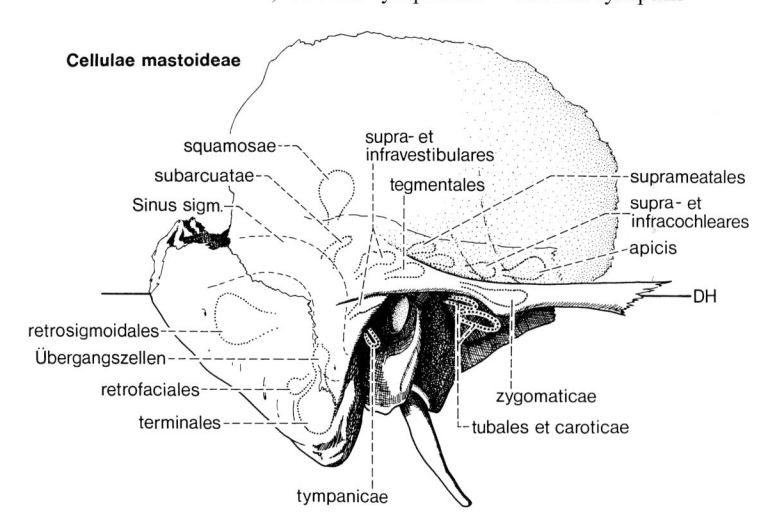

Abb. 90. Schema der Cellulae mastoideae in verschiedenen Abschnitten des Os temporale

gedichtet werden, da sonst Meningitis, Enzephalitiden u.a. entstehen können (Kley 1974). Auch Lindsay (1940) betonte, daß die Mehrzahl der postotitischen Meningitiden nach akuter Vereiterung des Mittelohrs entsteht, und zwar in der Regel bei gut pneumatisierten Partes petrosae.

4. Die Ausbreitung kann auch nach unten über die Spitze des Processus mastoideus unter diesen oder in den Muskel hinein erfolgen (Bezoldsche Mastoiditis). Die Perforation erfolgt an der medialen Seite des Warzenfortsatzes und erreicht zunächst die Oberfläche nicht, der Eiter kann dann am Hals längs des M. sternocleidomastoideus nach abwärts gelangen. Dunn (1903), der sich ebenfalls mit dieser Art von Durchbrüchen befaßte, bezeichnete als untere okzipitale Platte des Warzenfortsatzes den Teil des Os temporale, welcher nach innen von der Fossa digastrica liegt.

5. Eine Ausbreitung nach dorsal und ventral kommt bei der klassischen Mastoiditis vor.

6. Verhältnismäßig selten breiten sich Entzündungen in die Fossa infratemporalis und ins Spatium parapharyngeum aus (Dysphagie und Schluckbeschwerden).

7. Apex partis petrosae, Vereiterungen: Gradenigoscher Symptomenkomplex.

Tobeck (1936) betonte, daß Pyramidenspitzenzelleiterung zunächst bezüglich des Gradenigoschen Symptomenkomplexes beschrieben wurden. Zum Gradenigoschen Symptomenkomplex gehören: Schädigung des N. abducens, unilaterale Kopfschmerzen sowie eitrige Mittelohrentzündungen. Bekanntlich verläuft der N. abducens meist im seitlichen Wandabschnitt des Sinus petrosus inferior unmittelbar unter der Spitze der Pars petrosa in den Sinus cavernosus nach vorn (= Dorelloscher Kanal).

b) Cellulae mastoideae, Größe und Formtypen

Bei stark pneumatisierten Ossa temporalia liegen in der Regel im Bereich des Antrumbodens zahlreiche abgeplattete und kleine Cellulae mastoideae vor. Ähnliche kleine Zellen finden sich im Tegmen antri, größere meist lateral davon in der Squama ossis temporalis im Bereich des Bodens der Fossa cranii media und im Dach des Meatus acusticus externus. Diese reichen gelegentlich in die Wurzel des Processus zygomaticus hinein. Kleinere Zellen gehen in der Regel vom Antrum mastoideum horizontal nach außen und nach innen zur Pars petrosa ab. Wie andere Nebenhöhlen halten sich auch Cellulae mastoideae nicht an Knochengrenzen, sondern können diese (z.B. zum Os occipitale hin) überschreiten. Kleinere oder größere Zellen können seitlich, medial oder hinter dem Sinus sigmoideus vorliegen. Über große Spitzenzellen siehe unten.

Nach Siebenmann werden die Zelltypen in Terminalzellen am peripheren Ende der jeweiligen Endräume und in sogenannte Übergangszellen zentral davon, meist gruppenweise sowie radiär angeordnet, voneinander abgetrennt. Von diesen Übergangszellen führen dann meist relativ enge Ausführgänge in das Antrum mastoideum. Gelegentlich ist der ganze Processus mastoideus nur von einer einzigen Zelle pneumatisiert (Fig. 51 in Siebenmann 1897).

Zellen, Arten

Schuknecht und Gulya (1986) gliedern 3 Gebiete voneinander ab:

1. Das Antrum, das mit dem Epitympanon über den Aditus in Verbindung steht und lateral von der Pars squamosa begrenzt wird.

2. Ein zentraler mastoidaler Teil mit 5 Gruppen: a) Cellulae tegmentales, b) posterosuperiore und posteroinferiore Zellen, c) Sinuszellen – lateral, medial und hinter dem Sinus sigmoideus, d) Zellen in der Nachbarschaft der Pars mastoidea des Canalis facialis, e) Zellen im unteren Abschnitt der Pars mastoidea, die durch die Vorwölbung des Sulcus digastricus in mediale und laterale Gruppen untergliedert werden können.

c) Zellzüge und Zellen, Vorkommen

Lindsay (1940) benannte die Cellulae mastoideae im Anschluß an Mayer (1937): Zellen, die sich in den Teil der Pars petrosa hineinentwickeln, der an die Fossa cranii media grenzt, bezeichnet er als superiore, die an die Fossa cranii posterior grenzenden als mediale, die in den Apex partis petrosae hinein entwickelten Zellen als anteriore und die im Bereich der Basis der Pars petrosa als posteriore Zellen. Vom osteologischen Standpunkt aus grenzte er zusätzlich perilabyrinthäre vor dem oberen Bogengang und jene des Apex voneinander ab.

Er fand superiore und posterosuperiore perilabyrinthäre Zellen in 36%. Davon hatten 18% Verbindungen mit dem Epitympanon und keine Verbindung mit den Cellulae mastoideae. 9% hatten einen gemeinsamen Zellzug, der mit dem Epitympanon und mit einem Zug mastoidealer Zellen im Winkel über dem Canalis semicircularis anterior zusammenhing.

In 4% lagen epitympanale Zellen mit einem Zellzug durch die Regio subarcuata (unter dem vorderen Bogengang) vor, in 2% Verbindungen mit der Pars mastoidea durch den Winkel und in 3% zur Regio mastoidea durch die Regio subarcuata (siehe auch Tractus subarcuatus).

An 41 Frontalschnitten stellten wir z.B. über vorderen Bereichen der Cochlea in 7%, über mittleren in 39% Cellulae supracochleares fest. Supravestibuläre Zellen fanden sich in 17% (s. Abb. 87).

Die posteromedialen oder medialen Zellen fanden sich an seinem Untersuchungsgut (100 Ossa temporalia) in 25%. Sie erstreckten sich auch vom Mastoid nach vorn zwischen Ductus endolymphaticus und Fossa cranii posterior und grenzten teilweise an die Fossa cranii posterior. Dieser Zellzug steht stets mit den Cellulae mastoideae in Verbindung. In der lateralen Lippe des Porus acusticus internus lagen an unserem Untersuchungsgut (59 Felsenbeine) in 17% Zellen in unterschiedlicher Größe vor.

Infralabyrinthäre Zellen fanden sich am Untersuchungsgut von Lindsay (1940) in 25%. Hierbei bestand ein Zellzug vom Hypotympanon zum Mastoid in 13%, ein Zellzug vom Mastoid nach vorn in die Regio des Bulbus venae jugularis superior oder vor die Fossula fenestrae cochleae und ohne Verbindung mit dem Hypotympanon in 8%, vom Hypotympanon zum infralabyrinthären Gebiet in 3%. Infracochleäre Zellen, die in Richtung Apex führten, wurden in 6% nachgewiesen. Kombinationen von Zellzügen unter dem Labyrinth vom Mastoid zum Apex partis petrosae lagen in 4% vor. Infracochleäre Zellen (Abb. 91) fanden sich an unserem Material in vorderen Gebieten in 15%, im Mittelgebiet in 34% und inframeatale Zellen in 29%. Infravestibuläre Zellen stellten wir in 37% fest (Lang und Stöber 1987).

Apex partis petrosae (Abb. 92)

Am Material von Lindsay (1940) war der Apex partis petrosae in 21% pneumatisiert, und zwar in 7% als Ausdehnung des oberen Winkelgebietes und in 14% vom vorderen Teil des Tympanon und der Tuba auditiva. Der Weg führt zwischen Knie der A. carotis interna und Cochlea hindurch oder medial der Pars ascendens des Canalis caroticus, vor diesem Abschnitt oder oberhalb der Pars transversalis des Canalis caroticus. Minnigerode (1960/61) beobachtete 5 Fälle mit außergewöhnlicher Pyramidenspitzenpneumatisation in Form großer solitärer Terminalzellen (4mal einseitig, einmal doppelseitig). Auch an unserem Material wurden mehrfach derartig große Spitzenzellen beobachtet (s. Abb. 105 in Lang und Hack 1985). Myerson u. Mitarb. (1934), die ebenfalls eine genaue Untergliederung der Zellzüge zum Apex partis petrosae angaben, betonen, daß, wenn die Bodenregion der Spitzenzellen sehr dünn ist, bei Vereiterung der Apexzellen ein retropharyngealer Abszeß entstehen kann. Sie injizierten an 46 Präparaten farbige Flüs-

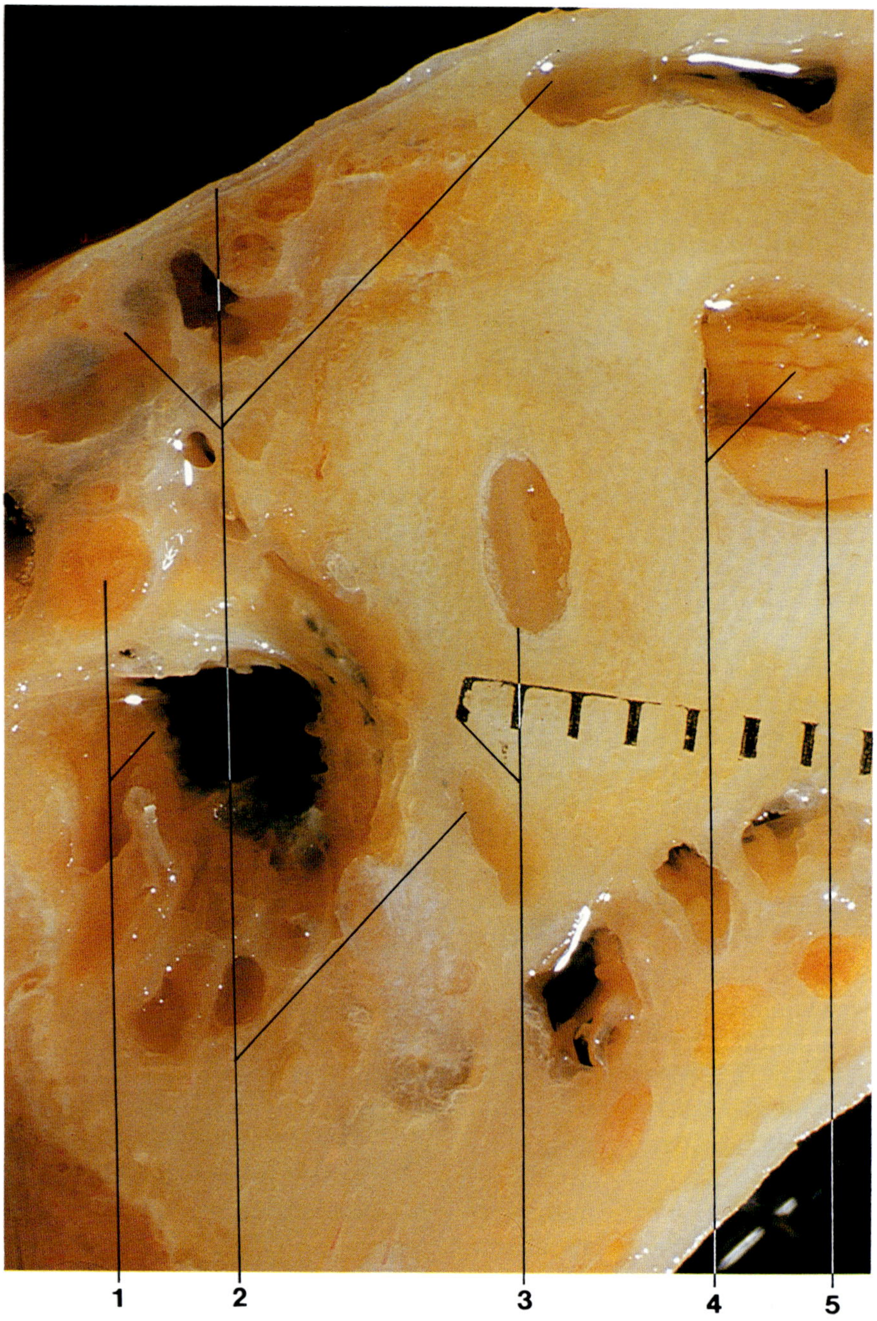

116 Auris media, Cavitas tympanica – Cavum tympani

Abb. 91. Paramedianer Sagittalschnitt durch Meatus acusticus int., von medial, Cellulae mastoideae

1 M. tensor tympani und Tuba auditiva
2 Facies ant. partis petrosae und Cellulae mastoideae. Suprameatale Zellen 22% (Fichtl 1991)
3 Basale Schneckenwindung, mm-Papier
4 Meatus acusticus int. und N. facialis
5 N. vestibulocochlearis

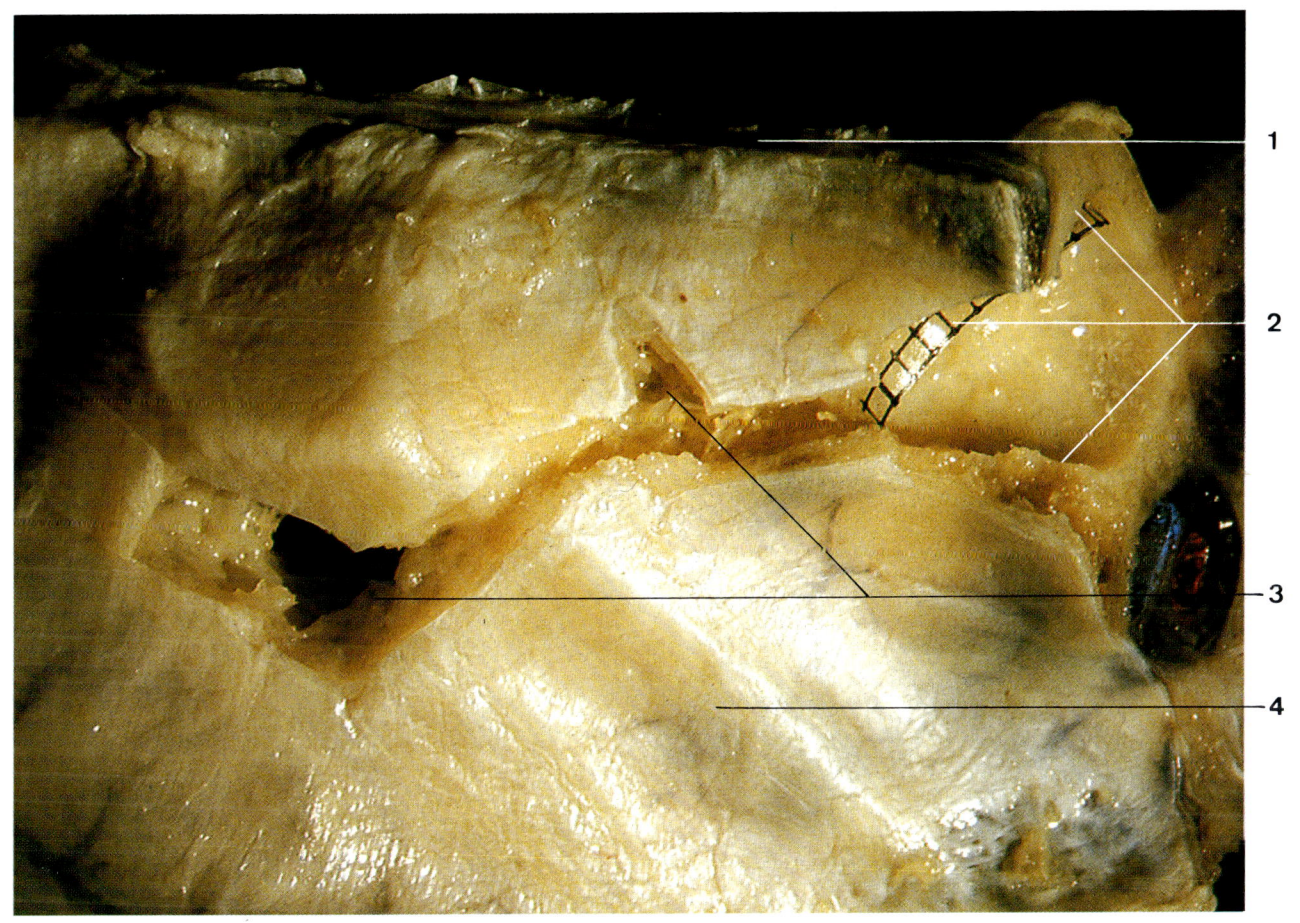

Abb. 92. Spitzenzelle d. Pars petrosa von vorne eröffnet

1 Sinus petrosus sup.
2 Spitzenzelle und mm-Papier
3 Zellzug zu Tegmen tympani und Cellulae mastoideae
4 Dura mater der Fossa cran. media

sigkeit in die Spitzenzellen und beobachteten den Farbaustritt 16mal im Bereich des Bulbus v. jugularis superior, 14mal gehörten die Zellen der sogenannten vorderen oberflächlichen Gruppe an, die vom Winkel zwischen Canalis semicircularis anterior und Canalis facialis ausgeht. Den Abstand zwischen Canalis semicircularis anterior und Spitze des Apex petrosae bestimmten die Autoren mit 32 (11–45) mm. Ein pneumatisierter Apex partis petrosae lag an ihrem Material (7 Monate alter Fet bis 85 Jahre) in 11% vor, und zwar erst nach dem 7 $1/2$. Lebensjahr. Die Autoren weisen darauf hin, daß von der Pneumatisation des Warzenfortsatzes nicht auf die Pneumatisation der Pars petrosa rückgeschlossen werden kann. Nach Haagens (1934) liegen in 34% im Bereich des Apex partis petrosae Cellulae vor. Wir bildeten eine 8 mm lange Spitzenzelle ab, die auf supracochleärem, suprameatalem und supralabyrinthärem Weg mit der Cavitas tympanica in Verbindung stand. Auf supra- und infra- sowie peritubale Verbindungen mit der Cavitas tympanica haben viele Forscher aufmerksam gemacht (Abb. 92).

Peritubale Zellen liegen nach Lindsay (1940) oberhalb, unterhalb oder lateral der Tuba auditiva sowie zwischen Canalis caroticus und Tube. Diese Zellen öffnen sich hauptsächlich in die Cavitas tympanica, einige davon auch direkt in die Tuba auditiva und sind dann von Flimmerepithel ausgekleidet. Reichen diese Zellen bis in den Apex hinein, dann findet sich innen kein Flimmerepithel.

Tractus subarcuatus

Frenckner (1940) beschrieb Zellstränge, die durch die Konkavität des Canalis semicircularis anterior hindurch in Richtung Apex partis petrosae ziehen. Er bezeichnete diesen Zellstrang als Tractus subarcuatus und fand ihn in ca. einem Drittel seiner Fälle. Derartige Zellen lagen an unseren Präparaten in ca. 20%, an denen von Proctor in 3% vor.

Cellulae squamosae und Crista supramastoidea

Die Crista supramastoidea wurde zuerst von Broca (1875) als „creté sus mastoidienne" bezeichnet. Nach Dalla Rosa (1886) und Blaschy (1896) entsteht die Crista zwischen 8. und 11. Lebensjahr und stellt keine reine Muskelleiste dar. Sie ist durch Ausbildung von Cellulae squamosae mitbedingt.

Bei Männern entsteht dann eine wulst- oder dachartige Kante, bei Frauen bleibt – wie zur Zeit der Pubertät – eine mehr diffuse Vorwölbung erhalten.

d) Pneumatisationsarten

1. Pneumatisierte Warzenfortsätze (Abb. 93)

Der Warzenfortsatz ist mit großen Cellulae mastoideae durchsetzt, die miteinander in Verbindung stehen können. Die Zellen sind mit Schleimhaut ausgekleidet, welche ununterbrochen ins Cavum

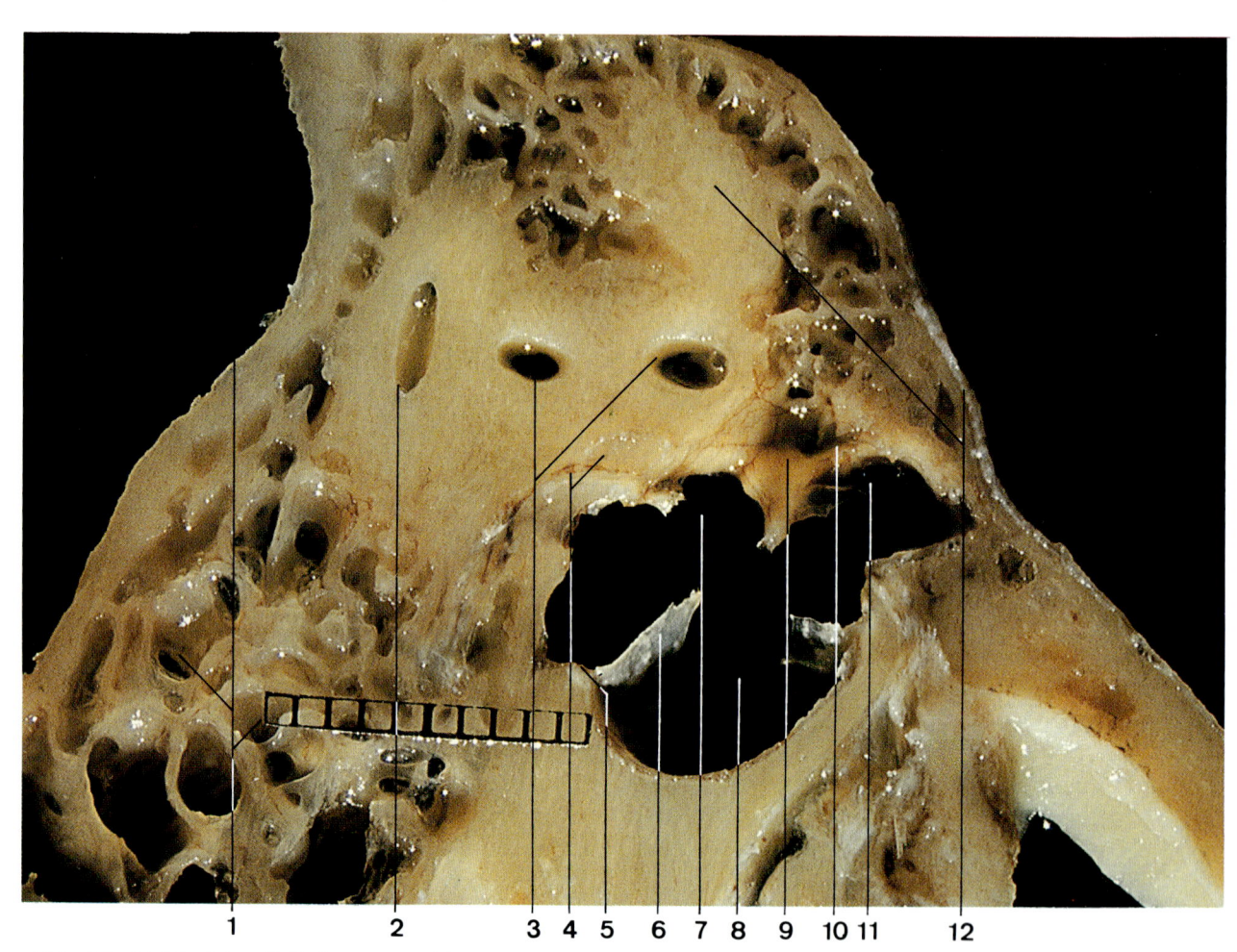

Abb. 93. Zahlreiche Cellulae mastoideae. Paramediansagittalschnitt durch Cavitas tympanica, Ansicht: von lateral

1 Facies posterior partis petrosae, Cellulae mastoideae, mm-Papier
2 Canalis semicircularis posterior
3 Canalis semicircularis lateralis
4 Canalis facialis Pars tympanica, M. u. N. stapedius
5 Anulus fibrocartilagineus
6 Membrana tympani
7 Cavitas tympanica
8 Meatus acusticus externus
9 Corpus incudis
10 Ligamentum incudis superius
11 Recessus epitympanicus
12 Knochen am oberen Bogengang, Facies anterior partis petrosae

tympani übergeht. Zwischen Schleimhaut und Knochen liegt das innere Periost. Die Schleimhaut besteht aus hochprimatischem oder isoprimatischem Epithel mit Kinozilien. Drüsen kommen in ihr nicht vor. Nicht selten durchziehen Bindegewebestränge und Membranen die Cellulae mastoideae, speziell in der Nachbarschaft des Antrum mastoideum.

2. Diploetische Warzenfortsätze

Diese Art Warzenfortsätze besteht vorwiegend aus dichtem kompaktem Knochen. Die diploetischen Räume sind von Periost ausgekleidet und mit Knochenmark erfüllt. Innerhalb der Markräume kommen Fettzellen, große und kleine Lymphozyten, Leukozyten u. a. vor.

3. Mischtypen

Ein Teil des Warzenfortsatzes enthält lufthaltige, ein anderer diploetische Räume.

4. Sklerosierte Warzenfortsätze

Sehr selten sind die Warzenfortsätze sklerosiert, d. h., sie bestehen vollständig aus harter Knochensubstanz mit Ausnahme einiger weniger Zellen in unmittelbarer Nachbarschaft des Antrum mastoideum (Tremble 1934).

Diesem Forscher zufolge sind 80% der Warzenfortsätze pneumatisiert, 20% sklerosiert. Betont sei, daß auch Zuckerkandl (1893) in 20% azelluläre Typen nachwies, ebenso Turner und Porter (1923) u. a. Asymmetrien der zellulären und azellulären Processus mastoidei beider Seiten wurden in 7–8% am klinischen und in 10–15% am anatomischen Material festgestellt. Betont sei, daß Zuckerkandl (1879) mangelhafte Pneumatisation in 24,4%, Ceatle (1910) solche in 22%, Turner und Porter (1922) diese in 20%, Loebell (1933) in 23%, Schmidt (1937) in 10% und Silbiger (1951) in 20% feststellte. Andere Untersuchungsreihen ergaben sehr viel geringere Prozentzahlen (z. B. Kaneda und Takashima 1936 in 4,5%).

Albrecht (1924) diskutierte die Frage, ob sogenannte sklerosierte (kompakte) Warzenfortsätze Folge einer Entzündung oder eine Hemmungsmißbildung seien. Er studierte 23 derartiger Fälle, die mit Sicherheit nicht auf eine entzündliche Knochenapposition zurückzuführen waren. Nur bei zwei seiner Präparate könnte möglicherweise eine entzündliche Umwandlung erfolgt sein. Auch Petsch (1943) führte Untersuchungen bei wegen Mastoiditis operierten Kindern durch. Er konnte in 40% eine gute Pneumatisation, in 30% eine mittlere und in je 15% eine ausgedehnte oder auch gehemmte Pneumatisation feststellen.

Pneumatisationsfläche

Silbiger stellte das mittlere Volumen des Hohlraumsystems bei Männern mit 14,3 (6,7–34,8) cm^3 fest und bei Frauen mit 17,6 (5,8–32,3) cm^3. Die Pneumatisationsfläche des Warzenfortsatzes wurde mehrfach röntgenologisch bestimmt. Günnel (1957) studierte z. B. Warzenfortsätze an Röntgenbildern (Stenvers – 45° gegen die Sagittale geneigt) und stellte fest, daß bei Kindern zwischen 1 und 5 Jahren eine Pneumatisationsfläche von im Mittel 5,66 cm^2, bei Kindern von 6–10 Jahren eine Fläche von 7,49 cm^2, bei Kindern von 11–14 Jahren eine Fläche von 8,96 cm^2 und bei über 15jährigen eine Fläche von 10,72 cm^2 vorliegt. Rubensohn (1965) stellte bei Einjährigen eine Fläche von etwa 4,5 cm^2, bei Zweijährigen eine von 5 cm^2, bei Dreijährigen eine Fläche von 6,5 cm^2, bei Vierjährigen eine von 7 cm^2, bei Fünfjährigen eine von 9 cm^2, bei Achtjährigen eine von 11 cm^2 u. a. fest. An unserem Material wurde der Flächenwert der Pars mastoidea (von außen und planimetrisch) bestimmt (Schmidt und Dahm 1977). Bei Neugeborenen lag eine Fläche von 3,326 cm^2, bei Einjährigen eine von 6,72 cm^2, bei Elfjährigen eine von 11,56 cm^2 und bei Erwachsenen eine von 15,9 cm^2 vor. Diese Werte stimmen erstaunlich gut mit den an Röntgenaufnahmen ermittelten überein.

Pneumatisation des Os temporale und Otitis media

Esaki u. Mitarb. (1985) untersuchten 220 Kinder mit Otitis media und 83 Kinder zwischen 3 und 12 Jahren (Kontrollen). Sämtliche Röntgenaufnahmen wurden nach Schüller (1912), die Messungen nach Imai u. Mitarb. (1978) planimetrisch durchgeführt. Wie frühere Autoren stellten sie fest, daß die Cellulae mastoideae in Fällen von Otitis media geringer entwickelt sind als bei nicht erkrankten Kindern.

Cellulae mastoideae, Rückbildung

Mündnich (1939) befaßte sich (im Anschluß an Meyer, der eine knöcherne Verödung nachwies, und Wittmaack, 1932, der eine vollkommene Obliteration einer großen Zelle des Apex partis petrosae abbildete) mit der Rückbildung der Cellulae mastoideae. Er betonte, daß die Knochenneubildung im Labyrinth gelegentlich so stark ist, daß es zu einer vollkommenen Labyrinthphtise (Wittmaack) oder Labyrinthopathie (Zange) kommt. Mündnich betonte, daß diese regressiven Veränderungen

1. durch rückläufige Veränderungen im Pneumatisationsbild des Processus mastoideus infolge Bindegewebesprossung erfolgen kann oder

2. infolge von Knochenneubildung, die ebenfalls Teile oder das gesamte pneumatische System betreffen kann.

Bollobas (1954) und Bollobas und Hajdu (1971) studierten nach 210 konservativen Tympanoplastiken den Aditus ad antrum. 46mal lag stellenweise eine Unterbrechung der Kommunikation, 21mal ein kompletter Verschluß vor. An 176 Exzisionspräparaten bei Mastoidektomien wurde das pathologische Gewebe im Aditus untersucht. In 49% lag ein entzündliches Granulationsgewebe vor, in 14% entzündliches Narbengewebe, in 27% wurden Knochensequester aufgefunden und in 9% Mikroabszesse.

C. Auris interna

Der Labyrinthus osseus, der Labyrinthus membranaceus und zahlreiche Kanäle und Kanalsysteme sind in die Pars petrosa ossis temporalis eingebaut. Außer dem akusto-kineto-statischen Sinnesorgan wachsen während der pränatalen und postnatalen Entwicklungszeit die Kanalsysteme in unterschiedlicher Weise weiter. Die Entwicklungsvorgänge der Pars petrosa des Labyrinths erfolgen zum Teil zur gleichen Zeit.

1. Entwicklung

a) Paries labyrinthicus (Abb. 94)

Während der 3. Keimlingswoche (7 Somiten, Stadium 10, 2,2 mm Länge) bildet sich am Ektoderm seitlich des Rautenhirns eine Verdickung: Labyrinthplakode: Placoda otica. In der 4. Embryonalwoche (Stadium 11–12) senkt sich diese zur Fovea otica ein, die sich dann beim 30 Somiten-Stadium zur Vesicula otica = Labyrinthbläschen umbildet. Zunächst bleibt ein Epithelstrang zwischen Ektoderm und Ohrbläschen bestehen. Nach dessen Auflösung liegt die Vesicula otica frei zwischen Rhombencephalon und Epidermis. Noch während des Abschnürungsvorganges wächst nach dorsal zunächst zapfen-, dann keulenförmig vom Ohrbläschen der Ductus endolymphaticus aus. Anschließend gliedern sich eine Pars utriculovestibularis im oberen Abschnitt und eine Pars sacculocochlearis im unteren Abschnitt voneinander ab. Aus diesen gehen die gleichnamigen Endolymphräume hervor. Während der 5. Embryonalwoche (Stadium 14, 5–7 mm Länge) entstehen die Ductus semicirculares als kleine Ausbuchtungen der dorsalen Wand der Pars utriculovestibularis. Zuerst wächst lateral des Abgangs des Ductus endolymphaticus ein taschenförmiger Hohlraum aus, aus welchem die Ductus semicirculares anterior et posterior entstehen. Etwas später bildet sich die Tasche für den Ductus semicircularis lateralis. Die randständigen Taschenbezirke weiten sich etwas aus, die zentralen verkleben miteinander und schmelzen schließlich ein. Dadurch ist die Urform der Canales semicirculares entstanden. Die ursprünglich plumpen Kanäle werden während des Wachstums verhältnismäßig enge Schläuche. Betont sei, daß die Ductus semicirculares anterior et posterior einen Auflösungsvorgang im dorsalen Abschnitt nicht durchführen. Dieser wird zum Crus membranaceum commune für beide Bogengänge. Die mehr dorsal gelegene Pars utriculovestibularis setzt sich dann immer deutlicher gegen die ventrale und basale Pars sacculocochlearis ab. Aus der lateralen Wand des Labyrinthbläschens wächst eine Falte gegen den Ursprungsabschnitt des Ductus endolymphaticus und teilt dessen zentrales Ende in zwei Schenkel: einer bleibt mit dem Utriculus, der andere mit dem Sacculus in Verbindung. Der dorsale und ventrale Bläschenabschnitt sind deshalb durch diese beiden Schenkel des Ductus endolymphaticus miteinander in Verbindung: Ductus utriculosaccularis. Bald nach Anlage der Canales semicirculares entsteht der Ductus cochlearis aus dem ventralen Ende des Sacculus. Er wächst schlauchförmig aus und windet sich anschließend spiralförmig auf. Im 3. Keimlingsmonat hat die Spirale 1½, zur Zeit der Geburt etwa 2½ Windungen. Die Verbindung mit dem Sacculus bleibt relativ im Wachstum zurück und verengt sich dadurch zum Ductus reuniens. Dessen Öffnung befindet sich kurz vor dem hinteren blinden Ende des Ductus cochlearis.

b) Pars petrosa

Die zunächst plump gestalteten Canales semicirculares und die Cochlea sowie die statischen Sinnesorgane werden zuerst von mesenchymalem Gewebe eingehüllt. Durch Induktion des Labyrinthorgans entsteht die knorpelige Ohrkapsel. Dort wo das häutige Labyrinth wächst, wird Knorpel rückgebildet und führt auch zur Entstehung der Perilymphräume (Streeter 1917). Während des 2. Em-

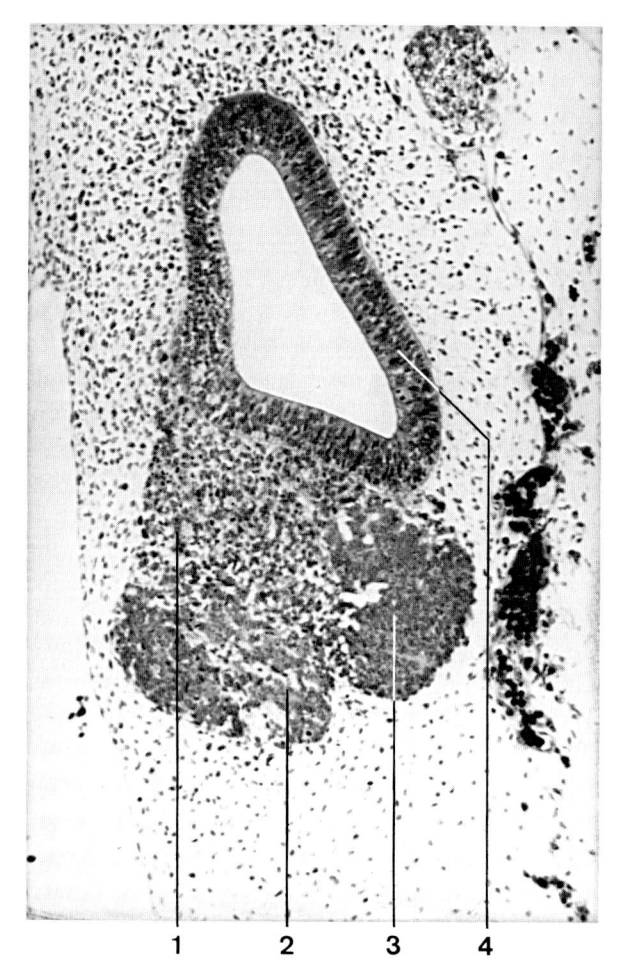

Abb. 94. Querschnitt durch die Vesicula otica und den cochleären sowie vestibulären Anteil (auch N. VII) des N. vestibulocochlearis eines Embryos im Stadium 15 (6–11 mm Länge – etwa 33 Tage nach der Befruchtung). Für die Überlassung der Abbildung bedanke ich mich bei Frau Fabiola Müller und R. O'Rahilly (1988)

1 Pars cochlearis
2 N. VII
3 Pars vestibularis
4 Vesicula otica

bryonalmonats bilden sich um die Cochlea und die Canales semicirculares je ein Chondrifikationszentrum. In der Rinne zwischen beiden verläuft der N. facialis. Von beiden Knorpelzentren aus entwickelt sich die Knorpelkapsel, die bei 30 mm langen (Stadium 23) Embryonen (etwa 58. Tag) in allen Abschnitten ausgebildet ist. Unverknorpelt bleiben Mesenchymabschnitte im Bereich der späteren Fenestrae cochleae et vestibuli. Bei Feten von 110 mm Länge beginnt die Ossifikation, bei 200 bis 300 mm langen (6 Monate alten Feten) haben sich die Pars cochlearis und die Pars canalicularis miteinander vereinigt. Während des 3. und 4. Keimlingsmonats dringen plumpe und spärlich verzweigte Perichondriumzapfen mit Blutgefäßen in die Ohrkapsel ein: Knorpelgefäße. Diese Gefäße tragen zur enchondralen Ossifikation der Pars petrosa bei (Eckert-Möbius 1924). Einige Knorpelreste bleiben bestehen (Fissula ante fenestram, Fissula post fenestram, Fossa subarcuata u.a., Weiteres s. Lang (1985). Utriculus und Sacculus samt Perilymphräumen sowie Cochlea und Scalae werden zunächst von einer einheitlichen Knochenschale eingeschlossen. Innerhalb dieser verknöchert etwas später zunächst das Mesenchym des Modiolus, dann schreitet die Verknöcherung auf die Lamina spiralis ossea fort. Anson u. Mitarb. (1967) weisen darauf hin, daß bei 5 Monate alten Feten alle (mindestens) 14 Ossifikationszentren der Ohrkapsel ausgebildet sind. Auch die Schneckenwand ist zu diesem Zeitpunkt verknöchert. Die Außenschicht des Semicanalis m. tensoris tympani ist jedoch noch nicht ausgebildet. Die Sehne des Tensor ähnelt primitivem Mesenchymgewebe, das Manubrium mallei ist daran befestigt. Beim Neugeborenen besitzt der Semicanalis m. tensoris tympani noch keine äußere Wand. Der Muskel liegt innerhalb von Bindegewebe.

c) Entwicklungsschäden (s. Spezialliteratur)

Gregg (1941) beschrieb z.B. einen Fall von Rötelinfektion mit Innenohrschäden: die Mutter war am 37. Tag der Entwicklung des Embryo (51. Tag nach der letzten Menstruation) an Röteln erkrankt.

d) Knochenaufbau (Abb. 95)

Die Labyrinthkapsel besitzt einen dreischichtigen Bau. Der Perilymphraum wird von der sogenannten endostalen Schicht begrenzt, der sich außen eine enchondrale Knochenzone anschließt. Der äußere Teil der Kapsel ist die periostale Schicht. Die endostale sowie die periostale Zone entstehen nach Bast (1930), Mayer (1933) und Zechner (1971) aufgrund desmaler Verknöcherung. Nach Mayer (1931) besteht die enchondrale Labyrinthkapsel

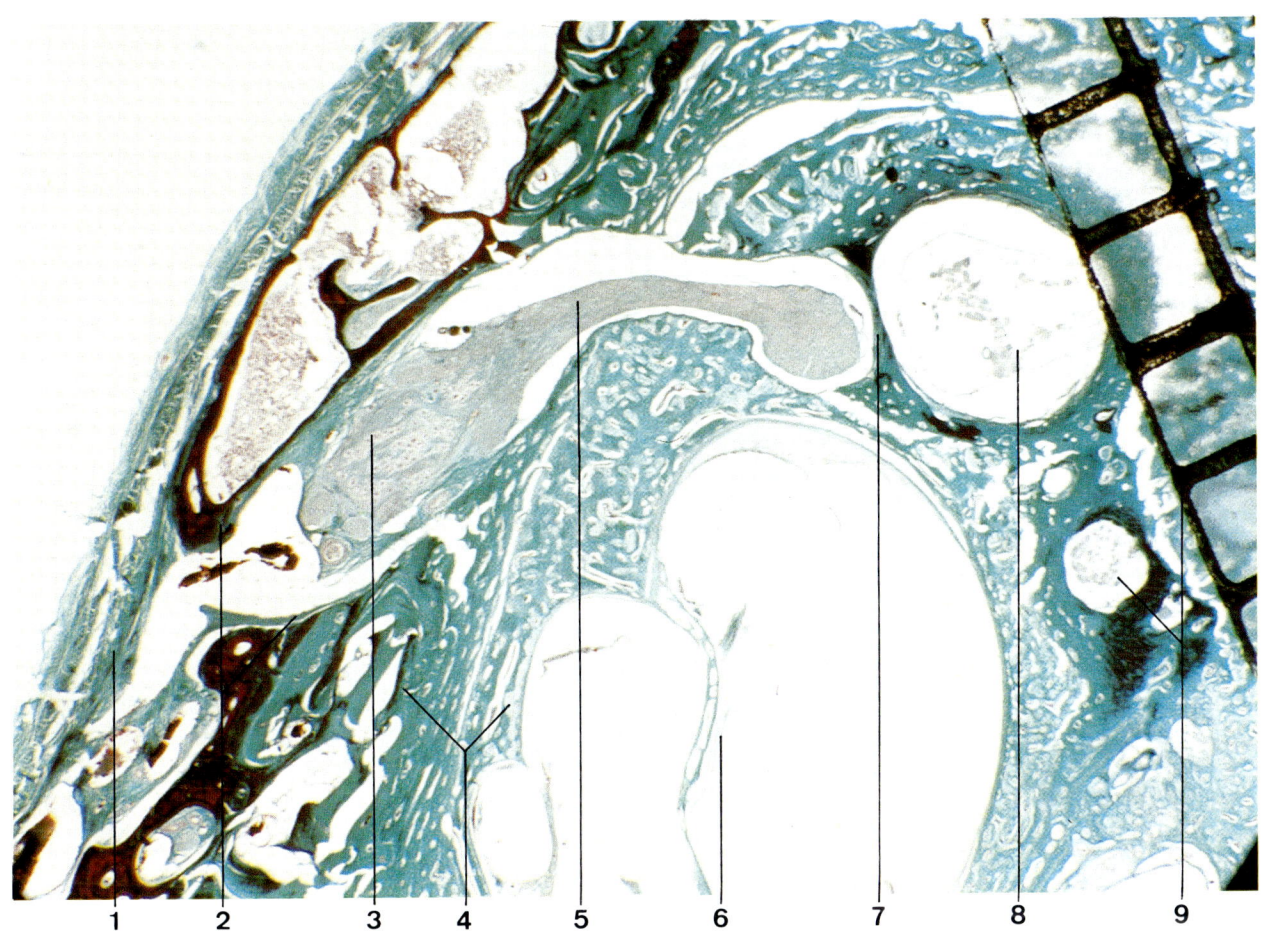

Abb. 95. Pars petrosa, Knochenaufbau, Längsschnitt durch die Pars labyrinthica n. VII

1 Fossa cranii media, Dura
2 Austrittszone des N. petrosus major
3 Ganglion geniculi
4 Cochleakapsel (periostale und endostale Schicht mit Globuli)
5 Pars labyrinthica
6 Cochlea
7 Crista verticalis (Bill's bar)
8 Pars vestibularis superior
9 Canalis ampullaris posterior und mm-Papier

aus embryonalem und kindlichem Knochen, der erst in hohem Alter in geringem Maße umgebaut wird. Die inneren und äußeren sogenannten periostalen Schichten stammen in Wirklichkeit vom inneren und äußeren Perichondrium der Ohrkapsel ab (Schuknecht und Gulya 1986). Die mittlere Schicht entsteht aufgrund enchondraler Verknöcherung, und zwar unvollständig, so daß Globuli interossei, worunter Knochen mit Knorpelinseln verstanden werden, in ihr vorkommen. Betont sei, daß nach Mayer gelegentlich die Bogenganglichtung direkt an die enchondrale Schicht grenzen kann. In der enchondralen Schicht liegt nach Mayer (1927) kein Lamellenknochen, sondern feinfaseriges Knochengewebe vor, das er als Strähnenknochen bezeichnete. Nach Hawke und Jahn (1975) besteht der enchondrale Knochenabschnitt aus Lamellenknochen, der periostale aus Strähnenknochen (!) mit einigen Lamellen. Letzterer verhält sich bezüglich der Wachstumsvorgänge wie das übrige Skelett. Sie fanden z. B. Tetracyclinablagerungen um die Gefäße des enchondralen Knochens. Strähnenknochen wurde von älteren Autoren als Zeichen von Otosklerose aufgefaßt (Mayer 1931).

Außerdem finden sich in der enchondralen Labyrinthkapsel nach dem 2. Lebensjahr bis ins höchste Alter verkalkte Knorpelreste, verkalkte Knorpelzellen und knorpelhaltige Interglobularräume

(Manasse 1897). Resorptionsvorgänge und Knochenanbau konnte Mayer (1931) nach beendetem 2. Lebensjahr nicht mehr feststellen. Deshalb gibt es in dieser Zone keine Kittlinien und keinen Knochenanbau. Die Gefäße werden in unterschiedlicher Weise von den Strähnen des Strähnenknochens umfaßt. Mayer (1927) betonte, daß statt des Abbaues und Ersatzes von Knochengewebe (wie er bei anderen Knochen vorkommt) sich an der Labyrinthkapsel eine Compacta ausbildet, in der Knorpelreste enthalten sind. Der Strähnenknochen kann seiner Meinung nach sowohl aus Ersatzknochen (enchondrale Labyrinthkapsel) als wahrscheinlich auch in dem aus Bindegewebeknochen entstandenen Kapselabschnitten entstehen. Letzteres kann, wenn auch nur zu einem kleinen Teil, nach Abbau durch echten Lamellenknochen ersetzt werden. Ein Ersatz der enchondralen Labyrinthkapsel kommt nach Mayer (1927) so gut wie nicht vor.

Fissuren am Innenohrknochen

Mayer (1930), Kelemen (1933) u. A. befaßten sich mit Fissuren des Innenohrknochens. Mayer stellte Spontanfrakturen

1. in der Gegend der hinteren Ampulle (zum Vorhofteil der Schnecke oder zur Nische des runden Fensters),
2. durch das Promontorium hindurch,
3. über der Fenestra vestibuli zum Canalis facialis u. a.,
4. im Bereich des oberen und hinteren Bogengangs,
5. in den Zwischenwänden der Cochlea und am Fundus meatus acustici fest.

Die Frakturlinien sind mit Kallus gefüllt. Kelemen stellte fest, daß

1. nicht an allen Felsenbeinen Fissuren nachweisbar sind.
2. Innerhalb der Fissuren sind osteoide Massen, körniger Inhalt, selten auch Faserzüge, möglicherweise auch obliterierte Gefäße zu erkennen.
3. Fand Kelemen niemals Dislokationen der beiden Spaltränder. Er schließt sich der Meining von Kiss (1914) an, der für die Entstehung von Fissuren nicht wiederholte geringfügige Traumata, sondern Veränderungen im Innendruck der Mittel- und Innenohrräume vermutete.

Interglobularräume

Die Reste embryonalen Knorpels wurden von Gegenbaur (1864) als Globuli ossei, von Manasse (1897) als Interglobularräume bezeichnet. Sie liegen innerhalb des feinfaserigen Strähnenknochens und sind beim Menschen und zahlreichen Säugern zeitlebens in der enchondralen Schicht des Labyrinths zu erkennen (Rauchfuss, 1979). Rauchfuss (1980) betont, daß autoradiographische Befunde auf eine erhöhte Einbauaktivität in den sogenannten Mantelbildungen (Manasse, 1914), die bisher als Reaktionsformen des Labyrinthknochens im Rahmen einer Otosklerose gedeutet wurden, hinweisen. Diese kommen zwar vermehrt im Labyrinth Otosklerosekranker vor, jedoch auch bei Gesunden. Hildmann und Haack (1979) weisen nach Tierversuchen darauf hin, daß in der Interzellularsubstanz kein bedeutender Eiweißumsatz abläuft. Die Globuli ossei dringen als buckelige Vorwölbungen in die Interglobularräume vor. Sie zeigen, daß das typische Einlagerungsverhalten von Knochen mit bandartiger Apposition von markierter Zwischenzellsubstanz in die ehemaligen Knorpelhöhlen. Bogusch u. Mitarb. (1982) weisen in der enchondralen und perichondralen Labyrinthkapsel außer dem Kollagentyp I noch Kollagentyp III nach. Sie betonen, daß die Labyrinthkapsel (da beim erwachsenen Tier Typ III nicht mehr vorliegt) auf einem relativ niedrigen Entwicklungsniveau stehenbleibt.

Kollagene Fasern

Ortmann (1983) untersuchte unter anderem den Verlauf der Kollagenfasern in der Pars petrosa. Beim Neugeborenen verlaufen die Fasern vorzüglich in der Längsrichtung der Margo superior partis petrosae, lediglich in der Nähe der Labyrinthkapsel weichen sie aus dieser ab. Die Knochenbälkchen und Fasern verlaufen innerhalb der Pars petrosa und im spongiosen Knochen mit Winkeln von 45° zur Margo superior sowie zur Margo inferior partis petrosae und kreuzen sich mit Winkeln von etwas unter 90°. Gegensätzlich zu anderen Teilen der Pars petrosa liegen in der Pars superior sowie in der Facies posterior partis petrosae beim Erwachsenen vielschichtig lamellenförmige Knochenstrukturen mit deutlichem Osteomeinbau vor (Ortmann, 1983).

2. Pars petrosa, postnatales Wachstum (Abb. 96)

a) Länge und Winkel

Die postnatale Verlängerung der Pars petrosa wurde an unserem Material von Dahm (1970) entlang der Margo superior partis petrosae vom Apex bis zum seitlichen Auslauf der Margo superior partis petrosae am Os parietale bestimmt. Bei Neugeborenen ergab sich ein Längenwert von 39,10 (37,8–40,6) mm, bei Einjährigen lag die Länge bei 49,53 (44,8–52,6) mm, im 2. Lebensjahr lag ein Wert von 54,21 (49,4–58,8) mm vor, im 8. Lebensjahr betrug die Strecke 59,0 (57,9–60,0) mm und bei Erwachsenen 63,62 (58,6–68,6) mm. Der nach vorne offene Seitenwinkel der Pars petrosa mit der Mediansagittalen wurde von Lang und Brückner (1981) vermessen. Erstaunlicherweise fand sich bei Kindern und Erwachsenen an der rechten Seite ein im Mittel und signifikant größerer Seitenwinkel als an der linken Seite. Bei Erwachsenen macht dieser Winkel rechts 128,74 (122–135)° aus, an der linken Seite ergaben sich Winkel von 127,00 (121–135)°. Die Pars petrosa der rechten Seite ist weiter nach dorsal gewendet als die der linken!

b) Facies posterior partis petrosae

Der *Porus acusticus internus* (laterale Lippe) liegt beim Neugeborenen im Mittel 13,3 mm paramedian, bei Erwachsenen an der rechten Seite 28,65 (23–33,5) mm paramedian und an der linken Seite 28,16 (22–34) mm paramedian. Außerdem wurde die Abstandsvergrößerung zwischen lateraler Lippe des Porus acusticus internus und dem hinteren Umfang des Porus acusticus externus an unserem Material vermessen. Weiteres siehe Abbildung 98 aus Lang u. Mitarb. (1981). Wir bestimmten auch die postnatale Höhenentwicklung des Porus acusticus internus sowie die schwerer zu definierende Breitenentwicklung des Porus während der Postnatalzeit. Über die postnatale Längenentwicklung der Achse des Meatus acusticus internus und deren Einstellung (Lang und Stöber 1987) siehe Abb. 97 sowie Tabelle 1 (S. 203). Zahlreiche Messungen liegen über den Porus und Meatus acusticus internus vor (Maddox III 1969, Hitselberger und House 1969, Papangelou 1972, Krmpotić 1972, Prott 1974, Hassmann 1975, Portmann 1975 u. a.).

Insbesondere Banfai (1968) stellte unterschiedliche Formtypen des *Meatus acusticus internus* zusammen.

Eine *Fossa subarcuata* (s. Abb. 96) läßt sich an Kinderschädeln stets, an Erwachsenenschädeln in etwa 50% feststellen. In die Fossa subarcuata zieht die nach von Tröltsch benannte A. subarcuata ein. Dieses Gefäß versorgt die Teile der Pars petrosa und des Labyrinths. Sein größter Ast zieht, näher

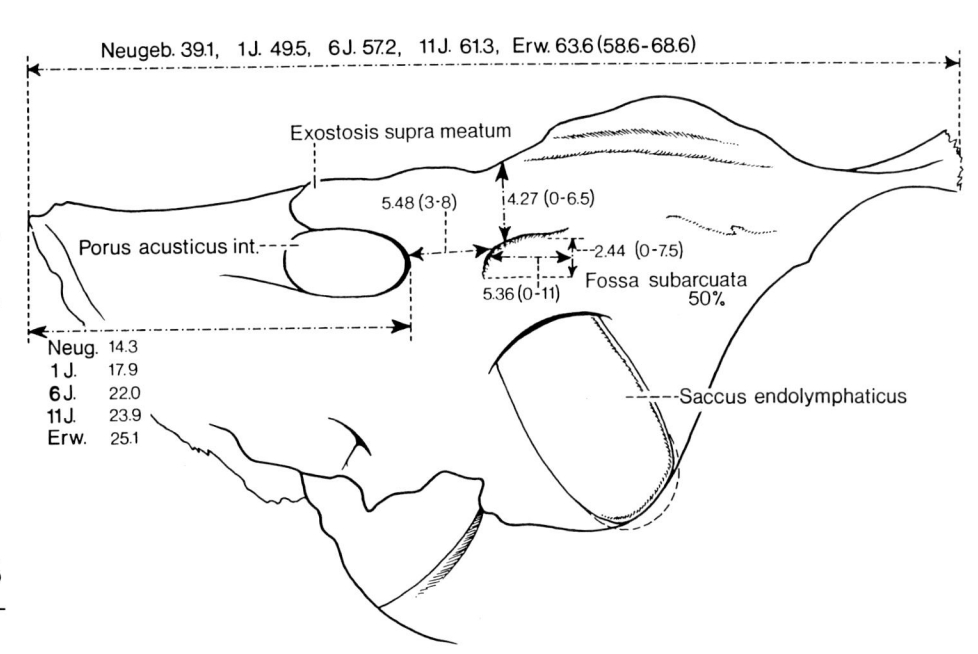

Abb. 96. Postnatale Verlängerung der Pars petrosa (nach Dahm, 1970), Seitverlagerung der lateralen Lippe des Porus acusticus internus und Lage der Fossa subarcuata mit Maßen bei Erwachsenen (Lang u. Mitarb. 1981). Sämtliche Messungen in mm (Grenzwerte). Betont sei, daß eine deutliche Fossa subarcuata nur in 50% bei Schädeln Erwachsener nachweisbar ist

dem hinteren als dem vorderen Schenkel des Canalis semicircularis anterior angelagert, bogenförmig nach lateral in Richtung Antrum mastoideum. Weiteres siehe bei Cavitas tympanica.

Die *A. subarcuata* entspringt nach Mazzoni (1970) in 80% aus der A. cerebelli inferior anterior, in 17% aus einer A. cerebelli media (Definition französischer Autoren) und in 3% aus der A. cerebelli inferior posterior. Ein gemeinsamer Stamm mit der A. labyrinthi lag an seinem Material in 10% vor, in 5% ging das Gefäß gemeinsam mit der A. labyrinthi aus einem Kleinhirnzweig ab. Betont sei, daß der Abstand der Fossa subarcuata zur lateralen Lippe des Porus acusticus internus bei Neugeborenen und Erwachsenen etwa gleich ist (Lang u. Mitarb. 1981). Die Fossa ist häufig spaltförmig verengt, besteht gelegentlich aus mehreren Eintrittspforten und ist manchmal auch nicht nachweisbar. Bei Neugeborenen liegt sie an der Oberkante der Margo superior partis petrosae, während der ersten Lebensjahre wandert sie rasch um ca. 3 mm nach hinten und abwärts an die Facies posterior partis petrosae. Bei Erwachsenen beträgt der Abstand zur Margo superior rechts 4,27 (0,0–6,5) mm, links 4,9 (0,0–7,0) mm (Lang u. Mitarb. 1981).

Rima sacci endolymphatici (s. Abb. 98)

1981 (Lang u. Mitarb. 1981) wurde auch die Länge der Pforte für den Saccus endolymphaticus an der Facies posterior, deren Tiefe und Lage zu Nachbarstrukturen untersucht. Bei Neugeborenen wurden z. B. für die Länge Mittelwerte von 5,75 mm ermittelt, bei Erwachsenen ergab sich ein mittlerer Längenwert von 8,5 mm. Die größte Tiefe der Durchtrittspforte macht im Mittel 0,74 mm aus, ihre Abstände zur Margo superior petrosae, zum Sulcus sinus sigmoidei u. a. an verschiedenen Zonen sind an Abb. 98 abzulesen.

Am Unterrand der Facies posterior partis petrosae und etwa in der Mitte unter dem Porus acusticus internus befindet sich die *Janua arcuata*, jene Knochenzone, die den *Canalicus cochleae* dorsal überlappt. Zwischen Unterrand des Porus und Unterrand der Janua arcuata ergaben sich an unserem Material Mittelwerte von 6,45 (2,9–15,4) mm. Die Janua arcuata selbst liegt 1,99 (0–5,5) mm oberhalb des hinteren unteren Randes der Facies posterior partis petrosae über dem medialen Abschnitt des Foramen jugulare. Schutkowski (1983) berechnete den Geschlechtsunterschied zwischen Mitte der lateralen Lippe des Porus acusticus internus und Janua arcuata und stellte bei Männern einen Mittelwert von 7.31 mm, bei Frauen einen von 6,50 mm fest (Abb. 99).

Die Höhe der *Dachregion über dem Porus acusticus internus* wurde an unserem Material (Dausacker 1974) mit 3,5 (1,5–6) mm bestimmt. Auch die Facies anterior partis petrosae verlängert sich postnatal. Betont sei, daß bei Neugeborenen der Hiatus n. petrosi majoris in der Regel nicht von Knochen abgedeckt ist. Möglicherweise geht diese Knochendecke aus einem die Dura eingebauten Knorpel- und Knochenstück hervor (Weiteres siehe Lang 1979). Im Bereich der Spitze der Pars petrosa findet sich an der Facies anterior partis petrosae bei älteren Feten und Neugeborenen ebenfalls ein Knorpel- bzw. Knochenstück, das später knöchern mit der Pars petrosa verwachsen kann (Weiteres siehe Lang 1977). Die Vereinigungszone zwischen Squama ossis temporalis und Pars petrosa (Sutura petrosquamosa) ist bei Neugeborenen und Kindern an der Schädelinnenseite meist deutlich zu erkennen. Im späteren Leben läßt sich diese Grenzregion von der Schädelinnenseite her meist nicht mehr abgrenzen.

3. Porus acusticus internus und Meatus acusticus internus, Nachbarstrukturen

Der Porus acusticus internus ist topographisch die wichtigste vordere Grenzfläche des Kleinhirnbrückenwinkels (Recessus acusticocerebellaris – Hartmann 1902; cerebellopontine angle – Henneberg und Koch 1902; Angulus pontis oder Receptaculum pedunculorum – Ziehen, 1903; acoustic region – Ziehen 1905; pontomedullo-cerebellar space – Fraenkel und Hunt 1903 u. a.). Im weiteren Sinn gehören die duraabgedeckte Rückfläche der Facies posterior partis petrosae vorne und die vordere

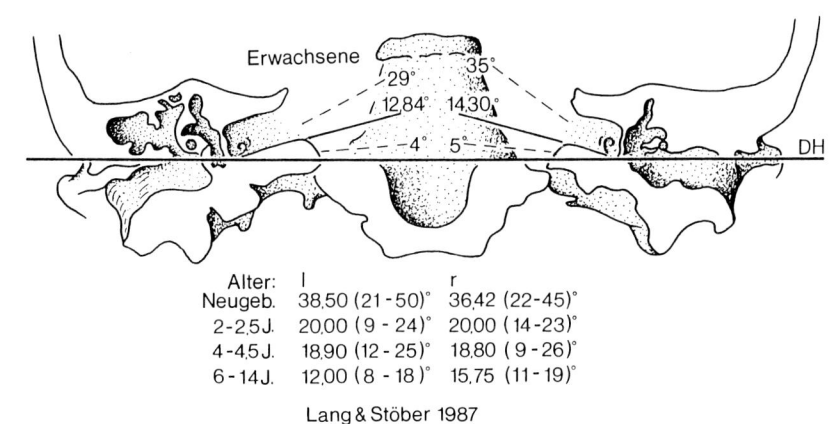

Abb. 97. Absinken des Bodens des Meatus acusticus internus, Untersuchungen während der postnatalen Zeit und bei Erwachsenen. Sämtliche Maße in ° (gestrichelt, Grenzwerte). Nach Lang und Stöber (1987)

Alter:	l	r
Neugeb.	38,50 (21-50)°	36,42 (22-45)°
2-2,5 J.	20,00 (9-24)°	20,00 (14-23)°
4-4,5 J.	18,90 (12-25)°	18,80 (9-26)°
6-14 J.	12,00 (8-18)°	15,75 (11-19)°

Lang & Stöber 1987

Abb. 98. Abstände zwischen lateraler Lippe des Porus acusticus internus zur Fossa subarcuata, zur Rima sacci endolymphatici sowie deren Abstände zu Meßpunkten an der Facies posterior partis petrosae. Untersuchungen von Anson u. Mitarb. (1968), Shea u. Mitarb. (1979), Geurkink (1977) und an eigenem Material sind abzulesen

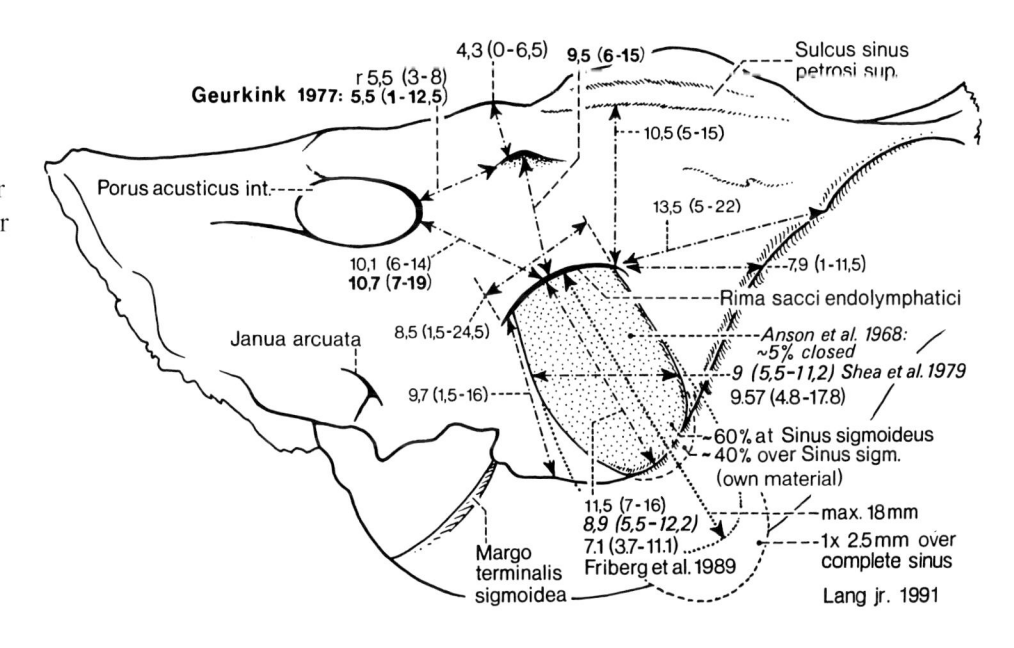

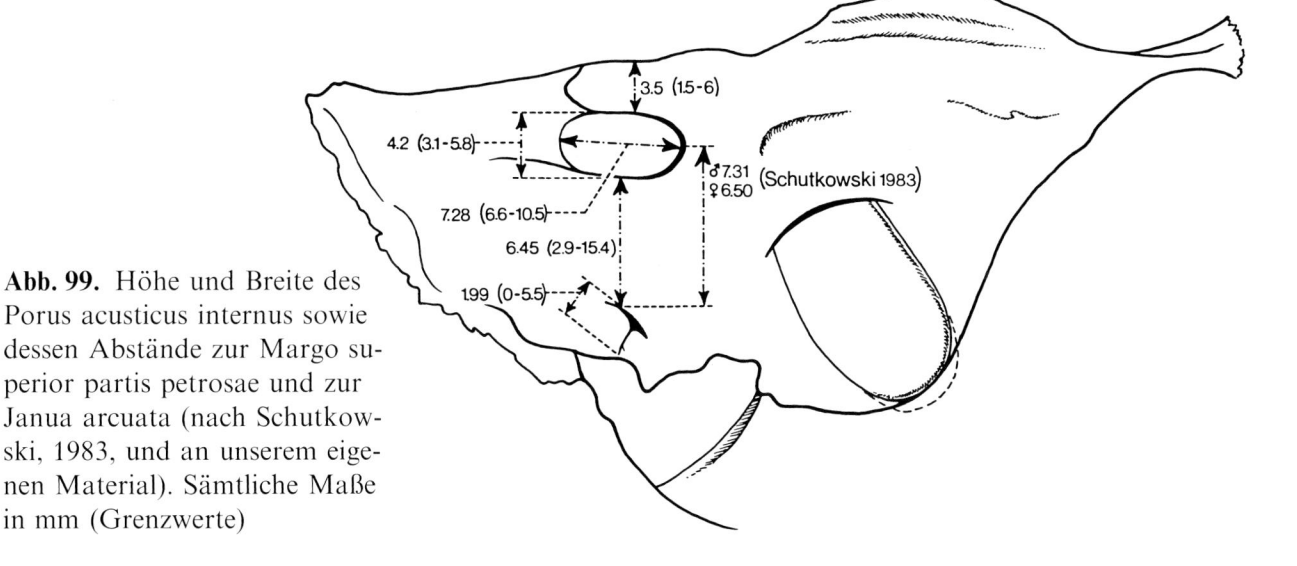

Abb. 99. Höhe und Breite des Porus acusticus internus sowie dessen Abstände zur Margo superior partis petrosae und zur Janua arcuata (nach Schutkowski, 1983, und an unserem eigenen Material). Sämtliche Maße in mm (Grenzwerte)

Fläche des Cerebellum hinten zur Kleinhirnbrückenregion. Im strengen Sinne wird der Kleinhirnbrückenwinkel am Gehirn vorne vom Pons und dem Pedunculus cerebellaris medius, unten vom Lobulus biventer und medial von der Oliva inferior begrenzt. In diesem Winkel treten der N. facialis und der N. intermedius sowie der N. vestibulocochlearis aus dem Hirnstamm aus bzw. in diesen ein. Rostral davon liegt die Aus- und Eintrittszone des 5. Hirnnervs, etwas medial davon jene des 6. Hirnnervs. Für den retrosigmoidalen oder okzipitalen Zugang zum Kleinhirnbrückenwinkel stellen der Flocculus sowie die Apertura lateralis ventr. IV und die Pars aperturae seines Plexus choroideus wichtige Landmarken dar.

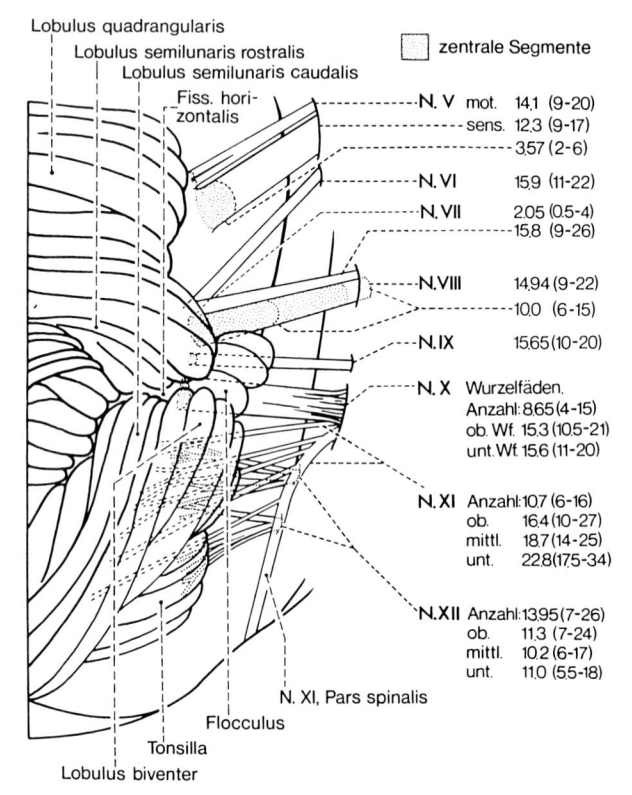

a) Nerven (Abb. 100)

Am N. vestibulocochlearis (VIII) werden derzeit ein Nervus vestibularis und ein Nervus cochlearis an der Eintrittspforte ins Gehirn voneinander abgegrenzt. Der N. cochlearis läßt sich bei Präparation vom Fundus meatus acustici aus in Richtung Hirnstamm von der Pars vestibularis rostralis (superior) und der Pars vestibularis caudalis (inferior) bei sorgfältiger Präparation abgliedern. Die Radix cochlearis tritt am Hirnstamm am weitesten lateral und etwas rostral des Recessus lateralis ein. Etwas medial und vor ihr verläuft die Radix vestibularis caudalis (inferior) und noch weiter medial die Radix vestibularis rostralis (superior) zum Hirnstamm. Dann folgt medial die Austrittszone des N. intermedius, der häufig auch gemeinsam mit der Radix rostralis das zentralnervöse System verläßt. Innerhalb der Fossa cranii posterior rotiert deshalb die Pars cochlearis vom medialen und unteren Umfang des Nervs am Porus acusticus internus zum lateralen Umfang an der Eintrittszone ins Gehirn. Weiteres siehe Abb. 102 und 168. Der N. facialis verläuft in der Regel medial des N. vestibulocochlearis zum Porus acusticus internus und ist bei retrosigmoidalem Zugang zum Kleinhirnbrückenwinkel häufig nur nach Abdrängen des Kleinhirns oder

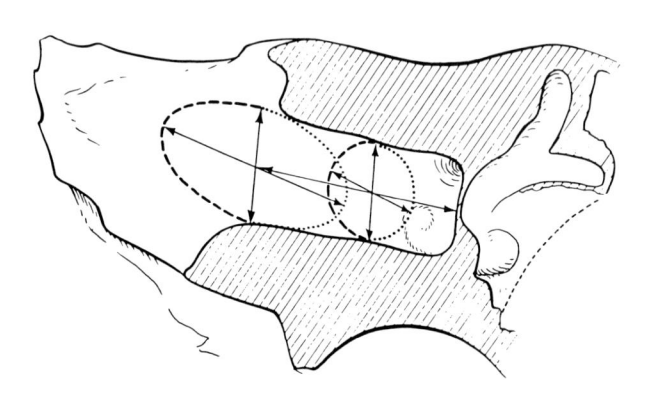

Abb. 100. Kaudale Hirnnerven bei retrosigmoidalem Zugang zur Fossa cranii posterior (und benachbarte Kleinhirnstrukturen). Angegeben ist deren intrazisternale Länge bis zum Eintritt in die Pori durales bzw. den Porus acusticus internus sowie die Länge ihrer zentralen (vulnerablen) Segmente und für die Hirnnerven X bis XII die Anzahl und Länge ihrer Wurzelfäden. Längen und Anzahl in mm (Grenzwerte)

Age	Pore, width	Pore, height	Meatus, length	Meatus, height	Meatus, width
Adults	4,37 (1,5–7,4)	11,29 (7,3–24,3)	4,37 (2,3–6,1)	4,12 (3,0–5,5)	
15–17y.	9,63	4,75	11,10	6,00	5,50
2y.	7,04	4,08	7,23	4,60	4,30
Neon.	5,90	3,06	5,00	3,00	2,88 (mm)

Abb. 101. Verschiedene Messungen im Meatus acusticus internus und Porus acusticus internus. Mittelwerte in $\bar{x}$ mm (nach Lang u. Mitarb. 1981)

des N. vestibulocochlearis an seiner Austrittszone zu überblicken.

N. facialis und N. vestibulocochlearis, Faserzahl (Abb. 103)

Der N. facialis enthält etwa 11 600 Fasern, von denen 76% myelinisiert sind und 24% keine Myelinscheiden besitzen (van Buskirk 1945). Der N. cochlearis besitzt zwischen 30 000 und 50 000 Fasern (verschiedene Autoren). In der Pars rostralis (superior) des N. vestibularis wurden im mittleren Lebensalter etwa 11 800 Fasern ausgezählt (Bergström 1973). Dieser Autor gab einen Fasergehalt der Pars caudalis (inferior) von 6500 an. Der N. intermedius besitzt nach van Buskirk (1945) einen Querschnitt von 0,09 mm². Die Mehrzahl seiner Fasern ist markhaltig und hat Durchmesser zwischen 1,5 und 10 µm. Ein Fasergipfel liegt zwischen 2 und 4 µm.

Über die intrazisternale Länge der unteren Hirnnerven gibt Abb. 100 Auskunft.

Nn. VII und VIII, zentrale und periphere Segmente (Abb. 104)

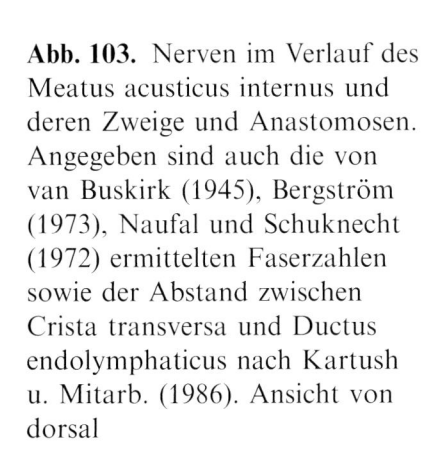

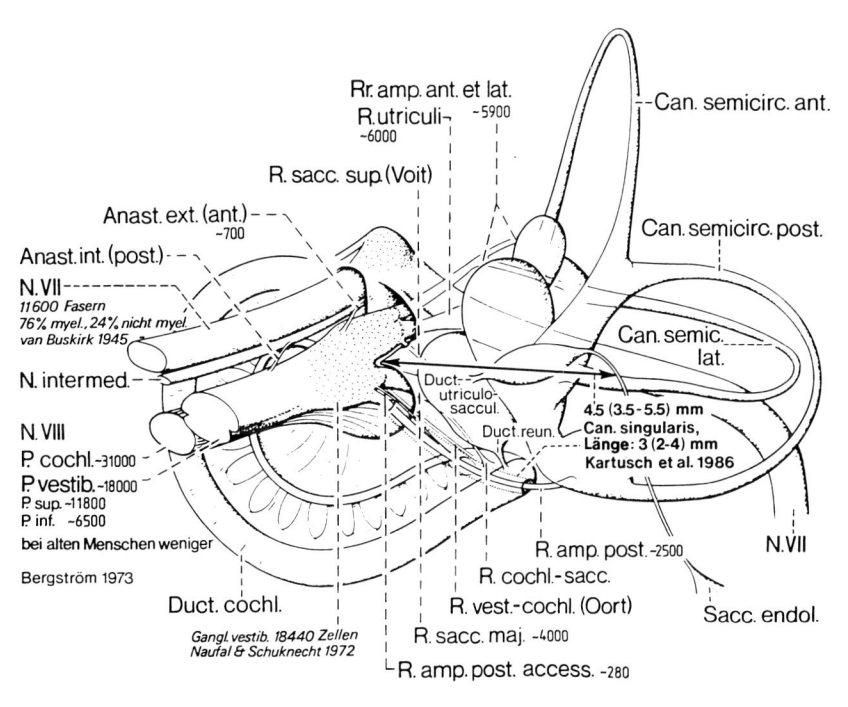

Das zentrale und vulnerable Segment des N. vestibulocochlearis ist an unserem Material 10 (6–15) mm lang. Dieses Segment ist ein Hirnteil, da

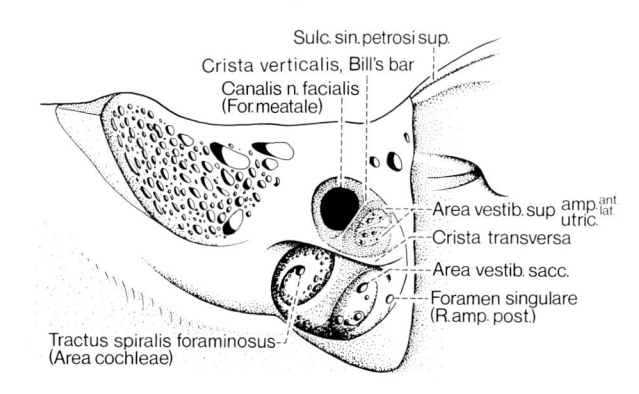

Abb. 102. Fundus meatus acustici interni der rechten Seite mit Nerven und Gefäßpforten. Die Hinter- und ein Teil der Oberwand des Meatus acusticus internus sind abgefräst

seine Markscheiden von Oligodendrozyten und nicht von Schwann'schen Zellen gebildet werden. Erfolgreiche Nervennähte im zentralen Abschnitt von Hirnnerven beim Menschen sind bisher nicht bekannt geworden. Die zentralen Abschnitte der Hirnnerven sind gegen äußere Druckeinwirkungen besonders empfindlich. Anlagernde Arterien, Venen und Tumoren können hyperaktive Reaktionen auslösen. Am N. vestibulocochlearis wurden z. B. Tinnitus, Vertigo u. a. bei derartigen Schädigungen beschrieben. Der N. facialis besitzt ein relativ kurzes zentrales Segment von 2,05 (0,5–4) mm. Bei

Abb. 103. Nerven im Verlauf des Meatus acusticus internus und deren Zweige und Anastomosen. Angegeben sind auch die von van Buskirk (1945), Bergström (1973), Naufal und Schuknecht (1972) ermittelten Faserzahlen sowie der Abstand zwischen Crista transversa und Ductus endolymphaticus nach Kartush u. Mitarb. (1986). Ansicht von dorsal

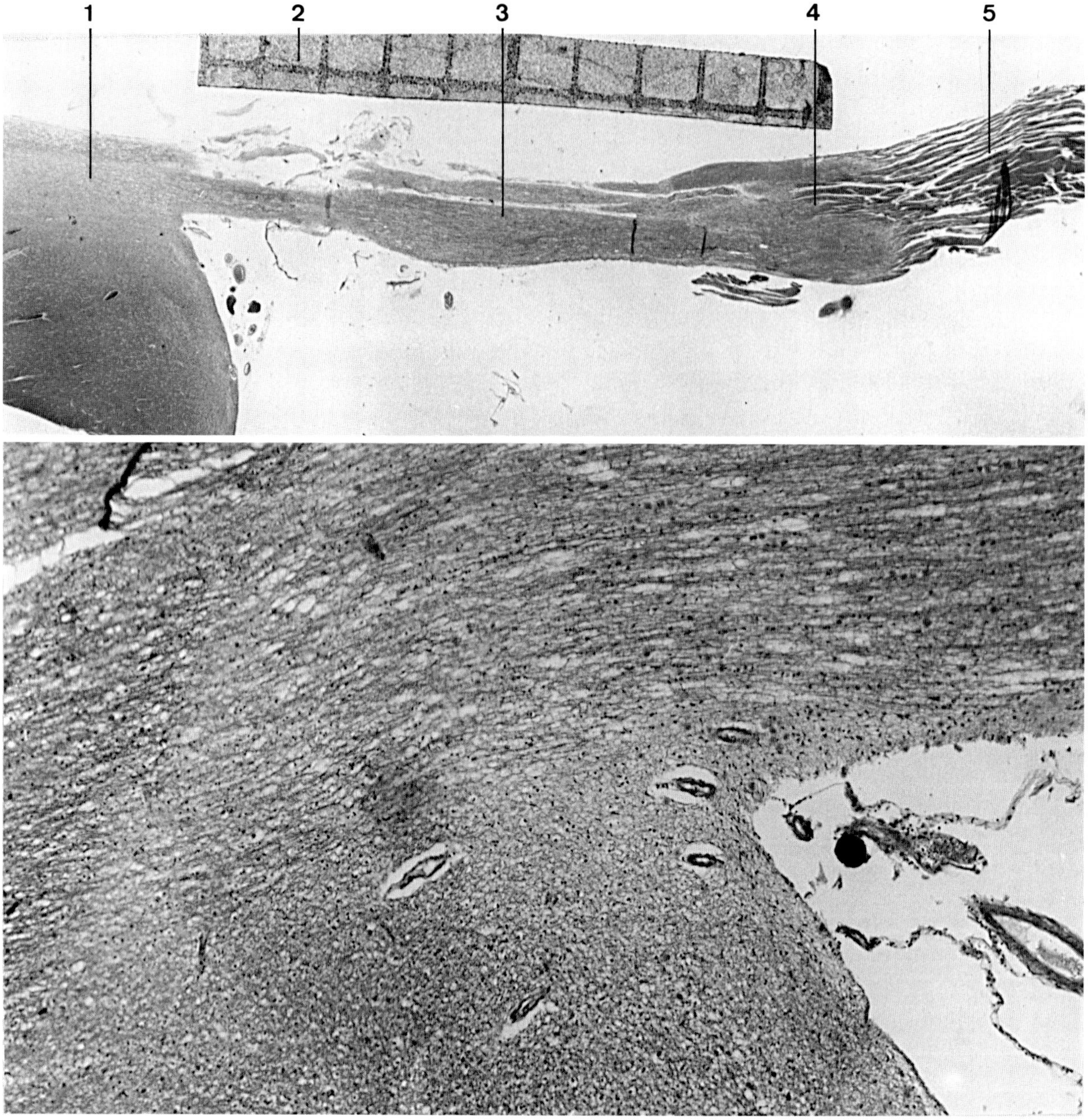

130 Auris interna

Abb. 104. Zentrales und peripheres Segment des N. vestibulocochlearis, Längsschnitte

1 Hirnstamm
2 mm-Papier
3 Zentrales Segment des N. vestibulocochlearis
4 Übergangszone
5 Peripheres Segment

Im unteren Abschnitt (stärker vergrößert) ist die Eintrittszone des Nervs ins Gehirn stärker vergrößert

Schädigungen dieses zentralen Segmentes durch anlagernde Arterienschlingen, Venen, Tumoren u. a. kann sich ein Spasmus hemifacialis entwickeln (weiteres bei Lang 1981, Lang 1982, und Lang 1983). Betont sei, daß auf ihrem Verlauf zum Porus acusticus internus die Nerven von einer dünnen Arachnoidealhülle umgeben sind, siehe Abbildung 156.

b) Gefäße und Gefäß-Nerven-Beziehungen

Im Anschluß an Stopford (1930), Sunderland (1945) und Mazzoni (1969) wurden auch an unserem Material die Gefäß-Nerven-Beziehungen im Bereich des Porus acusticus internus untersucht. In aller Regel liegt eine Schlinge einer der Kleinhirnarterien A. cerebelli inferior anterior, einer A. cerebelli media (an unserem Material in ca. 11% vorkommend) oder der A. cerebelli inferior posterior in der Nachbarschaft des Porus acusticus internus. Am Material von Mazzoni (1969) handelte es sich bei diesem Gefäß in 80% um eine A. cerebelli inferior anterior, in 17% um eine A. cerebelli inferior anterior accessoria (= media) und in 3% um einen Zweig der A. inferior posterior cerebelli. In 40% ragte die Schlinge in den Meatus acusticus internus hinein (meist ins mediale Drittel des Kanals). In 27% lag die Schlinge im Bereich des Porus acusticus internus und in 33% fand sich die Schlinge etwas hinter und unter dem Porus, jedoch mit Kontaktzonen zu den Nn. VII und VIII. Über die Lagebeziehungen der A. cerebelli inferior anterior zu den Nn. VII und VIII orientieren Abb. 105 und 106, wenn diese in Nachbarschaft zum Porus acusticus internus gelangt. An unserem Material und dem vorgenannter Forscher ist die A. cerebelli inferior anterior in 6% in die Dura eingelagert und durch diese fixiert, gelegentlich auch innerhalb des Meatus acusticus internus. Selten wurde die Gefäßschlinge auch innerhalb des Knochens aufgefunden (Abb. 106).

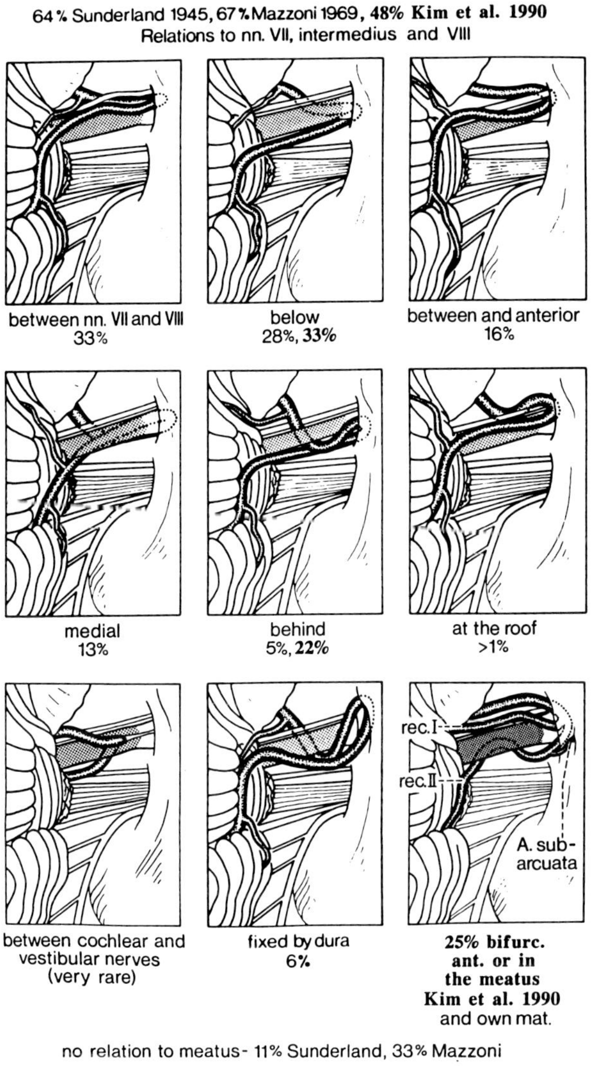

A. labyrinthi (Abb. 107–110)

Besonders eingehende Untersuchungen über die A. labyrinthi stammen von Siebenmann (1894) und von Konaschko (1927). Diese Autoren untersuchten insbesondere die Zweige zum membranösen Labyrinth. Im Anschluß an zahlreiche jüngere Au-

Abb. 105. In 60 bis 70% verläuft die A. cerebelli inferior anterior am Porus meatus acustici interni oder in den Meatus acusticus internus hinein (Sunderland 1945, Mazzoni 1969, und eigenes Material). Das Schema zeigt einen Einblick in die hintere Schädelgrube vom retrosigmoidalen Zugang aus und auch die Befestigungsmöglichkeiten der Arterie durch Einlagerung in die Dura (selten auch in den Knochen) sowie den häufigsten Verlauf der A. subarcuata (letztes Bild). Sehr selten beobachteten wir den Verlauf der Arterie zwischen den Nervi cochlearis und vestibularis hindurch

toren untersuchte Fisch (1968) die Arterie und stellte fest, daß das oder die Gefäße nicht über 150 μm weit sind. An unserem Material wurden auch Aa. labyrinthi mit 200 μm Weite festgestellt. Am Material von Fisch (22 Kopfhälften) lag an der rechten

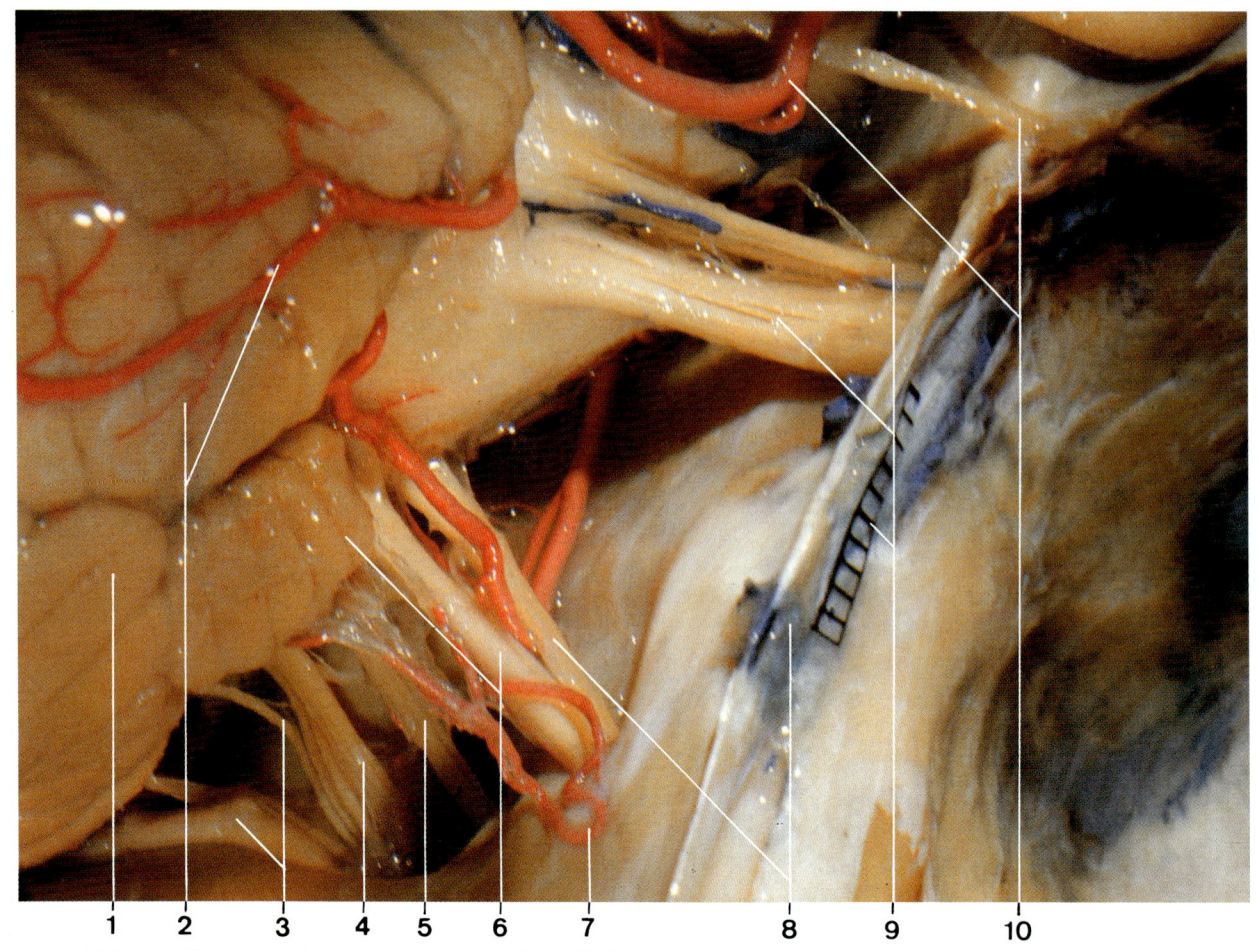

Abb. 106. In die Dura eingelagerte A. cerebelli inferior anterior, Blick von oben

1 Lobulus biventer
2 Lobulus simplex und distaler Zweig der A. superior cerebelli
3 N. accessorius
4 N. vagus
5 N. glossopharyngeus
6 Flocculus und N. vestibulocochlearis
7 Schlinge der AICA, eingebettet in Dura mater (siehe auch deren proximale Verzweigung)
8 N. facialis und Sinus petrosus superior
9 Radices motoria et sensoria, N. V, mm-Papier
10 N. trochlearis und A. superior cerebelli

Seite häufiger ein biarterieller Typ als ein uniarterieller vor, an der linken Seite wurden ebenso häufig 2 Aa. labyrinthi wie eine festgestellt.

Ursprung

Die Arterien gingen am Material von Fisch (1968) jeweils von Kleinhirnarterien und nicht von der A. basilaris ab. Von der Gegend des Schlingenscheitels, dem proximalen oder dem distalen Schenkel der A. cerebelli inferior anterior entspringt die A. labyrinthi (in 51% einfach, in 45% doppelt und in 4% dreifach ausgebildet). Bei einfach ausgebildeter A. labyrinthi ging das Gefäß am Material von Mazzoni (1969) in 37% von der Arterienschlinge ab, in 9% von einem Zweig der Schlinge, der auch das Ganglion versorgte und in 5% von einem gemeinsamen Stamm, der auch die A. subarcuata speiste. Am häufigsten stammt die A. labyrinthi vom proximalen Schlingenschenkel (33%), weniger häufig von der Scheitelzone oder vom rückläufigen Schenkel (18%). Innerhalb des Meatus acusticus internus fand Mazzoni den Abgang der A. labyrinthi in 20%, außerhalb des Kanals in 31%. In 47% zog das Gefäß zur oberen Rinne des N. vestibulocochlearis, in 4% zur Unterfläche des Nervs. Bei Vorliegen von zwei Aa. labyrinthi gingen diese in 29% von der cerebellaren Schlinge der A. cerebelli infe-

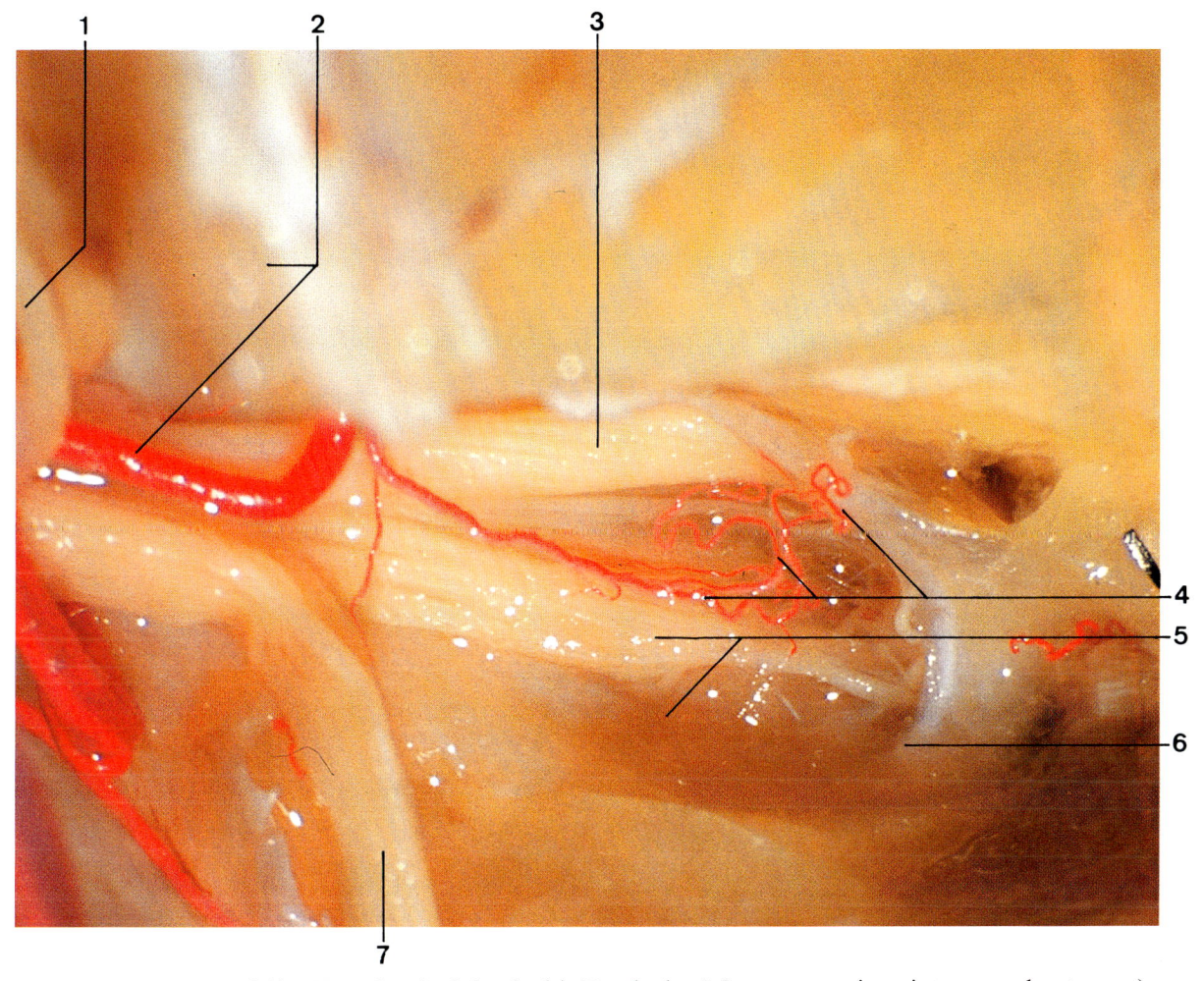

Abb. 107. Monarterieller Typ der A. labyrinthi (Dach des Meatus acusticus internus abgetragen)

1 N. facialis, nach dorsal präpariert
2 A. cerebelli inferior anterior und Dura mater des inneren Gehörgangs
3 Pars cochlearis (siehe Torsion der Fasern)
4 Zweige der A. labyrinthi und Dura an Crista transversa
5 Pars vestibularis inferior und N. ampullaris posterior
6 Lateraler Bezirk der Crista transversa
7 Pars vestibularis superior, am Fundus abgeschnitten und nach dorsal verlagert

rior anterior ab, ein Gefäß stammte aus der Schlinge, das andere von einem Kollateralast in 11%. Ein Zweig von der Schlinge und über einen gemeinsamen Stamm mit der A. subarcuata und der andere von einem Kollateralzweig der Schlinge fand sich in 5%.

Verlauf

Fisch wies insbesondere auf intrameatale Zweige der Arterie zu den Hirnnerven, zur Dura mater und zum Ganglion vestibuli hin. Bei uniarteriellen Typen wurden die von Siebenmann (1894) beschriebenen Rami vestibuli anterior, vestibulocochlearis und cochleae proprius nachgewiesen. Bei biarteriellen Typen ergab sich ein Verzweigungsmuster nach Konaschko (1927). Der Ramus vestibulocochlearis ist in diesen Fällen die Fortsetzung der A. labyrinthi (R. vestibulocochlearis posterior aus einer Kleinhirnarterie). Sämtliche Arterien zogen von vorne und unten in den Meatus acusticus internus ein, bei monarteriellen Typen stets zwischen Pars cochlearis und N. facialis. Bei biarteriellen Typen verläuft das obere Gefäß wie bei monarteriellen

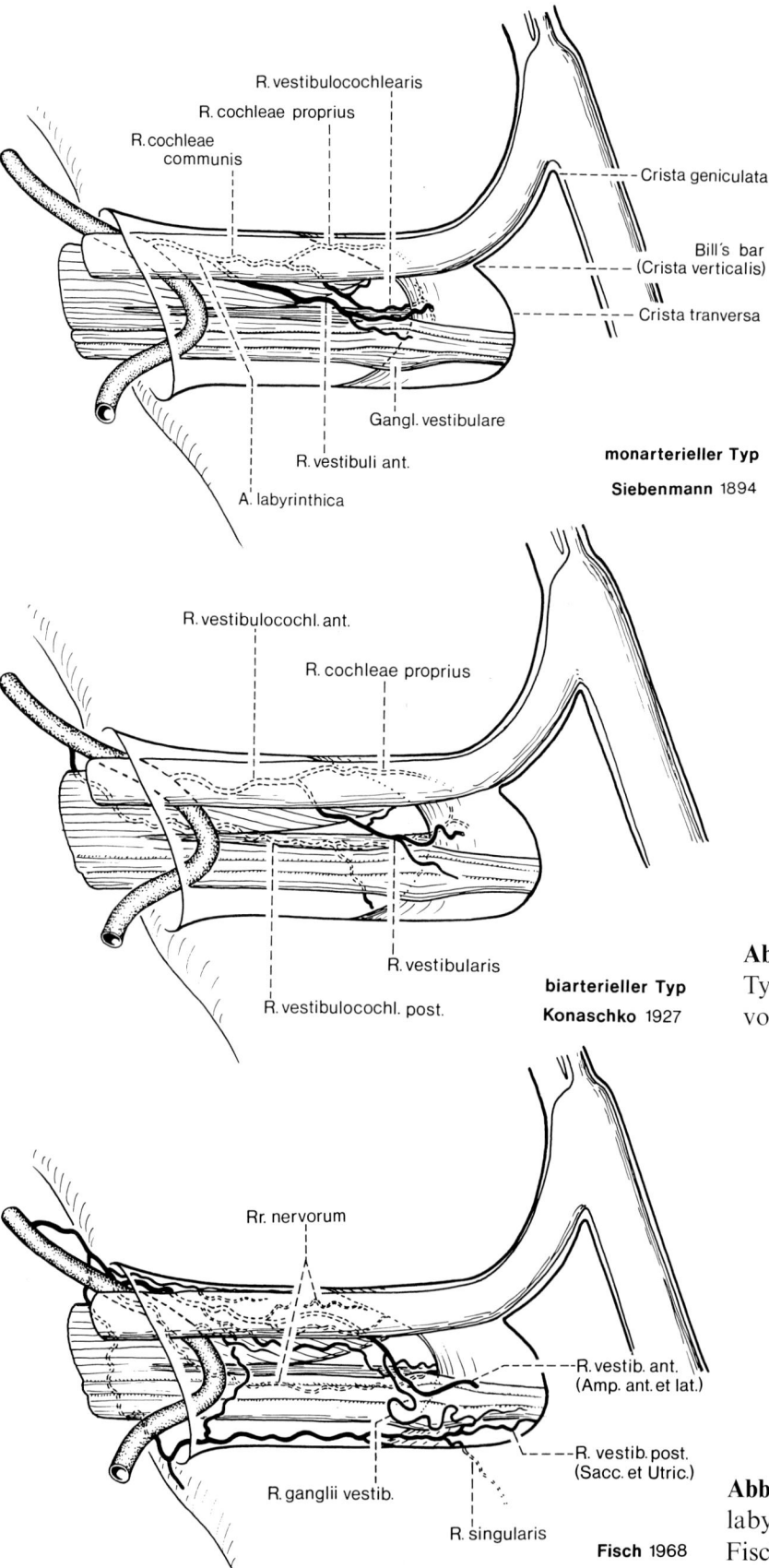

Abb. 108. Monarterieller Typ der A. labyrinthi in Anlehnung an Siebenmann (1894), Ansicht von oben, der Verlauf der A. cerebelli inferior anterior (wie hier dargestellt) kommt in 33% vor (s. Abb. 105)

Abb. 109. A. labyrinthi, biarterieller Typ (nach Konaschko 1927). Ansicht von oben

Abb. 110. Monarterieller Typ der A. labyrinthi mit Rami nervorum (nach Fisch 1968). Ansicht von oben

Typen und gibt den Ramus cochlearis und vestibularis ab. Das zweite (untere) Gefäß verläuft entlang des Bodens des Meatus acusticus internus, kreuzt die Pars cochlearis an ihrer Unterfläche und verläuft dann mit dem unteren Ast des N. vestibularis zur Area vestibularis inferior.

Meatus acusticus internus (Abb. 111)

Der Meatus acusticus internus wurde an unserem Material mehrfach vermessen (Ausgußpräparate – Hassmann 1975, Lang und Hack 1985 an Transversalschnitten; Lang und Stöber 1987, an Frontalschnitten). An unserem früheren Material (Ausgußpräparate) ergab sich eine Höhe von 3,95 (3–5) mm. An den Frontalschnitten stellten wir eine Höhe des Kanals von 4,37 (2,3–6,1) mm fest. An paramedianen Sagittalschnitten ergab sich eine Höhe von 5,14 (2,9–7,0) mm (Fichtl 1991). Die Länge betrug an Frontalschnitten oben vermessen 12,33 (5,8–18,2) mm und an der Unterwand vermessen 11,29 (7,3–24,3) mm. Betont sei, daß im Fundusgebiet die Crista transversa mehr der oberen als der unteren Kanalwand anliegt. Der Abstand ihrer Spitze zur unteren Kanalwand macht 2,34 (1,7–3,0) mm aus, jener zur oberen Kanalwand 1,34 (0,7–2,0) mm. Der Meatus acusticus internus ist von einer relativ dünnen Dura mater, die innen von einer Arachnoidalschicht abgedeckt ist, ausgekleidet. Im Kanal verlaufen die Nn. VII, intermedius und VIII, die nach Prott (1974) einen Gesamtquerschnitt von 2,3 (1,0–3,0) mm besitzen (Abb. 112). Die Breite des Meatus acusticus internus im Fundusgebiet wurde an unserem Ausgußmaterial mit 4,19 (2,8–5,5) mm bestimmt. Über die Anordnung der Nervenpforten im Fundusgebiet gibt Abb. 102 (S. 129) Aufschluß.

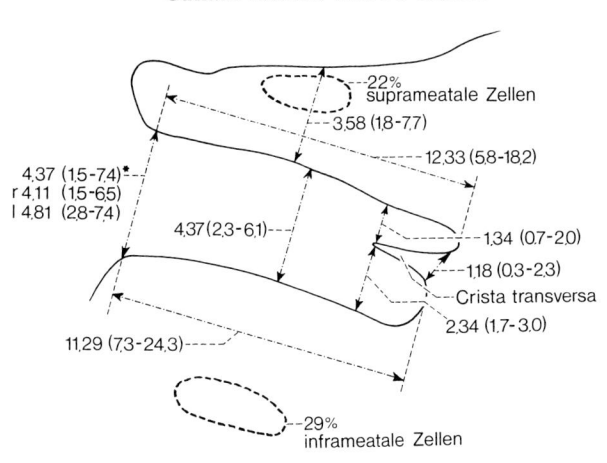

Abb. 111. Meatus acusticus internus, wie er sich an Frontalschnitten längs seiner Achse an 41 (nicht vollständig auswertbaren Präparaten) darstellte. Angegeben sind die suprameatalen Zellen, die Dachlänge, die Dachhöhe, die Höhe am Porus acusticus internus, in dessen Mittelbezirk und im Bereich des Fundus. Dort ist auch die Höhe der Basis der Crista transversa und der Raum oberhalb von dieser und unterhalb in seiner Höhe vermessen worden. Außerdem ist die Bodenlänge des Meatus acusticus internus angegeben und die Anzahl der inframeatalen Zellen. Sämtliche Maße in mm (Grenzwerte) und Prozentangaben (nach Lang und Stöber 1987)

4. Canalis facialis und N. facialis

Am Canalis facialis werden eine Pars labyrinthica, eine Pars tympanica, eine Pars pyramidalis und eine Pars mastoidea voneinander abgegrenzt. Die Öffnung in die Pars labyrinthica bezeichnen wir als Foramen meatale.

a) Fundus meatus acustici (Abb. 102, 112 u. 113)

Am Fundus meatus acustici interni (und im Meatus) verläuft der N. facialis im oberen medialen Abschnitt. Der Eingang in die Pars labyrinthica wird als Foramen meatale canalis facialis bezeichnet. Unter ihm liegt die Crista transversa, lateral und dorsal davon die Crista verticalis (Bill's bar). Unterhalb der Crista transversa treten medial und vorne die Fasern des N. cochlearis aus: Area cochleae. An dieser Zone befinden sich spiralförmig angeordnete Austrittsöffnungen, die als Tractus spiralis foraminosus bezeichnet werden. Lateral der Crista verticalis liegt die Area vestibularis superior, durch welche Fasern der Pars rostralis (superior) des N. vestibularis in den Meatus acusticus internus gelangen. Diese verlaufen gebündelt als N. utricu-

136 Auris interna

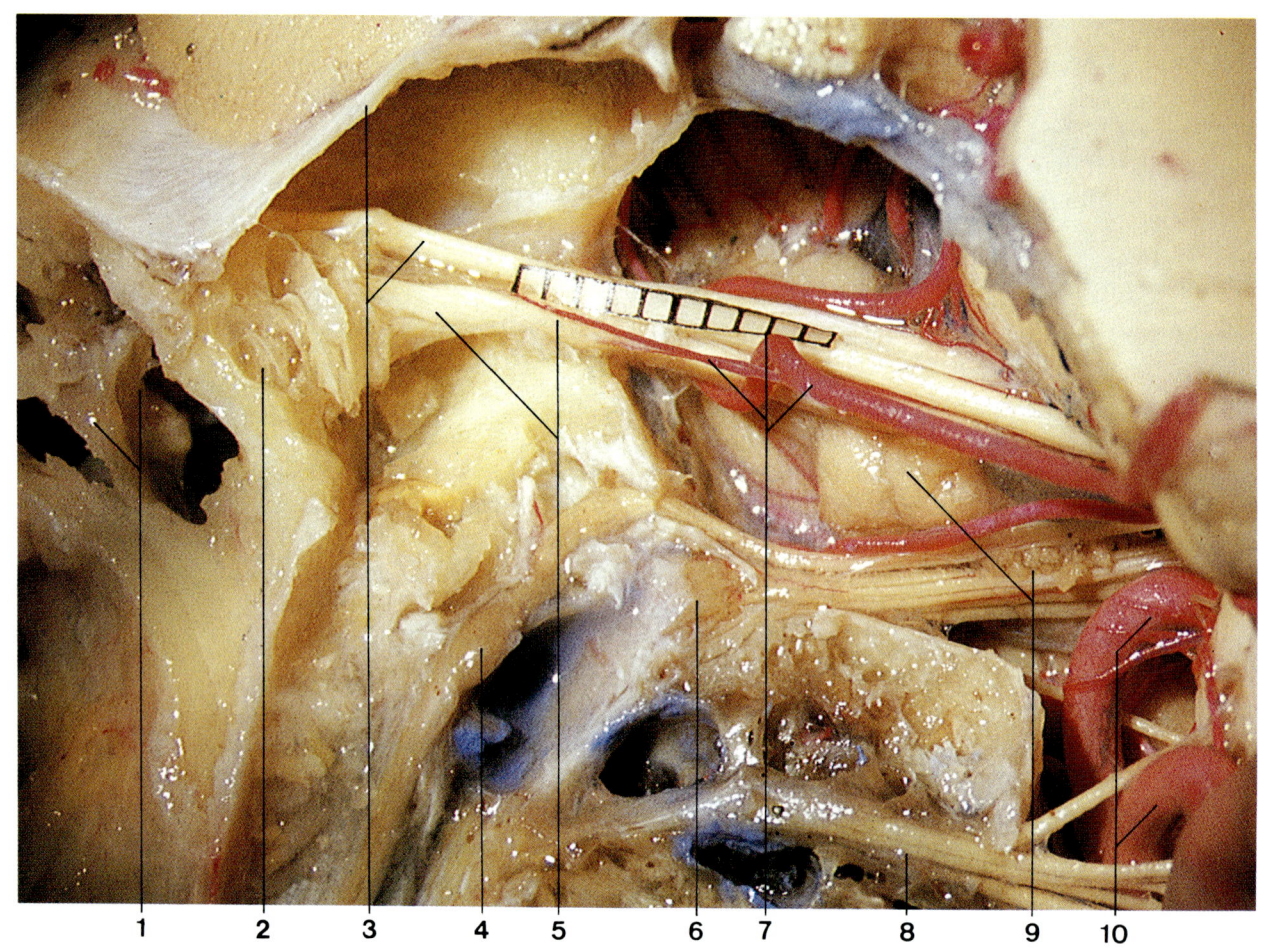

Abb. 112. Inhalt des Meatus acusticus internus (und Cochlea) sowie benachbarte Nerven und Strukturen von vorne her präpariert

1 Membrana tympani und Cavitas tympanica
2 Cochlea
3 Dura mater und N. VII im Can. acust. int.
4 Ganglion inferius n. IX
5 Pars cochlearis
6 Ganglion superius n. X
7 A. cerebelli inf. ant., A. labyrinthi und mm-Papier
8 N. XII, Kanalstrecke
9 Flocculus und Plexus chor. ventr. IV, Pars aperturae
10 A. cerebelli inf. post. zwischen Wurzelfäden N. XII und in Fossa retro-olivaris

lo-ampullaris, N. utricularis, N. ampullaris anterior und N. ampullaris lateralis.

Unterhalb der Crista transversa und lateral der Area cochleae liegt die Area vestibularis inferior, durch welche die Pars caudalis (inferior) des N. vestibularis auszieht. Das Foramen singulare befindet sich an der lateralen Seite und leitet den N. ampullaris posterior vom inneren Gehörgang zur hinteren Ampulle. Außerdem tritt der N. saccularis in diese Region des Fundus meatus acustici interni ein (s. Abb. 103).

Canalis facialis – Entwicklung

Bei 20 mm langen Keimlingen besteht am oberen Umfang der Pars labyrinthica, des Ganglion geniculi und des proximalen Teils der Pars tympanica n. facialis kein Knorpel (s. Abb. 2 in Lang 1985). Der N. facialis zieht deshalb zunächst zwischen den beiden Knorpelentstehungszonen der Pars cochlearis und der Pars canalicularis des späteren Felsenbeins. Dann entwickelt sich eine kleine Knorpelspange über dem N. facialis: suprafaziale Kommis-

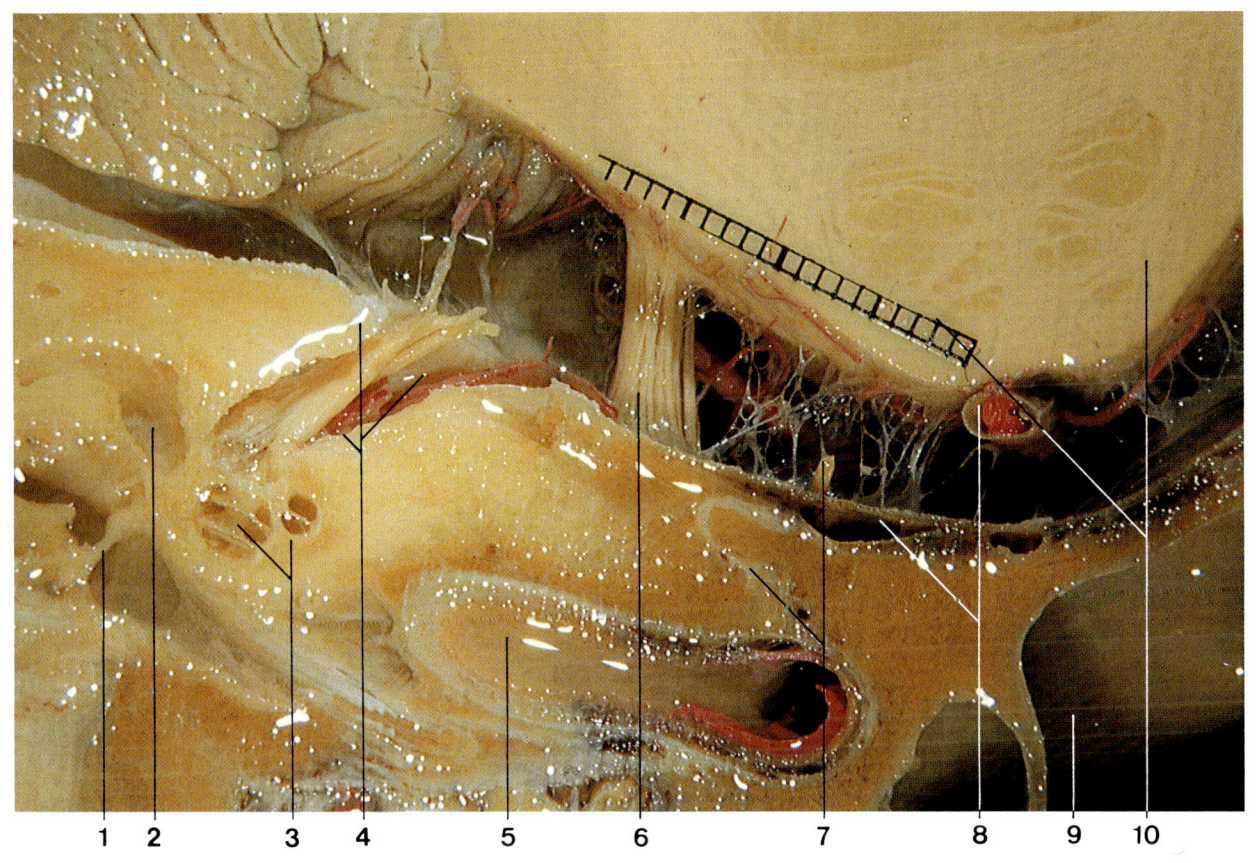

Abb. 113. Meatus acusticus internus und dessen Umgebung an einem Transversalschnitt, von unten

1 Tendo m. tensoris tympani
2 Vestibulum
3 Basale Schneckenwindung und Modiolus
4 Meatus acusticus internus, Nn. VII und VIII und AICA
5 A. carotis interna, Pars petrosa transversalis
6 N. trigeminus
7 N. abducens und Sutura sphenopetrosa
8 A. basilaris und Sinus petrosus inferior
9 Sinus sphenoidalis
10 mm-Papier an Pons

sur zwischen der Pars cochlearis und der Pars canalicularis, proximal des Ganglion geniculi und des N. petrosus major. Da auch seitlich des Ganglion geniculi eine Knorpelspange auftritt, wurde die erste auch als Commissura suprafacialis medialis, jene distal des Ganglion geniculi als Commissura suprafacialis lateralis bezeichnet (Gaupp 1898).

Seitlich der Commissura suprafacialis lateralis verläuft der Nerv an der Seitenwand der Labyrinthkapsel und wird erst später von knöchernen Anbauzonen umhüllt und so in den Canalis facialis eingeschlossen. Starck (1975) betont, daß die seitliche Wand der Pars tympanica des Canalis facialis nicht knorpelig präformiert ist, aber auch nicht als Deckknochen aufgefaßt werden kann. Nach Anson u. Mitarb. (1967) besteht bei 4 Monate alten Feten im Bereich der späteren Pars tympanica eine leichte Einsenkung des Paries labyrinthicus. Bei Neugeborenen ist die Pars tympanica des Canalis facialis im Mittel 9,1 mm lang und besitzt damit etwa dieselbe Länge wie bei Erwachsenen (Beauvillain u. Mitarb. 1985). Diese Autoren betonen, daß in der sich anschließenden Pars pyramidalis des Canalis facialis bei Neugeborenen eine gleichartige Winkelung wie bei Erwachsenen besteht und Winkel zwischen 95 und 125° vermessen wurden. Die Länge dieser schwer definierbaren Strecke macht diesen Forschern zufolge bei Neugeborenen 4–6,5 mm, bei Erwachsenen 2–6 mm aus. Die Pars mastoidea (letzte Kanalstrecke) ist bei Neugeborenen zwischen 2 und 7 mm, bei Erwachsenen bis 15 mm lang. An unserem Material ergab sich, daß dieser

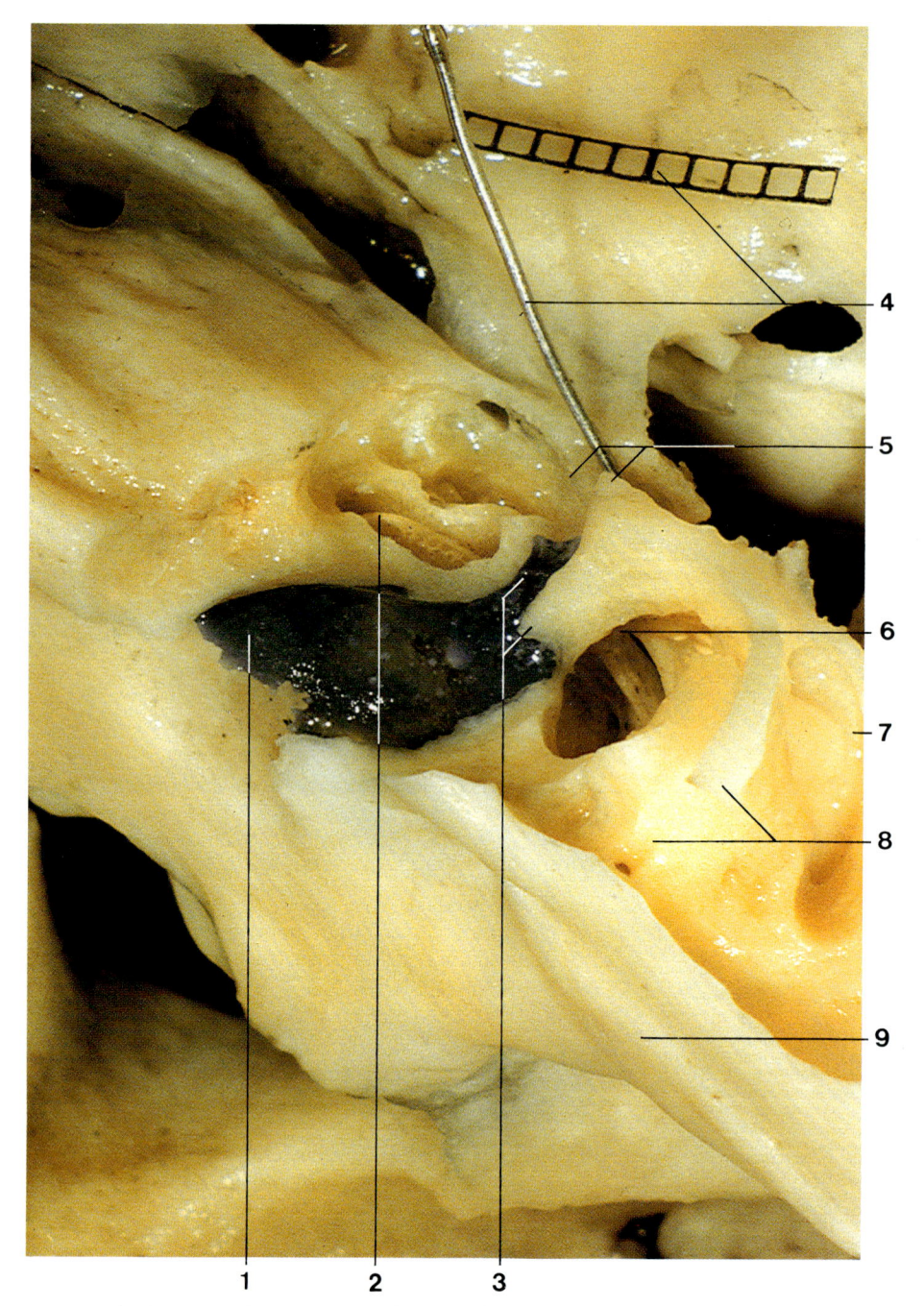

Abb. 114. Ausguß des Meatus acusticus internus des Anfangsteils der Pars labyrinthica des Canalis facialis mit Xantopren blau. Zusätzlich sind die Cochlea und das Vestibulum aufgefräst

1 Xantopren blau im Meatus acusticus internus
2 Lamina spiralis ossea der basalen Schneckenwindung
3 Pars labyrinthica des Canalis facialis und Crista verticalis
4 mm-Papier und Sonde in der Pars tympanica des Canalis facialis
5 Fossa geniculata und Crista geniculata
6 Vestibulum, aufgefräst und vordere Grenze der Fenestra vestibuli
7 Canalis semicircularis lateralis
8 Dach und Boden des Canalis semicircularis anterior
9 Margo superior partis petrosae

Nerven- und Kanalabschnitt während der perinatalen Zeit
1. relativ kurz ist
2. einen größeren Winkel mit der Pars tympanica bildet als bei Erwachsenen und
3. auch um diese Zeit gelegentlich Dehiszenzen bestehen.

b) Pars labyrinthica (Abb. 115, 116 und 117)

An unserem Material bestimmten wir (Lang und Hack 1985a) die Breite des Foramen meatale = Eingang in den Canalis facialis, Pars labyrinthica mit 1,19 (0,6–1,99) mm. An der rechten Seite ergab sich ein Mittelwert von 1,3, an der linken einer von 1,07 mm. Rechts-links-Unterschiede sowie Geschlechtsunterschiede siehe Abb. 117 und Lang und Hack (1987). Im Anschluß macht die Pars labyrinthica einen bogigen Verlauf nach vorn und etwas nach medial. Im Mittelbezirk dieser Region bestimmten wir eine Breite von 1,47 (0,8–2,4) mm. An der Übergangszone zur Gegend des Geniculum canalis facialis vermaßen wir eine Breite von 2,40 (1,5–3,3) mm. An Frontalschnitten wurde die Höhe der Pars labyrinthica des Canalis facialis mit 1,33 (0,9–2,2) mm bestimmt (Lang und Stöber 1987). Die Achse der Pars labyrinthica bildet nach Proctor (1982) mit der Achse des Meatus acusticus internus einen nach vorn und medial offenen Winkel von 132°. An unserem Material (Lang und Hack 1985) sinkt die Pars labyrinthica in 64% gegenüber dem Boden des Meatus acusticus internus um 11,3 (1,0–24,5)° ab. In 34% steigt sie gegenüber dieser Bezugsebene um 9,7 (2,5–20,0)° an und in 2% besitzt der Verlauf der Pars labyrinthica einen Verlauf wie der Boden des Meatus acusticus internus (Abb. 118).

In den Winkel des Geniculum canalis facialis ragt ein Knochensporn hinein, den wir als Crista geniculata bezeichneten. Die Länge der Pars labyrinthica zwischen Crista verticalis (Bill's bar) am Fundus meatus acustici interni und Crista geniculata bestimmten wir (Lang und Hack 1985) mit 2,81 (1,5–5,2) mm. Rechts ergab sich ein Mittelwert von 2,63, links einer von 3,03 mm (Lang und Hack 1987). Wadin und Wilbrand (1987) vermaßen die Länge der Achse der Pars labyrinthica mit 3,3 (1,6–5,9) mm. Sie bestimmten auch den Winkel, der zwischen proximalem und distalem Anteil der Pars labyrinthica vermessen werden kann mit 42 (13–64)° (Abb. 119). Am Foramen meatale stellten diese Forscher eine Querschnittsfläche von 1,1 (0,5–2,2) mm² fest, im Mittelbezirk der Pars labyrinthica eine von 1,7 (0,7–2,8) und am Übergang zur Fossa geniculata eine von 0,9–3,4 mm². Fisch (1979) bestimmte das Foramen meatale mit einer Breite von 0,68 mm. Banfai (1976) gab die Länge der Pars labyrinthica mit 3,5 (2,5–6,0) mm an. Tamari (1954) betonte, daß die Achse der Pars labyrinthica gegenüber der Achse des Meatus acusticus internus um 30–50° nach vorne und medial verläuft, der kürzeste Abstand zwischen Crista geniculata und Margo superior partis petrosae beträgt nach Reschke (1985) 11,7 mm.

Pars labyrinthica, Inhalt

Durch die Pars labyrinthica ziehen der N. facialis und in der Regel unter diesem der N. intermedius zur Fossa geniculata. Beide sind von einer dünnen Dura- und Arachnoidalschicht umhüllt, in der sich zellige Flecken und gelegentlich Corpora arenacea befinden (Lang 1981). Dünne Zweige der A. labyrinthica vom Fundus meatus acustici und Zweige des Ramus petrosus aus der A. meningea von der Fossa geniculata verlaufen in dieser Kanalstrecke. Innerhalb der Pars labyrinthica anastomosieren beide Gefäßgebiete miteinander (arterielles Grenzgebiet).

Pars labyrinthica, Lagebeziehungen (Abb. 120)

Seitlich von der Crista verticalis und der Pars labyrinthica verlaufen die Canaliculi für die Nerven aus den Ampullen der Canales semicirculares anterior et lateralis sowie aus dem Utriculus. Etwas weiter dorsal liegt die mediale Grenze des Vestibulum vor, insbesondere der Recessus ellipticus für den Utriculus. Der Abstand der Crista geniculata zum Crus anterius des Canalis semicircularis anterior beträgt an unserem Material 3,8 (1,9–5,3) mm. Medial der nach vorn und medial ausgebildeten Konkavität der Pars labyrinthica des Canalis facialis befindet sich der obere Abschnitt der basalen Schneckenwindung, die sich auch unter die Pars labyrinthica erstreckt. An unserem Material (Lang und Stöber 1987) war die Capsula cochleae 0,14 (0,0–0,6) mm von der Pars labyrinthica entfernt, an dem von Wadin und Wilbrand (1987) wurde der Abstand zwi-

140 Auris interna

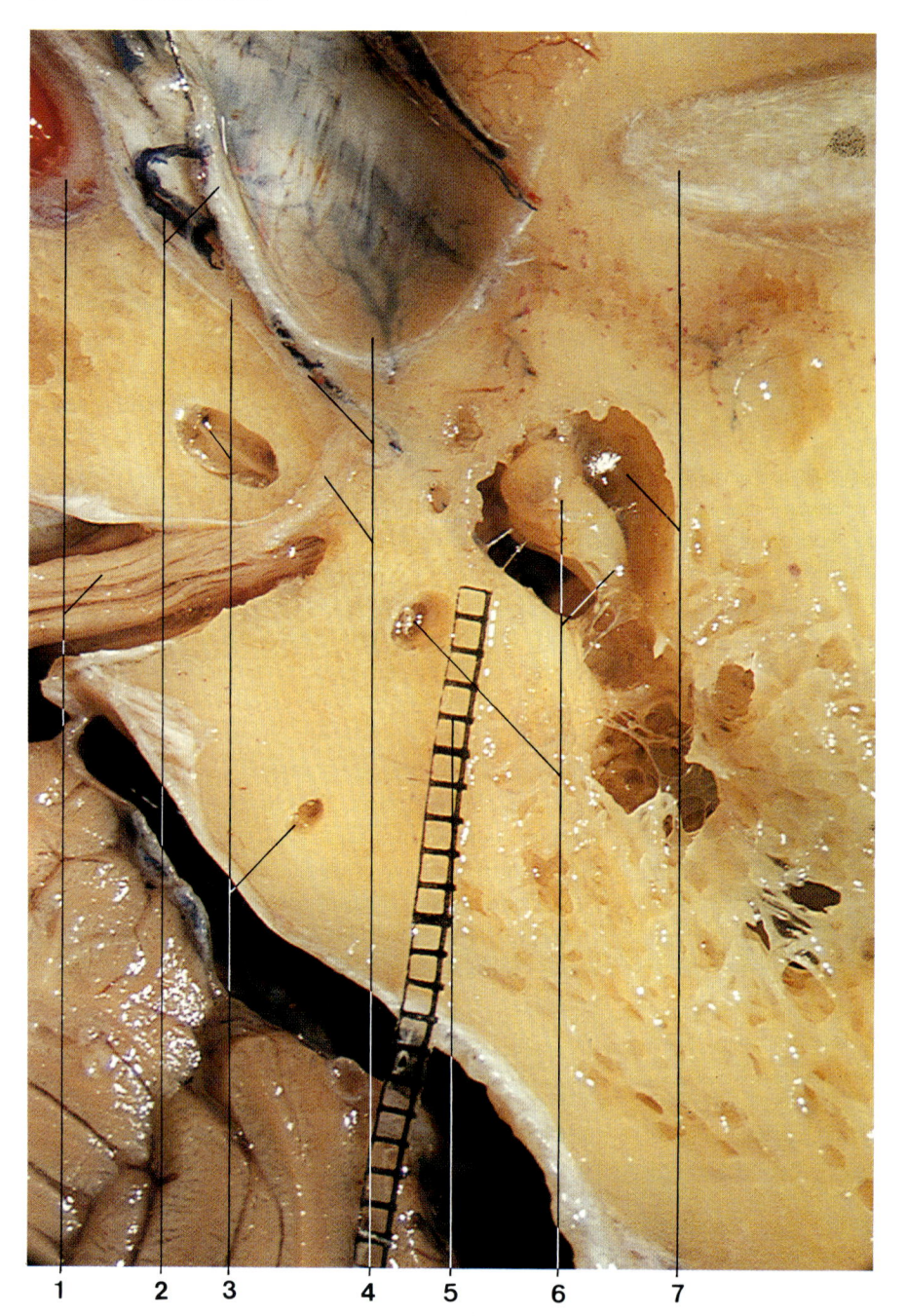

Abb. 115. Transversalschnitt durch die Pars labyrinthica des Canalis facialis, das Dach des Meatus acusticus internus und Nachbarstrukturen. Ansicht von oben

1 A. carotis int. und N. VII, intrameatal
2 Begleitvene des R. petrosus zu Dura mater (abgehoben)
3 N. petrosus major, Cochlea und Can. semicircularis anterior
4 Dura mater der Fossa cran. media und R. petrosus der R. meningea media, sowie Pars labyrinthica
5 mm-Papier
6 Ampulla ductus semicirc. ant., Articul. incudomallearis und Crus breve incudis
7 Discus articularis und Plica incudis sup. (lateralis) in Cavitas tympanica

schen Canalis facialis und Cochlea mit 0,2 (0,05–1,06) mm vermessen. Wadin und Wilbrand (1987) betonen, daß in Fällen idiopathischer Fazialislähmung (Bell's palsy) keine Unterschiede bezüglich der Weite des Canalis facialis (Pars labyrinthica) vorlagen. Unter der Fossa geniculata liegen die 2. Schneckenwindung und die Cupula der Cochlea. Das Dach der Pars labyrinthica ist ein Teil der Pars petrosa ossis temporalis und stellt den Abschnitt zwischen Canalis semicircularis anterior und Cupula der Cochlea dar. Im Bereich des Geniculum canalis facialis konnten wir über der Cochlea in 7% supracochleäre Zellzüge auffinden, die Proctor (1982) zum Zellsystem des oberen prälabyrinthinen Traktes zählt.

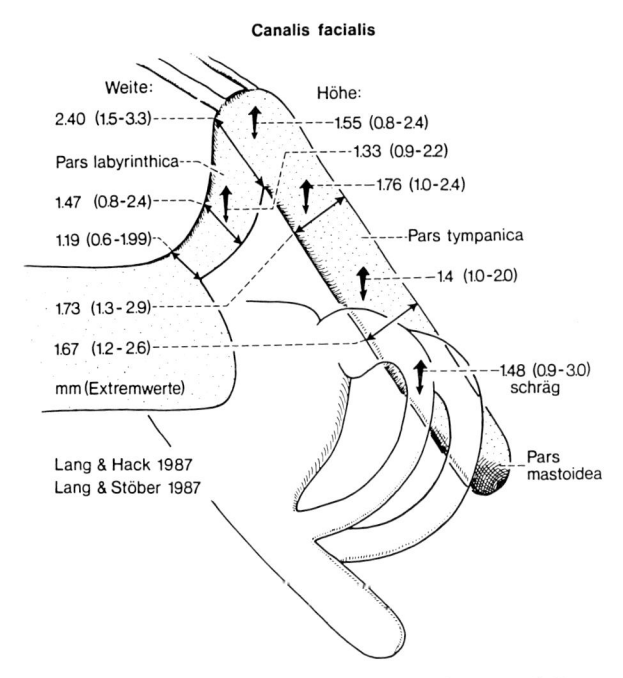

Abb. 116. Pars labyrinthica, Geniculum und Pars tympanica des Canalis facialis. Maße nach Transversal- und Frontalschnitten durch die Pars petrosa

c) Fossa geniculata und Geniculum

Den Raum für das Geniculum canalis facialis bezeichneten wir – wie frühere Forscher – als Fossa geniculata. In ihr befindet sich außer dem N. facialis das Ganglion geniculi. An unserem Material (Lang und Hack 1985) ist die Fossa geniculata 2,82 (1,9–4,6) mm lang und an ihrer breitesten Zone 3,13 (1,8–4,5) mm breit. Am Übergang zum Hiatus n. petrosi majoris bestimmten wir eine Breite von 1,84 (0,8–3,3) mm, am Übergang zur Pars labyrinthica und im Bereich der ersten Strecke der Pars labyrinthica des Canalis facialis wurde eine Breite von 1,73 (1,3–2,9) mm ermittelt. Die größte, schräge Höhe des Fazialiskanals im Bereich des Geniculum wurde mit 3,46 (2,4–4,3) mm an Frontalschnitten vermessen, die Breite dieser Kanalstrecke mit 1,55 (0,8–2,4) mm. An paramedianen Sagittalschnitten ergab sich eine Höhe von 1,94 (1,0–4,3) mm (Fichtl 1991). Das Geniculum canalis facialis wurde bislang sehr unterschiedlich definiert.

Nimmt man als Verlauf der Pars labyrinthica die Strecke zwischen Crista verticalis (Bill's bar) und Crista geniculata, dann ergibt sich mit der Medialseite der Pars labyrinthica ein Winkel von 69,1 (45–97,5)°. Da jedoch die Pars labyrinthica bogenförmig nach vorne und medial verläuft, wurde an unserem Material der echte Winkel zwischen beiden Kanalabschnitten bestimmt. Dieser beträgt 51,7 (21,5–91)° (Lang und Hack 1985).

Das Dach der Fossa geniculata kann ganz oder teilweise fehlen, worauf schon Dandy (1929) hinwies. Nach House und Crabtree (1965) liegen der-

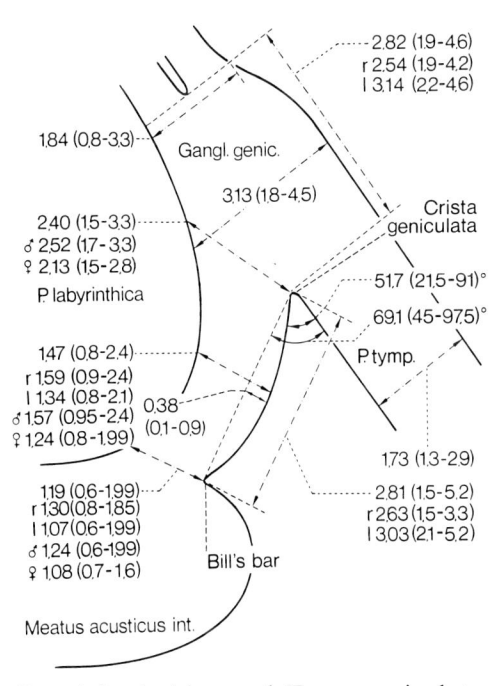

Abb. 117. Pars labyrinthica und Fossa geniculata sowie Anfangsstrecke der Pars tympanica des Canalis facialis, Maße in mm (Grenzwerte) mit Rechts-links-Unterschieden und Geschlechtsdimorphismus (Lang und Hack 1987)

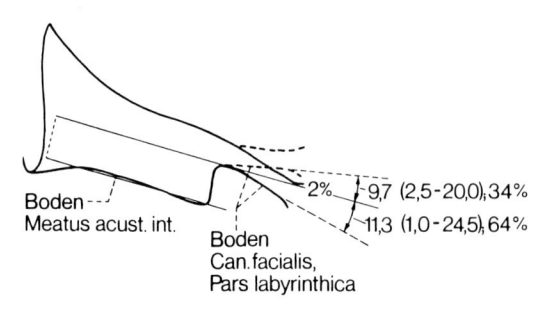

Abb. 118. Verlauf der Pars labyrinthica des Canalis facialis (Bodenregion) in Bezug zum Boden des Meatus acusticus internus. In 64% sinkt die Pars labyrinthica ab, in 34% steigt sie etwas an (nach Lang und Hack, 1985)

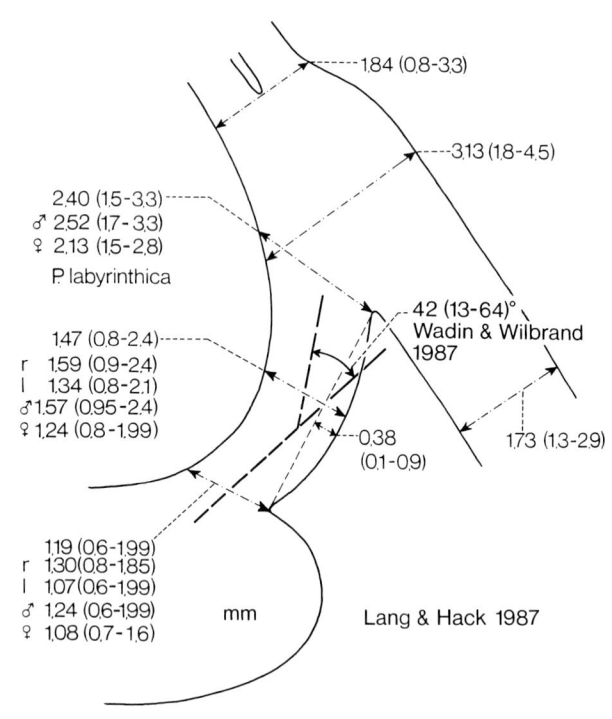

Abb. 119. Der Verlauf der Pars labyrinthica nach vorne und medial wurde erneut von Wadin und Wilbrand (1987) bestimmt. Deren Ergebnisse sind in unser Schema (s. Abb. 118) eingetragen

artige Defekte des Bodens der Fossa cranii media in 5% vor, nach Rhoton u. Mitarb. (1968) in 15%. Diese Forscher sowie Hall u. Mitarb. (1969) konnten gelegentlich sogar vollständiges Fehlen des Dachabschnittes der Fossa geniculata feststellen. An unserem Material (Lang und Stöber 1987) ist das Dach über der Fossa geniculata 1,04 (0,0–3,5) mm dick. Dachdehiszenzen in unterschiedlichem Ausmaß fanden sich an unserem Material in 16,6–18,2% (Fichtl 1991) (Abb. 46, S. 54).

Fossa geniculata, Lagebeziehungen

An unserem Material beträgt die Distanz zwischen Fossa geniculata und Cochleakapsel 0,44 (0,0–1,5) mm. Der Abstand zum M. tensor tympani beträgt an Frontalschnitten 0,63 (0,1–1,9) mm und der zur Cavitas tympanica 0,68 (0,1–2,5) mm. An paramedianen Sagittalschnitten betrug die Distanz zum M. tensor tympani 1,95 (0,1–5,7) mm, die zum Vestibulum 1,96 (0,8–3,5) mm (Fichtl 1991). Parisier (1977) bestimmte den Abstand zwischen Pars labyrinthica und Cochlea mit 1,10 (0,75–2,5) mm. Am Material von Paullus u. Mitarb. (1977) liegt die Fossa geniculata in 58% hinter und seitlich, in 26% direkt hinter und in 16% lateral der Curvatura petrosa des Canalis caroticus. Der mittlere Abstand zwischen Kurvatur und Ganglion macht 6,5 (3,0–13,0) mm aus. Zellzüge fanden sich über der Fossa geniculata in ~17% am Material von Lang u. Stöber (1987), an dem von Fichtl (1991) in 11%.

Fossa geniculata, Inhalt

Durch die Pars labyrinthica ziehen der N. facialis und der N. intermedius (die nach den neuen Nomina Anatomica als N. intermediofacialis bezeichnet werden) zur Fossa geniculata = Region des Geniculum canalis facialis und des Ganglion geniculi. Beide sind von einer dünnen Dura- und Arachnoidealschicht umgeben. In der Arachnoidea wurden zellige Flecken und gelegentlich Corpora arenacea nachgewiesen (Lang 1981). Außerdem verlaufen dünne Zweige der A. labyrinthica vom Fundus meatus acustici sowie Zweige des Ramus petrosus durch den Hiatus canalis facialis und von der Fossa geniculata aus in die Pars labyrinthica.

In der Fossa geniculata verlaufen der N. facialis, der medial und vorne kappenartig vom Ganglion geniculi abgedeckt ist. An unserem Material fanden sich auch innerhalb der umbiegenden Fasern des N. facialis sowie auch innerhalb der meatalen Strecke des N. facialis Ganglienzellen, die wir als verstreute oder im Verlauf des N. VII liegengebliebene Ganglienzellen des Ganglion geniculi deuteten (siehe Abb. 25 in Lang 1981). Nach Dobozi (1975) ist das Ganglion geniculi im Mittel 1,0 mm

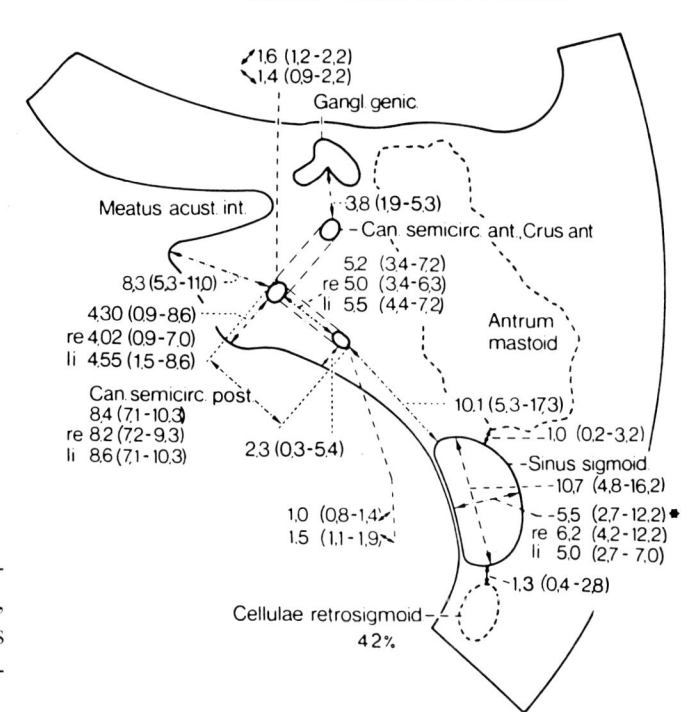

Abb. 120. Pars labyrinthica und Ganglion geniculi, Lagebeziehungen zu Nachbarstrukturen, wie sie sich an Schnitten parallel zur Achse des Meatus acusticus internus darstellen (Signifikanzen, aus Lang und Hack 1985)

lang, 0,6–0,8 mm hoch und 0,76 mm breit. Der kraniokaudale Durchmesser des Ganglion beträgt jedoch nach van Buskirk im Mittel 1,8 mm. Im Ganglion geniculi liegen 2129 (1462–3682) unipolare Ganglienzellen mit Durchmessern von 25–40 µm vor. An einem unserer Präparate (54jähriger Mann) wurden 1456 Ganglienzellen ausgezählt. Innerhalb des meatalen Abschnittes des N. facialis fanden sich außerdem 480 Ganglienzellen mit einer mittleren Länge von 48 µm und einer Breite von 24 µm. Im Bereich der Fossa geniculata ziehen außerdem die Anfangsstrecken der Nn. petrosi major et minor.

Ganglion geniculi, Funktion und Zellart

Schuknecht und Shinozaki-Hori (1985) stellten 12 Fälle unterschiedlicher Degenerationsarten des N. facialis vor. Sie stellten u. a. fest, daß Destruktionen des sensorischen Anteils des N. facialis zentral des Ganglion geniculi eine Atrophie zentralwärts zur Folge haben. Destruktionen distal des Ganglion geniculi haben Atrophien distal der Läsion zur Folge. Auch dieser Befund weist darauf hin, daß das Ganglion geniculi *aus bipolaren* (pseudounipolaren) Zellen aufgebaut ist. Im Gebiet der Fossa cranii media sind die Nn. petrosi nicht nur an ihrer Ober-, sondern auch an ihrer Unterseite von der äußeren Duraschicht umgeben.

Ganglion geniculi, N. VII und Dura mater

Die Dura mater setzt sich unmittelbar in die Duraperiostschicht des Canalis facialis, Pars tympanica fort (Lang 1981). Ein Zug auf die Nn. petrosi kann sich deshalb unmittelbar auf das Hüllsystem des N. facialis fortsetzen. In diese Hülle sind marklose und dünne markhaltige Fasern eingebettet, die möglicherweise Anastomosen zwischen N. petrosus minor und N. facialis sowie zwischen N. petrosus major entsprechen. Die peripheren Fortsätze der Zellen des Ganglion geniculi verlaufen in dem N. petrosus major zum Ganglion pterygopalatinum (auch zu Chemo- und Mechanorezeptoren) sowie in der Chorda tympani und im N. VII (Boudreau u. Mitarb. 1977).

d) Canalis facialis, Pars tympanica (s. Abb. 121)

Die Knieregion des N. facialis schließt von der medialen Seite her (Pars labyrinthica) sowie von der lateralen Seite einen vorderen Abschnitt des Vestibulum ein. Die Pars tympanica des Canalis facialis

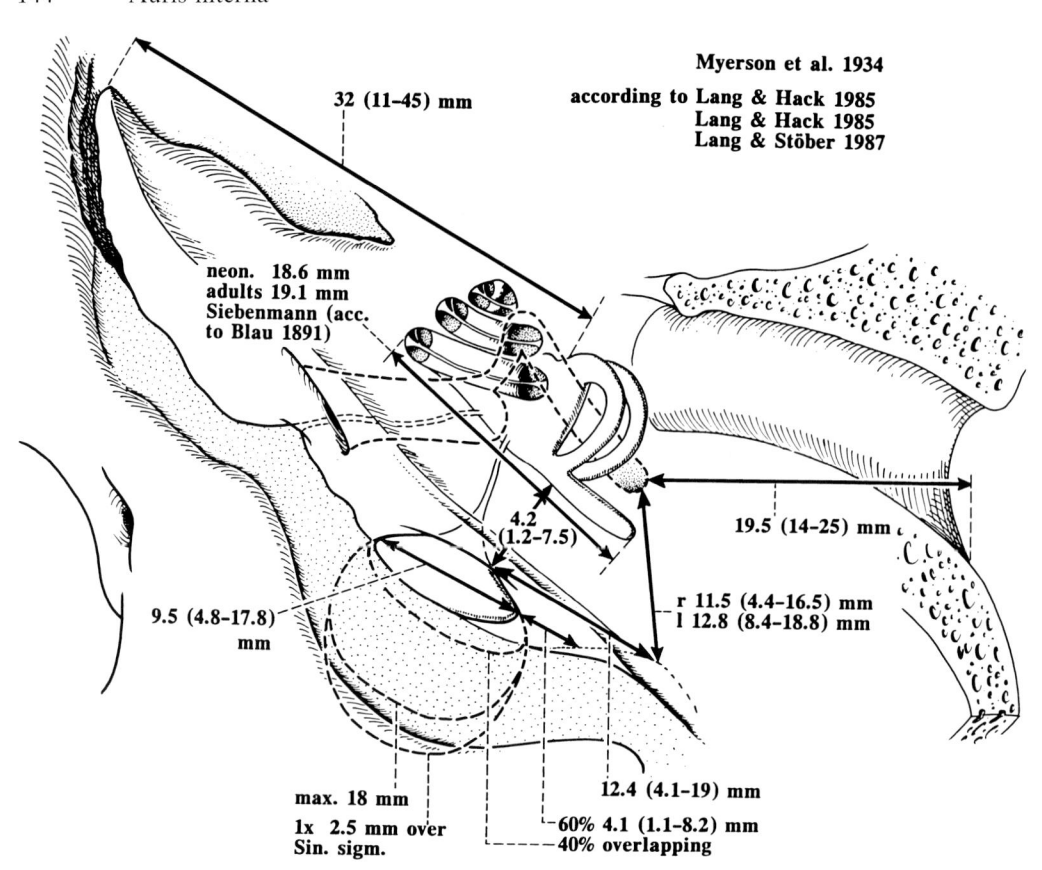

Abb. 121. Pars pyramidalis des Canalis facialis und Innenohrstrukturen, Maße in mm (Grenzwerte)

wurde je nach Meßmethode unterschiedlich lang angegeben. Banfai (1976) vermaß sie mit 8–11 mm, Guerrier (1977) mit ca. 11 mm u. a. Gegenüber einer paramedianen Sagittalebene bildet sie nach hinten offene Winkel von ca. 37° und sinkt außerdem nach hinten und unten ab. Sie verläuft dann in der Regel oberhalb der Fenestra vestibuli und überlappt diese nach lateral, so daß eine Eminentia canalis facialis in der Cavitas tympanica sichtbar ist (Weiteres bei Cavitas tympanica).

Maße (s. Abb. 116)

An unserem Material wurde im vorderen Abschnitt der Pars tympanica eine Breite des Canalis facialis von 1,73 (1,3–2,9) mm festgestellt (Lang und Hack 1985). Die Höhe des vorderen Abschnittes der Pars tympanica bestimmten wir mit 1,76 (1,0–2,4) mm an Frontalschnitten (Lang und Stöber, 1987). Die Knochenwanddicke zwischen diesem Abschnitt der Pars tympanica und Cavum tympani beträgt an Frontalschnitten 0,25 (0–1,7) mm. Eine Dehiszenz fand sich an diesem Abschnitt vorn und medial nur in ca. 3%. Die Distanz zum M. tensor tympani machte 0,22 (0,0–0,8) mm aus. In 9,5% befand sich keine Knochenlamelle zwischen beiden Strukturen, sondern nur eine Bindegewebeschicht. Ähnliche Befunde stammen von Dietzel (1961) (Dehiszenzen in 9,7%) (s. Abb. 46). Pneumatische Zellzüge über der Pars tympanica wurden an diesem Abschnitt in 39%, über der Pars labyrinthica in 22% und über der Cochlea in 7–10% festgestellt (verschiedene Schnittebenen). An einer Frontalschnittserie durch die Ebene des Meatus acusticus internus war die Pars tympanica des Canalis facialis 1,40 (1,0–2,0) mm hoch und 1,67 (1,1–2,5) mm breit. Das Breitenmaß wird wegen des Schrägverlaufs der Pars tympanica etwas größer als an reinen Querschnitten durch diese Kanalstrecke sein. Die Distanz zur Facies anterior partis petrosae macht 6,72 (3,2–12,1) mm aus, jene zum Vestibulum (laterale Wand) 1,17 (0,7–1,4) mm. Die Distanz zum Fundus meatus acustici interni wurde mit 4,15 (0,9–8,9) mm bestimmt. Die Knochenwand der

Pars tympanica gegenüber der Cavitas tympanica betrug 1,44 (0,0–3,5) mm. Knochendehiszenzen an dieser Zone wurden in 7% festgestellt. Den Abstand zur ersten Cochleawindung bestimmten wir (Lang und Hack 1985) mit 2,1 (1,1–3,9) mm an Transversalschnitten an dieser Zone, den zur vorderen Wand des Vestibulum mit 0,9 (0,3–1,9) mm (Abb. 122).

Etwas weiter dorsal wurden Schnitte durch die Rückwand des Meatus acusticus internus in der Frontalebene angelegt (Lang und Stöber 1987). Die Ergebnisse dieser Schnittserie zeigen Abb. 123. An dieser Schnittserie ergab sich für den Canalis facialis, Pars tympanica eine Höhe von 1,48 (0,9–3,0) mm und eine Breite von 1,67 (1,2–2,6) mm. Die relativ großen Breitenmaße rühren von der in unterschiedlicher Weise geformten Pars pyramidalis des Canalis facialis her. Die Distanz zum Canalis semicircularis lateralis beträgt an dieser Schnittebene 0,92 (0,1–3,0) mm, jene zur Cavitas tympanica 1,44 (0,0–3,5) mm. Der Abstand zum Vestibulum betrug an dieser Ebene 1,87 (0,6–4,9) mm und jener zur Facies anterior partis petrosae 7,79 (5,4–11,5) mm. An diesem Material lag in 7% in dieser Schnittebene eine Knochendehiszenz des Fazialiskanals gegenüber der Cavitas tympanica vor. Noch etwas weiter dorsal ergaben sich an der Frontalschnittebene Breitenmaße des Canalis facialis von 1,67 (1,2–2,6) mm. Der Abstand zum Canalis semicircularis lateralis machte 1,73 (0,6–4,7) mm, jener zum Vestibulum 3,49 (1,2–9,8) mm aus und der zur Cavitas tympanica im Bereich des Aditus ad antrum 2,32 (0,0–5,6) mm.

Der N. facialis ist im Bereich der Pars tympanica in der Regel ein unifaszikulärer Nerv mit relativ dicken Nervenhüllen, in denen auch die größten Gefäße verlaufen. Wanddehiszenzen stellten wir an unserem Material in sehr viel geringerem Prozentsatz (einschließlich des Ganglion geniculi in 38%) als z. B. Dietzel (1961) fest. Betont sei, daß wir außerordentlich dünne Wände gelegentlich nur unter dem Operationsmikroskop feststellen konnten (s. Cavitas tympanica).

Der von Wigand und Trillsch (1973) beschriebene *Sinus epitympani* erstreckt sich zwischen Canalis m. tensoris tympani und dem Boden der Fossa cranii media in Richtung Fossa geniculata. Länge, Höhe und Breite dieses Zellsystems können 1,8–5 mm betragen. Seine mediale Wand kann an das Ganglion geniculi heranreichen und dehiszent sein.

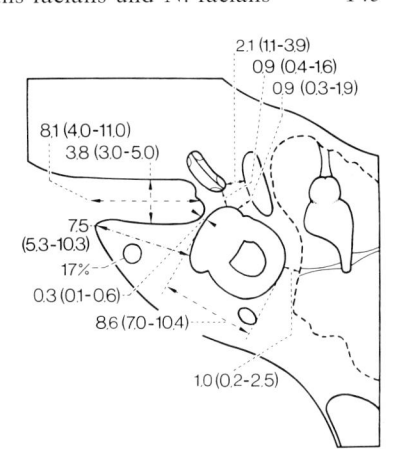

Abb. 122. Anfangsstrecke der Pars tympanica des Canalis facialis und ihrer Nachbarstrukturen, Abstände, wie sie sich an unseren Transversalschnitten in der Mitte des Meatus acusticus internus und in seiner Achse ergaben. Sämtliche Werte in mm (Grenzwerte). Nach Lang und Hack (1985)

Gacek (1980) wies erneut darauf hin, daß der Canalis facialis im vorderen Epitympanon eine wichtige Landmarke darstellt. Diese Struktur (gelegentlich membranös) bildet die Grenze zwischen Vorderwand des Epitympanon und den vorderen epitympanischen Zellen, die unterschiedlich entwickelt sind. Der Wandabschnitt erstreckt sich vom Tegmen tympani oben zum Processus cochleariformis und zum M. tensor tympani unten. Dieser Teil liegt vor dem Caput stapedis.

e) Canalis facialis, Pars pyramidalis (Abb. 125)

An die Pars tympanica des Canalis facialis schließt sich die von Botman und Jongkees (1955) als Pars pyramidalis bezeichnete Kanalstrecke an. Dieser unterschiedlich gekrümmte Kanalabschnitt ist 2–6 mm lang und liegt oben, dorsal und medial der Eminentia pyramidalis. Seine Entfernung zur Spina suprameatica (Henle) beträgt nach Banfai (1976) 14–20 mm. An unserem Material wurde der Abstand zum absteigenden Schenkel des Sinus sigmoideus mit 12,1 (4,4–18,8) mm vermessen (an Schnitten parallel zum und durch das Bodengebiet des Meatus acusticus internus). Die Abb. 126a–d zeigen Meßergebnisse an Transversalschnitten, die Abb. 133 (s. S. 161) an CT-Schnitten. Proctor (1982) ermittelte Abstände zur Fossa cranii posterior bei gut pneumatisierten Ossa temporalia von

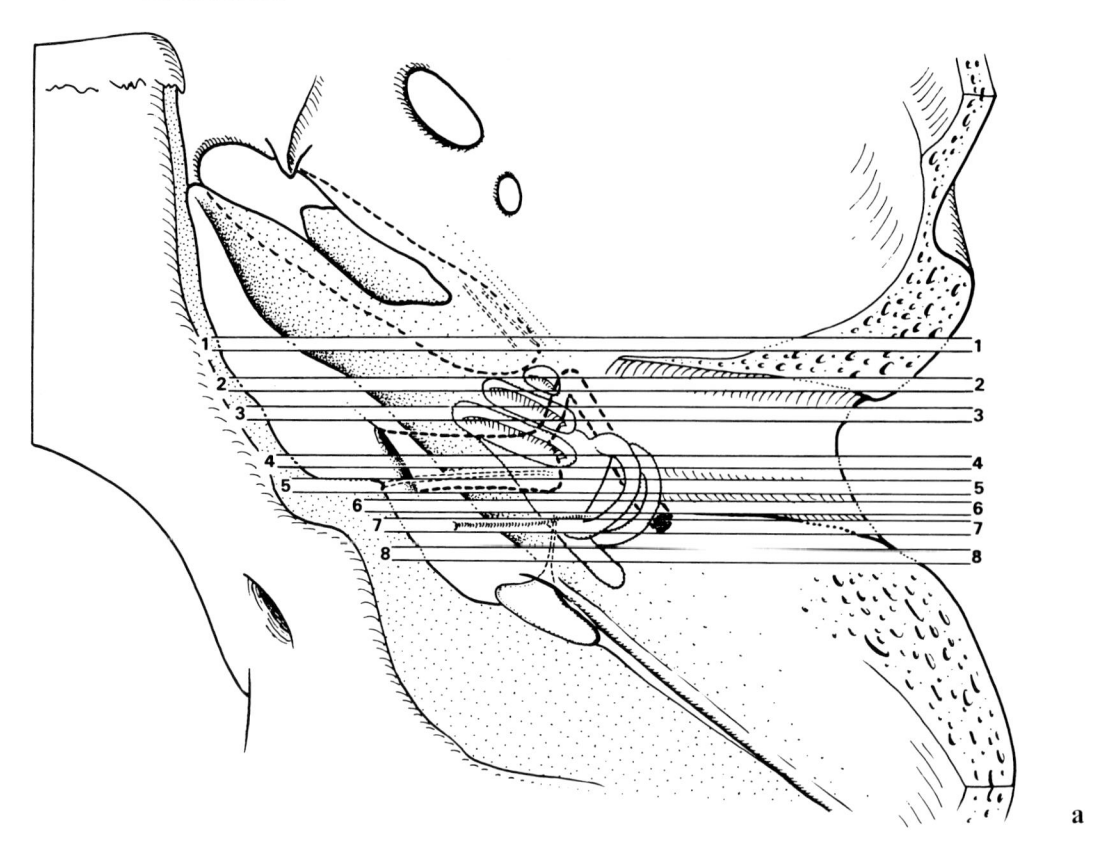

Abb. 123 a. An 41 Felsenbeinen wurden 1,5–2 mm dicke Frontalscheiben an den angegebenen Zonen gesägt und im Anschluß daran die Kanalsysteme der Pars petrosa untersucht (Lang und Stöber, 1987)

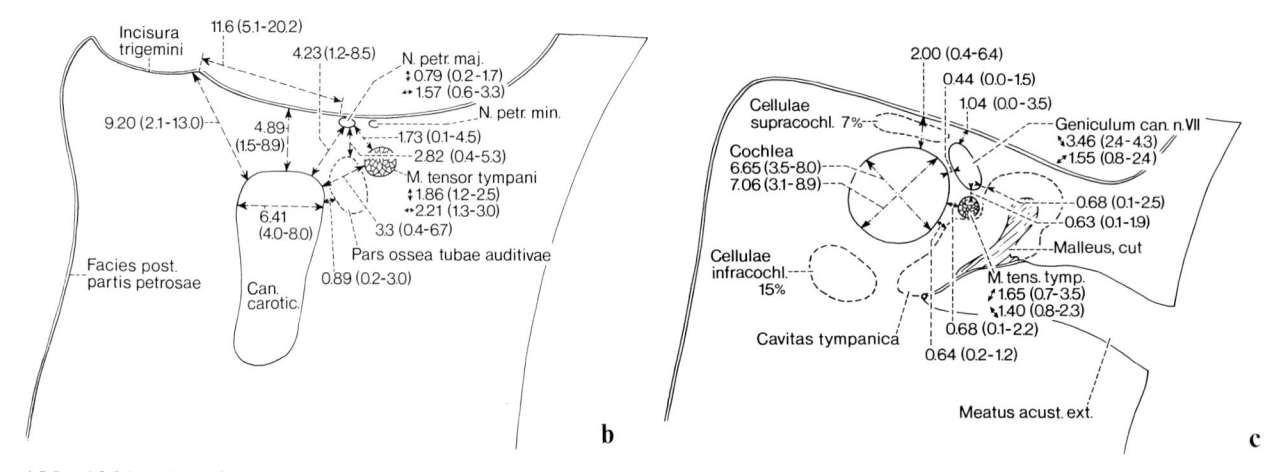

Abb. 123 b. An der vordersten Schnittebene (rechte Pars petrosa) Ansicht von lateral ist der Abstand zwischen lateralem Rand der Incisura trigemini und dem N. petrosus major (11,6 mm), die Abstände von diesem Nerv zum M. tensor tympani, zur Pars ossea tubae auditivae und die Abstände zum oberen Abschnitt der Pars ascendens canalis carotici und deren Knieregion vermessen worden. Sämtliche Werte in mm (Grenzwerte)

Abb. 123 c. In der Schnittserie 2 (siehe Abb. 123 a) ist das Ganglion geniculi und dessen Nachbarschaft angetroffen. Ansicht der rechten Pars petrosa von dorsal. Vermessen wurde auch die Cochlea samt Capsula cochleae, gezählt die supra- und infracochleären Zellen. Sämtliche Maße in mm (Grenzwerte) und Anzahl in %

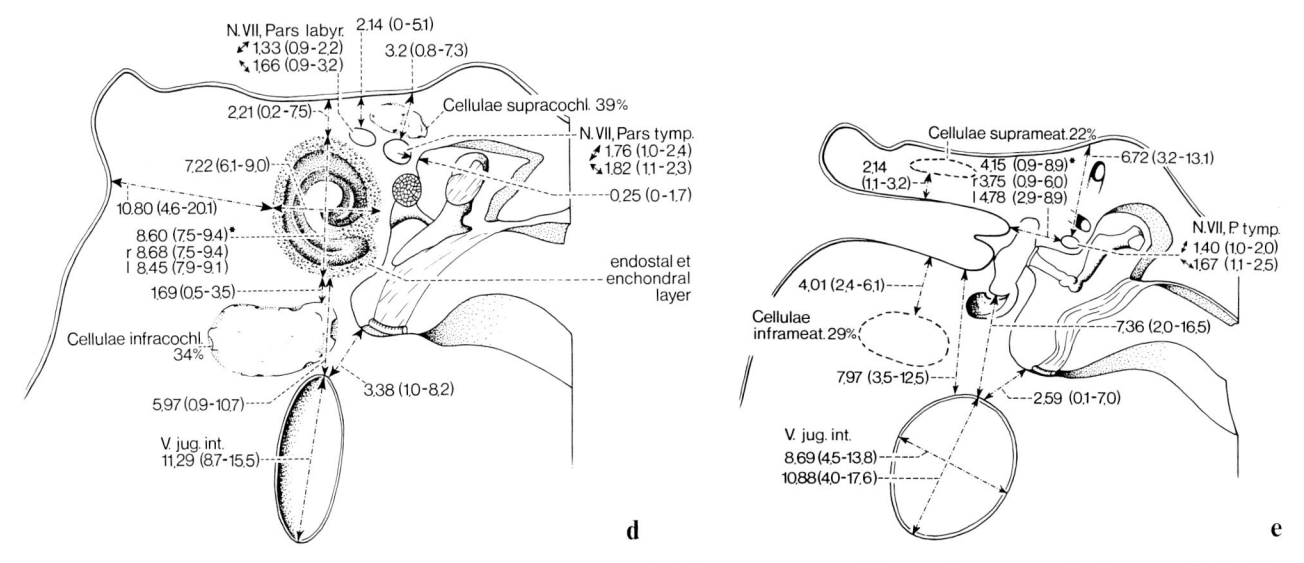

Abb. 123d. In der Schnittebene 3 ist der äußere Gehörgang etwas hinter dem Manubrium mallei, die Cochlea und die Pars labyrinthica sowie die Pars tympanica des Canalis facialis mit Nachbarstrukturen angeschnitten. Sämtliche Maße in mm (Grenzwerte) und %

Abb. 123e. Die Schnittserie 4 geht durch die Mitte des Meatus acusticus internus. Die Abbildung zeigt Abstandsmaße, den Durchmesser des Bulbus superior der V. jugularis interna sowie der Pars tympanica des Canalis facialis. Sämtliche Maße in mm (Grenzwerte) und %

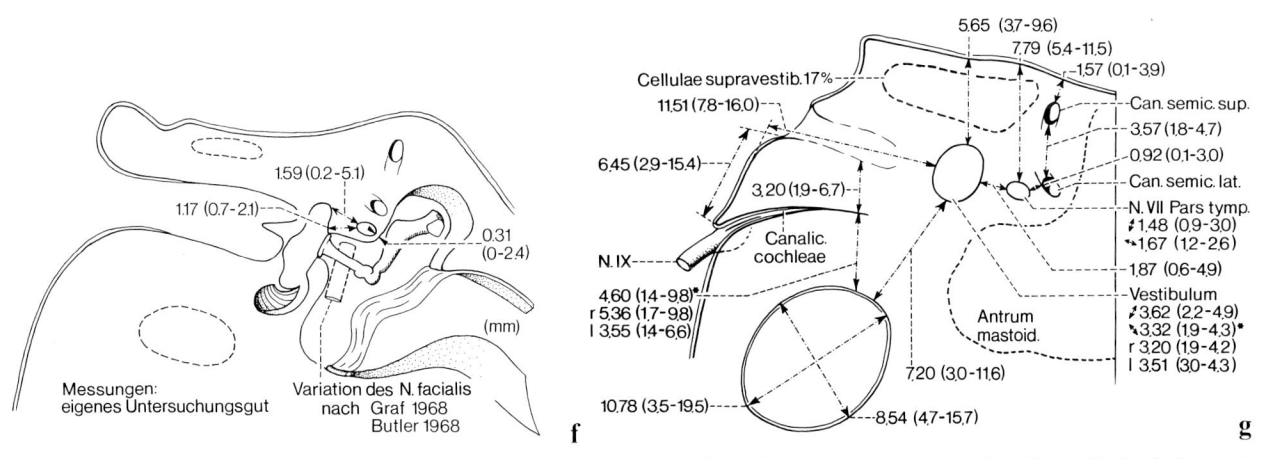

Abb. 123f. Die Abbildung zeigt einige Abstandsmaße zwischen der Pars tympanica des Canalis facialis und dem Vestibulum, die Dicke der Kanalwand gegenüber der Cavitas tympanica und einen von Graf (1968) und Butler (1968) festgestellten Verlauf des N. facialis durch die Höhlung des Steigbügels hindurch

Abb. 123g. Die Schnittebene ist etwas dorsal oder im Bereich der Hinterwand des Meatus acusticus internus geführt. Dargestellt ist eine rechte Pars petrosa in der Ansicht von dorsal. Abstands- und Durchmesserbestimmungen in mm (Grenzwerte) sowie einige Rechts-links-Unterschiede

148   Auris interna

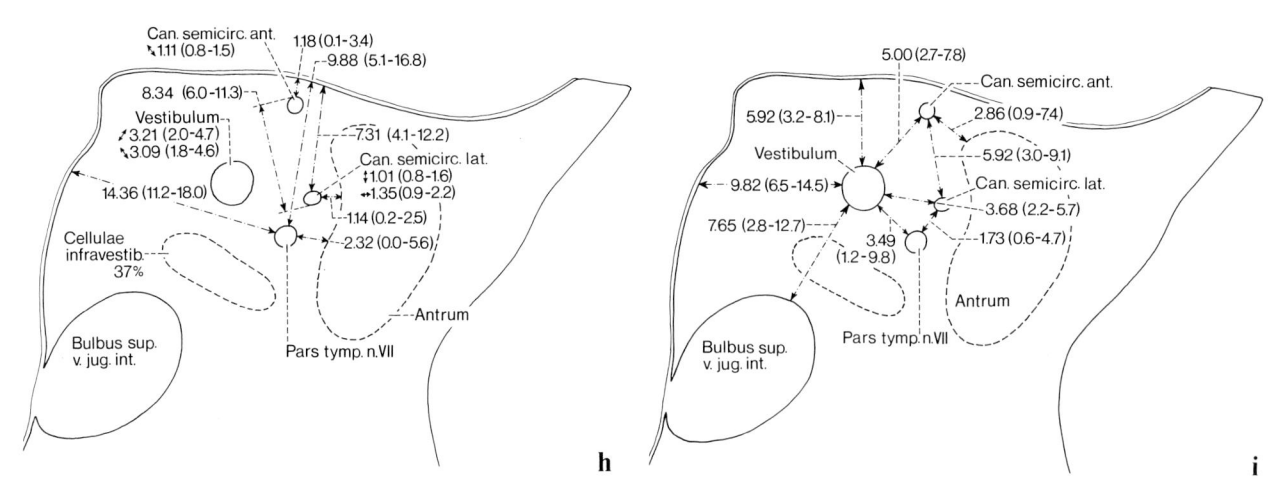

Abb. 123h. Unsere frontale Schnittebene 6 durch die Pars petrosa verläuft hinter dem Meatus acusticus internus und hinter dem Meatus acusticus externus. Die erkennbaren Kanalsysteme sowie das Vorkommen infravestibulärer Zellen und einige Abstandsmessungen sind abzulesen. Sämtliche Werte in mm (Grenzwerte)

Abb. 123i. Weitere Abstandsmessungen an der Schnittebene 6. Rechte Pars petrosa, Ansicht von dorsal. Sämtliche Werte in mm (Grenzwerte)

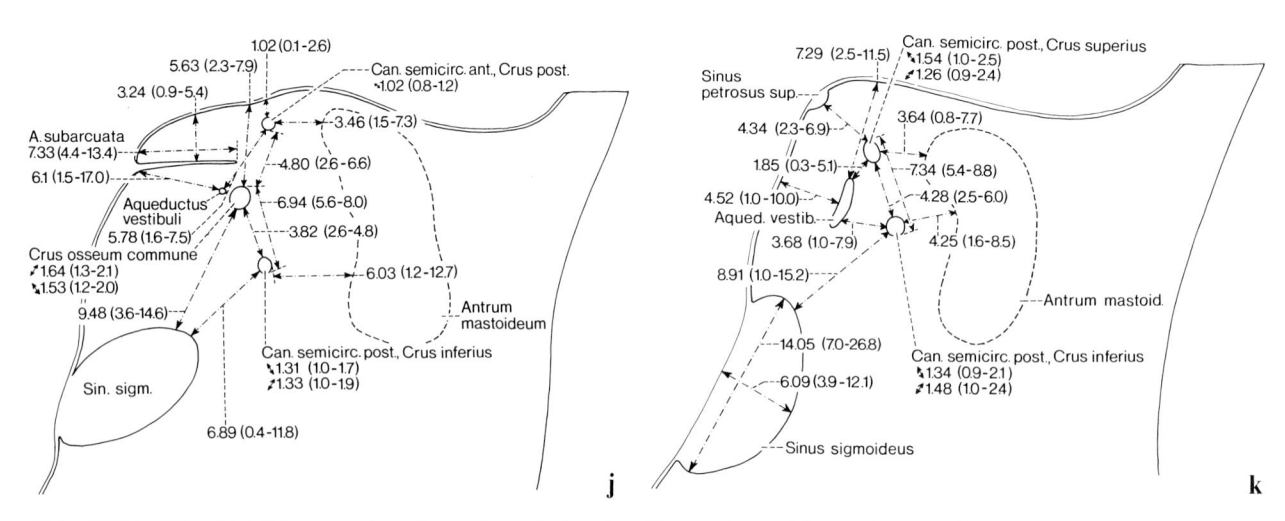

Abb. 123j. Die Abbildung zeigt einen Anschnitt des Sinus sigmoideus, den größten Kanal für den Zweig der A. subarcuata, Teile der Canales semicirculares anterior und posterior. Sämtliche Abstandsmessungen in mm (Grenzwerte)

Abb. 123k. Die dorsalste unserer Schnittebenen führt durch den Kanal des Aquaeductus vestibuli sowie durch den oberen und unteren Schenkel des Canalis semicircularis posterior. Abstände zu Strukturen der Nachbarschaft wurden in mm (Grenzwerte) vermessen

Abb. 124. Frontale Rekonstruktionsserie durch die Pars petrosa (von Haas und Kahle 1991). An den Referenzbildern ist jeweils die Schnittebene markiert ▶

Canalis facialis und N. facialis 149

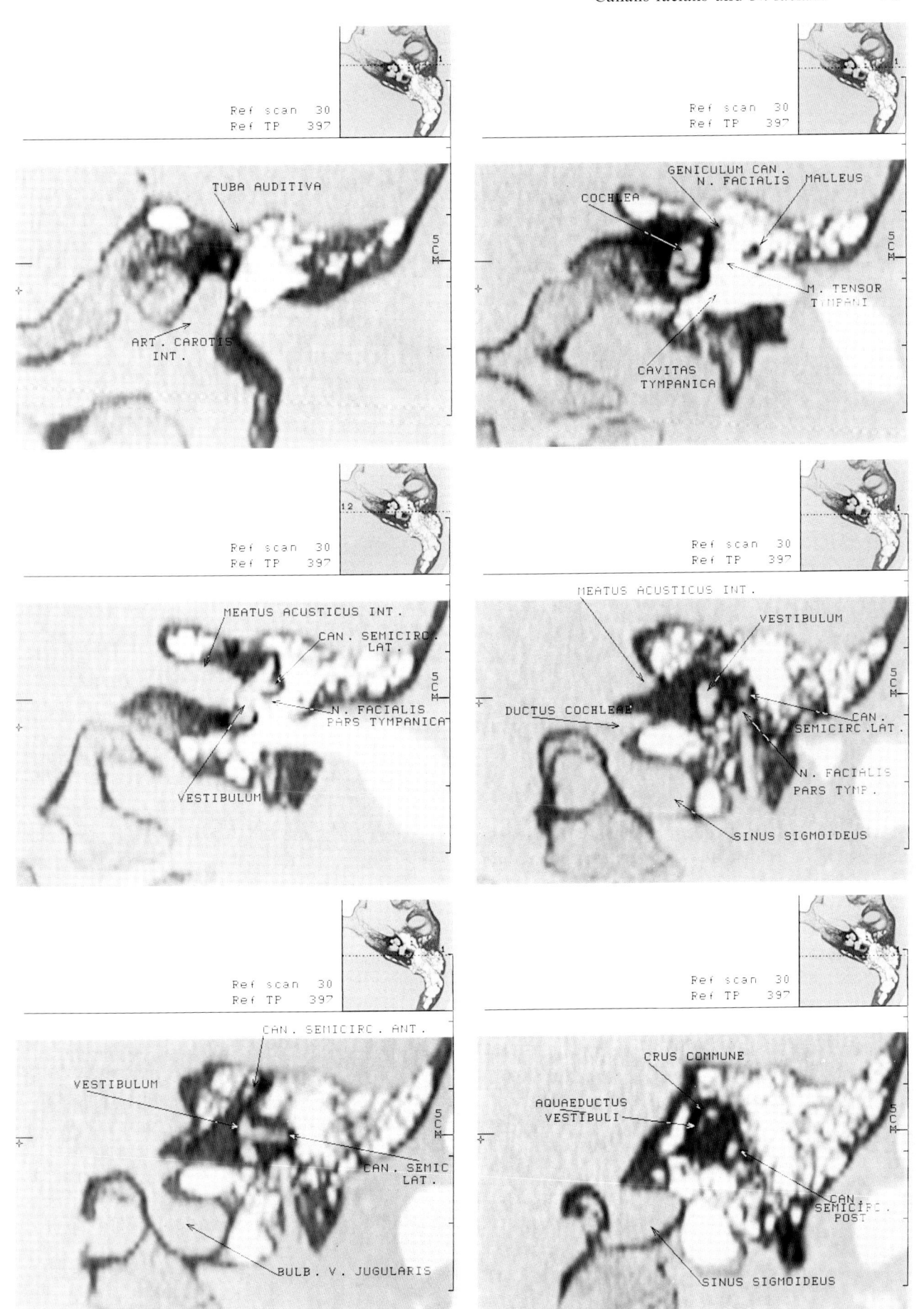

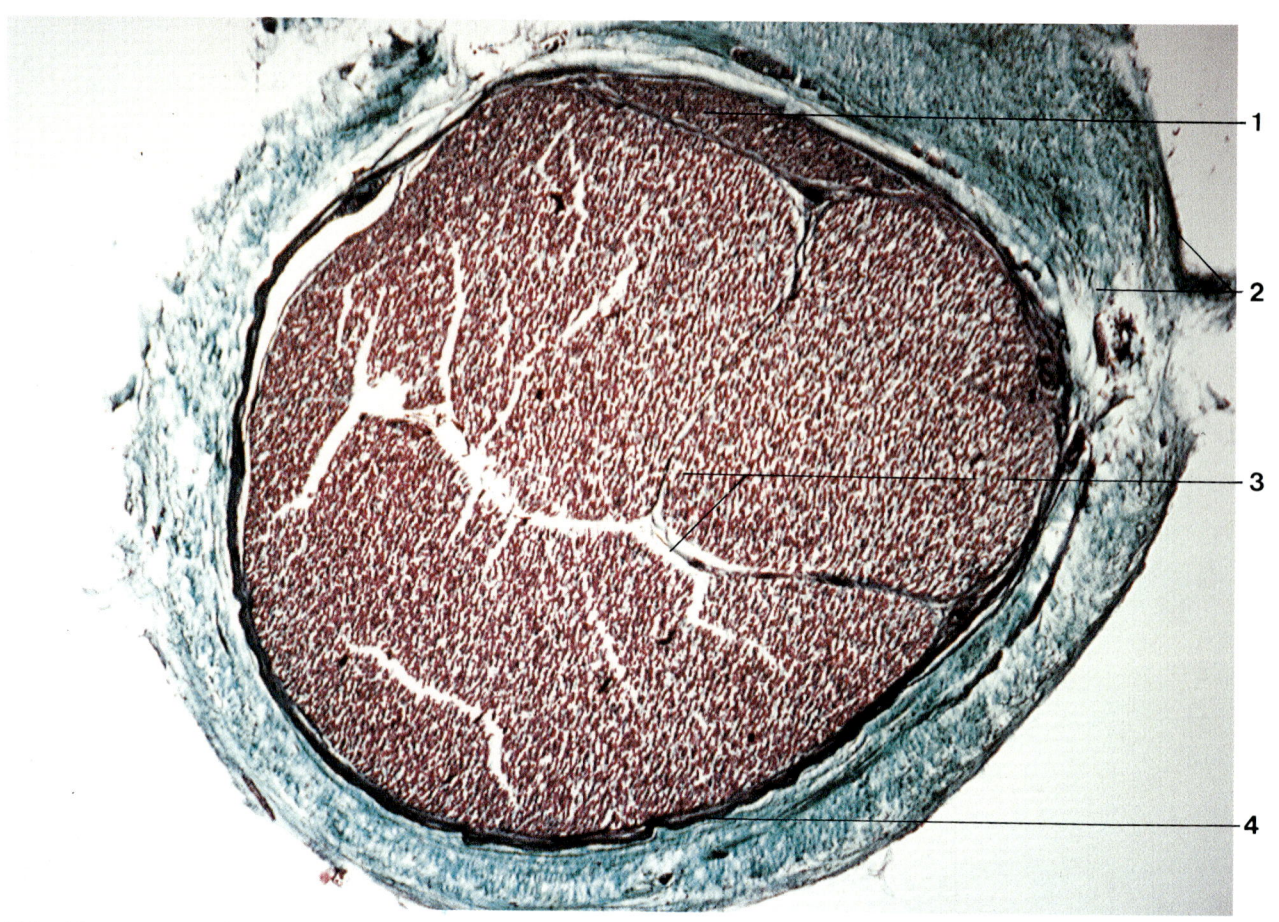

Abb. 125. Nervus facialis, Pars mastoidea, Querschnitt (Goldner-Elastica)

1 Chorda tympani (verläuft abgegrenzt an der dorsalen Seite des Nervs)
2 Perineurales Bindegewebe und Periost der Kanalstrecke
3 N. facialis, Mittelbezirk mit artefiziellen Spaltbildungen
4 Perineurium, Stratum lamellare des unifaszikulären N. VII (Ventralseite des Nervs)

10–12 mm und bei schlecht pneumatisierten von etwa 4 mm. Der Abstand zum Canalis semicircularis posterior, ampullärer Schenkel, macht nach Proctor 3–4 mm aus. Bei schlecht pneumatisierten Ossa temporalia jedoch gelegentlich nur 1,5 mm. Die Distanz der Pars pyramidalis zum absteigenden Schenkel des Sinus sigmoideus wurde an unserem Material mit 12,1 (4,4–18,8) mm bestimmt. Die Winkelung zwischen Pars tympanica und Pars mastoidea im Bereich der Pars pyramidalis ermittelte Guerrier (1977) mit 110–127°, Proctor gab für diesen Winkel Werte von 95–125° an.

f) Canalis facialis, Pars mastoidea

Die Pars mastoidea des Canalis facialis besitzt nach Banfai (1976) eine Länge von 9–11 mm, nach Guerrier (1977) eine von 13 mm, ein Wert, den auch Proctor für diese Kanalstrecke angab. Die Länge der Pars mastoidea des Canalis facialis bestimmten Muren und Wilbrand (1986) an ihrem Material mit 13,8 (6–18) mm. Den Durchmesser des Canalis facialis, Pars mastoidea, vermaßen wir mit 1,8 (1,3–3,7) mm. Der obere Grenzwert lag nur einmal vor und stammte von einem N. facialis mit einem Neurinom des N. VII (Prof. Wünsch, Pathologisches Institut der Universität Würzburg). Litton u. Mitarb. (1969) bestimmten die Weite dieses Kanalabschnittes mit 2,0 mm. Die Entfernung der Pars mastoidea von der äußeren Schädeloberfläche macht an unserem Material 19,5 (14,3–25,1) mm aus. Die Schnitte waren in der Ebene des Meatus acusticus internus geführt. Die Distanz zum Antrum mastoideum oder Cellulae mastoideae beträgt 0,8 (0,2–

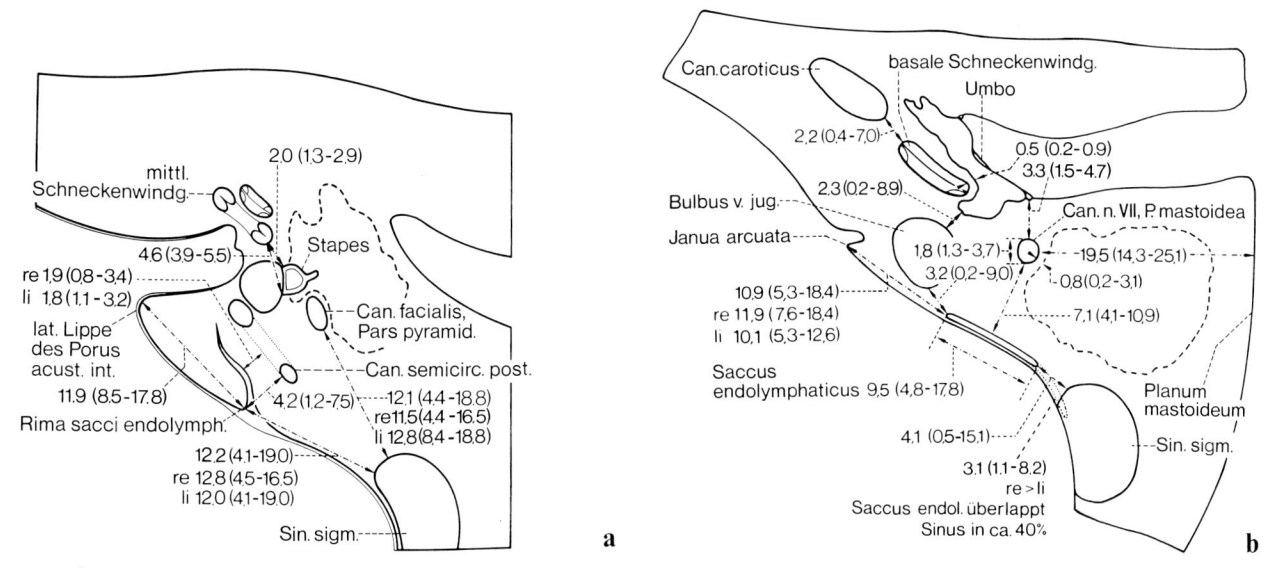

Abb. 126a. Transversalschnitt durch die Pars petrosa in Höhe des Bodens des Meatus acusticus internus und entlang seiner Achse. Angegeben sind die Abstände zwischen hinterem Schenkel des Stapes und vorderem Schenkel des Stapes zur basalen Schneckenwindung, die Distanz der Pars pyramidelis des Canalis facialis zum Sinus sigmoideus, der Abstand des Canalis aqueductus endolymphatici zur Ebene des hinteren Bogengangs, dessen Abstand zur Rima sacci endolymphatici und deren Abstand zur lateralen Lippe des Porus acusticus internus sowie zum Sinus sigmoideus

Abb. 126b. Transversalschnitt durch die Pars petrosa im Gebiet des Umbo des Trommelfells. Dargestellt sind Abstände der basalen Schneckenwindung zum Canalis caroticus, zum Cavum tympani sowie dessen Abstand zum Bulbus v. jugularis int. und der Abstand zwischen Anulus fibrocartilagineus an der dorsalen Seite des Trommelfells zum Canalis facialis, dem Durchmesser des Canalis facialis, der Saccus endolymphaticus und verschiedene andere Abstandsmaße

3,1) mm, jene zum Saccus endolymphaticus 7,1 (4,1–10,9) mm (Lang und Hack 1985). Im Gebiet des Umbo verläuft die Pars mastoidea in 90% 2,4 (0,4–1,8) mm medial der Ebene des Anulus fibrocartilagineus. In 6% fand sie sich in dieser Ebene und in 4% 0,9 (0,7–1,1) mm lateral dieser Bezugsebene. Legt man eine Tangente am Unterrand des Anulus fibrocartilagineus und bestimmt den Verlauf der Pars mastoidea in diesem Bezirk, dann verläuft die Pars mastoidea in 43% 2,4 (0,2–6,7) mm lateral davon, in 34% in der Ebene und in 23% 0,9 (0,2–2,1) mm medial davon (s. Abb. 126c).

g) Foramen stylomastoideum (Abb. 127)

In 80% stellten wir rundliche Formtypen des Foramen stylomastoideum mit Durchmessern von 2,0 (1,0–3,9) mm fest. In 20% waren die Foramina stylomastoidea oval gestaltet, ihre Durchmesser betrugen 2,0–2,8 mm (Lang und Schreiber 1983). Wir betonten, daß die Pars mastoidea des Fazialiskanals in unterschiedlichen Richtungen durchgebogen sein kann. An den Präparaten von Litton u. Mitarb. (1969) verlief diese Kanalstrecke an 24 Präparaten gerade, an 25 war sie nach lateral konkav und einmal nach lateral konvex ausgebildet. Zwischen lateralem Rand des Foramen stylomastoideum und hinterer Umbiegungsstelle der Sutura tympanomastoidea im Mittelbezirk des Porus acusticus externus wurde eine Distanz von 11,2 (6,1–19,2) mm vermessen (Lang und Schreiber 1983). Tabb u. Mitarb. (1970) bestimmten die Distanz vom unteren Umfang der Sutura tympanomastoidea zum Foramen stylomastoideum mit 6–8 mm. Purcelli (1963) errechnete einen Mittelwert für diese Distanz von 7,2 mm. Betont sei, daß die gesamte Kanalstrecke des N. facialis mit 30,37 mm errechnet wurde (Nori 1972).

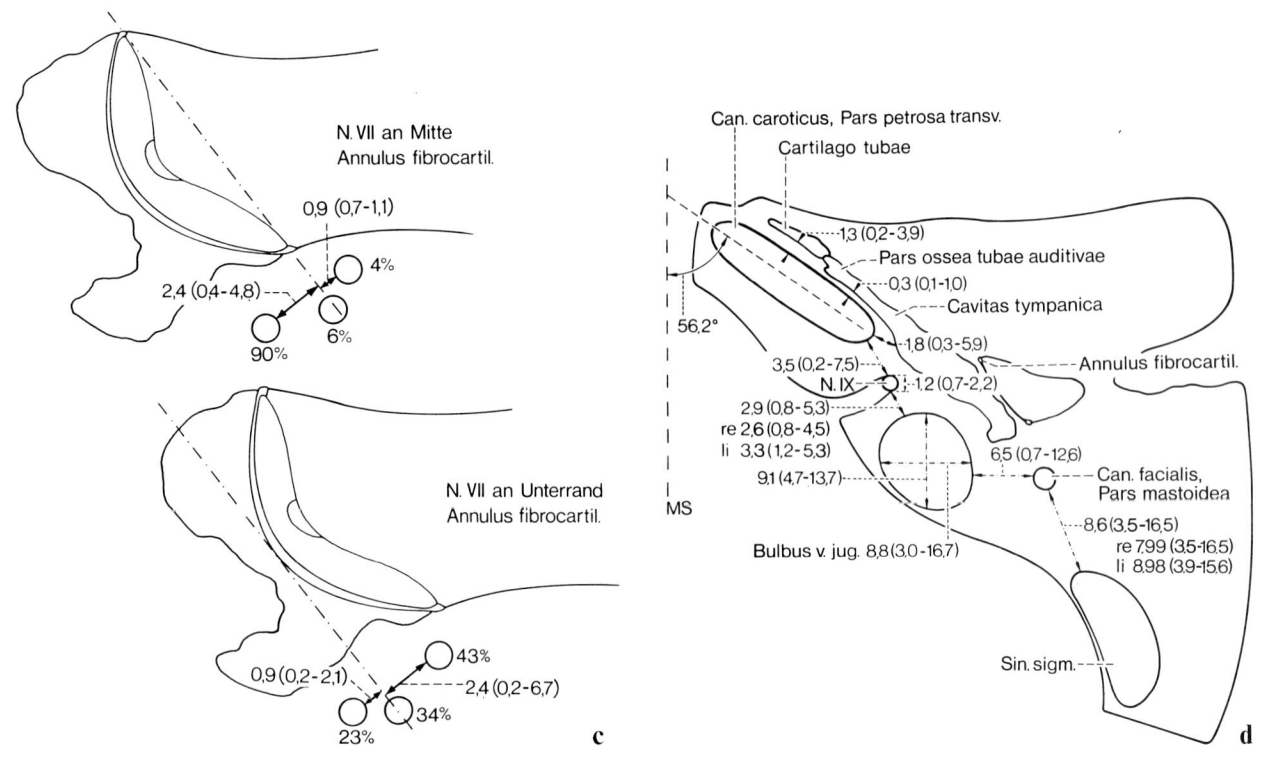

Abb. 126c. Verlauf der Pars mastoidea des Canalis facialis. Längsachse in der Mitte des Trommelfells und zwar im Mittelbereich oberes Bild und am Unterrand des Anulus am unteren. Angaben in mm und %. Nach Lang und Hack (1985)

Abb. 126d. Canalis caroticus, mittlerer Achswinkel seiner Pars petrosa transversalis und Wanddicke gegenüber der Tube und dem Mittelohr. Angegeben ist auch sein Verlauf zum N. glossopharyngeus, der Abstand des N. glossopharyngeus zum Bulbus v. jugularis int. und dessen Abstand zur Pars mastoidea des Canalis facialis sowie der Abstand zwischen Pars mastoidea des Canalis facialis und Sinus sigmoideus, absteigender Schenkel. Nach Lang und Hack (1985)

h) M. stapedius und N. facialis

M. stapedius und Pars mastoidea, Entwicklung

Frohmann (1899) konnte den M. stapedius schon bei 3 Monate alten Feten beobachten. Der Muskel verläuft seinen Befunden zufolge zunächst geradlinig nach aufwärts und medial durch das vom Laterohyale begrenzte Foramen stylomastoideum primitivum. An dieser Pforte kreuzt ihn an der Seite der N. facialis, so daß der Muskel medial des Nervs nach aufwärts zur hinteren unteren Seite des Caput stapedis verläuft. In der mittleren Partie des M. stapedius entsteht eine Art Band, das vom unteren hinteren Rand der Fenestra vestibuli schräg nach oben und außen zum medialen Rand der Befestigungszone des Hyoidbogens führt. Dieses Band durchbohrt der M. stapedius und ist deshalb ähnlich dem M. tensor tympani in eine quer ausgespannte bindegewebige Platte eingelagert. Erst später erhält der Muskel seine Winkelung. Das Ligamentum und die sekundäre Verschiebung des Steigbügels bewirken dies. Anfang des 7. Fetalmonats verknöchern die Bindegewebeplatten und das Ligamentum m. stapedii. Der mediale Teil bildet dann eine zarte Knochenspange zwischen Eminentia pyramidalis und Promontorium. Nach Beauvillain u. Mitarb. (1985) ist die Pars mastoidea des Canalis facialis bei Neugeborenen 2–7 mm lang. Die Länge der Pars tympanica entspricht schon der bei Erwachsenen. An 3 der 15 von ihnen untersuchten Neugeborenenkanäle lagen Dehiszenzen im Bereich des Sinus tympani und an der Innenseite der Pars mastoidea an der Pars pyramidalis vor.

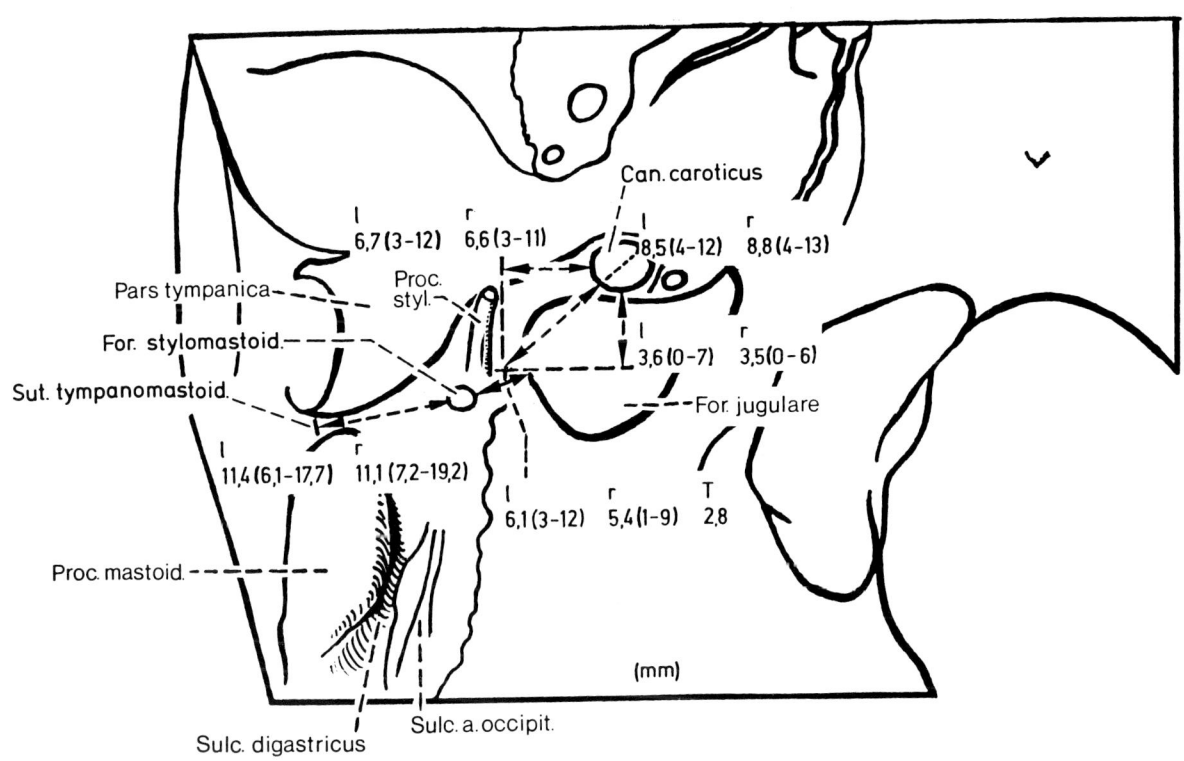

Abb. 127. Foramen stylomastoideum, Abstände zum hinteren Umfang der Sutura tympanomastoidea und zum Seitenrand der Fossa jugularis sowie schräger und querer Abstand der medialen Zone des Processus styloideus zur Apertura externa canalis carotici. Sämtliche Maße in mm (Grenzwerte) nach Lang und Schreiber (1983). Ansicht der Unterseite des Schädels. Angegeben sind auch einige Rechts-links-Unterschiede

Cavum eminentiae (Abb. 128)

Der beim Erwachsenen etwa 7 mm lange M. stapedius ist asymmetrisch doppelt gefiedert, enthält zahlreiche Muskelspindeln und motorische Endplatten. Seine Sehne geht durch eine Pforte der Spitze der Eminentia pyramidalis und verläuft meist geradlinig nach vorne und etwas nach abwärts und medial. Die Höhle, in welcher der M. stapedius plaziert ist, wurde von Platzer (1961) als Cavum eminentiae bezeichnet. An 19 der 25 von ihm untersuchten Präparate endete das Cavum als taschenförmige Vertiefung an der Hinterwand des Canalis facialis und ist von diesem durch Knochenzacken und -brücken geschieden. An 6 seiner Präparate endete die Höhle vor dem Canalis facialis. Der vordere Abschnitt wird von der Sehne, der hintere und untere vom Muskel selbst eingenommen. An unseren Präparaten liegt die Muskelhöhle in den meisten Fällen medial der Pars mastoidea des N. facialis. Durch Knochenlücken ziehen der N. stapedius (aus dem N. facialis) und Gefäße zum Muskel. Der N. stapedius wird in der Regel von einem Zweig der A. stylomastoidea von oben und von einem anderen von unten her versorgt. Die Markscheiden des N. stapedius sind dünner als jene der dickeren Fasern im übrigen N. facialis (Matsumoto et al. 1984). In etwa 1% soll (meist bei Mißbildungen des Stapes) der M. stapedius fehlen.

i) Canalis facialis, Verlaufsvariationen (Abb. 129)

Erstmals beschrieb schon Streit (1903) einen besonders flach verlaufenden N. facialis bei einer erwachsenen Frau mit kleinem Meatus acusticus externus. Prentiss und Dean (1905) beobachteten den Eintritt des N. facialis in die Pars petrosa oberhalb und etwas lateral des Porus acusticus internus. Fowler (1961) bildete 10 Verlaufsvariationen des Canalis facialis und eine der Chorda tympani ab. Er bezog

154 Auris interna

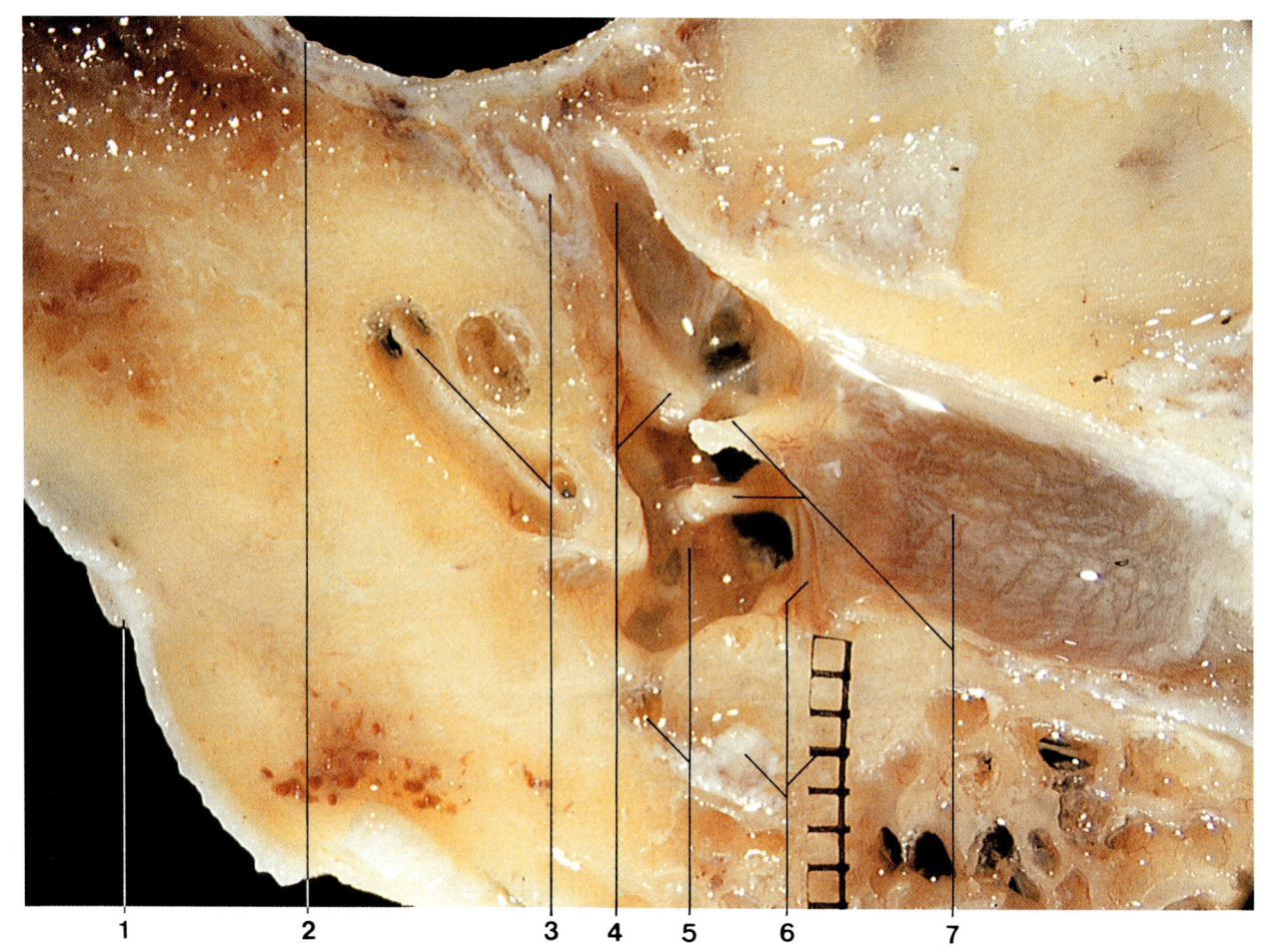

Abb. 128. Cavum eminentiae, von unten. Transversalschnitt durch die Cavitas tympanica, von unten

1 Dura der Rückfläche des Os temporale
2 Dura der Vorderfläche des Os temporale
3 Basale Schneckenwindung und M. tensor tympani
4 Ostium tympanicum tubae auditivae und Processus cochleariformis
5 M. stapedius und seine Sehne
6 N. facialis und Chorda tympani, mm-Papier
7 Manubrium mallei, Crus longum incudis und Oberwand des Meatus acusticus externus

Beschreibungen früherer Forscher (Pierce – Fowler 1939, Miehlke 1960; Botman und Jongkees 1955) in die Darstellung ein. Miehlke (1973) faßte sämtliche bis dorthin aufgefundenen Variationen des Fazialiskanals zusammen, Wright und Taylor (1972) berichteten über Deviationen des Canalis facialis, die ihrer Meinung nach in 8–9% vorkommen und „ein chirurgisches Hasard in einigen Schläfenbeinen zur Folge haben". Greisen (1975) beobachtete bei einer 64jährigen mit Cholesteatom den N. VII 2–3 mm lateral der Membrana tympani im Knochen des Meatus acusticus externus. Auch ektopisch gelagerte Mm. stapedii lateral oder vor der Pars mastoidea wurden aufgefunden. Feldmann (1975) fand bei einem 10jährigen mit Cholesteatom den N. facialis zwischen Amboßkörper und Hammerkopf. Die Pars tympanica des Nervs verlief durch Bindegewebestränge hindurch weit nach dorsal zum Trautmannschen Dreieck und machte dann einen rechtwinkeligen Knick nach medial und oben. Wie im Fall von Prentiss und Dean (1905) zog der Nerv nicht durch den Meatus acusticus internus ein, sondern hatte einen eigenen Weg weiter dorsal.

j) N. facialis, somatotopische Gliederung (s. Abb. 125)

Im Anschluß an Hofmann (1924) sind zahlreiche Versuche unternommen worden, eine somatotopi-

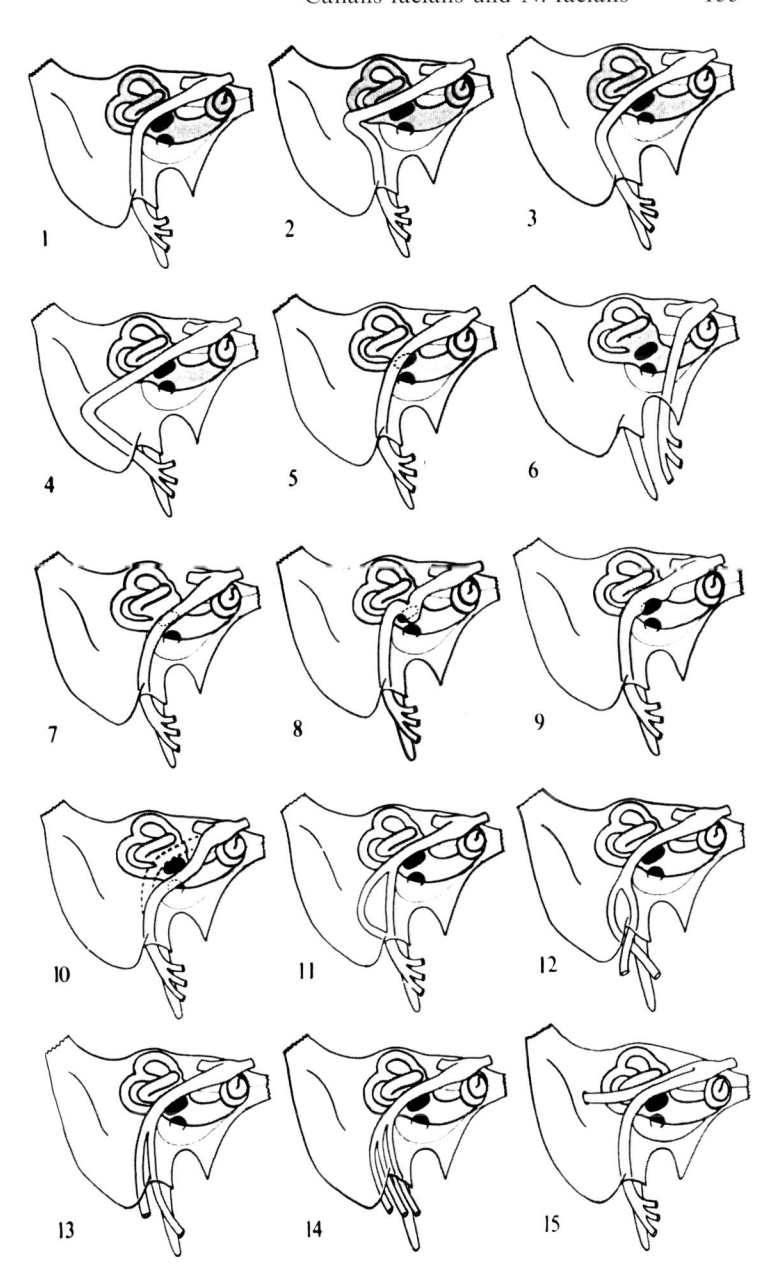

Abb. 129. Verlaufsvariationen des
N. facialis in seiner Kanalstrecke
(Helms 1981)

sche Gliederung der Fazialisanteile durchzuführen. Hierüber liegen viele, sich größtenteils widersprechende Befunde vor. Lediglich die Fasern der Chorda tympani scheinen ein deutlich abgrenzbares Bündel darzustellen. Nach Saito u. Mitarb. (1970) ziehen diese Fasern distal des Ganglion geniculi im vorderen seitlichen Abschnitt des Fazialisstammes, im dorsaleren Abschnitt der Pars tympanica wandert das Bündel nach dorsal, in der Pars mastoidea liegt es posterolateral. Nach Miehlke (1973) verläuft in der Pars tympanica der Mundast am weitesten lateral, der Stirnast am weitesten medial, der Ast für den M. orbicularis oculi und die Wangenmuskulatur dazwischen. Sunderland und Swaney (1952) wiesen darauf hin, daß eine strenge somatotopische Gliederung des N. facialis nicht existiert. Im anterolateralen Quadranten der Pars mastoidea sollen jedoch vorzüglich Fasern zum M. orbicularis oculi verlaufen (El-Garem und Maher 1976).

k) N. facialis, Lähmungen

Bei Frakturen

Seit alters her werden – obwohl alle denkbaren Bruchformen an der Pars petrosa möglich sind – Längs- und Querfrakturen voneinander abgegliedert. Die häufigste Längsfraktur verläuft meist an der Vorderseite der Pars petrosa durch die Dachabschnitte von Cavitas tympanica, Tuba auditiva und Pars labyrinthica des Canalis facialis, oft auch durch den Meatus acusticus externus. Grove (1939) beobachtete z. B. in ca. 70% Längsfrakturen und in 7,6% Querfrakturen und im gleichen Prozentsatz „gemischte" (Längs- und) Querfrakturen. Voss (1936) fand diese kombinierten Frakturen in 9,5%. Druss (1951) wies besonders auf mikroskopisch nachweisbare Frakturen hin. Hierbei werden oft Luxationen und Frakturen der Ossicula auris, der Membrana tympani, Einrisse der Membrana fenestrae cochleae und des Ligamentum anulare beobachtet. Querfrakturen ziehen meist senkrecht zur Pyramidenachse, am häufigsten im Bereich des Meatus acusticus internus. Meist ist das Labyrinth mitbetroffen, seltener der Paries labyrinthicus oder die Cavitas tympanica selbst. Bei Querfrakturen im Bereich des Apex pyramidis kommt es auch zu Schädigungen des N. trigeminus und des N. abducens. Insbesondere bei Längsfrakturen ist häufig die Pars labyrinthica des N. facialis mitbetroffen. Miehlke (1985 – in Portmann 1985) betont, daß etwa 70–90% der Fazialislähmungen nach laterobasalen Schädelfrakturen sich spontan rückbilden und daß der N. facialis bei Querfrakturen in 30–50% und bei Längsfrakturen in 10–25% geschädigt ist.

Bellsche Lähmung

Über Ursachen der idiopathischen Fazialislähmung liegen zahlreiche Theorien vor (s. Miehlke 1973, Fisch 1977, Diamond und Frew 1979, Portmann 1985).

N. facialis, Barotrauma

Bennett und Liske (1967) berichteten über zwei Piloten, die bei Flügen in etwa 4000 m Höhe an sich Fazialislähmungen beobachteten. Bei Flug in geringeren Höhen waren diese nicht mehr nachweisbar. Die Autoren nehmen deshalb an, daß eine pneumatische Kompression des N. facialis zwischen Ganglion geniculi und Chorda tympani die motorischen Fazialisfasern betroffen habe. In beiden Fällen bestand eine Entzündung der Tuba auditiva (mangelnder Druckausgleich in der Cavitas tympanica und der Pars tympanica n. VII).

l) N. facialis, Anastomosierungen und Dekompression

Anastomosierungen

Nach Eden (1911) versuchte erstmals Ballance (1895) eine Fazialis-Accessorius-Anastomose. 1903 berichteten Ballance u. Stewart über eine Fazialis-Hypoglossus-Anastomose. Davidsohn (1907) betonte schon, daß eine völlige Wiederherstellung der Funktion durch die Anastomosierung nicht zu erreichen ist. (Weiteres in Samii 1988).

N. facialis, Dekompression der Pars mastoidea und Pars tympanica (s. Abb. 127 und 129)

Nach Cancura (1964) wurde eine Dekompression und Revision des N. facialis zuerst von Alt (1908) und dann von Bunnell (1927) durchgeführt und später weiterentwickelt: vom untersten Umfang der Sutura tympanomastoidea aus wird der N. facialis (im Mittel 7,2 mm medial) am Foramen stylomastoideum aufgesucht. Nach einer mehr oder weniger begrenzten Mastoidektomie wird der N. facialis, Pars tympanica, lokalisiert und von hier aus nach unten und vorn freigelegt. Wenn 50% seiner knöchernen Zirkumferenz abgetragen sind, ist dies für die Dekompression ausreichend (Cancura 1964). Jongkees (1967) weist erneut auf den Zugang durch den Sulcus digastricus, die Spitze des Processus mastoideus oder durch den Processus mastoideus selbst zur Pars mastoidea des Canalis facialis hin. Er legt die Pars mastoidea zuerst frei und geht dann zum hinteren Ende des Canalis semicircularis lateralis und von dort aus entlang der Pars tympanica zum Ganglion geniculi. Jongkees betont, daß nach der Operation der Nerv auf alle Fälle gut abgedeckt werden soll (z.B. Amnionhaut), da sonst das Einwachsen von Bindegewebe in den Nerv befürchtet wird. Selten wurden Neurinome des N. VII in der Pars mastoidea beobachtet (Isamat u. Mitarb. 1975 und eigenes Präparat).

Subtemporaler Zugang zur Pars labyrinthica siehe Seite 212.

5. Labyrinthus osseus

Dem knöchernen Labyrinth liegen innen Perilymphe, Gangsysteme des Labyrinthus membranaceus an. Es umfaßt das Vestibulum (Vorhof), die Canales semicirculares und die Cochlea.

a) Vestibulum (Abb. 123, 126 und 130)

Das Vestibulum ist ein ovoider, seitlich etwas abgeplatteter Hohlraum mit einem sagittalen Durchmesser von 5–7 mm, einem vertikalen von 4–5 mm und einem transversalen von 3–4 mm (oberhalb der Fenestra vestibuli). Unterhalb der Fenestra vestibuli beträgt der Querdurchmesser nach Graf Spee (1896) nur 2,8 mm, ein Maß, das mit unseren Schnitten (bei großer Variationsbreite) übereinstimmt. Das Vestibulum stellt den zentralen Teil des Labyrinthus osseus dar, befindet sich zwischen Bogengängen und Cochlea und ist gleichsam deren Vereinigungs- oder Ausgangszone. Außen grenzt es an die Cavitas tympanica, innen an den Grund des Meatus acusticus internus, vorn an die Schnecke und seitlich, hinten und oben an die Bogengänge. Der vordere untere, mehr medial gelegene Vestibulumanteil wird als Recessus sphericus bezeichnet (Abb. 131). Ihm liegt der Sacculus an, für dessen ableitende Sinnesnerven eine Macula cribrosa media entwickelt ist. Diese grenzt an den Fundus meatus acustici interni. Der länglich-ovale Recessus ellipticus (Abb. 132) liegt dahinter und oberhalb davon. Zwischen beiden befindet sich die Crista obliqua. Im Recessus ellipticus, im Dachabschnitt und an medialen Wandteilen ist der Utriculus plaziert. Die ableitenden Nerven des Utriculus, der Canales semicirculares anterior et lateralis ziehen durch die Macula cribrosa superior hindurch. Die Crista vestibuli endet oben mit einer konischen Spitze, die als Pyramis vestibuli bezeichnet wird. Sie ist durch die Fenestra vestibuli hinter deren oberem Rand sichtbar. Hyrtl (1885) bezeichnete die Recessus früher richtiger als Recessus hemisphericus und hemiellipticus. An der vorderen Wand des Recessus sphericus mündet die Scala vestibuli der Cochlea. Im Bereich des Recessus ellipticus münden die 3 Bogengänge mit 5 Öffnungen ein. Das Crus commune mündet in den medialen und hinteren Wandabschnitt des Utriculus und ist etwas größer als die anderen 4. Unmittelbar davor befindet sich die Öffnung für den Aquaeductus vestibuli, zu dem eine kleine Rinne (Sulcus Morgagni) an der medialen Wand des Vestibulum führt.

b) Canales semicirculares (Abb. 133 u. 135)

Jeder der 3 halbkreisförmigen Kanäle umspannt etwa $2/3$ eines Kreisbogens. Die Kanäle sind seitlich etwas abgeplattet und an einem ihrer Enden erweitert: Ampullae osseae. Ihre engeren Abschnitte werden als Crura ossea bezeichnet. Der Canalis semicircularis anterior ist etwa 14 mm lang, der Canalis semicircularis lateralis 12–15 mm und der Canalis semicircularis posterior 16 mm. Die Ampullen der genannten Kanäle sind etwa 2,7 mm lang, 1,6 mm tief und 2,3 mm breit (Vierordt 1906).

Canalis semicircularis anterior (superior)

Anderen Befunden zufolge ist der Canalis semicircularis anterior 15–20 mm lang und steht in einer vertikalen Ebene. An unserem Material fanden sich häufig Durchbiegungen seines vorderen (ampullären) Endes nach lateral (Abb. 130). Im übrigen Verlauf schneidet dann die Achse des Kanals die Pyramidenachse etwa im Winkel von ca. 90°. Sein hinteres Ende bildet mit dem oberen Schenkel des Canalis semicircularis posterior das Crus commune. An unseren Transversalschnitten in der Ebene des Meatus acusticus internus betrug der Abstand zwischen vorderem und hinterem Kanalende 8,3 (7,2–9,2) mm und die Distanz zwischen den einander zugekehrten Abschnitten beider Kanalenden 5,4 (4,1–6,3) mm (s. Abb. 123). Der weiteste Kanal für den dicksten Zweig der A. subarcuata liegt näher am hinteren Schenkel als am vorderen (Abb. 134). Den Durchmesser des vorderen Schenkels des Canalis semicircularis anterior bestimmten wir in dessen Längsrichtung mit 1,5 (1,3–1,8) mm, in der Querrichtung mit 1,2 (1,0–1,5) mm. Der lange Durchmesser des hinteren Schenkels ergab sich mit 1,3 (1,1–1,7) mm, der kurze mit 1,0 (0,7–1,5) mm. Evans (1954) wies auf vertikale und seitlich abgesenkte Typen der Canales semicirculares anteriores (superiores) hin. Weitere Abstandsbe-

158 Auris interna

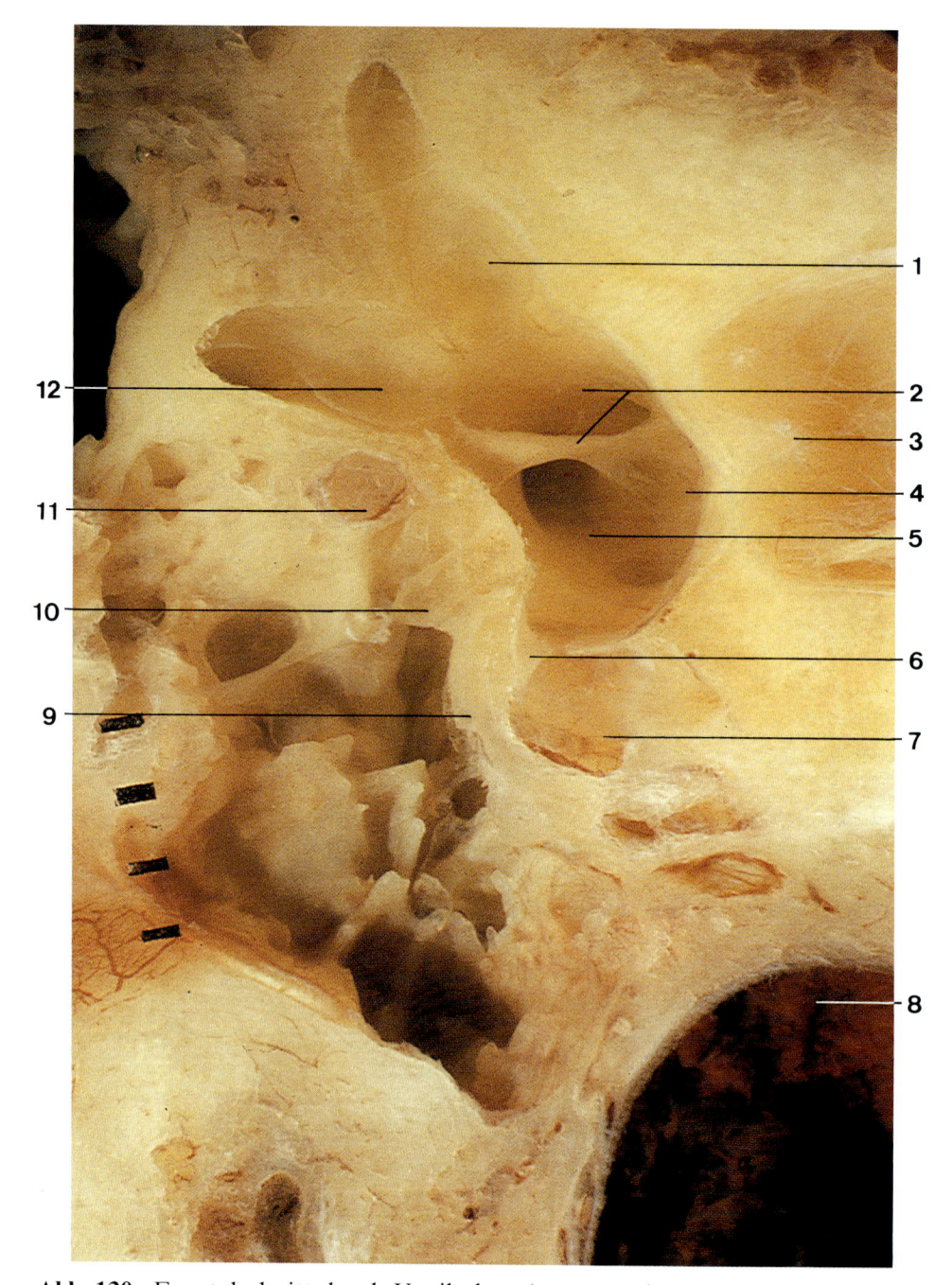

Abb. 130. Frontalschnitt durch Vestibulum (von vorne)

1 Obere (vordere) Ampulle
2 Utriculus und Macula
3 Crista transversa
4 Sacculus und Macula
5 Perilymphatische Zisterne
6 Stria vascularis
7 Fossula fenestrae rotundae
8 Bulbus superior v. jugularis
9 Promontorium
10 Stapes
11 N. facialis
12 Laterale Ampulle

Labyrinthus osseus

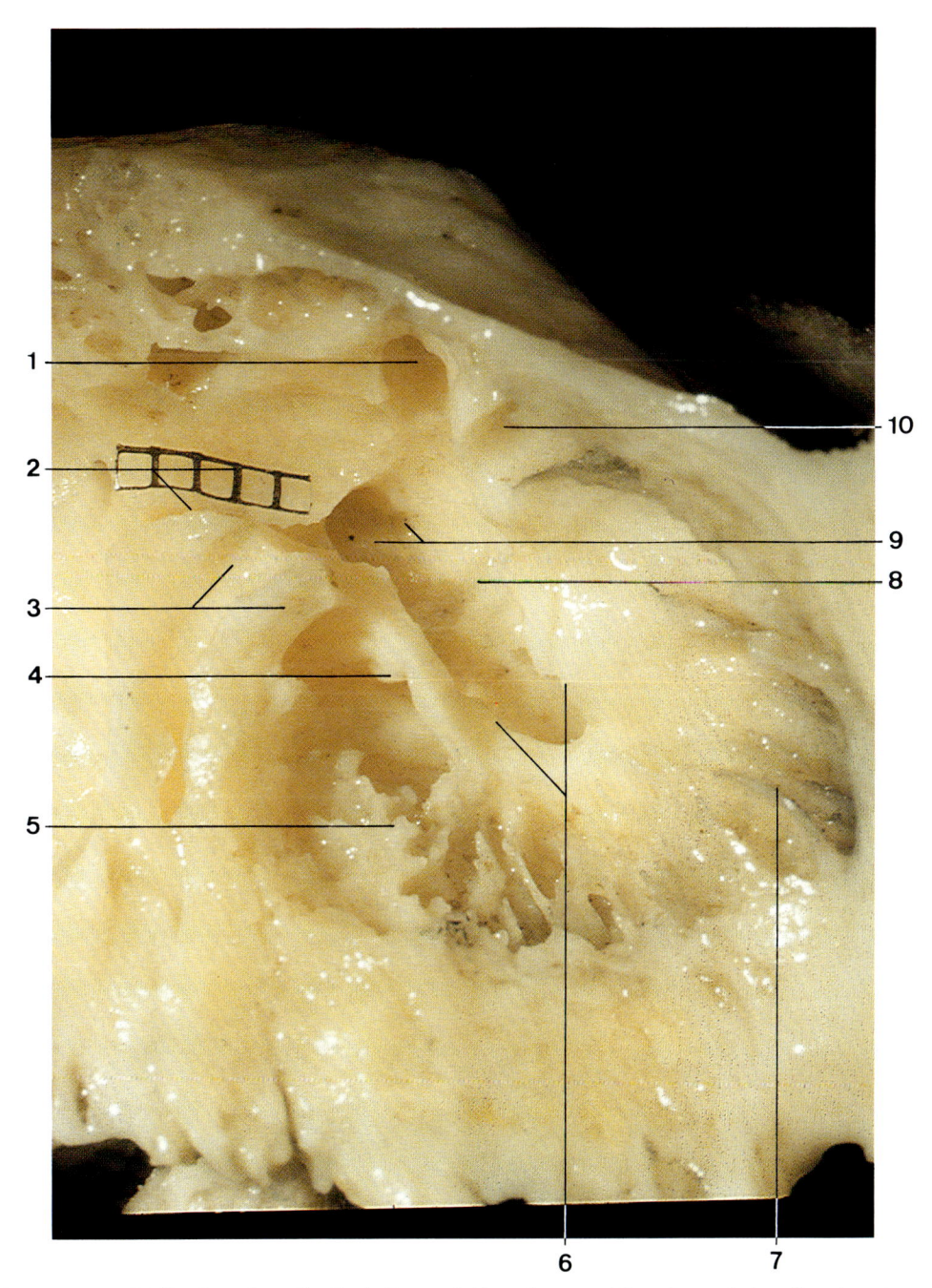

Abb. 131. Vestibulum, abgetragene Teile des Canalis facialis und Canales semicirculares lateralis et anterior, Ansicht von vorn und seitlich

1 Pars ampullaris canalis semicircularis anterioris
2 mm-Papier und Canalis semicircularis lateralis
3 Pars pyramidalis des Canalis facialis und Eminentia pyramidalis
4 Fossula fenestrae cochleae
5 Solum tympani
6 Promontorium, abgetragen
7 Ostium tympanicum tubae auditivae
8 Recessus sphericus (für den Sacculus)
9 Öffnung für den Aquaeductus vestibuli
10 Canalis facialis (Gebiet des Ganglion geniculi)

Auris interna

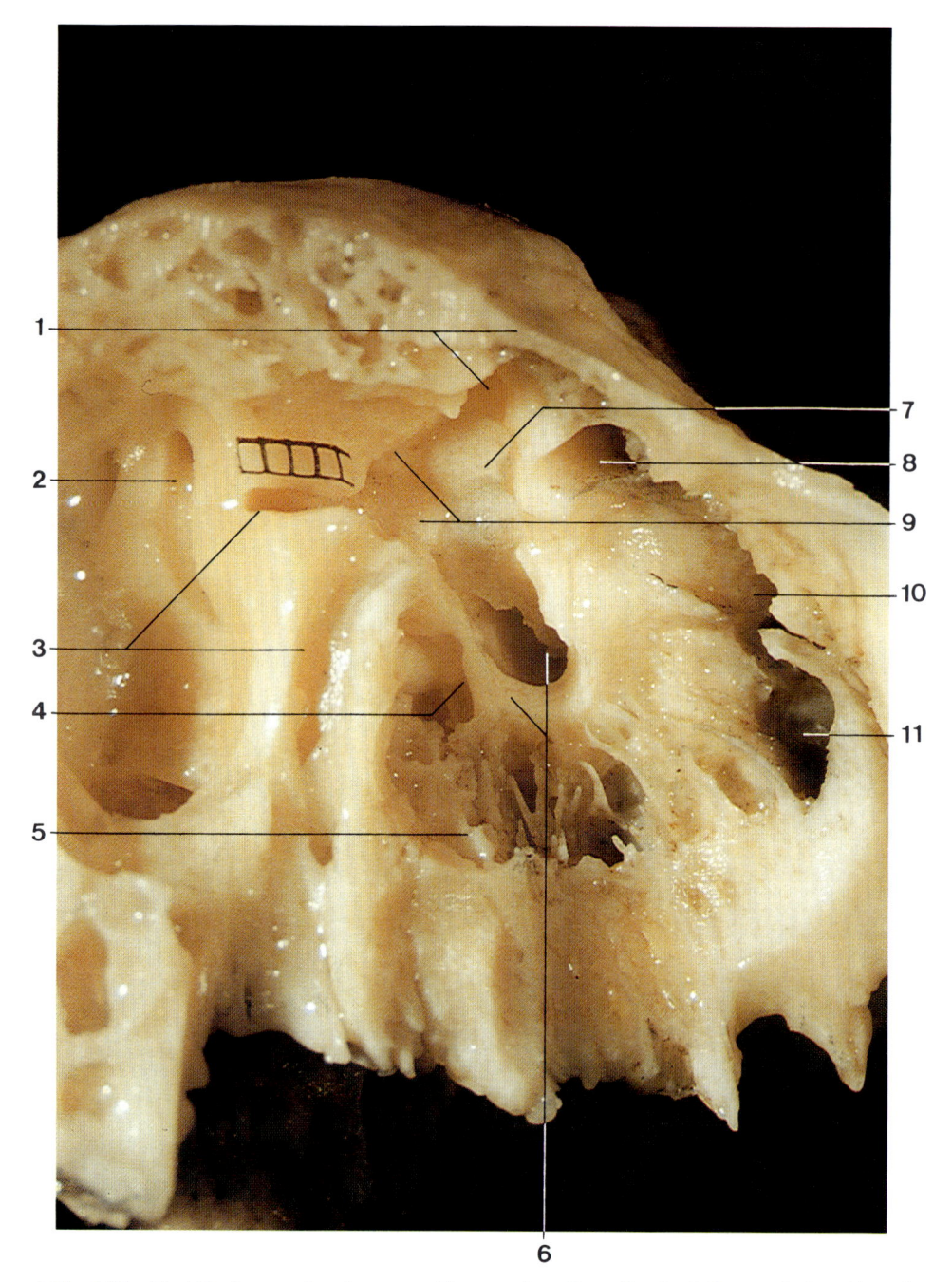

Abb. 132. Vestibulum, abgetragene Zonen des Canalis facialis und der Canales semicirculares lateralis, posterior et anterior, von lateral

1 Pars ampullaris des Canalis semicircularis anterior und Tegmen tympani
2 Canalis semicircularis posterior
3 Canalis semicircularis lateralis, Canalis facialis, Pars mastoidea
4 Fossula fenestrae cochleae
5 Solum tympani
6 Promontorium, eröffnet und Lamina spiralis ossea der basalen Schneckenwindung
7 Recessus sphericus (für den Sacculus)
8 Canalis facialis (Gebiet der Fossa geniculata)
9 Recessus ellipticus (für den Utriculus) und Crista obliqua
10 Semicanalis m. tensoris tympani
11 Pars ossea tubae auditivae

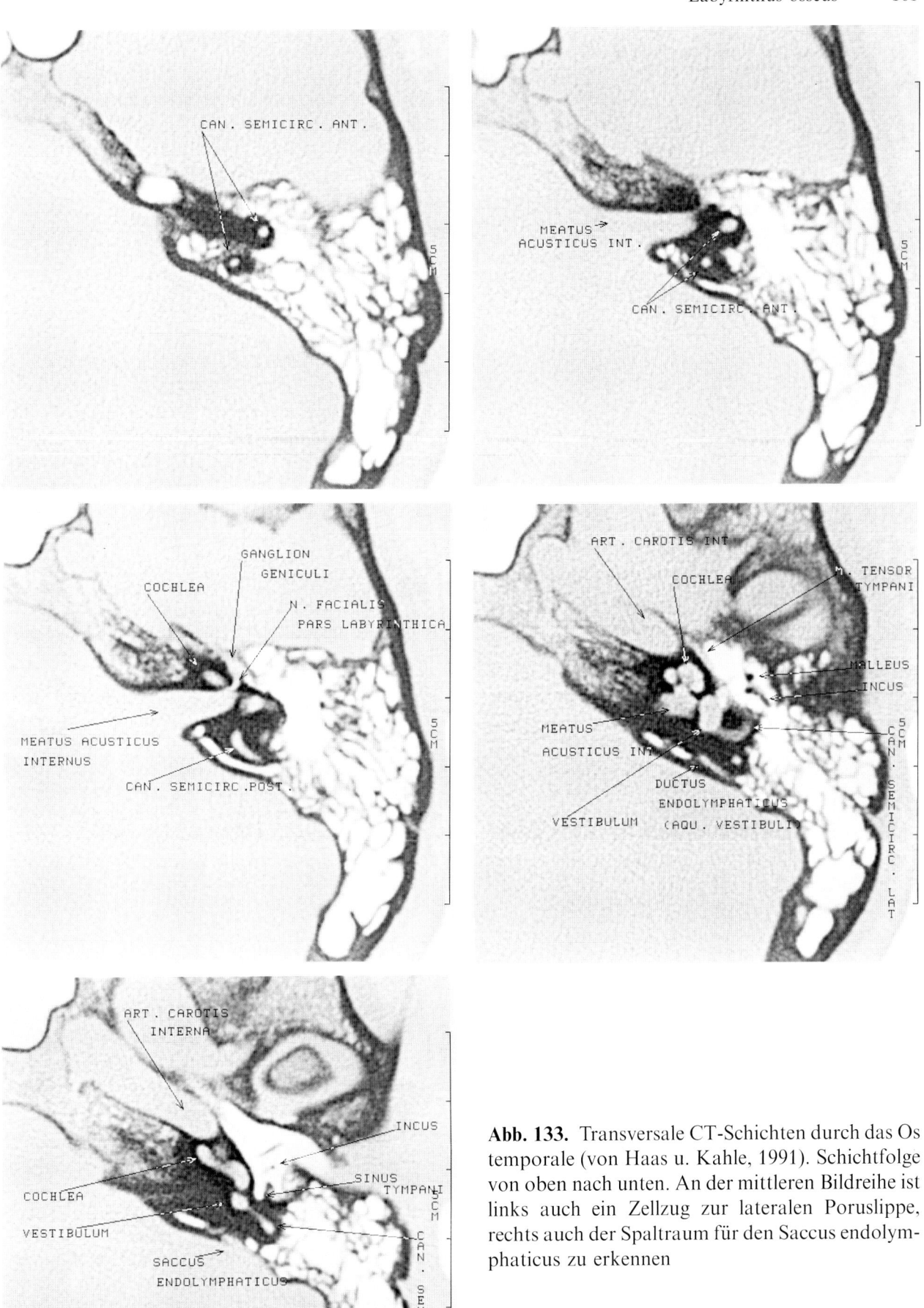

Abb. 133. Transversale CT-Schichten durch das Os temporale (von Haas u. Kahle, 1991). Schichtfolge von oben nach unten. An der mittleren Bildreihe ist links auch ein Zellzug zur lateralen Poruslippe, rechts auch der Spaltraum für den Saccus endolymphaticus zu erkennen

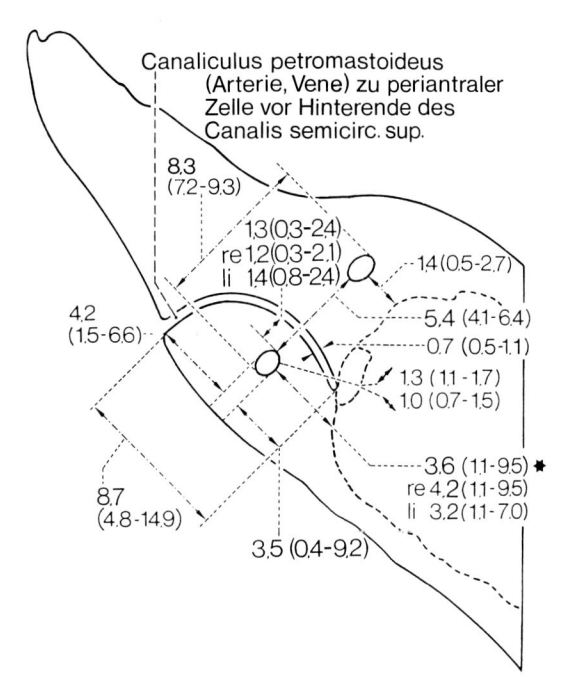

Abb. 134. Canaliculus petromastoideus (größter Kanal der Fossa subarcuata nach lateral) und dessen Lagebeziehungen zum Canaliculus semicircularis anterior. Angegeben sind auch Weiten des Canaliculus petromastoideus und des Crus posterius des Canalis semicircularis anterior sowie deren Abstände voneinander und zu anderen Strukturen. Sämtliche Maße in mm (Grenzwerte) sowie ein signifikanter Rechts-links-Unterschied (aus Lang und Hack 1985)

stimmungen (zur Fossa subarcuata, zur hinteren und vorderen Fläche der Pars petrosa und zu den Mittelohrräumen s. Abb. 123).

Betont sei, daß an unserem Material (selten) die Knochenwand des Canalis semicircularis anterior fehlte und das Kanallumen direkt an die Dura mater der Fossa cranii media grenzte. Schon Flesch (1879) beobachtete eine Rückbildung der Knochenwand des Canalis semicircularis anterior an dessen Oberseite. Der Kanal lag rechts auf einer Strecke von 2,5 mm, links auf einer Strecke von 4 mm Länge der Dura an und konnte noch eine Strecke weit durchschimmernd im Knochen beobachtet werden. Der obere Umfang des Bogens wölbt bei Neugeborenen regelmäßig die Eminentia arcuata auf, bei Erwachsenen ist diese durch unterschiedliche Entwicklung von Juga cerebralia nur in ca. 50% sicher zu erkennen.

Canalis semicircularis posterior

Der hintere Bogengang ist ebenfalls in einer vertikalen Ebene eingestellt und verläuft etwa in der Längsachse der Pars petrosa. Das nichtampulläre Ende mündet mit dem des Canalis semicircularis anterior zusammen in das Crus commune, das ampulläre Ende am unteren Schenkel des Kanals in den Utriculus (Weiteres s. Abb. 135).

Canalis semicircularis lateralis (Abb. 135)

Der Canalis semicircularis lateralis ist etwa horizontal orientiert, sinkt jedoch nach seitlich und unten sowie nach hinten und unten um jeweils 15–30° ab. Die Ampulle des 12–15 mm langen Kanals befindet sich vorn und öffnet sich in den vorderen lateralen Winkel des Utriculus (s. Abb. 130). Unmittelbar oberhalb der Fenestra vestibuli und unterhalb der Öffnung des ampullären Endes des Canalis semicircularis anterior. Sein Crus simplex mündet unterhalb des Crus osseum commune ins Vestibulum. An unserem Material (Transversalschnitte) ergab sich eine *geradlinige* Außenlänge des Kanals von 6,7 (5,6–9,7) mm und ein Abstand der inneren Bogenteile von 3,3 (2,2–5,0) mm, den Durchmesser des Kanals bestimmten wir mit 1,3 (0,8–1,9) mm (Lang und Hack 1985). Weitere Maße siehe Abb. 123.

Sercer (1958) wies darauf hin, daß sich bei Neugeborenen die Fenestra vestibuli unterhalb der größten Vorwölbung des Canalis semicircularis lateralis befindet. Bei Erwachsenen liegt sie unterhalb der Ampulle dieses Kanals. Bei Erwachsenen stellten Caix und Outrequin (1979) fest, daß der Canalis semicircularis lateralis mit der Ebene des Foramen magnum Winkel von 9 (−7 bis +28)° bildet. Die negativen Werte zeigen an, daß der Canalis semicircularis lateralis mit seiner Achse nach unten von der Ebene des Foramen magnum weist. Nach vorn schneidet eine Tangente durch den Canalis semicircularis lateralis die Stirngegend, und zwar 11,54–40 mm zum Nasion. Das hintere Ende des Canalis semicircularis lateralis liegt 27,6 (0–51) mm hinter dem Opisthion (bei Seitbetrachtung). Der Winkel zwischen der Nasion-Opisthion-Ebene macht diesen Autoren zufolge 6 (0–16)° aus.

Der Winkel zwischen den beiden vertikalen Kanälen beträgt nach Caix und Outrequin (1979) etwa 88°, symmetrische Kanäle links und rechts fanden sich nur an 4 von 25 Schädeln. Das linke Labyrinth

Labyrinthus osseus   163

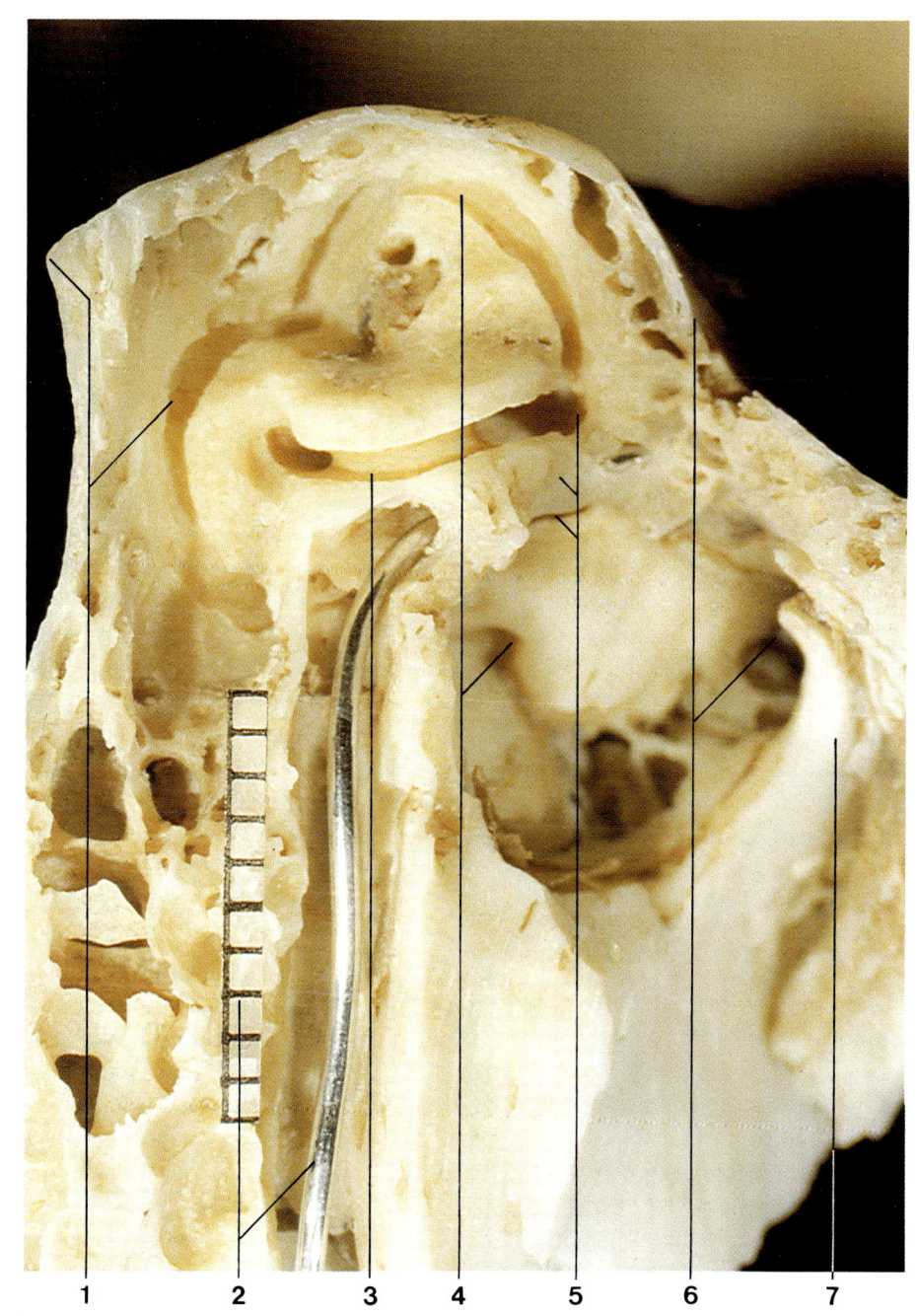

Abb. 135. Canales semicirculares – Präparation von der Seite

1 Margo sup. partis petrosae und Canalis semicircularis post.
2 mm-Papier und Sonde in Canalis facialis, Pars mastoidea und Pars tympanica
3 Canalis semicircularis lateralis
4 Canalis semicircularis ant. und Fossula fenestrae cochleae
5 Ampullärer Teil des Canalis semicircularis lat., Verlauf der Pars tympanica und Fenestra vestibuli
6 Facies ant. partis petrosae und Ostium tympanicum tubae auditivae
7 Pars tympanica, vorderer Teil

war etwa in der Hälfte der Fälle etwa um ca. 2,5 mm nach vorn gewendet, das rechte war in ca. 36% vor das linke gelagert. Am häufigsten schließt die Ebene des hinteren Bogengangs mit der des gegenseitigen vorderen Bogengangs Winkel von 14° (nach vorn) ein. Beide hinteren Bogengänge bilden miteinander Winkel von ca. 105°, und beide vorderen Bogengänge (nach hinten) Winkel von 78° im Mittel.

Labyrinthkapseldefekte

Schmiegelow (1912) betonte, daß Wagener (1909) bei einem Patienten mit Meningitis nach Cholesteatom des Mittelohrs einen Defekt des Canalis semicircularis lateralis ohne Schädigung des häutigen Bogengangs sowie 1910 eine Usur am Canalis semicircularis anterior bei erhaltenem Endost und intaktem Labyrinth nachwies. Schmiegelow selbst fand bei der Sektion (15jähriger Knabe – subduraler Hirnabszeß nach Mittelohrentzündung) einen Defekt des Canalis semicircularis lateralis, wobei das pathologisch veränderte Mittelohrepithel die häutige Labyrinthkapsel im Crus ampullare des Canalis semicircularis lateralis fast vollständig umgab. Dessen Inhalt war normal.

Canales semicirculares und Pneumatisation

Muren und Wilbrand (1986) untersuchten 94 Ossa temporalia auf unterschiedliche Größe und Formtypen der Canales semicirculares sowie auf die jeweilige Pneumatisation im Bereich des Innenohrs. An 49 der Präparate wurden in 13% eine starke, in 57% eine mittlere und in 30% eine fehlende Pneumatisation festgestellt.

Muren und Wilbrand geben an, daß keine Korrelation zwischen der Form der Canales semicirculares und der Größe der Pars petrosa besteht.

Betont sei, daß Muren und Wilbrand (1986) die Projektionen der Röntgenaufnahmen nach Runström II und Stenvers durchführten.

c) Cochlea (Abb. 136)

Die Cochlea (Schnecke) ähnelt dem Gehäuse einer Gartenschnecke mit einem aufgewundenen Gang. Der Ductus cochlearis ist beim Menschen 31,52 (25,26–34,55) mm lang (Hardy 1938). In der basalen Schneckenwindung liegen 57,9%, in der mittleren 29,4% und in der apikalen Windung 12,8% der Gesamtlänge des Ductus cochlearis. Die Windungszahl des Ductus cochlearis schwankt zwischen $2^{1}/_{2}$ und $2^{3}/_{4}$ Windungen. Dieser Befund wurde in 87% nachgewiesen. Gelegentlich findet sich auch ein Ductus cochlearis, der nur $2^{1}/_{6}$mal aufgewunden ist. Die Cochlea dextra ist nach links gewunden, die Cochlea sinistra nach rechts. Die Basis der Cochlea ist etwa 9 mm breit. Der Abstand zwischen Basis und Spitze macht ca. 5 mm aus. Andere Autoren berechneten von der Basis cochleae bis zur Mitte der Basis der Cupula eine Strecke von 5,6 mm. Gegen die Cavitas tympanica wölbt sich die basale Schneckenwindung vor: Promontorium. In der Achse der Schnecke verläuft der Modiolus, der Nervenfasern und Ganglienzellen einschließt. Dessen breite Basis ist nach medial und dorsal zum Fundus meatus acustici interni gewendet. Meyer zum Gottesberge (1991) untersuchte das Melanin im Innenohr von Meerschweinchen. Sie betont, daß das Melanin als Ionenaustauscher sowie als Reservoir für Metallionen und Auslöser bzw. Hemmer verschiedener Enzymreaktionen dient. Am Modiolus (s. Abb. 136) liegen die Melanin-haltigen Zellen in der Nachbarschaft der Scalae und damit der Perilymphe. Sercer (1958) wies darauf hin, daß sich postnatal die Cochlea vorne verschiebt. Gleichzeitig kommt es zur Verlagerung der Fenestra rotunda (die im Embryonalstadium unter der Fenestra vestibuli liegt) nach dorsal und unten. Die Verschiebung der Schnecke nach vorn zwischen der perinatalen Zeit und der Pubertät soll um 4–6 mm nach vorn und etwas nach oben erfolgen. Dies hänge mit der Torsion des Knochens infolge der Rotation des Tractus spiralis foraminosus zusammen.

Dort finden sich zahlreiche kleine Nervenlöcher (Area cochleae) und ein Canalis spiralis. Die Grundform des Modiolus ist konisch gestaltet, erreicht nicht ganz die Spitze der Cupula. Seitlich ragt eine zarte Knochenplatte, die Lamina spiralis ossea, in das Lumen der Schnecke hinein und untergliedert dieses unvollständig. Die Spitze der Cochlea weist nach vorn unten und lateral. Das Schneckenlumen verjüngt sich von der Basis zur Spitze hin. Seine Basis ist ungefähr 3 mm weit und besitzt 3 Öffnungen: die Fenestra cochleae ist durch die Membrana fenestrae cochleae gegen die Cavitas tympanica abgeschlossen. Die Fenestra vestibuli grenzt ebenfalls, und zwar über die Steigbü-

Labyrinthus osseus 165

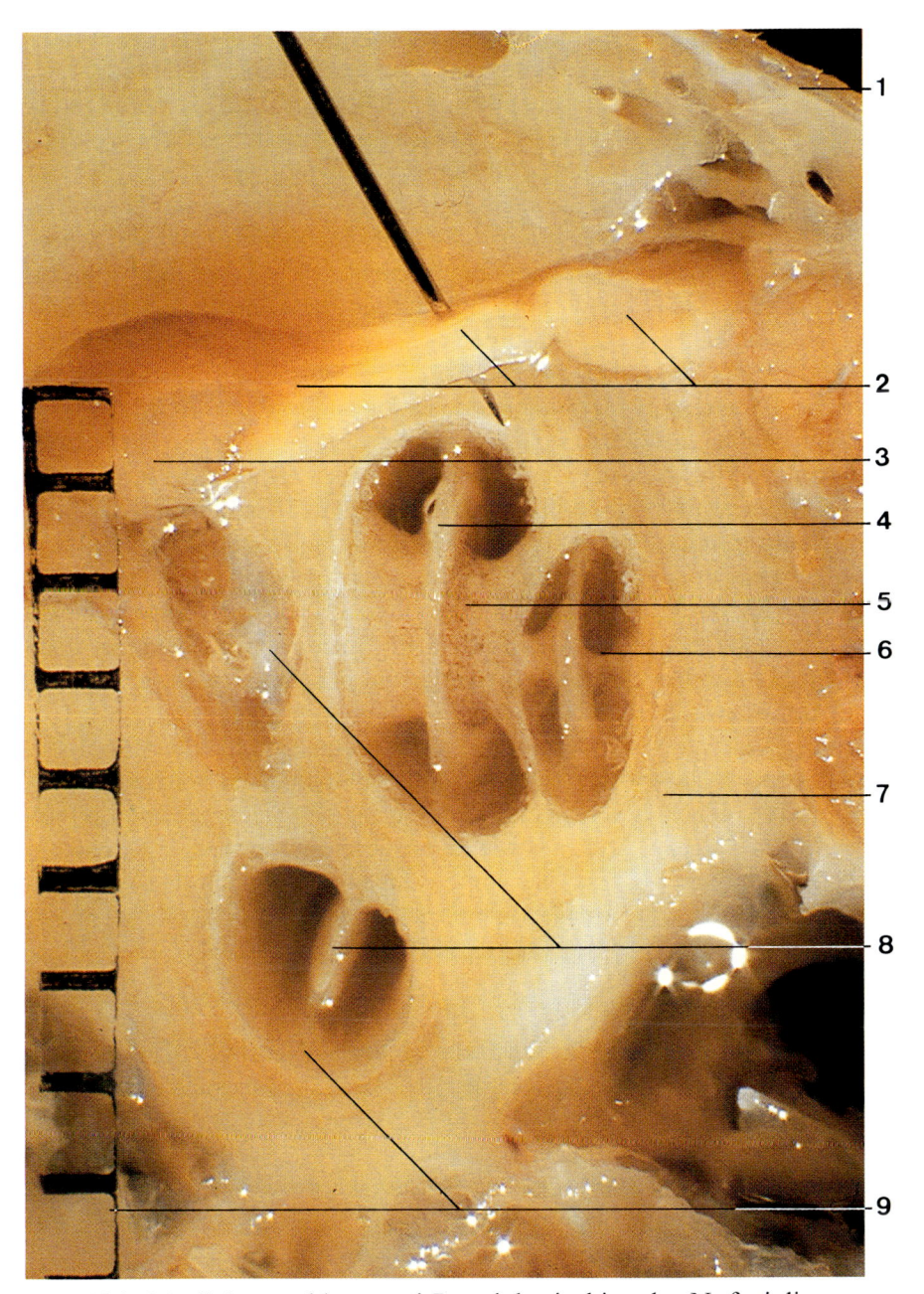

Abb. 136. Modiolus cochleae und Pars labyrinthica des N. facialis

1 Facies anterior partis petrosae
2 Pars labyrinthica des N. facialis im Mittelabschnitt mit Minutienstift nach lateral verlagert
3 Pars vestibularis superior
4 Mittlere Schneckenwindung (Lamina spiralis ossea)
5 Pigmentzellen an Modiolus
6 Helicotrema der Spitzenwindung
7 Capsula cochleae
8 Pars cochlearis und Lamina spiralis der Basalwindung
9 Stria vascularis und mm-Papier

gelfußplatte, an die Cavitas tympanica. Der Canaliculus cochleae führt nach dorsal und unten unter die Janua arcuata.

Die *Lamina spiralis ossea* ist eine an der linken Seite und von hinten betrachtet entgegen dem Uhrzeigersinn verlaufende und um den Modiolus gewundene zweiblättrige Knochenplatte in der Schnecke (rechts umgekehrt). Sie besteht aus Lamellen, die in der Tiefe mehrschichtig gegliedert sind. Peripherwärts läuft die obere Knochenlamelle in radiär gestellte palisadenartige Streben aus, an denen die Lamina basilaris angeheftet ist. Diese Anheftungszone wird derzeit als Labium limbi vestibulare bezeichnet, früher als Habenula perforata. Habenula (lat.) heißt kleiner Zügel. Früher wurde der innerste Teil der Lamina basilaris als Lamina tecta = arcuata, deren äußerster Teil als Habenula pectinata und die Foramina nervosa – Abschnitte des Labium limbi tympanicum am Übergang zur Lamina basilaris – als Habenula perforata bezeichnet. Das untere Blatt geht direkt in Bindegewebe der Lamina spiralis membranacea über und verdickt sich gegen den Modiolus allmählich. Beim Menschen wurden von Retzius (zit. nach Vollmer 1927) 4000 Löcher der Habenula perforata ausgezählt. Diesem Autor zufolge bestehen 3500 innere und 12000 äußere Haarzellen (Abb. 137 und 138). In der Basalwindung sind die Lamina spiralis ossea und das Ligamentum spirale (Crista spiralis) gegeneinander verdreht. Sie bilden miteinander eine unvollständige Scheidewand zwischen Scala vestibuli und Scala tympani. Ein Teil der Basalwindung ragt in das Vestibulum hinein. Im Vestibulum liegen beide Laminae etwa horizontal, die Lamina secundaria steigt mit ihrem freien Rand etwas nach medial und oben an. In Richtung Scala vestibuli konvergieren beide zueinander und schließen einen Winkel ein (Platzer 1958). Die *Lamina basilaris* spannt sich zwischen freiem Rand der Lamina spiralis ossea und Ligamentum spirale aus und stellt nach Neubert (1950) die eigentlichen Traggurte des Ductus cochlearis dar. Sie ist aus radiär gestellten Bindegewebefasern aufgebaut, deren Fibrillenzahl von innen nach außen zunimmt. Beim Menschen sind etwa 24000 derartiger Einzelfasern gezählt worden. Von der Außenseite der Lamina basilaris zur Konkavität der knöchernen Schneckenkapsel erstreckt sich das *Ligamentum spirale cochleae*, das einem verformbaren Bindegewebeteil entspricht, dessen Schneide der Membrana basilaris und dessen Basis der Schneckenkapsel anliegt. Die Gesamtmasse des Spiralbandes nimmt kuppelwärts ab. Seine radiären Durchmesser betragen in der basalen Windung 500 µm, in der Spitzenwindung 100 µm. Die der Scala vestibuli (oben = vorn) zugewendeten Kollagenfasern sind kräftiger und biegen an der Seitenwand des Ductus cochlearis auf die Stria vascularis nach vorn aus. Gegen die tympanale Seite bildet sich im untersten Abschnitt ein stärkerer Randfaserzug. Die *Stria vascularis* bildet die Seitenwand des Ductus cochlearis und ist durch eine durch Einbau von Blutgefäßen verdickte, innere Periostzone der Cochlea. Sie ragt auch etwas in die Scala vestibuli hinein. Die reiche Gefäßausstattung der Stria vascularis spricht dafür, daß sie an der Produktion der Endolymphe, sowie insbesondere an deren Ionenhaushalt beteiligt ist. Es wird angenommen, daß das Epithel im Sulcus spiralis externus auch resorptive Aufgaben besitzt (Hladky u. Mitarb. 1971).

Hinojosa und Rodriguez-Echandia (1966) studierten die Stria vascularis bei der Katze und stellten an diesem Versuchstier 3 Schichten von Epithelzellen sowie fenestrierte intraepitheliale Kapillaren fest. Sie unterschieden Marginalzellen (ductuswärts) von intermediären und basalen Zellen an der Stria vascularis.

d) Reissnersche Membran (s. Abb. 137) (Ernst R. Reissner, 1824–1878, Anatom, Dorpat)

Duvall und Rhodes (1967) stellten beim Meerschweinchen eine Dicke der Reissnerschen Membran zwischen 1,7 und 5,1 µm, Qvortrup und Rostgaard (1990) eine von 1,25 µm–4,4 µm fest. Die Zellschicht gegen die Scala vestibuli ist dünner als die gegen den Ductus cochlearis (der von Koelliker als Scala media bezeichnet wurde). Die Basalmembran zwischen beiden Schichten ist weniger als 0,25 µm dick. An der vestibulären Seite fanden sich nur lockere Zellverbindungen und Interdigitationen mit wenigen Desmosomen und pro Zelle ein Kinozilium, an der cochleären dagegen lagen platte bis kubische Zellen vor, eine Zonula occludens und eine Zonula adhaerens sowie Desmosomen und Interdigitationen. Auch einige Mikrovilli waren nachweisbar.

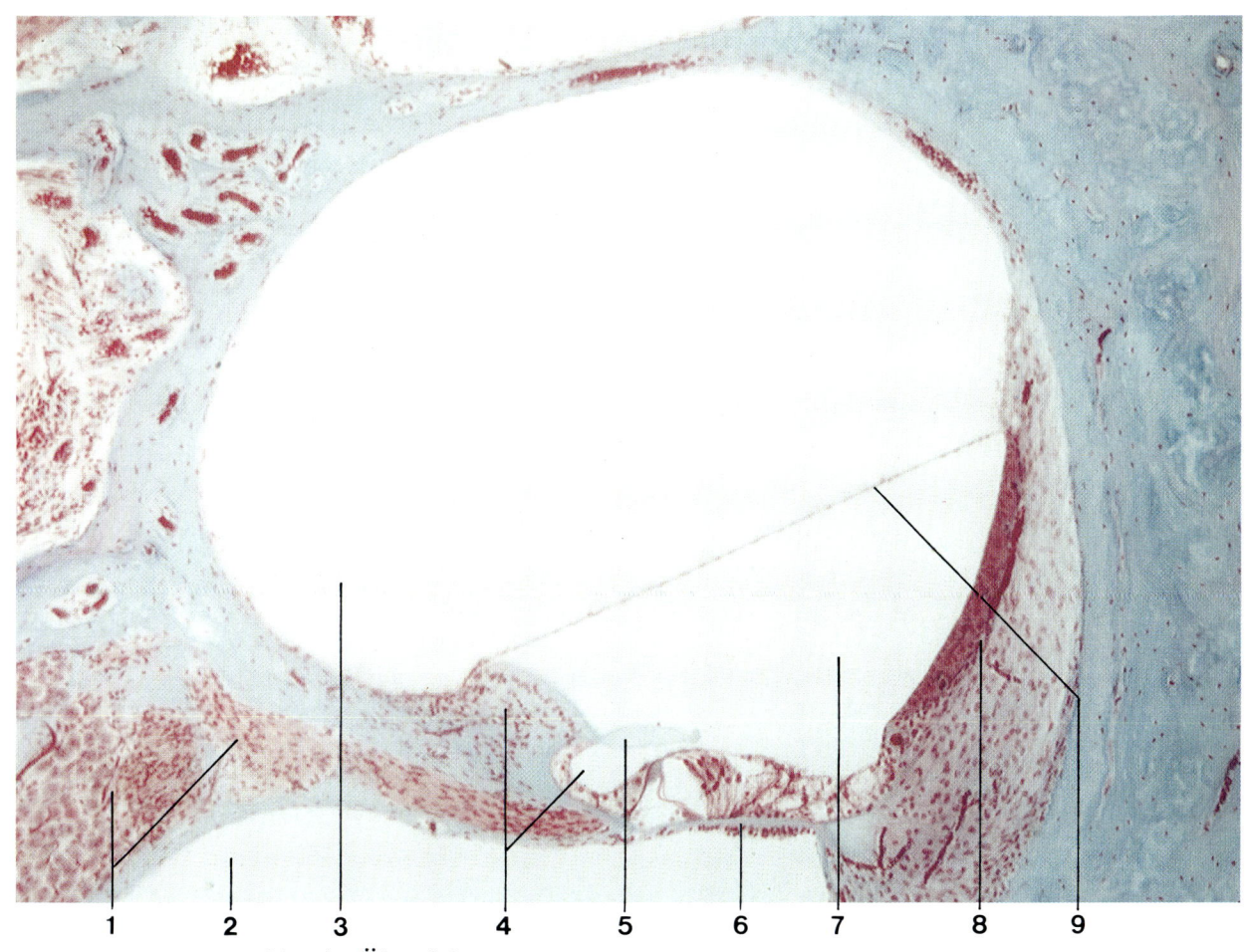

Abb. 137. Ductus cochlearis, Übersicht

1 Ganglion spirale cochleae
2 Scala tympani
3 Scala vestibuli
4 Limbus laminae spiralis und Sulcus spiralis internus
5 Membrana tectoria
6 Membrana basilaris
7 Ductus cochlearis
8 Stria vascularis
9 Membrana vestibularis (Reissner)

e) Organum spirale (s. Abb. 137)

Das Organum spirale liegt im Ductus cochlearis, der 30–32 mm lang ist. Es wurde 1851 in Würzburg von Marquese Corti erstmalig beschrieben.

Beim Menschen sollen im Organum spirale etwa 3500 innere und 12 000 äußere Haarzellen vorkommen. Die äußeren sind etwa doppelt so lang wie die inneren. Beim Menschen sind die äußeren Haarzellen in der Basalwindung regulär in 3 Reihen angeordnet, in der apikalen, weniger regelmäßig in 4–5 Reihen. Neben Haarzellen kommen im Cortischen Organ (Organum spirale) Pfeiler- oder Säulenzellen und verschiedene Arten von Stützzellen (Cellulae sustentantes internae, Deitersche Zellen, Hensensche Zellen u. a.) vor, die mit Ausnahme der Deiterszellen alle Zytokeratin exprimieren (Arnold und Anniko (1990). Plinkert u. Mitarb. 1989, u. Plinkert u. Mitarb. 1990 beschrieben Acetylcholin-Receptor-Moleküle in äußeren Haarzellen sowie GABA-Rezeptoren tonotoper Organisation. Plinkert und Zenner (1988) wiesen in den äußeren Haarzellen nicht nur aktive Bewegungen sondern auch Aktomyosinfilamente und Längskontraktionen der Zellkörper sowie Kippbewegungen der Cutikularplatte nach. Offenbar steuern die äußeren Haarzellen auch die Innenohrmechanik und wirken als cochleäre Verstärker.

168 Auris interna

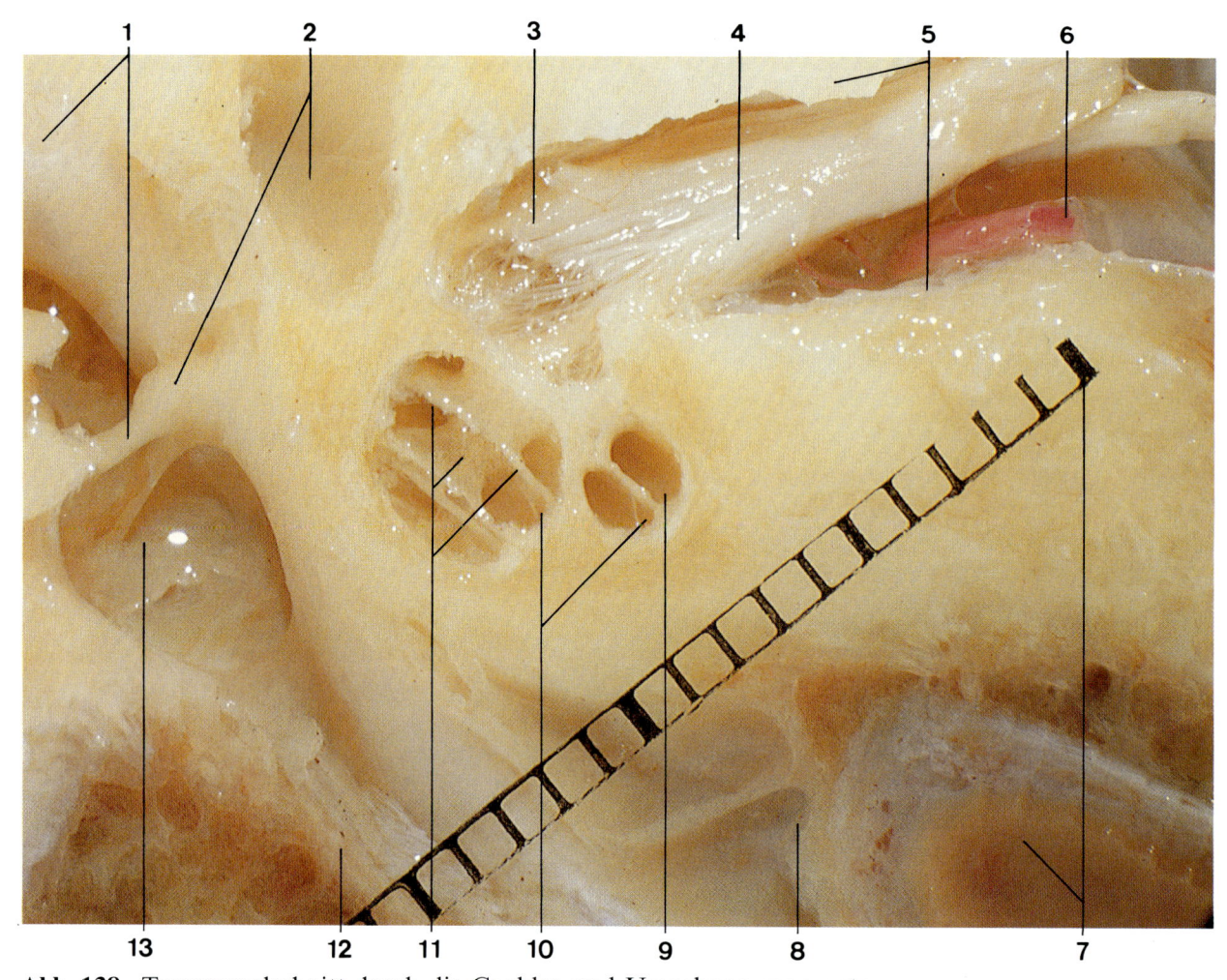

Abb. 138. Transversalschnitt durch die Cochlea und Umgebung, von unten

1 Tendo m. tensoris tympani und N. facialis
2 Vestibulum und Processus cochleariformis
3 Pars vestibularis superior
4 Pars cochlearis
5 Meatus acusticus internus
6 AICA
7 mm-Papier und A. carotis interna
8 Peritubale Zellen
9 Scala tympani der Basalwindung
10 Ductus cochlearis
11 Modiolus und Lamina spiralis
12 Pars ossea der Tuba auditiva
13 Cavitas tympanica, Dach

f) Ganglion spirale (s. Abb. 137)

Die Achse des Modiolus ist zum Canalis spiralis modioli ausgehöhlt, der gemeinsam mit den Canales longitudinales modioli Gehörnerven ableitet. Die Canales spirales sind für die Aufnahme der Zellen des Ganglion spirale erweitert und liegen im Anheftungsgebiet der Lamina spiralis ossea.

Zellen des Ganglion spirale

Nach Ota und Kimura (1980) sind beim Menschen die meisten Zellen des Ganglion spirale nicht myelinisiert. 94% der Zellen wurden als große Ganglienzellen eingeordnet mit Durchmessern von 22–34 μm und einer Länge von 22–64 μm. Die Zellen sind meist von einer einfachen Schicht von Satellitenzellen eingekapselt. Das Axon erhält seine Myelinscheide 4–38 μm zentral der Perikarya, die Dendriten in einem Abstand von 5–26 μm. Der Durchmesser der Dendriten beträgt etwa ein Viertel bis drei Viertel des Axondurchmessers. Dick myelinisierte Neuriten fanden sich eigenartigerweise am häufigsten bei älteren Menschen. Die kleinen Ganglienzellen sind 8–14 μm dick und 15–21 μm lang. Unter ihnen finden sich myelinisierte und nichtmyelinisierte Zelltypen. Die Dicke ihrer Dendriten entspricht etwa der ihrer Neuriten. Schuknecht (1964) wies darauf hin, daß während der Alterung eine Verminderung der Zellen des Ganglion spirale erfolgt. Zu gleichen Ergebnissen kam Spoendlin (1971). Spoendlin (1971, 1972) war der Meinung, daß die dünnen, nichtmyelinisierten Neurone die äußeren Haarzellen innervieren, während Ross (1973) annahm, daß diese Fasern (beim Menschen etwa 6%) parasympathischer Natur seien. Im Bereich der Habenula ziehen 78–85% der Dendriten zu inneren Haarzellen und 15–22% zu den äußeren Haarzellen. Betont sei, daß Spoendlin (1967) schon darauf hinwies, daß sich im Gebiet der Cochlea 3 Arten von Nervenfasern finden:

1. Sensorische Neurone der Pars cochlearis,
2. efferente Neurone des Tractus olivo-cochlearis,
3. autonome Nervenfasern.

Von den Habenulae bis zum Ganglion spirale verlaufen die Fasern radiär, innerhalb des N. cochlearis dagegen winden sie sich spiralig umeinander herum. Nach Spoendlin haben die kurzen radiären Fasern der inneren Haarzellen Durchmesser von 0,5 µm. Nomura und Kirikae (1967) beobachteten in der Lamina spiralis radiäre und spiralig verlaufende Nervenfasern. Die spiralig ziehenden färben sich nach Azetylcholin-Esterase-Reaktion an und gelten als efferente Fasern. Sie fanden sich in allen Schneckenwindungen mit Ausnahme der Nachbarschaft des basalen Endes. Nach Durchzug durch die Habenula perforata haben sie unterschiedlichen Verlauf. Die inneren Spiralbündel verlaufen basalwärts und kreuzen sich und ziehen schließlich mit den äußeren Spiralbündeln zusammen. Im Tunnel von Corti lassen sich 2 Nervenfasertypen feststellen, ein medialer und ein basaler Zug. Der Fasciculus medialis kreuzt den Tunnel ausnahmslos in Richtung Apex und geht dann in äußere Spiralbündel über. Die basilären Faszikel ziehen basalwärts und lassen sich in das äußere Spiralbündel hinein verfolgen. Deshalb wird angenommen, daß die afferenten Fasern hauptsächlich innerhalb des Cortischen Organs basalwärts verlaufen. Seitenäste des äußeren Spiralbündels gelangen zu den äußeren Haarzellen, weniger zahlreich zu den inneren. Die Befunde bestätigen die Ergebnisse von Portmann und Portmann (1954) (der Cortische Tunnel wird in den derzeitigen Nomina Anatomica als Cuniculum internum bezeichnet). Außerdem werden in den Nomina Anatomica Neurofibrae radiales und Neurofibrae spirales angeführt.

g) Hörtheorien

Die Tonvibrationen erreichen die Scala vestibuli und die Perilymphe an der Fenestra vestibuli, durchlaufen die Scala vestibuli bis zum Helicotrema und kehren dann in der Scala tympani zur Fenestra rotunda und deren Membran zurück. Es wird angenommen, daß Oszillationen der Basilarmembran auf die Cilia der Rezeptorzellen, die in die nichtoszillierende gelatinöse Membrana tectoria eingebettet sind, den adäquaten Stimulus für die Hörzellen darstellen. Die elektrisch polarisierten Membranen der Sinneszellen sollen wie ein Kondensator wirken, dessen beide Seiten Ladungen mit entgegengesetztem Vorzeichen tragen. Bei den Hörsinneszellen umspült die Endolymphe die Scheitelfläche der Sinneshaare. Sie ähnelt in den Konzentrationen ihrer Ionen dem Zellinneren (reich an Kalium-, arm an Natriumionen). Der basale Zellteil steht mit der Perilymphe in Kontakt, die einen höheren Natrium- und einen geringeren Kaliumionengehalt als das Zellinnere besitzt. An der Zellbasis sind tatsächlich mehr Ionenkanäle stets offen als an ihrer Scheitelregion. Hudspeth (1983) konnte im Tierversuch feststellen, daß bei Bewegung der Spitze des Haarbündels (in der Vorzugsrichtung auf das Kinozilium zu) sich im Scheitelbereich weitere Kanäle öffnen. Vom negativ geladenen Zellinneren angezogen, strömen dort positiv geladene Ionen ein. Um deren Betrag steigt das gesamte Membranpotential an und fällt auf −40 mV ab. Bei entgegengesetzter Auslenkung schließen sich die wenigen offenen Kanäle der Scheitelregion und es erhöht sich die Spannungsdifferenz auf 65 mV. Zenner (1988) konnte an äußeren Haarzellen stabile negative Zellmembranpotentiale bis zu 70 mV nachweisen. Auch einzelne Ionenkanäle in der äußeren Zellmembran isolierter Haarzellen wurden aufgefunden. An isolierten Hörsinneszellen wurde außerdem festgestellt, daß sie Schallschwingungen in der Cochlea je nach Bedarf örtlich abschwächen oder verstärken. Besonders kompliziert ist die Weiterleitung des Signals, da die Haarzellen keine Axone besitzen. Die Dendriten der Spiralganglienzellen zapfen gleichsam die Endigungen der basalen

Membran der Haarzellen an. Dort sitzen viele Kanäle, die selektiv Kalziumionen einströmen lassen. Ihre Schleusen öffnen sich, wenn hier eine Depolarisation auftritt. Außerdem liegen im basalen Bereich der Haarzellen zahlreiche mit Neurotransmittern gefüllte Vesikel vor. Unter dem Einfluß der Kalziumionen verschmelzen diese mit der äußeren Membran, ihr Inhalt entleert sich in den synaptischen Spalt, wodurch wahrscheinlich die afferenten Dendriten erregt werden.

Gitter, Zenner und Frömter (1986) präparierten einzelne äußere Haarzellen der Cochlea des Meerschweinchens und fanden Membranpotentiale bis zu 70 mV in diesen Zellkulturen. Ionenkanäle wurden im basolateralen Membranabschnitt und in der Cuticularregion der Haarzellen aufgefunden. Es wird angenommen, daß zumindest die äußeren Haarzellen von relativ großen extrazellulären Räumen umgeben sind und nur im Bereich der Basis und des Zellapex stärker fixiert sind. In vivo scheint eine freie Beweglichkeit der Zellen vorzuliegen. Möglicherweise bewirken diese Zellen eine Art Dämpfungsmechanismus auf die Basilarmembran aus. Ihre Kontrolle kann durch efferente Nervenfasern des N. cochlearis ausgeübt werden (über evozierte Potentiale s. Møller und Iho 1989 u. a.).

h) Fasciculus olivo-cochlearis (Abb. 139)

Nach Rasmussen (1946) bestehen ca. 500 olivocochleäre Fasern. $^2/_3$ dieser Fasern stammen von der kontralateralen Nebenolive, $^1/_3$ aus der homolateralen. Einige Fasern sollen auch aus der Formatio reticularis stammen. Die kontralateralen Fasern ziehen verschiedenen Autoren zufolge noch im Bereich des Bodens des 4. Ventrikels zur homolateralen und dann zunächst in der Pars vestibularis in den Meatus acusticus internus ein. Innerhalb des Meatus (Fundusgebiet) erreichen sie dann über die Anastomose von Oort die Pars cochlearis und bilden innerhalb des Modiolus das intraganglionäre Spiralbündel, dessen Zweige zu den Habenulae perforatae ziehen (Abb. 103). Nadol jr. 1990 unterschied auch vesikelhaltige Synapsen von efferenten und Synapsen ohne Vesikel afferenter Neurone.

Nach Mootz und Müsebeck (1970) ist im Modiolus ein perineuraler und perikapillärer Plexus cochlearis entwickelt, der durch seinen Enzymreichtum auffällt. Die Kapillaren besitzen eine geschlossene Endothelschicht mit faltenförmigen Fortsätzen, eine dünne Basallamina und Perizyten. Möglicherweise handelt es sich bei dem Plexus um ein Gebiet mit sekretorischer oder Stoffaustauschfunktion zwischen Blut und Liquor im Modiolus. Watanabe und Ikeda (1985) mißglückten Versuche, den Liquorraum im Modiolus nachzuweisen (bei Kaninchen).

i) Cochlea, Anomalien bei normalem Hörvermögen

Polvogt und Crowe (1937) untersuchten 17 Ossa temporalia von Patienten, die kurz vor ihrem Tode eine normale Hörfunktion aufwiesen und stellten fest,

1. daß bei 6 Patienten ein Knochenseptum zwischen mittlerer und Spitzenwindung fehlte: Scala communis cochleae. Früher wurde angenommen, daß eine freie Kommunikation zwischen Scala vestibuli und Scala tympani eine Hörschädigung zur Folge habe.

2. an 2 Präparaten der Apex des Modiolus unterentwickelt war. Kollagenfasern unterstützten die Nervenfasern in der Spitzenwindung (normales Hörvermögen).

An einem Präparat fand sich ein Knochendefekt der mittleren Schneckenwindung, einige Fasern des N. facialis zogen durch einen Teil des Ligamentum spirale: der Patient hatte gelegentlich Schmerzen am betroffenen Ohr und einen Tinnitus (wie Klingeln). Das Hörvermögen war beidseits normal.

3. Eine der Cochleae besaß nur 2 Windungen, eine andere 3 voll ausgebildete. Das Hörvermögen beider Patienten war normal.

Variationen der Position der einzelnen Schneckenwindungen zum Modiolus finden sich häufig bei normalem Hörvermögen.

4. Bei einem 30jährigen fand sich die Scala vestibuli sehr viel enger als die Scala tympani, da die Lamina spiralis ossea den Modiolus in einer höheren Ebene als normal von ihm abging, und zwar im Bereich der basalen Schneckenwindung.

An 2 Ossa temporalis fanden sich Dehiszenzen in der Lamina spiralis ossea der Basalwindung. Einmal bilateral, das andere Mal unilateral (normales Hörvermögen).

5. Auch vaskuläre Anomalien (Vas spirale in der Basilarmembran), die normalerweise im Bindegewebe an der Unterfläche der Basilarmembran

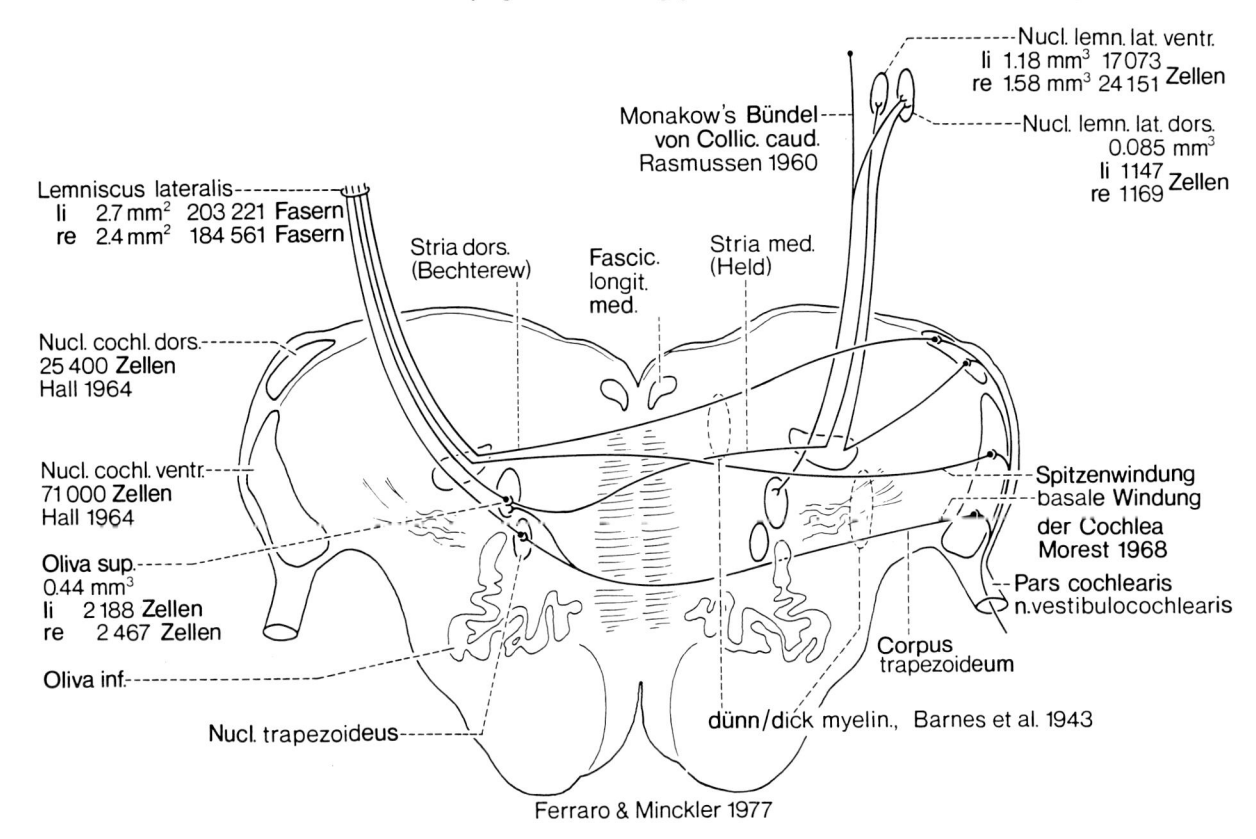

Abb. 139. Lage der Nuclei cochleares an einem Querschnitt durch die Medulla oblongata in Höhe des Recessus lateralis ventriculi quarti, die Synapsenzonen dieser Kerne und einige ihrer Bahnen sowie der Fasciculus olivocochlearis (Rasmussensches Bündel). Die Zellzahlen der Nuclei cochleares stammen von Hall (1964), andere Angaben von Ferraro und Minckler (1977) sowie von Barnes u. Mitarb. (1943). Auch Befunde von Morest (1968) sind in die Zeichnung einbezogen

liegt, wurden beobachtet. Der Patient hatte gelegentlich Tinnitus an beiden Ohren. Die abnorme Lage der Arterie fand sich jedoch nur in einem, das Hörvermögen war normal.

6. In der Spitzenwindung eines 59jährigen durchzogen ein Blutgefäß und einige Bindegewebe-fasern die Scala tympani. Ein Zweig befestigte sich an der Basilarmembran. Der Patient hatte normales Hörvermögen für alle niedrigen Töne und keinen Tinnitus.

Cochlea, Degeneration, Otosklerose, Osteopetrosis, Morbus Paget u. a. siehe Spezialliteratur.

6. Endolymphatische Gangsysteme des statokinetischen Sinnesorgans

a) Entwicklung (s. Abb. 94)

Phylogenetisch war die Ohranlage zuerst ein Hautsinnesorgan, welches sich erst in höheren Entwicklungsstadien in das darunterliegende mesenchymale Bindegewebe einsenkte und von der Haut abschnürte. Nach Blechschmidt (1982) erfolgt die Einsenkung bei etwa 2 mm langen Embryonen (20 Tage alten, Stadium 9) und schließt sich bei 2,5 mm langen (26. Tag) zur *Ohrblase = Labyrinthblase*, die bei etwa 4 mm langen Embryonen U-förmig ausgebildet ist. Die Ohranlage bildet dann eine unter der Haut gelegene mit Flüssigkeit gefüllte Blase. Aus dieser bilden sich zunächst ein dann drei Bogengänge, die als Gleichgewichts- und Orientierungsorgan funktionierten. Erst später wächst aus der *Laby-*

rinthblase ein Ductus cochlearis aus (Broman 1911). Nach Streeter (1907/1908) besteht auch beim 6,6 mm langen (32 Tage alten) Embryo ein subkutanes Bläschen, das sich aus einer Epithelverdickung an der Oberfläche eingesenkt hat.

Aus derartigen Anlagen können sich (bei fehlerhafter Entwicklung) *Epidermoide* bzw. *Dermoidzysten* (mit Anhangsgebilden) sowie Cholesteatome (Derbgeschwülste) entwickeln (s. S. 31).

Mitte bis Ende der dritten Embryonalwoche verschwindet die Öffnung zur Oberfläche. Anfang der 4. Embryonalwoche ist das Bläschen eiförmig und liegt unmittelbar vor dem Ganglion acusticofaciale, dessen Zellausläufer mit dem Nachhirn sowie mit dem Ohrbläschen Verbindungen aufnehmen. Bei 6,5–8 mm langen Embryonen wächst der Ductus endolymphaticus vom medialen oberen Abschnitt des Bläschens aus. Bei 10–15 mm langen (ca. 40 Tage alten) Embryonen bilden sich zunächst taschenförmige Ausstülpungen, die Anlagen der Ductus semicirculares. Später lagern sich die mittleren Taschenpartien aneinander und ihr Epithel löst sich auf. Die obere Abteilung des Ohrbläschens (in welche die Bogengänge einmünden) bildet die Anlage des Utriculus, an dessen unterem Ende besteht eine Einengung, die ihn vom Sacculus abgrenzt. Bei etwa 12 mm langen Embryonen (Ende der 5. Embryonalwoche) sproßt der Ductus cochlearis vom Sacculus aus und verlängert sich bald zu einem spiraligen Rohr, welches im 2. Embryonalmonat (2 cm lange Embryonen, 51 Tage alt, Stadium 19) bereits 1½ Windungen besitzt. Später wird die Verbindung mit dem Sacculus enger und verbleibt als kurzes dünnes Rohr: Ductus reuniens (= verbindend). Auch der Sacculus wird vom Utriculus dann stärker abgetrennt, da eine vorher schon eingewucherte Falte weiterwächst und zur Einmündungszone des Ductus endolymphaticus vordringt, wird dessen unteres Ende in zwei Schenkel gespalten. Der eine Schenkel steht dann mit dem Utriculus, der andere mit dem Sacculus in Verbindung: Ductus utricularis und Ductus saccularis. Das dünne Übergangsstück zum Ductus endolymphaticus wird als Ductus utriculosaccularis bezeichnet. Während zunächst das Ganglion acusticofaciale an der vorderen Seite des Labyrinthbläschens liegt, wird durch Verlagerung und Wachstum des Labyrinthsystems das Ganglion an die mediale Seite verlagert. Die peripheren Ausläufer der Ganglienzellen treten mit den Epithelzellen der medialen Bläschenwand in Verbindung und gestalten diese zu Neuroepithelzellen um. Diese bilden zunächst (gemeinsam mit ihren Stützzellen) eine einzige primäre Macula, aus der die definitiven Maculae sowie das Cortische Organ entstehen. Drei kleinere Neuroepithelzellgruppen vom oberen Abschnitt der primären Macula isolieren sich und werden in je eine Ampulle der Bogengänge hineingeschoben. Nach Auswandern der Anlage des Cortischen Organs entstehen aus dem mittleren Rest der primären Macula während der Abschnürung des Utriculus vom Sacculus die Macula utriculi und die Macula sacculi. Gleichzeitig zerlegt sich der ursprünglich einheitliche N. vestibulocochlearis in seine Einzelzweige. Nach Shute (1952) ist beim 17,5 mm langen (ca. 46 Tage alten, Stadium 19) Embryo die Ohrblase noch nicht vollständig in Utriculus und Sacculus untergliedert. Zu diesem Zeitpunkt ist der N. saccularis vom Stamm des N. ampullaris posterior bereits ausgesproßt. Oberhalb davon bildet der Hauptnerv für den Utriculus einen subepithelialen Plexus, der die Ohrblase nach vorne und lateral übergreift. In allen Cristae liegt zu diesem Zeitpunkt eine oberflächliche Schicht hochprismatischer Zellen vor, deren Basen von den Nn. ampullares erreicht werden. Das Neuroepithel des Utriculus und Sacculus ist bei 30 mm langen (ca. 57 Tage alten, Stadium 23) Embryonen nachweisbar. Zu diesem Zeitpunkt besitzt der Ductus cochlearis bereits zwei Windungen, bei 43 mm langen beginnt sich die dritte Schneckenwindung zu entwickeln. Der schon vorher nachgewiesene Nervenplexus hat sich verdickt und läßt sich bis zum Apex verfolgen. Der Sacculus ist zu diesem Zeitpunkt weiter nach dorsal ausgewachsen, seine Wand hat sich verdünnt. Die Macula sacculi liegt am vorderen medialen Wandgebiet. Der N. saccularis superior ist nachweisbar, der Sacculushauptnerv zieht in das vordere Ende der Macula ein. Der cochleosaculäre Nerv verläuft bogig um diesen und zwar von unten herum. Die Macula utriculi hat bei 43 mm langen Embryonen ihre endgültige Position an der lateralen Wand des vertikal abgeplatteten Utriculus erreicht. An dessen Oberrand ist ein Streifen nicht differenzierten Epithels über dem N. ampullaris communis, ein weiterer Streifen entlang des Unterrandes der Macula medial zum Sacculus in Richtung Ductus utriculo-endolymphaticus sichtbar. Bei 62 mm langen (im 3. Monat) Embryonen sind sämtliche Schneckenwindungen entwickelt. Die zwei Lappen der Macula sacculi haben sich in dieselbe Ebene an der medialen Wand des Sacculus verlagert. Die Macula utriculi ist bei 62 mm langen Embryonen in eine horizontale Lage rotiert und liegt am vorderen Ende des Bodens des Utriculus. Das Gebiet, in das der N. utricularis superior einzieht, war früher oben und liegt nun lateral. Die Macula utriculi überlagert nun die perilymphatische Zisterne nach lateral und den Sacculus nach medial. Bei 92 mm langen Embryonen ziehen die zwei Nn. utriculares ins vordere Ende der Macula ein und lassen sich bis zur hinteren Spitze der Macula, seltener bis zu deren medialem Ende nachweisen. Shute betont, daß er keine Fasern des N. ampullaris posterior zum Utriculus erkennen konnte.

Die feinere Innervation der statischen und kinetischen Sinnesorgane wurde verhältnismäßig spät beschrieben. De Burlet (1924) betont, daß bis dorthin das einfache Schema, nämlich, daß die Pars cochlearis das Cortische Organ versorgt und die Pars vestibularis Maculae und Cristae ampullares aus mehrerlei Gründen ungültig ist (Abb. 140).

1. Es kommt zu einer Aufspaltung des N. vestibularis in eine Pars superior, deren Fasern zur Macula utriculi sowie zu den Canales semicirculares anterior et lateralis ziehen. Die Pars inferior entläßt Fasern zum Sacculus und zum Canalis semicircularis posterior.

2. Bei Säugern enthält die Pars vestibularis superior jedoch einen Zweig, der zur Macula sacculi zieht. Dies ist der Ramus saccularis superior, den Voit (1907) beschrieb.

3. Außerdem gehen von der Pars vestibularis inferior Fasern zur Pars cochlearis ab und ziehen mit dieser zum Cortischen Organ.

Dies ist der Ramus vestibulocochlearis nach Oort. Oort beschrieb diesen Zweig (1918–19) (wie Voit bei Lepus) und konnte ihn auch bei Menschen nachweisen. De Burlet (1924) gliederte an der Macula sacculi drei Abschnitte voneinander ab und unterschied einen Hauptabschnitt A, der vorne ins Vorderstück B ohne scharfe Grenze übergeht und einen Abschnitt C, den er wegen seiner Lage als Dorsallappen bezeichnete. Ins vordere Ende der Macula sacculi dringen von zwei Seiten her Nerven ein: von unten der Hauptzweig, der jetzt als N. saccularis major bezeichnet wird und von oben der N. saccularis minor, der von De Burlet als Ramus superior bezeichnet wurde. Dieser erreicht den Dorsallappen. Tierexperimentell konnte er nachweisen, wo die Grenzen der Versorgungsgebiete beider Nerven sind.

b) Utriculus (das „Schläuchlein") und Macula utriculi (Abb. 141)

Das größere der sogenannten statischen Sinnesorgane wird wegen seiner unregelmäßig länglichen Form als Utriculus bezeichnet. Er liegt oberen hinteren Abschnitten der Vestibulumwand an und unterhalb des Recessus ellipticus. Nach Vierordt (1906) ist der Utriculus 3,8 mm lang und 2 mm breit. Nach Beck und Bader (1963) ist der Utriculus an der Macula utriculi 2,7 mm breit, medial der Macula jedoch 1,4–2,0 mm. Die Länge des Utriculus zwischen Crista ampullaris anterior und Abgang des Sinus superior (= Einmündung des Crus commune) macht ihren Befunden zufolge 4,25 mm, die Länge vom Utriculus vom Anfang der Ampulla anterior zur medialen Wand des Sinus superior macht ihren Befunden zufolge 4,7 mm, jene zum Abgang des Sinus superior 4,5 mm aus.

Abstände zur Fenestra vestibuli

Die Macula utriculi ist 2–3 mm breit, befindet sich im seitlichen Bodenabschnitt und in benachbarten Teilen der Seitenwand. Den Abstand zwischen Mitte des Oberrandes der Fenestra vestibuli und Macula utriculi bestimmten Beck und Bader (1963) mit 0,6 mm. Der kürzeste Abstand zur Oberkante der Fenestra vestibuli wurde mit 0,3 mm berechnet. Die Distanz zwischen Macula und Vorderkante der Fenestra vestibuli macht 1,6 mm aus. Lehnhardt (1964) wies darauf hin, daß bei Stapesoperationen auch die dichte Nachbarschaft des Utriculus (und Sacculus und Fenestra vestibuli) beachtet werden muß. Er weist auf Befunde von Beck und Bader hin, die den Abstand der unteren Wand des medial und oben gelegenen Utriculus von der Fenestra vestibuli mit 1,6–2 mm bestimmten. Anson und Bast (1960, Anson 1961) bestimmten die Distanz zwischen hinterem Unterrand der Fenestra vestibuli und Utriculus mit 1,3–1,6 mm, Ward (1961) gab Schrankenwerte von 0,8 und 2,5 mm an und Beck und Bader einen Mittelwert von 1,4 mm. Vom oberen Rand der Fenestra vestibuli aus beträgt die Distanz nach Anson und Bast (1956) sowie nach Beck und Bader 0,3 mm.

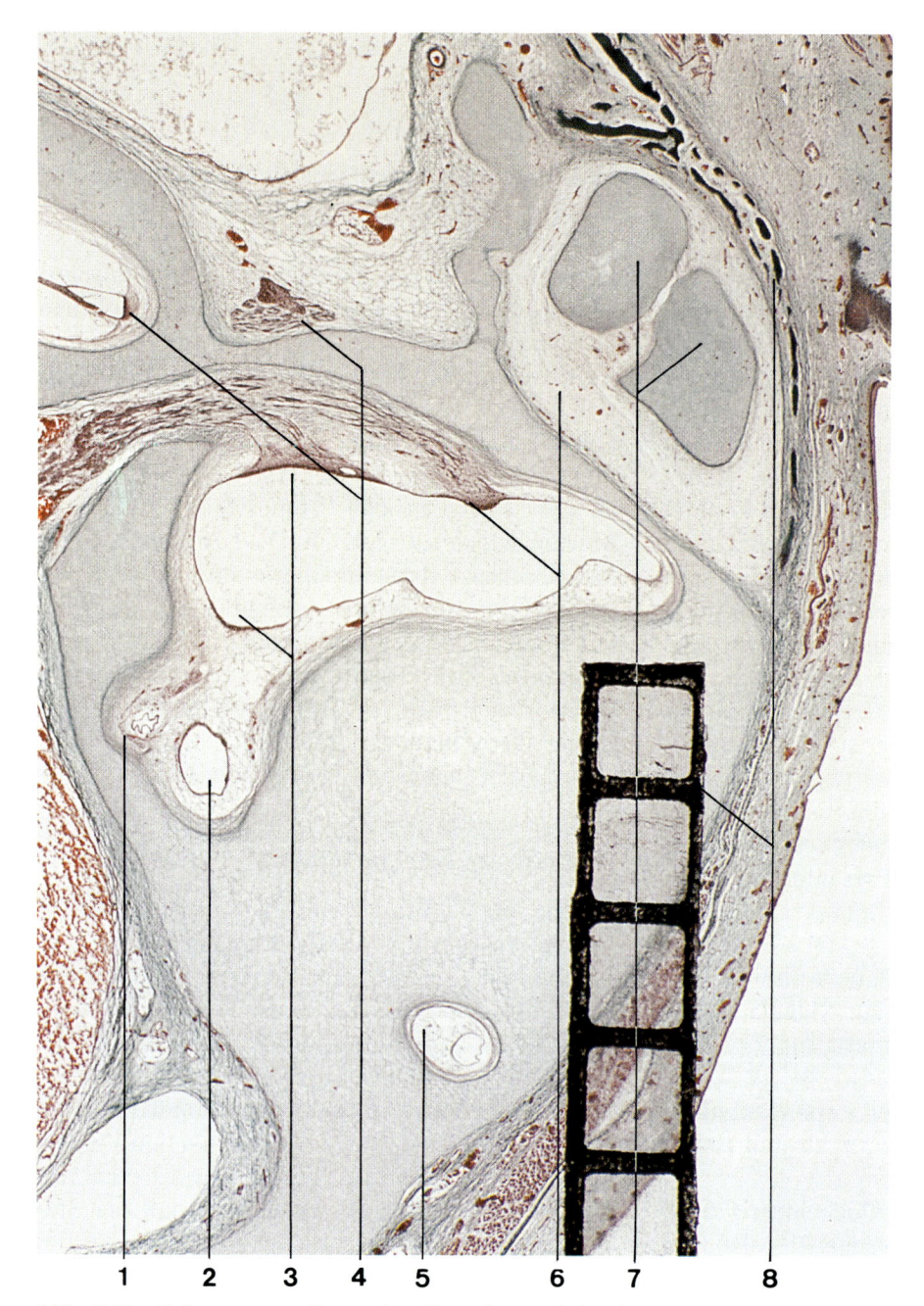

Abb. 140. Cristae ampullares des Canalis semicircularis lateralis und des Utriculus sowie deren Nachbarschaftsbeziehungen bei einem 14 cm langen Feten (Transversalschnitt – Goldner-Elastica)

1 Saccus endolymphaticus, 1. Ampulle
2 Crus commune
3 Utriculus
4 Cochlea und N. facialis
5 Can. semicirc. post. (perilymphaticus)
6 Cavitas tympanica (Gallerte) und Crista des Canalis semicirc. lateralis
7 Malleus und Incus, oberhalb des Gelenkes
8 Squama ossis temporalis und mm-Papier

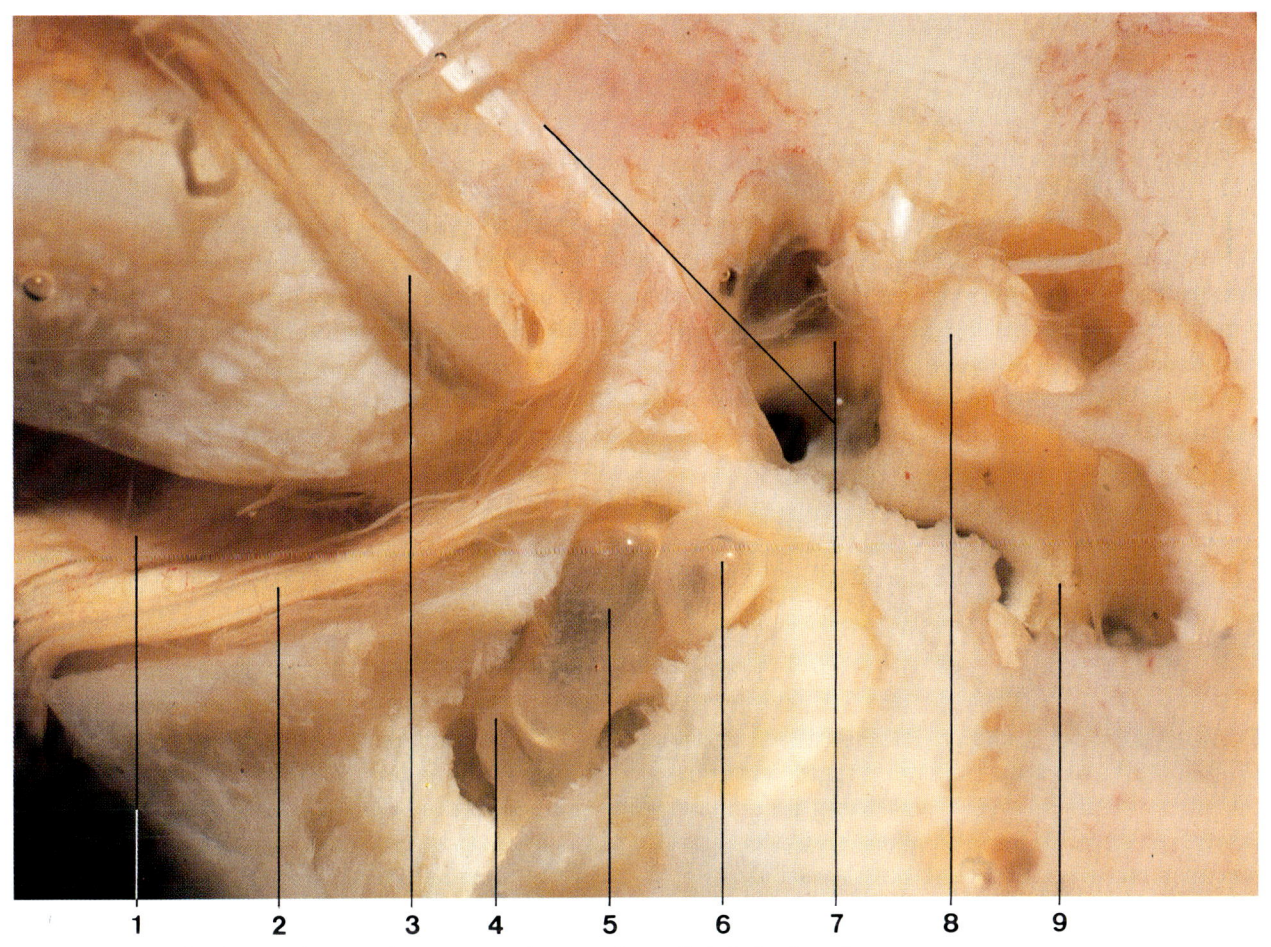

Abb. 141. Utriculus und Umgebung von oben und medial freipräpariert

1 Meatus acusticus int., Pars cochlearis
2 Pars vestibularis
3 N. facialis nach vorne verlagert
4 Sacculus
5 Utriculus
6 Ampulle des Ductus semicircularis anterior
7 M. tensor tympani und Sehne
8 Caput mallei
9 Crus breve incudis

Wandbau

Die Wand des Utriculus besteht nach Smith (1956) aus platten Epithelzellen, die fingerförmige und sich verzweigende Fortsätze besitzen. Diese projizieren sich in die Endolymphe hinein. Ihre Basalmembran grenzt den Utriculus von der Perilymphe ab. Im Bereich der Macula utriculi konnten zwei unterschiedliche Sinneszelltypen festgestellt werden: kurze und isoprismatische und größere schmalere Zellen. Die größeren Zellen sind gleichsam von Nervenfasern eingekreist, und zwar dicht zur Zellmembran, während die kürzeren mehr diffus innerviert erscheinen.

Macula

Nach Rosenhall (1972) umfaßt die Macula utriculi eine Fläche von 4,29 (3,89–4,88) mm^2. Hinten springt sie in einem scharfen Winkel vor, ihr vorderer lateraler Teil zeigt eine abgestumpfte Ausbuchtung, vorne medial findet sich eine kleine Inzisur. Die Länge der Macula macht Rosenhall zufolge 2,8, die maximale Breite 2,2 mm aus. Die Striola (Einzugsgebiet der Nerven) erstreckt sich vom vorderen Rand halbmondförmig zum medialen. Ihre Breite macht etwa 0,13 mm aus und das hintere Ende ist etwas breiter als das vordere. Die mittlere Oberfläche der Striola beträgt 0,37 mm^2 und macht

8,6% der Gesamtfläche der Macula aus. Auch Wersäll (1972) trennte zwei Zelltypen in den Maculae voneinander ab. Im Bereich der Striola kommen vermehrt Typ I-Zellen vor, die eine größere freie Oberfläche besitzen als die Typ II-Zellen. Die Anzahl der Haarzellen pro Oberflächeneinheit ist im Bereich der Striola etwa 21% geringer als in peripheren Abschnitten der Macula. Der Durchmesser der peripheren Haarzellen macht etwa 5 µm, jener Haarzellen an der Striola etwa 8 µm aus. Rosenhall (1972) betont, daß insgesamt 33100 (29500 – 39200) Zellen in der Macula utriculi vorliegen.

Statokonien

Der Macula utriculi liegt die Membrana statoconorium auf, in welche Fortsätze der Sinneszellen hineinragen. Die auf ihr befestigten Statoconia sind nach Ross u. Mitarb. (1975) zwischen 1,5 und 19 µm groß und besitzen meist eine zylindrische Form. Außerdem kommen Zwillingstypen sowie rhomboide Formen als freie oder angelagerte Statoconia mit Kantenlängen von 0,1 und 1,3 µm vor. Bei 3 Tage alten bis 83 Jahre alten Menschen wurden auch multifacettierte und mit rhomboiden Enden versehene Statoconia aufgefunden. Die Statoconia bestehen nahezu aus reinem Calzit, ihre Struktureinheit ist der Rhomboeder. Sie wachsen zunächst rasch, dann langsamer heran (insbesondere an den Enden). Die größten Statoconia kommen im Sacculus vor.

Wright u. Mitarb. (1982) beschrieben otoconiale Membrandysplasien (in Verbindung mit anderen Innenohrmißbildungen). Sie betonen, daß in der Regel in den Otoconia $CaCO_3$ (Calzit, Aragonit und Vaterit) vorkommen, wobei Vaterit die geringste Menge ausmacht und am wenigsten stabil ist. Die Vaterit-Kristalle im Utriculus sehen diskusförmig aus und sind unterschiedlich groß.

Das Volumen des Utriculus bestimmten Curthoys u. Mitarb. (1977) mit 2015×10^{-6} cm^3.

Von der Macula utriculi gehen Impulse bei jedem Wechsel der Kopfposition, wobei die Schwerkraft verändert wird, aus. Auch lineare Beschleunigungen in vertikaler oder horizontaler Richtung werden vom Utriculus registriert (McVally 1956).

c) Ductus semicirculares (Abb. 142)

Der Utriculus steht mit seinem vorderen und oberen Umfang mit den ampullären Enden der Ductus semicirculares anterior et lateralis in Verbindung. Das Crus commune (gemeinsame Endstrecken) der Ductus semicirculares anterior, hinterer Schenkel et posterior, oberer Schenkel sowie das hintere nichtampulläre Ende des Ductus semicircularis lateralis öffnen sich in hintere Utriculusabschnitte. Die Verbindung zum nichtampullären Ende des Ductus semicircularis lateralis liegt dorsal. Er öffnet sich in hintere Utriculusabschnitte. Hinten unten besteht die Verbindung zum ampullären Ende des Ductus semicircularis posterior.

Ampullae, Funktion

An den Ampullae membranaceae sind die Cristae ampullares entwickelt, die mit einer Cupula gelatinosa in Verbindung stehen. Die insgesamt 20000 – 30000 Haare der Sinneszellen sind in der Cupula verankert (Dohlman, 1971). Während der Drehbewegung kommt es zum Gleiten der Strukturen der Cupula sowie zu einer Abbiegung dieser Struktur, „Swing-door-deflection" nach Suzuki und Harada (1985).

Suzuki et al. (1985) betonten, daß die Adaption nach Verlagerungen der Cupula sowohl sensorisch als auch mechanisch verursacht werde. Nach Harada und Ariki (1985) lassen sich exzitatorische Impulse aus den Nerven der Ampullae anterior et posterior bei ampullofugalem Fluß bei inhibitorischen Impulsen aus der Ampulla lateralis nachweisen. Sie bestätigten die Ergebnisse von Barany (1907). Im Bereich der Seitenwände der Ampullae membranaceae ist das halbmondförmige Planum semilunatum lokalisiert. Es ist am besten in der Seitansicht zu erkennen (Dohlman, 1964). Bei Einblick in die Ampulle von der Kanalseite aus sind die Plana semilunata von beiden Seiten der Ampullen lokalisiert und umfassen gleichsam die Cupula, welche den Ampullenraum ausfüllt. Die Haarzellen der Cristae ampullares liegen an der lateralen Seite der Ampullenwand und werden gegen das Dach der Ampulle deutlich kürzer. Diese Zellen bauen das Planum semilunatum auf. Nach Dohlman handelt es sich bei den Zellen des Planum semilunatum

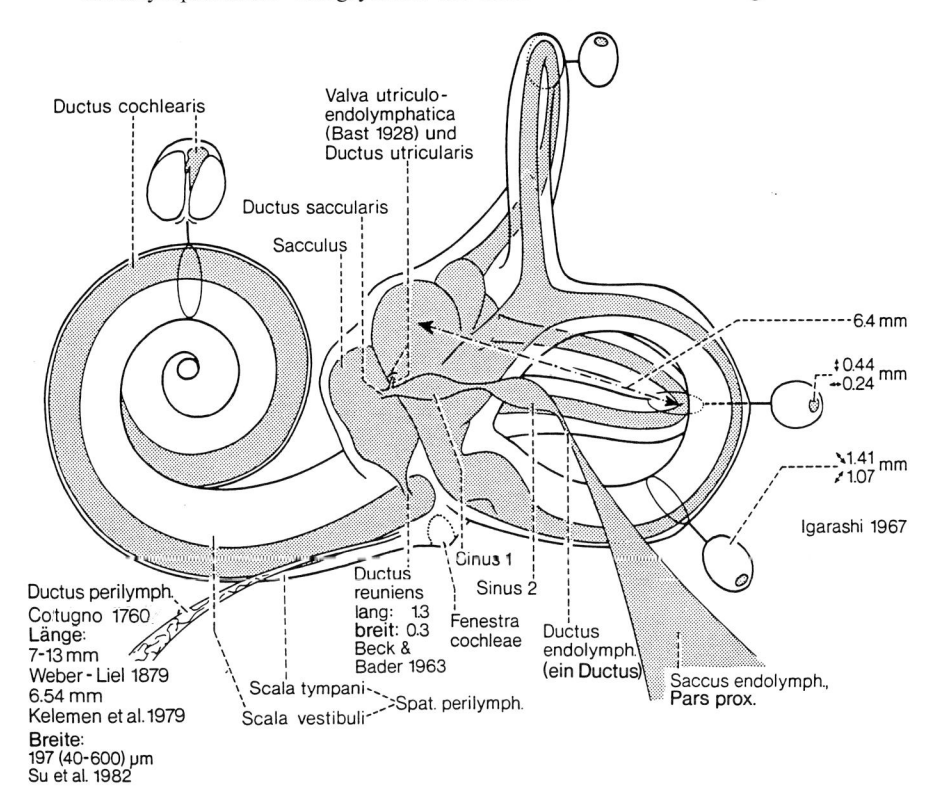

Abb. 142. Ductus semicirculares, Utriculus, Sacculus und Ductus cochlearis in der Ansicht von hinten sowie einige Maße (nach Cotugno 1760, Weber-Liel 1879, Bast 1928, Beck u. Bader 1963, Igarashi 1967 und Kelemen u. Mitarb. 1979)

um sekretorisch für die Cupula tätige Zellen. Die Struktur der gelatinösen Cupula ist nicht homogen. Die Cupula ist von Kanälen durchsetzt, die longitudinal von der Crista zur Cupulaspitze verlaufen. Diese enthalten die Haarzellen, welche möglicherweise an einigen Zonen der Cupula fixiert sind. Die Cupula selbst wird von den Zellen der Ohrplakode während der frühen Entwicklungszeit gebildet. Im subcupulären Raum wird wahrscheinlich von den interstitiellen Zellen ein Netzwerk aus feinen Fibrillen produziert, das von den Haarzellen bis zur Cupula reicht und die Haarpinsel der Sinneszellen einschließt. Eine Übertragung der Cupulabewegung auf die Haare wird dadurch mit größter Empfindlichkeit und geringstem Energieaufwand erzielt. Wahrscheinlich wird die Cupula während des Lebens kontinuierlich umgebaut (Dohlman, 1971).

Neueren Befunden zufolge soll die Cupula mit der gegenüberliegenden Wand der Ampulle verwachsen sein. Am Canalis semicircularis lateralis sind alle Rezeptoren so orientiert, daß das Kinozilium in Richtung Utriculus zeigt. Eine Aktivitätserhöhung der afferenten Nervenfasern soll dann eintreten, wenn die Cupula in Richtung auf den Utriculus ausgelenkt wird. An den vertikalen Bogengängen führt eine utriculofugale Cupulaauslenkung zur Aktivierung der Nervenfasern. Zu Auslenkungen der Cupulae kommt es bei kurzdauernden Winkelbeschleunigungen (Kopfwendungen und -neigungen). Auf bei der Rückkehrbewegung in die Ausgangslage erfolgt eine sogenannte Ruheentladungsrate der ableitenden Nervenfasern.

Maße

Nach Beck und Bader (1963) ist eine Crista ampullaris im Mittel 1,6 mm lang. Curthoys u. Mitarb. (1977) gaben eine mittlere Länge von 1,94 mm an. Die Ampullenhöhe macht Beck und Bader (1963) zufolge 1,9–2,1 mm aus, nach Curthoys u. Mitarb. (1977) 1,55 mm. Igarashi (1967) gab ähnliche Maße wie Beck und Bader an. Die Höhe der Cristae beträgt nach Curthoys u. Mitarb. (1977) im Mittel 0,40 mm, die Cristabreite 0,25 mm (Minimum) bis 0,36 mm (Maximum). Nach Beck und Bader (1963) ist die Crista ampullaris im Aufblick 1,6 mm lang. Die während der Schrumpfungsvorgänge schwierig zu vermessende Höhe der Cupula wurde von Beck und Bader (1963) sowie von Igarashi (1967) mit 1,11 und 1,0 mm bestimmt. Der Eingang in den

Ductus semicircularis besitzt nach Curthoys u. Mitarb. eine Weite von 0,57 mm, jener in den Utriculus eine 0,88 mm.

Curthoys u. Mitarb. (1977) bestimmten am Querschnitt des Ductus semicircularis anterior die lange Achse mit 0,46 mm, die kurze mit 0,22 mm. Die kurze Achse des Canalis semicircularis lateralis macht ihren Befunden zufolge 0,23 mm aus. Der Canalis semicircularis posterior besitzt eine lange Achse von 0,45 mm und eine kurze von 0,23 mm. Im Mittel liegt zwischen der Außenzone eines Canalis semicircularis eine nur 0,1 mm dicke Perilymphschicht an der Innenseite einer ca. 1 mm breiten Zone. Die Radien der Kanäle wurden von Curthoys u. Mitarb. (1977) ermittelt. Der des Canalis semicircularis anterior beträgt ihren Befunden zufolge 3,74 mm, der des Canalis semicircularis lateralis 3,25 mm und der des Canalis semicircularis posterior 3,79 mm. Evans (1956) betonte, daß der Canalis semicircularis anterior bei Schmalköpfigen in der Regel in die Vertikale eingestellt ist, bei Breitköpfigen mehr nach seitlich ausgebogen erscheint. Der Canalis semicircularis lateralis sinkt bei Schmalköpfigen seinen Befunden zufolge um 10° nach kaudolateral ab, bei Breitköpfigen bis zu 40°.

Die Wände der Ductus semicirculares sind nach Curthoys u. Mitarb. nur 0,04 mm dick.

d) Sacculus (das „Säckchen") und Macula sacculi (s. Abb. 141 und 142)

Der Sacculus ist von vorn betrachtet annähernd kugelförmig und liegt in dem Recessus sphericus in der Nähe der Öffnung der Scala vestibuli cochleae. Er ist von vorn nach hinten kegelförmig. Ein Teil seiner Oberfläche steht mit der unteren Fläche des Utriculus in Kontakt. In seine Vorderwand ist die Macula sacculi eingebaut, welche annähernd rechtwinkelig zur Macula utriculi steht. Die Höhlung kommuniziert über den Y-förmigen Ductus utriculo-saccularis mit dem Utriculus. Nach Beck und Bader (1963) beträgt der Querdurchmesser des Sacculus 2 mm, der vertikale Durchmesser 2,9 mm. Nach Rosenhall (1972) macht die Länge der Macula sacculi 2,6 mm und ihre maximale Breite ca. 1,2 mm aus. Ihre Fläche umfaßt 2,44 (2,04–2,84) mm². Sie besitzt eine leichte anterosuperiore Ausbuchtung. Ihre Striola erstreckt sich als S-förmiger Streifen vom anterosuperioren Rand zum posteroinferioren. Die striolare Fläche der Macula sacculi umfaßt 0,26 mm² und damit etwa 10,5% der gesamten Maculafläche. Ihre Breite bestimmte Rosenhall (1972) mit 0,13 mm. Die Zellzahl der Macula sacculi beträgt 18 000 (16 000–21 300). Die Anzahl der Haarzellen im Bereich der Striola ist um etwa 21% geringer als in der Peripherie der Macula.

Distanzen

Von der Unterkantenmitte der Fenestra vestibuli ist der Sacculusvorderrand nach Beck und Bader 1,1 mm entfernt. Die Distanz zur Macula sacculi macht 2,3 mm aus. An der Vorderkante der Fenestra vestibuli wurde der Abstand zum Sacculusvorderrand mit 0,75–1,0 mm vermessen. Anson u. Bast (1960 und Anson 1961) gaben Abstände von 0,75 mm an. Vom mittleren Teil der Stapesfußplatte zum Sacculus bestimmte Anson eine Distanz von 1,0 mm, Ward (1961) eine von 1,0–1,6 mm und Beck und Bader eine von 1,0 mm. Der hintere Teil der Stapesfußplatte besitzt nach Anson und Beck und Bader eine Distanz von 1,6 mm zum Sacculus. Noch größer ist die Distanz zwischen Unterkante der Fenestra vestibuli und Macula sacculi, welche nach Beck und Bader 2,3 mm ausmacht.

Funktion

Meyer zum Gottesberge und Plester (1965) betonen, daß die statische Funktion des Sacculus bestritten wird, weil nach Zerstörung des Sacculus im Tierexperiment kein erkennbarer Ausfall der statischen Reflexe erfolgt und weil z. B. Fische hören können, aber keine Cochlea besitzen. Der Sacculus muß bei Fischen deshalb als akustischer Rezeptor angesehen werden. Sie berührten deshalb bei 6 Patienten (mit Menière'scher Erkrankung) mit hochgradigem Verlust des Sprachgehörs bei Stapedektomie die Macula sacculi. Hierbei wurde nachgewiesen, daß von der Sacculusmembran des Menschen Lage- bzw. Bewegungsempfindungen auslösbar sind.

Sacculus und Perilymphe

Lehnhardt (1964) wies darauf hin, daß sich bei der Ektasie des Perilymphsystems der Sacculus weit in die perilymphatische Zisterne in Richtung Fenestra vestibuli verlagern kann. Auch die Reissnersche Membran kann hierbei in unmittelbaren Kontakt mit der Fenestra vestibuli kommen und sich gegen die Scala vestibuli vorwölben.

e) Ductus reuniens (s. Abb. 142)

Der Ductus reuniens (Verbindungsgang) geht vom unteren Ende des Sacculus ab und führt, sich etwas erweiternd, ins vestibuläre Ende des Ductus cochlearis. Nach Beck und Bader (1963) ist der Ductus reuniens 1,3 mm lang und 0,3 mm weit.

Interessante Befunde zum Ductus reuniens liegen von Kimura u. Mitarb. (1980) vor. Sie obliterierten den dünnen Gang an 52 Meerschweinchen und fanden bei den meisten Tieren dann einen cochleären Hydrops, einen kollabierten Sacculus und normal gestalteten Utriculus. Sie folgern daraus, daß die Endolymphe von der Cochlea über den Ductus reuniens in den Sacculus und dann in Richtung Ductus und Saccus endolymphaticus gelangt. Die Befunde stehen in Einklang mit Ergebnissen von Guild (1927): longitudinale Flußtheorie und im Gegensatz zur radialen Flußtheorie, nach der die Endolymphe im Ductus cochlearis produziert und resorbiert werden soll (Naftalin und Harrison 1958, Lawrence 1966 u. a.).

Ductus und Saccus endolymphaticus, Inhalt

Die Endolymphe besitzt einen sehr hohen Kaliumgehalt und einen sehr niedrigen Natriumgehalt (von Békésy 1952, Smith u. Mitarb. 1954). Sie wird wahrscheinlich in der Stria vascularis gebildet. Cotugno (1760) beschrieb erstmals beim Menschen jene subdurale Höhle, die mit dem Labyrinth in Verbindung steht. Hasse (1881) und seine Schüler gaben dem Gangsystem den Namen Ductus und Saccus endolymphaticus (zit. nach Siirala 1942). Weitere Untersuchungen stammen von Böttcher (1869), Siebenmann (1919), Bast (1928) u. A.

f) Ductus und Saccus endolymphaticus

Valva utriculo-endolymphatica (s. Abb. 142)

Erstmals beschrieb Bast (1928) ein Segel bzw. eine Klappe am Ductus endolymphaticus, die sich in den Utriculus hinein projiziert. Diese Klappe befindet sich am vorderen und unteren Umfang des Utriculus.

Wilson und Anson (1929) wiesen diese Klappe bei einem zweijährigen Kind und bei 11 Erwachsenen nach. Perlman und Lindsay (1936) untersuchten histologisch die Klappe an 8 Schnittserien und hielten sie (wie Bast 1928) für eine normale Bildung. Ihre Funktion besteht darin, das konstante Volumen des Utriculus und der Ductus zu gewährleisten. Es wird angenommen, daß diese Klappe einen Kollaps des Utriculus und der Ductus semicirculares verhindert, obwohl sie am anatomischen Präparat gelegentlich fehlt (Schuknecht und Gulya 1986).

Ductus endolymphaticus (Aquaeductus vestibuli – s. Abb. 142)

Wilbrand u. Mitarb. (1974) stellten fest, daß der Ductus endolymphaticus 8,47 (6,1–12,6) mm lang ist. Sie untergliederten in einen proximalen Abschnitt mit einer Länge von 2,15 (1,2–3,0) mm und in einen peripheren Abschnitt mit 6,3 (4,0–9,9) mm. Wilbrand u. Mitarb. (1974) bestimmten die Weite der Apertura interna mit 0,62 (0,4–1,0) mm. Die engste Stelle des Kanals betrug 0,25 (0,1–0,4) mm. Valvassori und Clemis (1978) vermaßen die engste Stelle etwa 1 mm dorsal der Öffnung zum Vestibulum und stellten eine Weite von 0,3 mm fest. Der proximale Kanalabschnitt ist gegen den distalen mit Winkeln zwischen 90 und 135° abgebogen. In 26% sahen sie eine seitliche Durchbiegung. In 100% wurde an ihrem Untersuchungsgut ein Canalis paravestibularis festgestellt. Dieser verläuft in 26% seitlich des Ductus endolymphaticus und besitzt eine Weite von 0,12 (0,1–0,2) mm. In der Regel verläuft dieser Kanal jedoch medial und dicht am Ductus endolymphaticus bis zur Apertura externa und besitzt eine eigene Öffnung. Anson und Nesselrod (1936) stellten eine Erweiterung des Kanals im proximalen Abschnitt fest und bezeichneten diese als Sinus I, eine weitere Weitstelle im intermediären Teil als Sinus II. Anschließend geht der Ductus bogig in den Saccus endolymphaticus über (der von diesen Autoren als Sinus III bezeichnet wurde). Kartush u. Mitarb. (1986) untersuchten 30 Ossa temporalia auf die Lage bestimmter Strukturen zur hinteren Fläche der Pars petrosa präparatorisch. Der Aquaeductus vestibuli

(Ductus endolymphaticus) ist bekanntlich nach seinem Sinus II nach hinten und unten durchgebogen. Die Durchbiegungsstelle bezeichneten die Autoren als Genu. Sie liegt am unteren Ende des Crus commune der Canales semicirculares anterior et posterior. Der horizontale Anfangsabschnitt des Gangsystems zieht in der Ebene der superomedialen Fläche des Crus commune. Die Knochendicke zwischen Crus commune und Aquaeductus vestibuli bestimmten Kartush und Mitarbeiter (1986) mit einem Millimeter oder weniger. Die Knieregion des Kanals besitzt – ihren Befunden zufolge – einen Abstand zur seitlichen Lippe der Crista transversa von 4,5 (3,5–5,5) mm und zum Foramen singulare (Eingangsregion des Ramus ampullaris posterior) eine Distanz von 5,0 (4,5–6,0) mm. Die Länge des Canalis singularis bis zur Ampulla des Canalis semicircularis posterior macht – ihren Befunden zufolge – 3,0 (2,0–4,0) mm aus. Bast (1937) betonte, daß in 14,1% der Ductus utricularis sehr kurz ist oder fehlt. In diesen Fällen geht der Ductus endolymphaticus scheinbar direkt vom Utriculus ab. Insbesondere in die als Sinus bezeichneten Teilstrecken des Ductus endolymphaticus ragen zahlreiche vaskularisierte Falten und Zotten hinein (s. Abb. 144). Die Resorption der Endolymphe soll vorwiegend im zweiten erweiterten Abschnitt (Sinus II) erfolgen. Durch die Rima sacci endolymphatici tritt der Saccus endolymphaticus in die Dura mater der Fossa cranii posterior ein. Siirala (1942) wies darauf hin, daß außer den Kapillaren in der Umgebung des Ductus und Saccus endolymphaticus die Vena aquaeductus vestibuli verläuft. Die Kapillaren in den Falten und Zotten des Saccus sind fenestriert (Jahnke und Arnold 1987, Watanabe u. Mitarb. 1988). An unserem Material fanden sich in der Umgebung des Saccus endolymphaticus besonders weite Duravenen, die insbesondere in den Querschenkel des Sinus sigmoideus einmünden. Über Maße und Einstellung der Rima sacci endolymphatici siehe Abb. 98. Betont sei, daß bei hoch- und medialstehendem Bulbus v. jugularis superior der Saccus endolymphaticus direkt dem Bulbus (ohne trennende Knochenschicht) aufliegen kann. In ca. 40% überlappt an unserem Material der Saccus endolymphaticus eine Teilstrecke oder selten den ganzen Sinus sigmoideus. Weiteres siehe Abb. 98, Lang u. Mitarb. 1981 und Abb. 143 und 144. Friberg u. Mitarb. (1988) stellten in etwas weniger als 50% bei Erwachsenen unterschiedlich obliterierte extraossäre Teile des Saccus fest.

Kodama und Sando (1982) bestimmten die Lage des Ductus und Saccus endolymphaticus zum Canalis semicircularis posterior (unterer Schenkel) und teilten das Gangsystem in hypoplastische, normoplastische und hyperplastische ein, je nachdem wie weit der untere Umfang des Canalis semicircularis posterior überschritten wird. Da der Saccus endolymphaticus untergegangene Zellen, Makrophagen und Leukozyten enthält, wird angenommen, daß er als Immunabwehrorgan und phagozytotisch wirkt (Stahle und Wilbrand 1974).

Altermatt u. Mitarb. (1991) stellten in Epithelzellen des menschlichen Saccus endolymphaticus Zytokeratine verschiedenen Molekulargewichts dar. Sie nehmen deshalb an, daß das Epithel des Saccus metabolisch aktiv ist und sowohl Resorptionspotenzen als auch sekretorische besitzt. Außerdem wurden neurosekretorische Granula, Chromogranin und Somatostatin-positive Zellen im Epithel nachgewiesen, die eine zusätzliche parakrine Funktion des Saccus wahrscheinlich machen. Weiterhin ist der Saccus endolymphaticus wahrscheinlich an der lokalen Immunabwehr des Innenohrs beteiligt (T- und B-Lymphozyten sowie Makrophagen in der Umgebung). Wie in früheren Untersuchungen wurde auch von diesen Autoren in der Umgebung des Saccus fenestrierte Kapillaren nachgewiesen.

Ductus und Saccus endolymphaticus und Menièresche Erkrankung

Menière (1861) beschrieb die Krankengeschichte einer Patientin, die an Ohrensausen und Schwindelanfällen litt. Nach ihrem Tod wurde eine Blutung in den Bogengängen gefunden (De Kleyn und Versteegh 1933). Weiteres siehe Spezialliteratur.

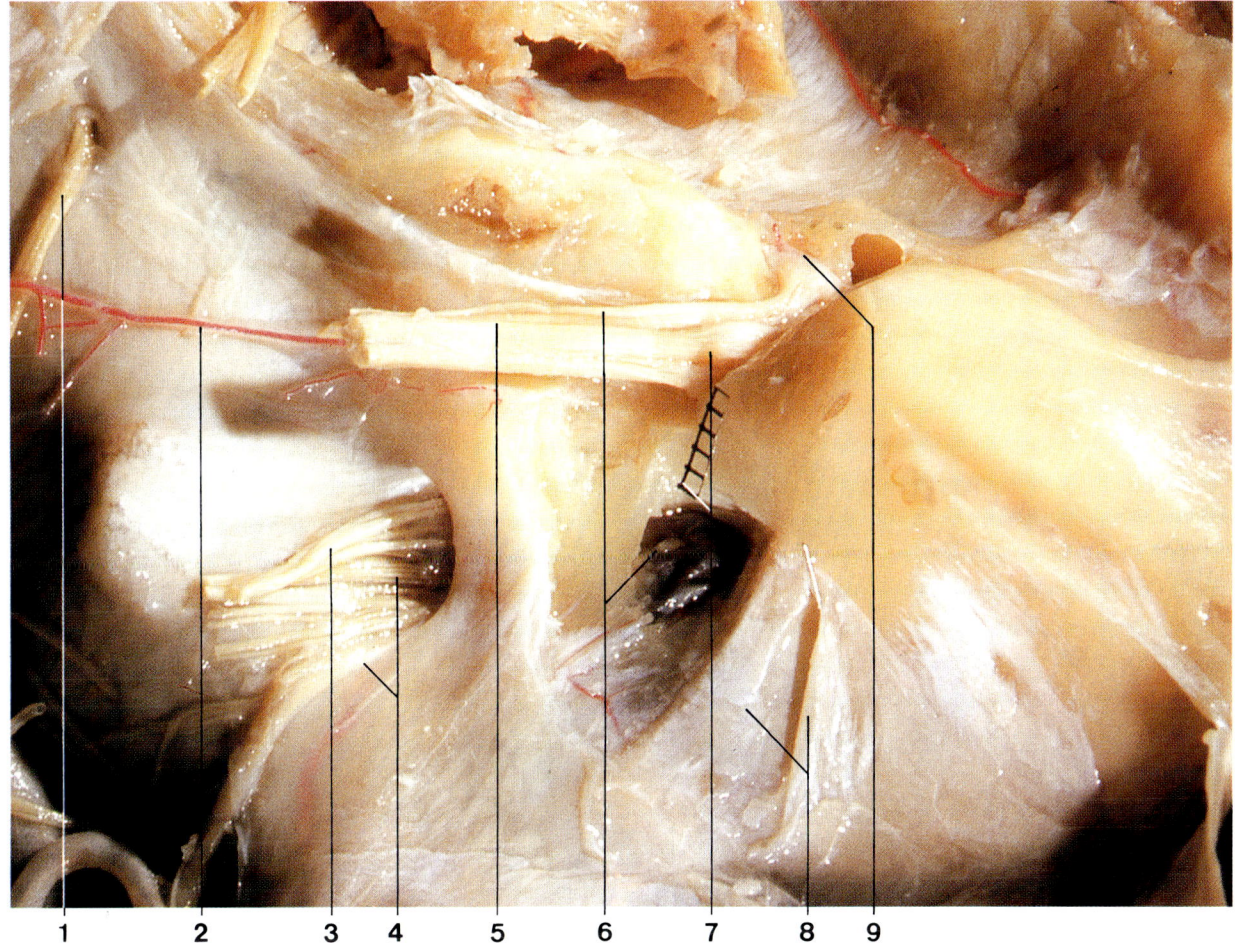

Abb. 143. Saccus endolymphaticus, Pars petrosa, Gefäße, Nerven, Ansicht von hinten und oben (Dach des Meatus acusticus internus abpräpariert)

1 N. abducens
2 A. cerebelli inferior anterior, schwach entwickelt
3 N. glossopharyngeus
4 Nn. X und XI
5 N. VIII
6 N. facialis und Bulbus superior der V. jugularis interna
7 Ganglion der Pars vestibularis und mm-Papier
8 Saccus endolymphaticus, eröffnet
9 Ganglion geniculi

7. Perilymphatisches System

Das perilymphatische System enthält 12–16 ml Flüssigkeit (Michel et al. 1989) und umspült die meisten der endolymphatischen Gangsysteme. Zu ihm gehören die Scala vestibuli, die Scala tympani, die Perilymphräume der Bogengänge und des Vestibulum sowie der Ductus perilymphaticus.

Aquaeductus cochleae, Ductus perilymphaticus und Canaliculus cochleae, Definition

In den derzeitigen Nomina Anatomica ist unter Labyrinthus cochleae der Aquaeductus cochleae (Seite A 88) angeführt. Unter der Überschrift Labyrinthus vestibularis (Nomina Histologica) sind der Ductus perilymphaticus und die Trabecula perilymphatica angegeben. Hier sei betont, daß von der Scala tympani kurz vor der Fenestra rotunda der Aquaeductus cochleae abgeht und in einem feinen Knochenkanal nach unten und medial zum medialen Rand des Foramen jugulare verläuft. Der Knochenkanal wird als Canaliculus cochleae (Seite A 18) bezeichnet. Elze (Braus-Elze 1940) erläuterte, daß ursprünglich unter Aquaeductus coch-

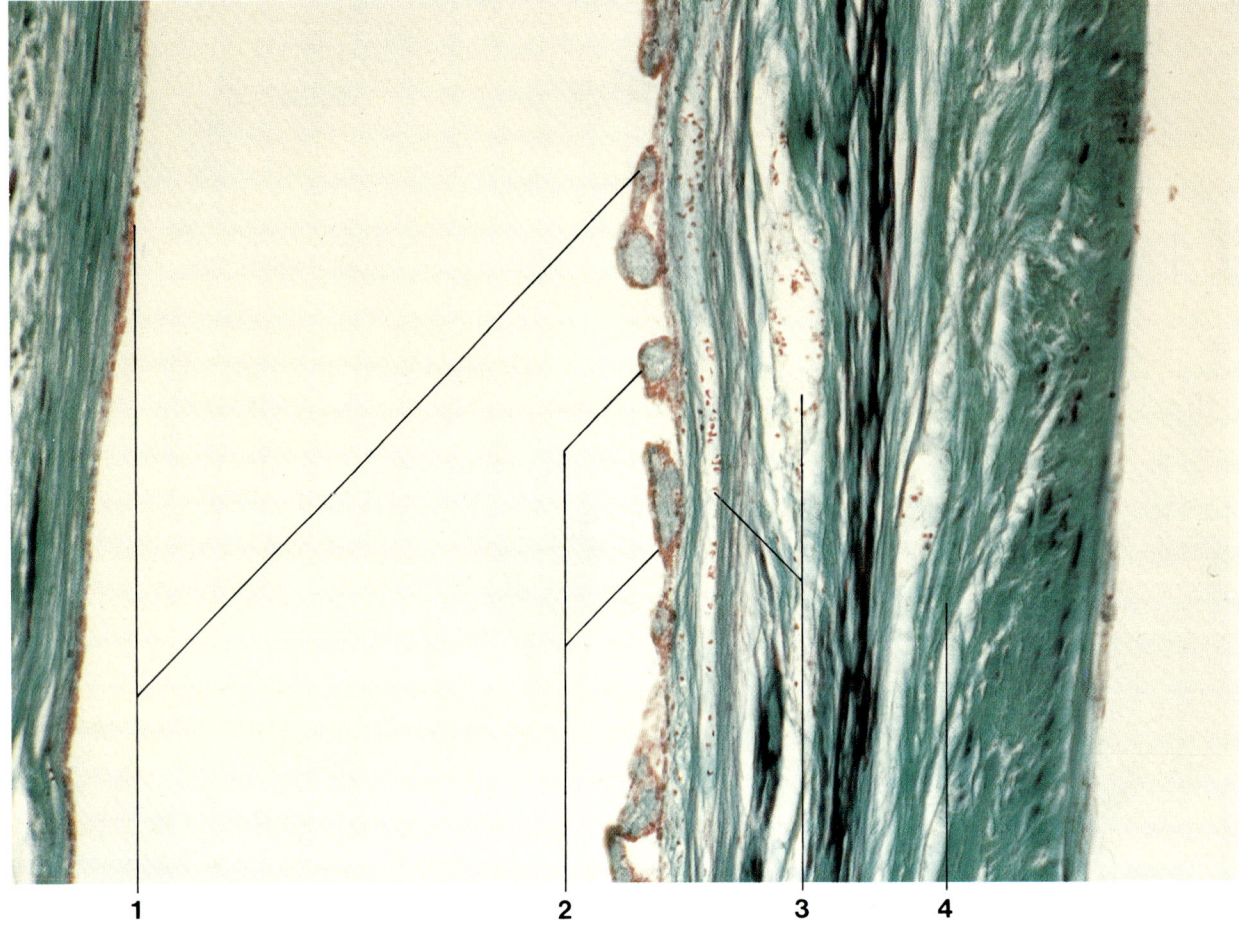

Abb. 144. Saccus endolymphaticus, Längsschnitt (Sinus II)

1 Sacculumen
2 Falten und Zotten
3 Blutgefäße
4 Dura mater

leae nur der Knochenkanal verstanden wurde. Später glaubte man, daß darin ein von der Scala tympani ähnlich dem Ductus endolymphaticus ausgehender feiner Gang enthalten sei, der eine Verbindung zwischen dem Perilymphraum der Scala tympani und dem Subarachnoidalraum herstelle: Ductus perilymphaticus cochleae. Eine solche Verbindung besteht nach Elze in fetaler Zeit, ob im ausgebildeten Gehörorgan „ist mindestens noch zweifelhaft". Schuknecht und Gulya (1986) schreiben z. B., daß der Aquaeductus cochleae (oder Canaliculus) die Pars petrosa von der Scala tympani der basalen Schneckenwindung durchzieht und an der unteren Fläche am vorderen Abschnitt des Foramen jugulare endet. An ihrer Abbildung S. 155 ist ein weiterer Ductus perilymphaticus (Aquaeductus) cochleae zwischen der Scala tympani und der hinteren Schädelgrube (Präparat eines 67jährigen) zu erkennen. Die Autoren betonen, daß unter Umständen ein Perilymphstrom gelegentlich zwischen der Scala tympani und dem Subarachnoidalraum (oder umgekehrt) besteht. Dies sei sicher bei weitem Aquädukt der Fall.

Spector u. Mitarb. (1980) betonen, daß das cochleäre Ende des Ductus perioticus (= perilymphaticus) von ihnen an der Außenfläche der Scala tympani angenommen wurde oder – wenn vorhanden – an der Waltnerschen Membran. Waltner (1948) wies erstmals auf die von ihm so genannte Barrier-Membran des Ductus perilymphaticus hin. Diese trennt den Ductus perilymphaticus vom perilymphatischen Raum der Cochlea beim Men-

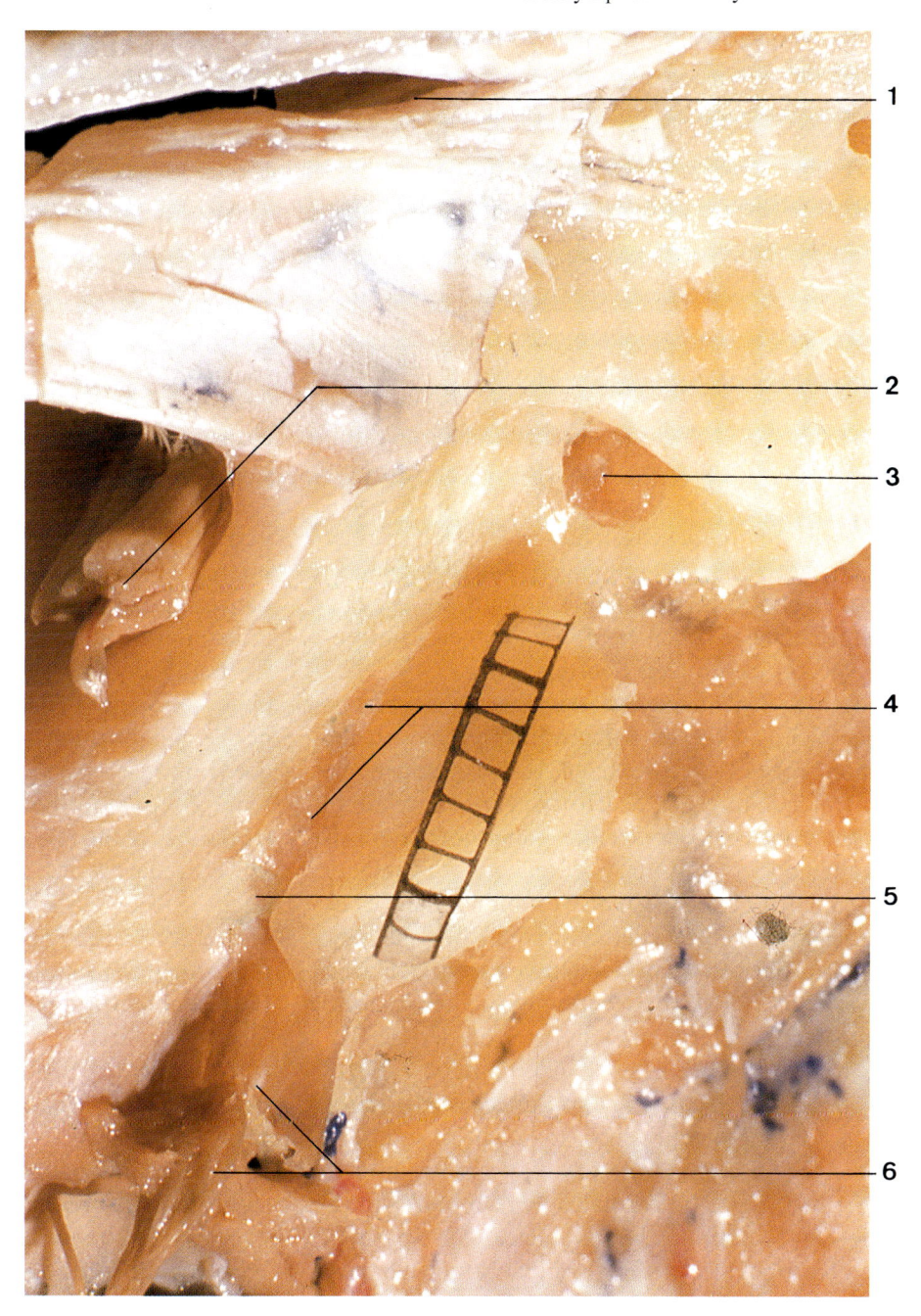

Abb. 145. Ductus perilymphaticus von hinten und oben eröffnet

1 Sinus petros. sup. eröffnet
2 Nn. VII et VIII
3 Vestibulum eröffnet
4 Canaliculus cochleae, Rückwand entfernt
5 Janua arcuata, Rest
6 Ganglion sup. n. IX rückverlagert

schen ab. Sie ist seinen Befunden nach nur 0,01 mm dick oder auch dünner. Bei subarachnoidalen Hämorrhagien kann es zu einer Ruptur dieser Membran und einer hämorrhagischen Penetration zur Cochlea kommen, bei Eröffnung der Scala tympani zu Liquorfluß (Helms, persönliche Mitteilung 1988).

Die untere Grenze des Ductus perilymphaticus liegt nach Spector u. Mitarb. (1978) am lateralen Rand des Ganglion superius n. IX (Abb. 145).

a) Perilymphatisches System, Entwicklung

Das endolymphatische Gangsystem ist von der knorpeligen Ohrkapsel umgeben. Zwischen beiden Strukturen liegt das perilymphatische mesenchymale Bindegewebe, in dem sich Interzellularsubstanz befindet.

Nach Streeter (1917) bildet sich die erste perilymphatische Zisterne medial der Fenestra vestibuli Ende des 3. Embryonalmonats bei 30–40 mm langen Keimlingen. Der Aquaeductus cochleae entsteht diesem Forscher zufolge erst bei 130 mm langen Feten als Auswuchs des Subarachnoidalraumes zur Scala tympani. Karlefors (1924) konnte den Gang schon bei 53 mm langen Feten beobachten. Er nahm an (gegensätzlich zu Streeter), daß er ein Derivat der Scala tympani sei (Karlefors, 1923). Waltner (1945) fand das Primordium des Aquaeductus cochleae schon bei 18 mm langen Embryonen medial der runden Fenstergegend.

In der Nachbarschaft des Ductus cochlearis (aber nicht an dessen Seitenwand) erscheinen bei 50 mm langen Feten die ersten Auflockerungen, die zur Entwicklung der Scalae tympani et vestibuli führen. Am Apex der Cochlea kommunizieren beide miteinander, wodurch das Helicotrema entsteht. Anschließend bilden sich im Vestibulum die Cisterna sacculi und eine Cisterna utriculi sowie die perilymphatischen Systeme der Ductus semicirculares.

Spector u. Mitarb. (1980) untersuchten histologisch 45 Ossa temporalia von Feten ab der 16. Woche bis zu 21 Tage alten Kindern. Bei 16 bis 18 Wochen alten Feten (150 mm Länge) ist die knorpelige Ohrkapsel nur teilweise (auch im lateralen Gebiet der Fenestra rotunda und des Promontorium) ossifiziert. Im medialen Bereich der Anheftung der Membrana tympani secundaria besteht noch Knorpel, der medial davon in primitives mesenchymales Bindegewebe übergeht. An dieser Zone liegt medial der Fossula fenestrae cochleae der primitive Aquaeductus cochleae mit 3 Strukturen:

1. die Fissura tympanomeningea (Hyrtl's Fissur – Hyrtl 1836, Abb. 146
2. der Ductus perilymphaticus,
3. die Vena cochlearis inferior.

Diese Strukturen gehen unmittelbar in die Dura der Fossa cranii posterior über und stehen auch mit dem Bindegewebe um den Sinus petrosus inferior und das Ganglion superius n. IX in Verbindung.

Das übrige Gebiet der Ohrkapsel um die Canales semicirculares lateralis et posterior ist nur teilweise ossifiziert und nicht mit der medialen Lippe der runden Fensternische vereinigt. Deshalb kann die Fossula fenestrae rotundae, die mit lockerem mesenchymalem Bindegewebe und Gefäßen erfüllt ist, mit der Dura mater der Fossa cranii posterior durch die Fissura tympanomeningea in Verbindung stehen.

Die Autoren weisen darauf hin, daß bei Frühgeborenen und Feten, die an intrakraniellen Hämorrhagien verstorben waren, in der Regel Blut in der Fossula fenestrae rotundae aufgefunden wird (Spector u. Mitarb. 1978).

Bei 18 Wochen alten Feten zieht der Ductus perilymphaticus geradlinig und die Vena cochlearis inferior ebenfalls gestreckt durch die Fissura tympanomeningea. Das Lumen des Ductus ist offen, Arachnoidea findet sich lediglich an seiner medialen Seite. Bei 20 Wochen alten Feten erfolgt die Ossifikation der Fenestra rotunda und die knöcherne Vereinigung mit dem canaliculären Abschnitt der Ohrkapsel. Möglicherweise schließt sich zu diesem Zeitpunkt die Fissura tympanomeningea (Hyrtl; s. Abb. 146). Ende der 22. Fetalwoche schreitet die Ossifikation weiter nach hinten und unten fort. Selten kann die Ossifikation in diesem Gebiet ausbleiben und eine Fissura tympanomeningea auch bei Erwachsenen zur Folge haben. Bei Bestehenbleiben liegt sie in der Tiefe der Fossula fenestrae rotundae und erstreckt sich nach medial zur Fossa cranii posterior im Gebiet des Sinus petrosus inferior und der Region des Bulbus venae jugularis superior. Normalerweise ist aber bei 24–26 Wochen alten Feten die Knorpelzone verknöchert. Um die gleiche Zeit erreicht die Ossifikation vom Apex petrosae aus diese Zone und grenzt die Vena cochlearis inferior vom Ductus perilymphaticus so ab, daß ein eigener Kanal für die Vene entsteht – und zwar vorn und medial des Ductus perilymphaticus = Canaliculus cochleae. Zwischen 26. und 40. Fetalwoche verengen und verlängern sich der Canaliculus cochleae und der Ductus perilymphaticus. Ihr zunächst gestreckter Verlauf ändert sich dabei zu einer S-Form. Die Fossula fenestrae rotundae wird vom primitiven Canaliculus cochleae abgegrenzt. Mesenchymales Bindegewebe wird während dieser Zeit durch Knochen ersetzt und der Canaliculus cochleae ist um den Ductus perilymphaticus abgeschlossen. Der laterale Rand des Ca-

Perilymphatisches System

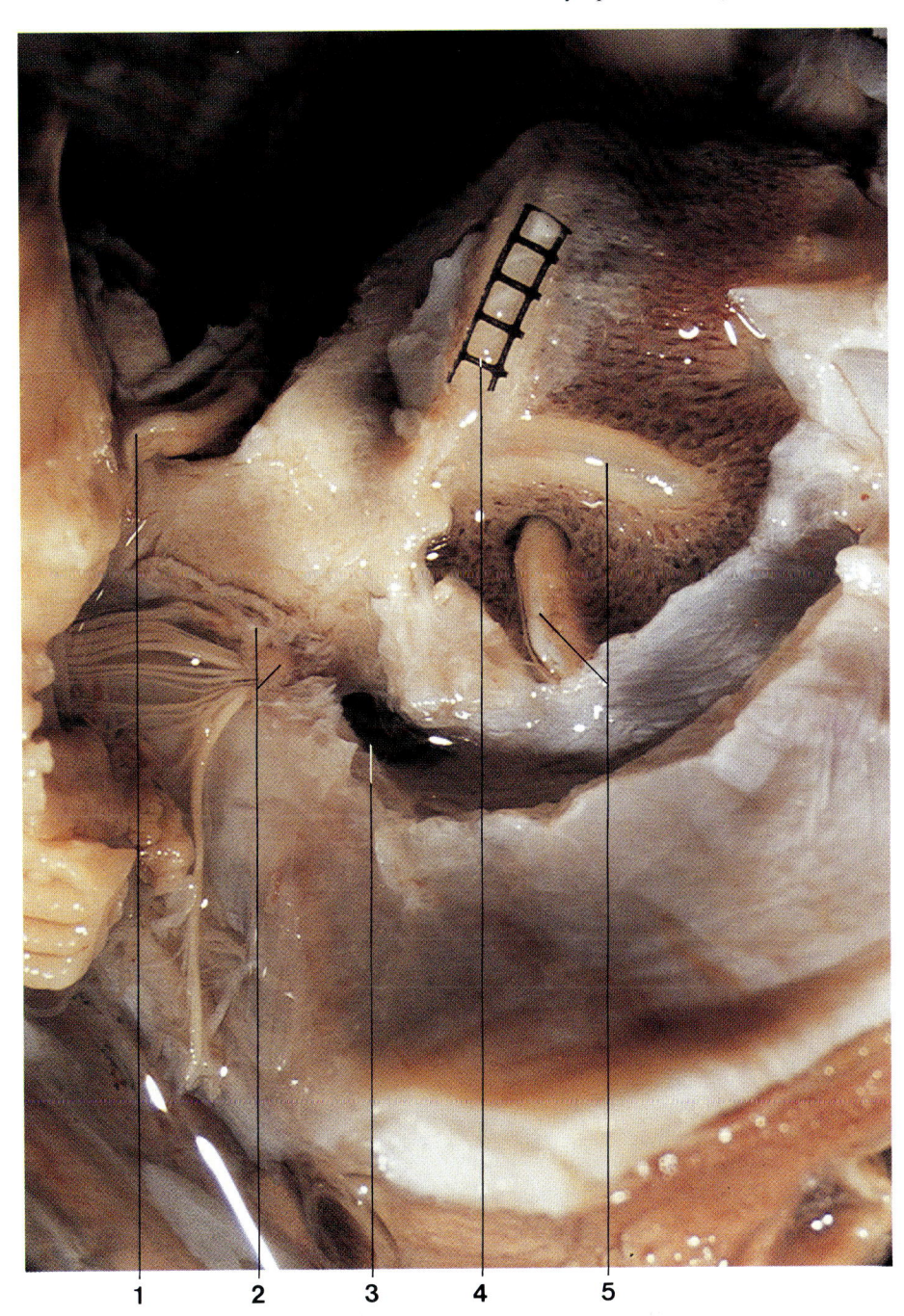

Abb. 146. Fissura tympanomeningea an der Facies post. partis petrosae (40 cm Fetus)

1 N. VIII am Porus acusticus internus
2 Ganglia superiora der Nn. IX et X
3 Sinus sigmoideus eröffnet
4 Canalis semicircularis anterior
5 Canalis semicircularis posterior und Knorpelzone in Fissura tympanomeningea

naliculus cochleae bildet sich in den endgültigen um. Die Auskleidung des Canaliculus cochleae geht auch zu dieser Zeit noch in die Dura mater der Fossa cranii posterior über.

Ductus perilymphaticus, Länge (s. Abb. 145)

Bei 16 Wochen alten Feten ist der Ductus perilymphaticus nach Spector u. Mitarb. (1978) im Mittel 2,75 mm, bei Neugeborenen 4,83 mm lang. Das Längenwachstum erfolgt insbesondere zwischen 24. und 26. Fetalwoche und setzt sich bis zur Neugeborenenzeit fort. Während die Länge des Ductus perilymphaticus zwischen 30 und 50 cm langen Feten und Neugeborenen eindeutig zunimmt, verändert sich die Weite des Canaliculus cochleae und des Ductus perilymphaticus nicht.

Zwischen der 20. und 24. Fetalwoche verlängert sich der Ductus perilymphaticus nicht signifikant, zu dieser Zeit erfolgt eine Vermehrung des Arachnoidalgewebes innerhalb des Ganges und nimmt schließlich 75% des Kanallumens ein. Während der 34. Woche kommt es zu einer weiteren Vermehrung des Arachnoidalgewebes im Canaliculus cochleae auf 90% seines Lumens. Es entstehen die Trabecula perilymphatica.

Bei Erwachsenen ist der Canaliculus cochleae (Aquaeductus cochleae) nach Kelemen u. Mitarb. (1979) im Mittel 6,54 mm lang. Die Verlängerung des Ganges kann auch dadurch erfolgen, daß die Janua arcuata postnatal nach unten wächst (s. Lang u. Mitarb. 1981).

Ductus perilymphaticus, Weite

Der Durchmesser der cochleären Öffnung des Canaliculus cochleae verändert sich nicht, er macht ca. 0,64 mm, nach Michel u. Mitarb. (1989) 0,09 mm aus. Der Durchmesser der Öffnung an der hinteren Schädelgrube jedoch beträgt bis zur 30. Woche im Mittel 1,15 mm, nach der 32. Woche 1,87 mm. Spector u. Mitarb. (1980) betonen, daß von der 16. Fetalwoche bis in die perinatale Zeit der Aquaeductus cochleae = Ductus perilymphaticus an allen Präparaten offen war.

Canaliculus cochleae und perilymphatisches System, Inhalt

Palva und Raunio (1967, 1968) fanden dieselben Enzyme und Proteine in der Perilymphe wie im Liquor cerebrospinalis. Sie und andere waren deshalb der Meinung, daß diese beiden Flüssigkeitssysteme miteinander in Verbindung stehen. Andererseits sind Schindler u. Mitarb. (1965) und Schreiner (1966) der Meinung, daß die Perilymphe ein Ultrafiltrat des Plasmas aus Kapillaren der Perilymphspalten sei. Die Proteine und Aminosäuren der Perilymphe sind deutlich erhöht gegenüber denen im Liquor (Juhn 1973). Trotzdem ist Juhn der Meinung, daß eine Kommunikation zwischen Liquor cerebrospinalis und Perilymphe über den Ductus perilymphaticus bestehe.

b) Aquaeductus cochleae und Ductus perilymphaticus

Włodyka (1978) untersuchte im Anschluß an Karbowski (1930), Karlefors (1924), Suzuki (1960), Winckler (1963), Palva und Dammert (1969), Ritter und Lawrence (1965) die Durchgängigkeit des Ductus perilymphaticus. Suzuki z.B. fand offene Ductus perilymphatici in 42%, und zwar häufiger bei unter 21jährigen als bei älteren. Die Anfüllung des Systems erfolgte über die Fenestra rotunda. Am Material von Włodyka konnte das perilymphatische System vom Subarachnoidalraum aus in 32% angefüllt werden (bei Feten, Neonati, Kindern und Erwachsenen). Bei 40- bis 60jährigen glückte die Anfüllung seltener, bei alten Menschen nicht. Nach Öffnung der perilymphatischen Räume und der Cochlea und nachfolgendem Anfüllen mit Microfill oder Latex erwies sich der Aquaeductus cochleae in 68% als offen, und zwar in 100% bei Feten, Neonaten, Kindern und Erwachsenen, weniger häufig bei alten Menschen. Su u. Mitarb. (1982) untersuchten 549 Ossa temporalia auf den Durchmesser des Ductus perilymphaticus. Der *mittlere Durchmesser* macht ihren Befunden zufolge 197 (40–600) μm aus. Bei unter Einjährigen wurde der mittlere Durchmesser mit 253 μm errechnet.

Aquaeductus cochleae, Fenestra cochleae, Fenestra ovalis – Fisteln

Im Anschluß an Goodhill (1971) und Andere diskutierte Stoll (1987) das Fistelsyndrom der Fenestra rotunda und der Fenestra ovalis. Nach Goodhill können Drucksteigerungen des Cavum subarachnoidale über den Aquaeductus cochleae sowie implosive Traumata Fisteln verursachen. Nach Carlborg (1981) führt möglicherweise auch eine vermehrte Blutfüllung der Innenohrgefäße zur Drucksteigerung. Insbesondere erweiterte Aquaeductus cochleae sowie zu große Membranae foraminis rotundae tragen zur Entstehung derartiger Rupturen bei. Nach Meinung von Stoll soll bei Verdacht auf Fensterrupturen operiert werden und sowohl das runde als auch das ovale Fenster inspiziert und eventuell mit Bindegewebe, Knochenmehl, Temporalisfaszie u. a. abgedeckt werden. Eigenartigerweise lag bei seinen Patienten eine Rechtsdominanz bezüglich dieses Ereignisses vor.

An unserem Material wurden die Abstände des Canaliculus cochleae zum Boden des Meatus acusticus internus an Frontalschnitten mit 3,2 (1,9–6,7) mm, an paramedianen Sagittalschnitten medial mit 3,2 x̄ mm, weiter lateral mit 2,7 x̄ mm und im Fundusgebiet mit 2,5 x̄ mm bestimmt (Fichtl 1991). Noch mehr lateral liegt er in einem Abstand von 2,2 x̄ mm von der basalen Schneckenwindung. Die Distanz zwischen unterer Lippe des Porus acusticus internus und Janua arcuata (Ausmündungszone des Canaliculus cochleae) macht an unserem Material 6,45 (2,9–15,4) mm aus (s. Fig. 31 in Lang 1985) (s. Abb. 99). Bei Innenohranomalien fanden sich in 14,2 % am Material von Sando u. Mitarb. (1984) Veränderungen am Ductus perilymphaticus (meist Erweiterungen).

c) Venae aquaeductus cochleae und Innenohrvenen

Cotugno (1774) wies in diesem Gebiet schon zwei nebeneinander verlaufende Kanäle nach und betonte, daß in einem der Kanäle eine Vene zöge, die andere Flüssigkeit beinhalte. Streeter (1918) beschrieb die Entwicklung des Perilymphraums und des Aquaeductus cochleae. Weitere Untersuchungen liegen von Meurman (1931), Anson (1950) u. A. vor. Die Vena aquaeductus cochleae wurde schon von Weber-Liel (1879) beschrieben, der betonte, daß der Venenkanal weiter vorn liegt und vom Canaliculus cochleae durch eine Knochenlamelle von bis zu 1,33 mm Dicke getrennt ist. Die *V. aquaeductus cochleae* ist 0,33–1,75 mm weit. Im Bereich der Scala tympani ist der Aquaeductus cochleae von der Vene 0,33–0,25 mm entfernt. Waltner (1945) fand die Vene zuerst bei einem 6 Monate alten Feten in einem eigenen Knochenkanal. Vorher verläuft sie innerhalb des Synzytium des Canaliculus cochleae zur Scala tympani. Die *Venae vestibulares* drainieren das gleichnamige Versorgungsgebiet, die *Vena spiralis modioli* die Schnecke. Nach Anson (1966) erhält die Vena labyrinthi Zustrom aus der mittleren und der Spitzenwindung der Schnecke und begleitet dann die A. labyrinthi in den Meatus acusticus internus. An unserem Material Erwachsener ließ sich eine derartige Vene nur selten nachweisen. Shambaugh (1923/24) betonte, daß die V. modioli Zustrom aus dem Sacculus und Utriculus sowie einem Teil des Canalis semicircularis anterior und lateralis erhält. Die *V. canaliculi cochleae* drainiert dann die basale Schneckenwindung und die vorgenannten Labyrinthabschnitte und öffnet sich in den Bulbus v. jugularis superior oder in den Sinus petrosus inferior. Ein anderer Venenabstrom besteht über die *Vena aquaeductus vestibuli*. Auch sie erhält Zustrom aus den Canales semicirculares und aus dem Hauptteil des Utriculussystems. Sie mündet entweder in den Sinus sigmoideus oder in den Sinus petrosus inferior (Weiteres Watanabe u. Mitarb. 1988).

8. Fundus und Meatus acusticus internus, Nerven und Gefäße
(s. Abb. 102, 107, 111, 112 u. 113)

a) Fundus

Der Fundus des Meatus acusticus internus wird durch die Crista transversa in einen kleineren oberen und einen größeren unteren Abschnitt untergliedert. Medial und vorne befindet sich die Eingangspforte in die Pars labyrinthica des N. facialis: Foramen meatale canalis facialis = Area nervi facialis. Seitlich und hinten liegt im oberen Abschnitt die Area vestibularis superior. Unterhalb der Crista transversa befindet sich medial die Area cochleae und der Tractus spiralis foraminosus und lateral die

Area vestibularis inferior und das Foramen singulare. Die Spitze der Crista transversa liegt an unserem Material im Mittel 2,59 mm oberhalb des Bodens des Fundus meatus acustici interni und 1,34 mm unterhalb seines Dachabschnittes (Lang und Stöber 1987). Die Breite der Basis cristae (= Höhe) bestimmten wir mit im Mittel 1,18 mm. Ihre Länge macht im Mittel 3,10 mm aus (diese Maße sind an Frontalschnitten in der Ebene des Meatus acusticus internus bestimmt worden). Betont sei, daß an Frontalschnitten der obere Anteil des Fundus vom Vestibulum durch eine 0,78 (0,1–3,2) mm dicke Knochenschicht getrennt ist, der untere durch eine 1,06 (0,1–3,9) mm dicke. Weiteres siehe Abb. 113. Der obere Fundusteil ist außerdem durch eine Crista verticalis (Bill's bar) in einen medialen Abschnitt (Foramen meatale) und einen lateralen für den oberen Vestibularisanteil abgegrenzt. Aus der Area vestibularis superior ziehen der Ramus ampullaris anterior et lateralis, der Ramus utriculi und der Ramus saccularis superior (Voit) zum Fundus meatus acustici interni. Aus der Area vestibularis inferior erreichen der Ramus saccularis major, der Ramus ampullaris posterior (durch das Foramen singulare, s. Abb. 107) und der Ramus vestibulocochlearis (Oort) die laterale Fundusregion. Fast regelmäßig kommt ein dünner akzessorischer Nerv zur Ampulle des Canalis semicircularis posterior vor. Dieser verläßt die Pars inferior 1–2 mm proximal und etwas oberhalb des Hauptastes (Bergström 1973). Einmal ging er vom Ramus ampullaris posterior innerhalb des Meatus, ein anderes Mal von der distalen Zone des Ramus ampullaris posterior ab und zog isoliert zur Ampulle.

Ganglion vestibulare

In den Nomina Anatomica (1989) werden beim Ganglion vestibulare ein Ramus communicans cochlearis, eine Pars rostralis (superior) (Abb. 147), ein N. utriculoampullaris, ein N. utricularis, ein N. ampullaris anterior und ein N. ampullaris lateralis beschrieben. Die Pars caudalis (inferior) entläßt den N. ampullaris posterior und den N. saccularis. Bergström unterschied am Ganglion vestibulare eine Pars superior und eine Pars inferior sowie einen dazwischen liegenden Isthmus. Die Hauptausdehnung des Ganglion ist schräg von vorn und lateral nach unten und hinten und medial gerichtet. Die Pars superior ist größer. In sie ziehen Fasern aus den Nn. ampullares lateralis et anterior sowie aus dem N. utricularis ein. Die Pars inferior enthält Zellen des N. saccularis und des N. ampullaris posterior. Die Lage der Zellen für den Voitschen Nerv (N. saccularis superior) konnte Bergström nicht lokalisieren. Die Zellen der Pars superior des Ganglion reichen am weitesten nach peripher in den Ramus ampullaris lateralis hinein (bis zu 3 mm proximal der Ampulle). Die maximale Länge des Y-förmigen Ganglion beträgt ca. 3 mm. Die sogenannten Füße des Y haben eine Dicke von 0,1–1 mm. Der Isthmus ganglionaris ist 0,4–0,5 mm lang und ca. 1 mm breit. Die Gesamtlänge des Ganglion bestimmte er mit 4–4,5 mm. Die Ganglienzellen für den Sacculus sind vor und peripher zu jenen des hinteren Bogengangs lokalisiert. Die meisten Zellen des Ganglion vestibulare sind 30–40 (15–50) μm groß. Weiteres siehe Abb. 147, 148.

b) Pars vestibularis des N. vestibulocochlearis (Abb. 148)

Sando u. Mitarb. (1972) untersuchten den Verlauf der Fasern der Pars vestibularis bei Katzen. Ihren Befunden zufolge verlaufen in der oberen Hälfte der Pars vestibularis im Meatus Fasern aus der vorderen Hälfte der Cristae, der vorderen Hälfte des Canalis semicircularis anterior ganz oben, darunter jene aus der hinteren Hälfte der Crista des Canalis semicircularis anterior und unterhalb dieser die Fasern aus der Crista des Canalis semicircularis lateralis. Dann folgen Fasern aus der oberen Hälfte des N. utricularis, der von vorderen und oberen Abschnitten der Macula utriculi stammt. Darunter verlaufen die Fasern aus dem hinteren unteren Abschnitt der Macula utriculi. Die meisten Fasern des N. saccularis ziehen in den unteren Abschnitt des N. vestibularis ein. Nur die Voitsche Anastomose erreicht den oberen Abschnitt der Pars vestibularis distal des Ganglion vestibuli. In der Mitte des Meatus acusticus internus zieht das obere Bündel wie am Fundusbereich. Lediglich der N. utricularis sondert sich ab, im unteren Abschnitt des N. vestibularis der Kanalstrecke ziehen aber die Fasern des Canalis semicircularis posterior oberhalb des N. saccularis. Die gesamte untere Fasergruppe verläuft unmittelbar hinter dem N. utricularis und anschließend verlaufen die Fasern aus dem

Fundus und Meatus acusticus internus, Nerven und Gefäße 189

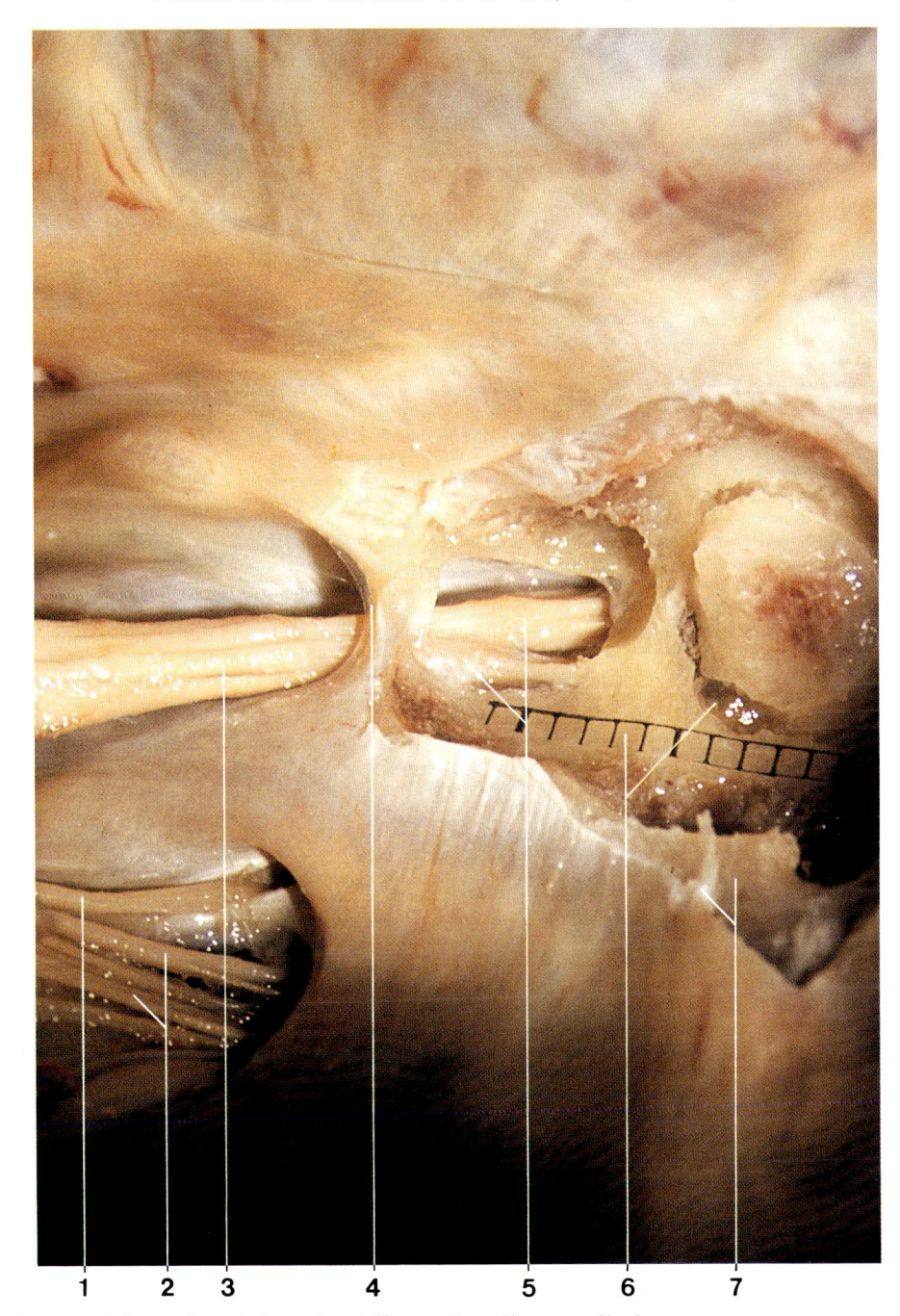

Abb. 147. Meatus acusticus int., von lateral und dorsal eröffnet, Ganglion vestibulare

1 N. IX
2 N. X
3 N. vestibulocochlearis
4 Laterale Poruslippe
5 Ganglion sup. et inf. partis vestibularis
6 mm-Papier und Canalis semicircularis posterior
7 Pars petrosa, Fräsezone und Saccus endolymphaticus, Anschnitt

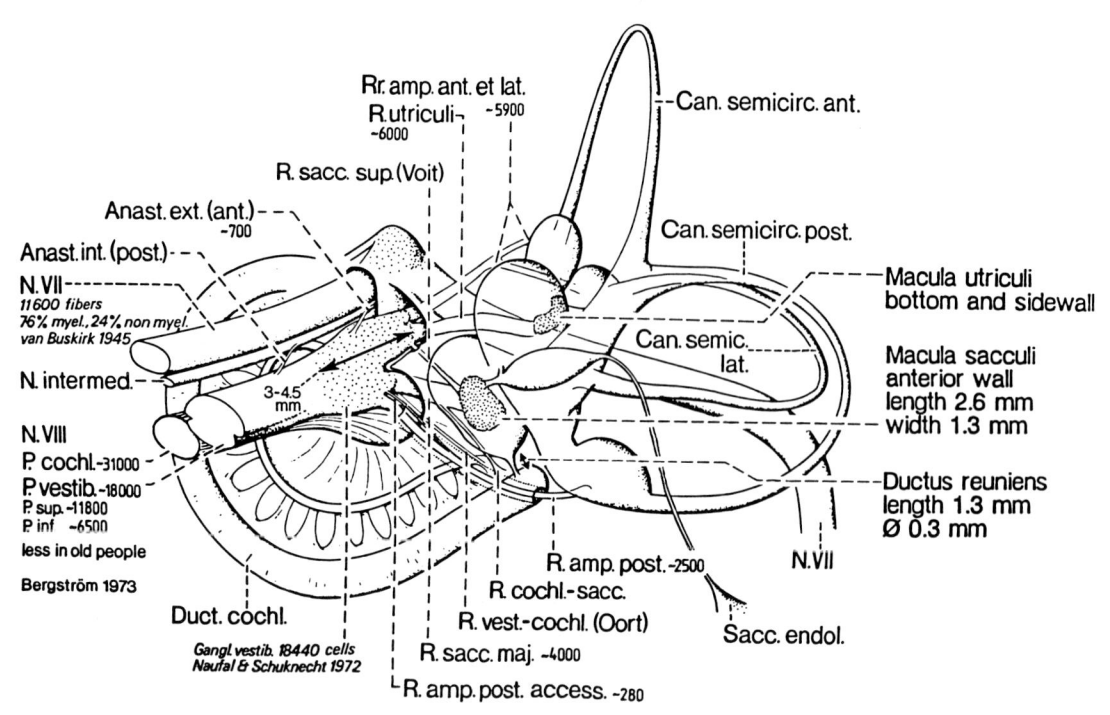

Abb. 148. Pars vestibularis des N. vestibulocochlearis, Zweige und Anastomosen zu benachbarten Nerven. Angegeben sind die Faserzahlen in den Zweigen des N. vestibulocochlearis. Faserzahlen und Ganglionzellzahlen nach van Buskirk 1945, Bergström (1972, 1973), Naufal und Schuknecht (1972)

Canalis semicircularis posterior zwischen den Fasern des Canalis semicircularis anterior und des Canalis semicircularis lateralis oben und jenen aus dem Utriculus und Sacculus unten. Medial des Porus acusticus internus kommt es zu einem spiraligen Verlauf der Fasern aus den Kanälen gegenüber jenen aus den Maculae im Uhrzeigersinn, während die Fasern aus den Maculae utriculi et sacculi gegen den Uhrzeigersinn rotiert sind. Am Porus acusticus internus verläuft der N. facialis unmittelbar vor den Fasern der Pars vestibularis, die aus den Cristae der Canales semicirculares stammen.

Topographie

Rasmussen (1940) betonte, daß im Meatus acusticus internus die Pars vestibularis und auch die Pars cochlearis häufig innerhalb der beiden Hauptteilungen oder zwischen ihnen Gliasepten in unterschiedlicher Ausbildung enthalten. Der Querschnitt der Pars cochlearis ist in der Regel kleiner als der der Pars vestibularis. Bei 9 der 40 untersuchten Nerven war er jedoch größer als jener der Pars vestibularis. Die Fasern in der Pars cochlearis sind etwa gleich dick und haben Durchmesser von 5–7 µm, nur selten liegen Fasern von 3–10 µm vor. Die Fasern der Pars vestibularis sind am häufigsten mindestens 10 µm dick, die Schranken liegen bei 2 und 15 µm. Die dünnen Fasern der Pars vestibularis liegen oberflächennah. Nach Lorente de No (1933) stammen die dünnen Fasern hauptsächlich von den Cristae der Canales semicirculares und kleinen Regionen der Macula sacculi.

Im intrapontinen Verlauf der Pars vestibularis liegen Gruppen multipolarer Nervenzellen vor: intrapontine Vestibulariskerne (weiteres Lang 1985, Lang 1991, Abb. 32 und 37a).

N. vestibularis, Nystagmus und Schwindel

Westhofen (1991) berichtete über die Neuronopathia utriculosaccularis. Er führte bei 700 Patienten Spontan-, Lage-, Lagerungsnystagmus Prüfungen sowie okulomotorische, Drehpendel- und thermische Prüfungen sowie Untersuchungen der Halswirbelsäule durch. Bei einem Teil der Patienten fanden sich außerdem Hörminderungen. Er nimmt an, daß die begleitende Schwerhörigkeit Hinweise auf

Funktionsstörungen im Bereich der vestibulocochleären Anastomose von Oort der Nucleus vestibularis liefern kann, da sich dort cochleäre Neurone berühren. Auch Bach-Quang u. Mitarb. (1991) haben ein Meßverfahren für Schwindel unklarer Genese angegeben (Augenrotation durch Otolithenreiz). Sie verwendeten zur Untersuchung die Brille nach Vogel in Form des Vesta-Gerätes sowie die Video-Leuchtbrille. Hamann und Krausen (1991) stellten Überlegungen zur Natur des Vibrationsnystagmus an. Sie neigen zu der Annahme, daß es durch einen 50 Hz-Vibrationsreiz zu einer unspezifischen Erregung der peripheren Rezeptoren im Vestibularorgan kommt. Ein Ungleichgewicht, das zentral nicht kompensiert wird, und tonische Augendeviationen mit zentraler Rückstellungkomponente (Nystagmus) können die Folge von Störungen sein. Eine andere Hypothese sagt uns, daß seitendifferente Erregungen der Spindeln der Halsmuskulatur die unphysiologische Reizung der Vestibularis-Kerngebiete verursachen. Auch Tonusungleichgewichte könnten einen Spontannystagmus auslösen. Der beobachtete Richtungswechsel des Vibrationsnystagmus ist den Autoren zufolge derzeit nicht zu erklären, wohl aber pathologisch.

Mahlstedt u. Mitarb. (1991) betonen, daß funktionelle Kopfgelenkstörungen heute als wesentliche Ursache des zervikalen Schwindels angesehen werden. Nach Manualtherapie wurden Besserungen beobachtet. Sie weisen darauf hin, daß die Manualtherapie bei kombinierten funktionellen Kopfgelenkstörungen und Labyrinthaffektionen ein obligater Bestandteil der Therapie sei.

c) Pars cochlearis des N. vestibulocochlearis

Nach Bredberg (1981) liegen im Cortischen Organ 13 400 äußere und 3400 innere Hörzellen. Bei Kindern wurden im Ganglion spirale 37 000 Ganglienzellen nachgewiesen (Otte u. Mitarb. 1978). Die Zellen des Ganglion spirale sind beim Menschen nicht wie bei Versuchstieren von Markscheiden umhüllt (Jahnke und Arnold 1987). In der Pars vestibulocochlearis kommen auch nichtmyelinisierte Fasern vor, die in der Nachbarschaft der Blutgefäße verlaufen und möglicherweise vasomotorische Funktion besitzen. Nach Bredberg (1981) ist das sensorische Epithel der Cochlea etwa 100 µm dick und 34 mm lang. Das Ganglion spirale im Modiolus besitzt nur eine Länge von etwa 12 mm (Otte u. Mitarb. 1978). Große Ganglienzellen gehören den inneren Haarzellen, kleine den äußeren an (Ota und Kimura 1980).

In der Pars cochlearis von 2- bis 26jährigen stellte Rasmussen 32 500 (26 100 – 40 000) Fasern fest. Zwischen 44. und 60. Lebensjahr lagen 30 300 (22 800 – 38 500) Fasern vor. Die Pars vestibularis enthält diesem Forscher zufolge zwischen 2. und 26. Lebensjahr 18 900 (15 300 – 24 000) Fasern und zwischen 44. und 60. Lebensjahr 18 000 (14 200 – 22 900) Fasern. Die Fasern aus der apikalen Schneckenwindung sind etwa 4 µm, jene aus der Basis 3 µm dick. Spoendlin und Schrott (1989) stellten 10 % – 50 % nichtmyelinisierte Fasern in verschiedenen Regionen fest. Bezüglich der Gesamtfaserzahl kommen sie zu ähnlichen Ergebnissen wie Rasmussen (1940).

Zu den inneren Haarzellen sollen nach Ota und Kimura (1980) 85 – 90 % der Fasern aus großen Ganglienzellen gelangen, zu den äußeren nur 10 – 15 %, welche aus kleinen Ganglienzellen stammen.

Die afferenten Fasern aus den apikalen Gebieten der Schnecke sind nach Anson u. Mitarb. (1968) ca. 4 µm, jene aus der Basis ca. 3 µm dick. Insgesamt liegen diesen Forschern zufolge 35 000 bis 50 000 Fasern vor. Da die afferenten Fasern des Apex im Zentrum des Nervs, die mehr basalen jedoch außen und schraubig verlaufen, darf angenommen werden, daß die Impulse etwa gleich schnell von der Spitzenwindung und der Basalwindung in der Pars cochlearis eintreffen (Heermann 1958).

d) Hörbahn (Abb. 149)

Der erste Abschnitt der Hörbahn reicht vom Ganglion spirale cochleae bis zu den Nuclei cochleares ventralis et dorsalis. Von dort erfolgt die Umschaltung auf die gleichseitigen und die gegenseitigen Nuclei olivares superiores et corporis trapezoidei. Die die Mediane kreuzenden Fasern können näher am Boden der Rautengrube verlaufen (Monakowsche Kreuzung) oder etwas tiefer (Heldsche Kreuzung). Anschließend verläuft der größte Teil der Hörbahnfasern dann im Lemniscus lateralis zum Colliculus inferior des Mittelhirns. Diese Bahn ist mehrfach an den Nuclei des Lemniscus lateralis umgeschaltet. Vom Gebiet des Colliculus inferior zieht die Hörbahn zum Corpus geniculatum mediale und von dort aus zu den Gyri transversi des

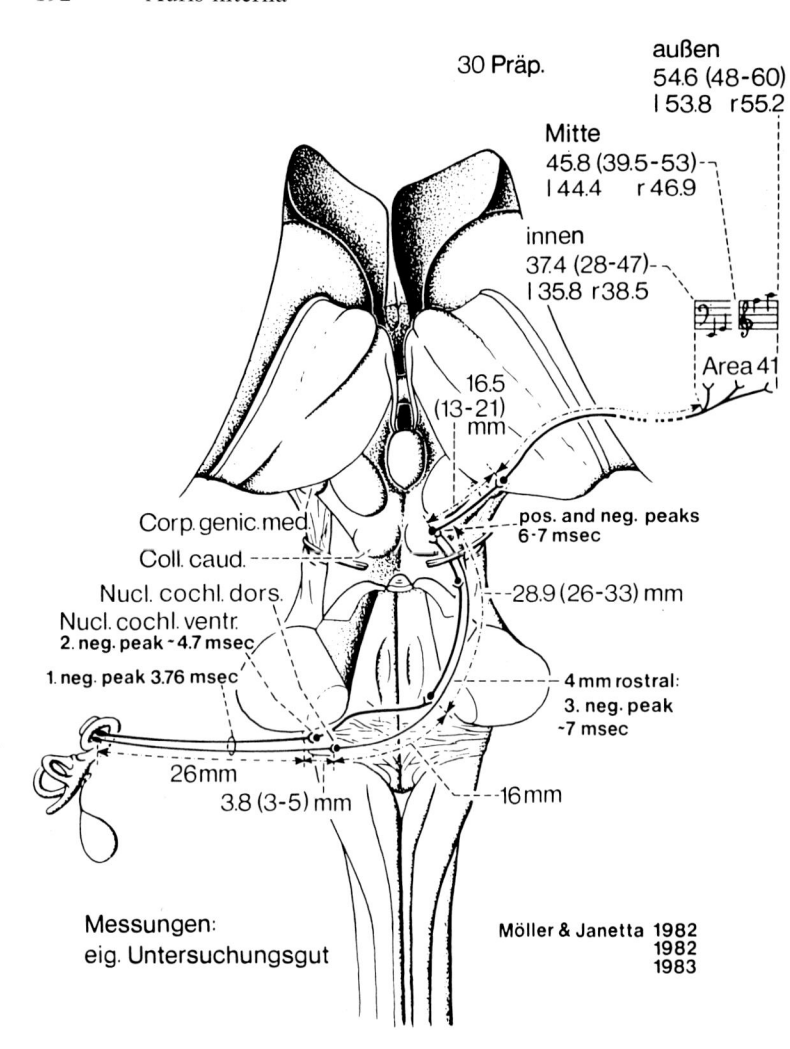

Abb. 149. Vereinfachtes Schema der Hörbahn mit Kerngebieten und Streckenmessungen (von Mundorff-Vetter) bis zur Area 41 (= Heschlsche Windungen). Angegeben sind auch die elektrischen Impulse bei akustisch evozierten Potentialen an verschiedenen Strecken der Hörbahn (nach Møller und Jannetta 1982, 1983). Der Colliculus caudalis wird derzeit als Colliculus inferior bezeichnet

Gyrus temporalis superior. Schon vom Gebiet des Colliculus inferior an ziehen Faserverbindungen zum Colliculus superior und zum Colliculus inferior der Gegenseite, zum Cerebellum sowie rückläufig von den Heschlschen Windungen aus als Tractus corticogeniculatus medialis.

Nuclei cochleares (s. Abb. 139)

Adams (1986) verglich den neuronalen Aufbau der Nuclei cochleares bei Versuchstieren und beim Menschen. Der Nucleus cochlearis anterior (ventralis) besteht (wie bei der Katze) aus buschförmigen Zellen, multipolaren Zellen und Oktopus-Zellen sowie 2 Arten kleiner Zellen. Der Nucleus cochlearis posterior (dorsalis) des Menschen dagegen unterscheidet sich bezüglich seines Zellaufbaus von dem Kern bei Katzen. Der zweischichtige Aufbau der oberflächlichen Lage fehlt z. B. beim Menschen. In diesem Kern finden sich zahlreiche kleine Zellen sowie sehr große Zellen, deren Dendriten an seiner Oberfläche und senkrecht zur Kernoberfläche verlaufen. Im Nucleus cochlearis ventralis finden sich Buschzellen hauptsächlich im rostralen Polgebiet, die multipolaren Zellen im Gebiet der Nervenwurzel und die Oktopus-Zellen hauptsächlich am kaudalen Pol. Weiteres s. Hackney u. Mitarb. (1990).

Heermann (1958) wies darauf hin, daß die Schneckenwindungen gleichsam ein Synchronisationsorgan darstellen. Distal der Habenula perforata liegen marklose Nervenfasern vor, die etwa 10mal langsamer leiten als die zentralen Neuriten des Ganglion spirale. Diese Fasern sind wegen des kleineren Querschnittes in der Spitzenwindung zwei- bis dreimal kürzer als in der mittleren und Basalwindung. Die etwas größere Länge der markhaltigen Akustikusfasern mit höherer Leitgeschwindigkeit zur Mittel- und Spitzenwindung hin wird dadurch ausgeglichen.

Stotler (1953) sowie Warr (1966) weisen darauf hin, daß die Axone aus den Nuclei cochleares ventrales in tonotoper Anordnung zum gegenseitigen Nucleus olivaris superior (medialis) verlaufen. Die Fasern aus der basalen Schneckenwindung ziehen am weitesten ventral, die aus der Spitzenwindung am weitesten dorsal (bei der Katze).

Hofmann (1908) untersuchte die *Oliva superior* vergleichend-anatomisch. An Frontalschnitten liegt die Oliva superior ein wenig oral vom zerebralen Ende der Oliva inferior. Das untere Ende des Fazialiskerns liegt etwa in der Mitte der oberen Olive oder nur wenig oral davon. Der Abducenskern liegt in einer Ebene mit der vorderen Hälfte des Fazialiskerns. Die Oliva superior liegt ventromedial des Fazialiskerns und reicht nach dorsal bis zu einer Horizontalen an der Grenze zwischen unterem und mittlerem Drittel der Raphe. Vergleichend-anatomisch erscheint die Oliva superior beim Menschen klein und unscharf begrenzt, besonders in ihrem medialen Abschnitt. An einigen Präparaten fand Hofmann 3–4 kleine rundliche Nebenkerne seitlich der oberen Olive. Der Olivenstiel ist beim Menschen besonders kräftig entwickelt. Insgesamt aber ist die obere Olive beim Menschen kleiner als bei Affen. „Der Trapezkern ist bei Affen im allgemeinen mäßig kräftig, beim Menschen höchst dürftig entwickelt". Der Olivenstiel gehört nach Hofmann wahrscheinlich dem System der Striae acusticae an und enthält außer gekreuzten auch ungekreuzte Fasern. Er ist auch bei fehlenden oder nur rudimentären Abducenskernen angelegt.

Nach zahlreichen Untersuchungen von Morest (1964, 1965) legte auch Winer (1985) topographische und zytoarchitektonische Studien des Corpus geniculatum mediale (bei der Katze) vor. Knudsen (1983) untersuchte die Kerngebiete des Colliculus caudalis bei der Eule (Tyto alba). Er grenzte einen Nucleus centralis, einen Nucleus externus und einen Nucleus superficialis voneinander ab und betont, daß auch bei Säugern die Kerngruppen zentrale, mediale und kaudale Abschnitte bilden. Bei der Eule z. B. korrespondiert der ventrale Kern des Colliculus caudalis eine Region mit Hochfrequenzrepräsentation (4–10 kHz), die bei diesem Tier für die Richtungslokalisation am wichtigsten erscheint und überrepräsentiert ist (relativ) (Weiteres Lang, 1985).

Richtungshören

Heermann (1979) erwähnte Befunde von Hornbostel und Wertheimer (1920), die nachwiesen, daß das menschliche Hörorgan beim Richtungshören Zeitdifferenzen von 1/30 000'stel Sekunden wahrnehmen kann. Heermann (1958) wies auf die gleichmäßige Länge der Nervenfasern in der Cochlea durch die sich nach der Spitze verjüngende Spiralform der Schnecke hin. Auch Meyer zum Gottesberge (1940) war der Auffassung, daß Zeitdifferenzen von 1/30 000'stel Sekunden experimentell einwandfrei nachzuweisen sind. Békésy (1933) konnte mit Hilfe des Zeitmeßdefektes von Hornbostel auch die an nicht korrespondierenden Stellen der Basilarmembran hervorgerufene Zeitdifferenz am lebenden Menschen nachweisen. Dies gelang bei Frequenzen zwischen 800 und 100 Hz, wobei die Zeitdifferenz 1,3 msec. betrug. Auch Stevens und Davis (1948) konnten bei der direkten Messung von Aktionspotentialen am Hörnerv der Katze unmittelbar proximal der Cochleariskerne Zeitdifferenzen von 1,9 msec. bei Schallreizung zwischen 2500 und 350 Hz erkennen. Die Laufzeitverrechnung beim Richtungshören erfolgt nach Galambos u. Mitarb. (1959) im sogenannten Nucleus accessorius im Trapezkörpergebiet. Er ist nach Heermann der Meinung, daß bis dorthin vom Ohr aus zwei Schaltverbindungen durchlaufen werden müssen, eine im Cochlearis-Kerngebiet und die andere in der Oliva superior. Nach Keidel u. Mitarb. (1960) erreicht der stärkere Impuls vor dem schwächeren das akzessorische Kerngebiet, weshalb in diesem nur die Zeitdifferenz verrechnet wird und die Richtungsempfindung ermöglicht. Nach Galambos und Davis (1943) erfolgt die Sprachperzeption im Thalamus, der ca. 4 cm vom Cortischen Organ entfernt sei.

Kerngebiete – Funktion

1987 faßte Harrison die bis dorthin vorliegenden Befunde erneut zusammen. Er machte besonders darauf aufmerksam, daß schon Lorente de No (1933) feststellte, daß sich die Fasern der Pars cochlearis innerhalb der Nuclei cochleares in zwei Äste aufteilen. Diese gehen zum anteroventralen und zum posteroventralen Cochlearis-Kerngebiet. Osen (1972) stellte (bei der Katze) fest, daß sich in diesen Kerngebieten (nach Nissl-Färbungen) mindestens 9 voneinander abzugrenzende Zelltypen finden,

Hackney u. Mitarb. (1990) beim Meerschweinchen 10 Typen. Die sphärischen Zellen des anteroventralen Cochlearis-Kerngebietes haben demnach andere Aufgaben als die Riesenpyramidenzellen des Nucleus cochlearis dorsalis: Erstere ähneln in ihrem physiologischen Verhalten denen der Pars cochlearis und wurden deshalb als primäre (oder primärähnliche) bezeichnet. Sie zeigen eine deutliche exzitatorische Wirkung bezüglich ihrer Reizantwortzeit. Ihre Aufgabe sei die Adaptation auf Tonreize (Morest u. Mitarb. 1973). Ihre Zellkörper zeigen große Endkolbensynapsen (nach Held 1891), ihre Neuriten erreichen die oberen Olivenkomplexe ipsi- und kontralateral innerhalb der Stria ventralis.

Im Nucleus pyramidalis dorsalis kommen die sogenannten Riesenpyramidenzellen vor. Sie besitzen relativ kleine Synapsen und werden auch von Interneuronen erreicht. Die Funktion dieser Zellen sei vorwiegend inhibitorisch (aber auch exzitatorisch). Ihre Funktion soll in der Kontrastierung unterschiedlicher Frequenzen liegen. Adams (1986) ist der Meinung, daß vom rostralen Pol des Cochleariskerngebietes die niedrigen Frequenzen weitergeleitet werden, und zwar zum Nucleus olivaris superior medialis, in dem auch die spatiale Lokalisation von niedrigen Frequenzen vermutet wird, am kaudalen Pol des Nucleus cochlearis ventralis liegen die Oktopus-Zellen, die wahrscheinlich mit der präzisen Amplitudenbestimmung betraut sind.

Die Axone des Nucleus cochlearis dorsalis verlaufen über die Stria longitudinalis dorsalis und erreichen direkt den kontralateralen Colliculus inferior des Mittelhirns. Harrison (1987) faßt die Nuclei olivares superior, lateralis et medialis sowie den Nucleus medialis des Corpus trapezoideum als oberen Olivenkomplex zusammen. Er betont, daß zwischen Nuclei cochleares und kontralateralem Nucleus olivarius superior lateralis keine direkte Verbindung besteht. Im Nucleus corporis trapezoidei medialis liege eine Relaisstation vor. Wie im Nucleus cochlearis ventralis-Kerngebiet gibt es dort sogenannte Sicherheitssynapsen, die für die Zeit- und Frequenzinformation verantwortlich seien. Der obere Olivenkomplex stellt derzeitiger Auffassung nach ein binaurales Informationszentrum dar und dient der Ton- (und Geräusch-) lokalisation: Ein Geräusch, das von einer Seite des Subjekts ausgeht, ist intensiver in einem Ohr als an der Gegenseite: Schatteneffekt. Eine andere Aufgabe dieses Zentrums ist die Feststellung des interauralen Zeitunterschiedes der Geräuscheinwirkung. Auch Resonanzen des Außenohrs werden in diesem Komplex weitergeleitet.

Der *Nucleus olivaris superior lateralis* ist nach Tsuchitani und Boudreau (1966) (wie die Nuclei cochleares und der Colliculus inferior) tonotop gegliedert. Die meisten Neurone besitzen einen ipsilateralen Input vom kontralateralen Ohr. Dieses Zellgebiet soll Intensitätsunterschiede verarbeiten sowie zur Geräuschlokalisation beitragen.

Der *Nucleus olivaris superior medialis* erhält direkten Input von sogenannten 2. Ordnungsneuronen beider Ohren. Es wird angenommen, daß dieses Kerngebiet insbesondere auf niedrige Frequenzen eingestellt ist und mit den interauralen Zeitdifferenzen geschaltet ist.

Die meisten Fasern der Nuclei olivares superiores leiten zum Colliculus inferior über Fasern des Lemniscus lateralis. Betont sei, daß Yoshida (1925) darauf hinwies, daß aus dem medialen Teil der oberen Olive Fasern ipsilateral im Fasciculus longitudinalis medialis zum Halsmark absteigen und eine reflektorische Kopfdrehung bewirken.

Im *Colliculus inferior* werden ein Nucleus centralis, ein internucleärer Cortex oder perizentraler Nucleus, ein lateraler Cortex und ein Nucleus externus voneinander abgegrenzt. Niedrigfrequente Töne und Geräusche sollen in lateralen oberen Bezirken des Colliculus inferior eintreffend geschaltet werden, hochfrequente in unteren medialen (Frontalschnitt von Rockel und Jones 1973).

Zum *Nucleus centralis des Colliculus caudalis* ziehen Fasern von den Nuclei cochleares, hauptsächlich vom Nucleus cochlearis dorsalis sowie vom oberen Olivenkomplex. Es wird angenommen, daß in Höhe des Colliculus caudalis ein Zentrum für Identität und Lokalisation von Geräuschen und Tönen im Raum vorliegt und eine Integration dieser Empfindungen.

Im *Colliculus superior* liegt ebenfalls eine topographische Repräsentation vor: somatosensorisches Epithel, Gesichtsfeld und Gehörorgan. In vorderen Bezirken des Colliculus superior sollen nur Hörbahnfasern eintreffen, die vor dem Versuchstier entstehen. Dorsal davon treffen vorwiegend Geräusche ein, die von seitlich des Tieres ausgehen, anschließend solche, die hinter dem Tier entstehen.

Rückläufige Fasern der Hörbahn

Deszendierende Hörbahnen (die innerhalb der Radiatio acustica verlaufen) erreichen auch den Colliculus inferior. Von diesen gehen Fasern aus, die das Cochlearis-Kerngebiet (hauptsächlich den Nucleus cochlearis dorsalis und den oberen Olivenkomplex) erreichen. Vom oberen Olivenkomplex ziehen efferente Fasern in die Pars cochlearis des 8. Hirnnervs. Ob die deszendierenden Bahnen im oberen Olivenkomplex moduliert werden, ist nicht nachgewiesen. Wahrscheinlich erfolgt durch diese Bahnen eine selektive Informationssupression.

Hörbahn, neue Befunde und evozierte Potentiale
(Abb. 149)

Nach Møller (1985) wird die Hörempfindung durch eine Wanderwelle (travelling wave) an der Basilarmembran der Cochlea ausgelöst, die in der Basalwindung beginnt und spitzenwärts unter Zunahme der Amplitude verläuft. An einem bestimmten Punkt vermindert sich die Amplitude rapide. Der Abstand, bevor dieser Punkt erreicht ist, erwies sich als frequenzabhängig. Niedrige Frequenzen zeigen diesen Punkt apexnah, hohe basisnah. Reine Tonstimuli unterschiedlicher Frequenzen aktivieren unterschiedliche Nervenzellgruppen. Töne höherer Intensität aktivieren mehr Nervenfasern als solche geringer Intensität. Russell und Sellick (1978) sowie Sellick und Russell (1979) führten intrazelluläre Ableitungen an den inneren Haarzellen durch und fanden eine Frequenzauswahl ähnlich wie in einzelnen Hörnervenfasern, die z.B. Arthur u. Mitarb. (1971) ableiten konnten. Noch subtilere Untersuchungen legte Møller seit 1977 vor. In allen Ebenen der aszendierenden Hörbahn wird durch die von Tönen ausgelöste neurale Leitung an verschiedenen Zonen gehemmt (z.B. in den Nuclei cochleares) (Møller 1971 u.a.). Die Neuronen in den Kerngebieten können in verschiedene Gruppen, die auf verschiedene Stimuli reagieren, untergliedert werden. Pfeiffer (1966) z.B. identifizierte 4 Klassen von Ganglienzellen in den Nuclei cochleares. Ähnliche Befunde ergaben sich auch am Colliculus inferior (Møller 1983) und am Corpus geniculatum mediale (Møller 1983). Møller (1975, 1976 und 1983) wies darauf hin, daß in den Nuclei cochleares ein Zusammenspiel zwischen Hemmung und Erregung bei amplitudenmodulierten Tönen vorliegt. Bei der Katze zeigten Merzenich und Kaas (1980) die tonotope Organisation in den Kerngebieten des Hirnstamms. Sowohl das cochleäre mikrophone Potential als auch das Summationspotential wird durch die Haarzellen des Innenohrs generiert. Es stellt ein niedriges Potential dar, das nach dem Stimulus erfolgt. Das Verbundaktionspotential entsteht in der Pars cochlearis. Alle diese Potentiale können durch Elektroden an der runden Fenstermembran, innerhalb der Cochlea oder der Capsula cochleae registriert werden. Das cochleäre mikrophone Potential läßt sich am besten bei Reintonbeschallung, das Summationspotential nach kurzen hochfrequenten Tönen, nachdem das cochleäre mikrophone Potential ausgefiltert ist, erkennen. Bei den sogenannten „compound"-Aktionspotentialen sind bei kleinen Versuchstieren zwei negative Peaks (N_1 und N_2) zu erkennen, während beim Menschen nur ein Peak (N_1) nachweisbar ist. N_1 soll die Summation vieler Nervenfaserpotentiale darstellen.

Die kortikalen exzitatorischen postsynaptischen Potentiale wurden von Møller (1985) nach 10–30 msec., die inhibitorischen postsynaptischen und niedrigeren wurden für 70–150 msec. erkannt.

Beispiele

Møller und Møller (1985) untersuchten an 143 Patienten die Hörfunktion nach mikrovaskulärer Dekompression bei Spasmus hemifacialis. Der akustisch evozierte Mittelohrreflex war präoperativ in 41% abnorm, was auf eine gleichzeitige Schädigung der Pars cochlearis hindeutet. Nach der Dekompression wurde in 2,8% ein deutlicher Hörverlust als Folge der Operation nachgewiesen. Zahlreiche Patienten mit Spasmus hemifacialis hatten an der betroffenen Seite einen Tinnitus, der sich nach der Operation oft besserte.

Akustisch evozierte Potentiale und Hörbahn

Seit 1970 (Jewett u. Mitarb. – zit. nach Birn 1983) wurden akustisch evozierte Potentiale von verschiedenen Abschnitten der Hörbahn (Ganglion spirale cochleae, Nuclei cochleares, olivares superiores, Colliculus inferior, Corpus geniculatum mediale und Cortex cerebri) abgeleitet. Jewett und Williston (1971) (zit. nach Birn 1983) konnten zuerst 4 positive Wellen, die sie mit P_1, P_2, P_3 und P_4 bezeichneten, ableiten. Anschließend registrierten sie 7 positive Wellen innerhalb der ersten 9 msec. nach Tonreizen und bezeichneten diese mit römischen Ziffern. Bei Frühgeborenen z. B. fanden Galambos und Galambos (zit. nach Birn 1983) eine Verlagerung der Latenz der Komponente 5, die postnatal kürzer wurde, und bei 12 bis 18 Monate alten Kindern gleiche Latenzen wie bei Erwachsenen (zit. nach Birn, 1983). Mit Hilfe der akustisch evozierten Potentiale lassen sich Störungen an verschiedenen Zonen der Hörbahn erkennen. Betont sei, daß die erste positive Welle wahrscheinlich von den Haarzellen ausgeht.

Møller und Jannetta (1983) wiesen darauf hin, daß hirnstammevozierte auditive Potentiale eindeutig ihren ersten Peak1 im Hörnerv haben müssen. Beim Menschen scheint der Peak1 aber auch der Peak2 von der Pars cochlearis aus generiert zu werden. Der Colliculus caudalis scheint beim Menschen für den Peak5 verantwortlich zu sein. Bei 25 Patienten brachten die Autoren in der Nachbarschaft der Nuclei cochlearis am Recessus lateralis ventriculi IV sowie an der Pars cochlearis Elektroden an, von der Kopfschwarte wurde durch Nadelelektroden oberhalb der Ohrmuschel abgeleitet u. a. Eindeutig konnte eine Verschiebung der Peaks nach Stimuli nachgewiesen werden. Bei Ableitung aus dem Gebiet des Recessus lateralis erfolgte zunächst eine kleine positive Abweichung, dann ein langsames negatives Potential, an dem 2 oder 3 Peaks erkennbar waren. Der hauptnegative Peak hat dieselbe Latenz bei hirnstammevozierten auditorischen Potentialen. Die Ableitungen vom 8. Hirnnerv erfolgten durch eine Elektrode in unmittelbarer Nachbarschaft, aber nicht in direktem Kontakt mit dem Nerv. Møller und Møller (1983) schrieben die Veränderungen bei Hirnstamm-auditiv-evozierten Potentialen mit Kleinhirnbrückenwinkeltumoren. Møller und Jannetta (1982) leiteten intraoperativ von 15 Patienten Potentiale ab. Am Eintritt des N. VIII in das Gehirn wiesen sie eine Latenz von 3,76 msec. nach. Verglichen mit Ableitungen vom Hörnerv selbst war dies 0,5 msec. mehr. Die Zeitdifferenz wird als neuronale Leitungszeit in der Pars cochlearis gedeutet. Ein weiterer negativer Peak konnte vom Hörnerv selbst abgeleitet werden. Er verstärkte sich bei Annäherung an den Nucleus cochlearis ventralis und trat nach einer Latenzzeit von 4,64 msec. bzw. 4,80 msec. auf. Wenn die Elektrode 4 mm ventral und rostral des Eintritts des 8. Hirnnervs plaziert wurde, ergab sich ein dritter negativer Peak mit einer Latenzzeit von 6,36 msec. Die Autoren betonen, daß die Latenzzeit von etwa 1 msec. wohl durch eine Synapse verursacht wird und deshalb der dritte Peak einem Neuron dritter Ordnung entspricht. Es wird angenommen, daß der 3. Peak im oberen Olivenkomplex generiert wird. Außerdem wurden links-rechts-Beschallungen vorgenommen und geringe Zeitdifferenzen der Peaks festgestellt (oberflächenpositiver Peak). Møller und Jannetta (1982) leiteten auch akustisch evozierte Potentiale vom Colliculus inferior bei 6 Patienten ab. Nach Beschallung des kontralateralen Ohrs wurde das früheste Potential nach einer Latenz von 6,5 msec. nachgewiesen. Anschließend folgte ein niedrig negatives Potential von 5 msec. Dauer, wobei verschiedene Undulationen nachweisbar waren. Bei ipsilateraler Ableitung lassen sich weniger starke Impulse ableiten. Der oberflächenpositive Peak scheint vom Lemniscus lateralis ausgelöst zu sein.

Unseren Befunden zufolge beträgt die mittlere Länge des Meatus acusticus internus 8 mm, jene zwischen Porus und Hirnstamm ca. 15 mm. Die ersten Schallstationen sind dann der Nucleus cochlearis ventralis und der Nucleus cochlearis dorsalis, dessen Mittelzone an unserem Material von der Mittelzone des Nucleus cochlearis ventralis 3–5 mm entfernt ist (s. Abb. 149).

Vom Nucleus cochlearis ventralis verlaufen dicke myelinisierte Fasern zu den Nuclei olivares superiores und können im gleichseitigen Lemniscus lateralis rostralwärts ziehen oder sie erreichen über das Corpus trapezoideum den gegenseitigen Trapezkern und die Olivenkerne (zwischen denen auch Schaltungen erfolgen können) und erreichen dann direkt oder umgeschaltet den gegenseitigen Lemniscus lateralis. Aus dem Nucleus cochlearis dorsalis ziehen dünnere Fasern in der Stria acustica dorsalis = Bechterewsches Bündel zum gegenseitigen Lemniscus lateralis. Diese Fasern sind ebenso wie das Heldsche Bündel, das nach Nieuwenhuys (1984) aus dem Nucleus cochlearis ventralis stammt und seine Fasern zum gleich- und auch zum gegenseitigen Olivenkernkomplex entläßt. Der Weiterverlauf erfolgt dann in den Lemnisci laterales. Der Verlauf zum gegenseitigen Kerngebiet macht unseren Messungen zufolge 16 $\bar{x}$ mm aus. Jener zum Colliculus inferior (zwischengeschaltet sind für einen Teil der Fasern die Nuclei lemnisci laterales) umfaßt im Mittel eine Strecke von 30 mm. Betont sei, daß die meisten Hörbahnfasern im zentralen und lateralen Kerngebiet des Colliculus inferior umgeschaltet werden, einige jedoch aus dem Lemniscus, sowie aus den Nuclei lemnisci laterales direkt das Corpus geniculatum mediale erreichen. Vom Mittelpunkt des Colliculus inferior zum Mittelpunkt des Corpus geniculatum mediale beträgt die Wegstrecke an unserem Material ca. 15 mm und von dort zur Heschlschen Windung ca. 50 mm.

Es darf angenommen werden, daß die erste Welle nach akustisch evozierten Potentialen durch Reizung der Synapsenzone des peripheren Neuriten der Zellen des Ganglion spirale cochleae an den Hörzellen erfolgt. Die Wegstrecke dieser marklosen Fasern zu den Ganglienzellen ist am apikalen Gebiet (tiefe Töne) kürzer als im basalen wegen der dort längeren Lamina spiralis ossea. Die gesamte Wegstrecke zwischen Haarzelle und Nuclei cochleares macht unseren Messungen zufolge ca. 30 mm aus. In deren Bereich erfolgt wohl die erste Schaltung, die der 2. Welle entspricht. Die Wegstrecke zum gegenseitigen Kerngebiet über das Corpus trapezoideum sowie die dorsale (Monakow) und mittlere (Heldsche) Bahn ist ca. 16 mm lang. Diese Fasern wurden vor allem von Jungert (1958) sowie von Strominger (1973) an Rhesusaffen nach Ausschaltung des Nucleus cochlearis dorsalis untersucht. Die Schaltung in diesem Gebiet kann der 3. Welle entsprechen. Die Nuclei lemnisci laterales liegen weit verstreut in der Nachbarschaft des Lemniscus lateralis. Die 4. Welle – so darf angenommen werden – entspricht den Schaltungen in den Nuclei lemnisci laterales, die 5. jener im Colliculus inferior und die 6. im Corpus geniculatum mediale. Die Wegstrecke zwischen diesem und den Heschlschen Windungen macht ca. 50 mm aus und stellt die Radiatio acustica dar. Diese verläuft vom Corpus geniculatum mediale zunächst nach vorn und lateral unter dem Pulvinar thalami hindurch, erreicht die Capsula interna (hinterer Schenkel) und steigt dann vom Hinterrand des Putamen an nach aufwärt und vorn bis zur Area 41 (= Heschlsches Windungsgebiet). Schon Pfeiffer (1920) berichtete, daß an der rechten Seite in der Regel 2 Gyri transversi bestehen, links nur einer. Beck (1955) untersuchte 102 Gehirne auf die Querwindungen und stellte fest, daß die linke und rechte Seite desselben Gehirns grobmorphologisch einen verschiedenen Bau aufweisen. Der Sulcus primarius transversus links ist seinen Befunden zufolge in der Regel tiefer als rechts. Letzterer verläuft auch mehr oberflächlich und der Gyrus transversus I hat rechts mehr die Tendenz, breit zu werden, links steiler eingestellt zu sein (in ca. 75%). Schließlich verläuft der rechte Sulcus temporalis I „schematischer" und einfacher als der linke (weiteres Lang 1985 u. Lang 1991). Ein Teil der Fasern soll auch direkt die Inselrinde, möglicherweise auch die sekundären Hörfelder, welche im parietalen und unteren temporalen Rindengebiet angenommen wurden, erreichen. Von der Area 41 ziehen nach Harrison und Howe (1974) Fasern rückläufig zum Corpus geniculatum mediale. Eine zweite vom Cortex ausgehende Bahn erreicht den Colliculus inferior und die periolivären Zellhaufen. Von jenen geht das olivocochleäre Bündel von Rasmussen ab, das diesem Forscher zufolge ca. 500 Fasern enthält, neueren Befunden zufolge aber (Warr 1978) bis zu 800 Fasern enthalten kann. Diese efferenten Fasern erreichen im interganglionären Spiralbündel sowohl die afferenten als auch die Hörzellen selbst.

Tinnitus

Nach Møller (verschiedene Arbeiten) ist der Tinnitus ein Symptom und nicht eine Erkrankung. Häufig kommt er mit Erkrankungen in der Cochlea gemeinsam vor. Es wird angenommen, daß er durch eine Zunahme der spontanen Impulsrate der primären Hörnervenfasern durch eine Hyperaktivität der Haarzellen der Cochlea verursacht sei. Møller betont, daß diese Hypothese nicht gesichert ist und auch angenommen wird, daß der Tinnitus durch eine reduzierte Aktivität der Pars cochlearis verursacht sein kann (Kiang u. Mitarb. 1970). Untersuchungen mit Lokalanästhetika (Lidocaine) unterstützen die Hypothese, daß eine neurale Hyperaktivität den Tinnitus verursacht (z. B. Melding u. Mitarb. 1978, Israel u. Mitarb. 1982). Lidocaine ist ein Natriumkanal-Blocker (Frazier u. Mitarb. 1970) und blockt die Kanäle von der Axoplasmaseite (Innenseite) des Axon ab und blockiert so die Kanäle während der elektrischen Neutralität. Ob dies im Hörnerv oder in der zentralen Hörbahn oder in der Cochlea selbst oder in allen zwei oder drei Zonen wirkt, ist unbekannt. Eine besondere Affinität von Lidocaine zu den Melaningranula das Innenohrs wurde nachgewiesen (Englesson u. Mit-

198 Auris interna

arb. 1976). Lidocaine besitzt auch eine antikonvulsive Wirkung. Weiterhin wurde nachgewiesen, daß auch Tegretol und Dilantin ebenfalls die Natriumkanäle blockieren (Lipicky u. Mitarb. 1972). In den Fasern der Pars cochlearis wurden Spontanaktivitäten nachgewiesen, die von Faser zu Faser unterschiedlich sind (Kiang u. Mitarb. 1965). Weiteres bei Møller. Spontanaktivitäten der einzelnen Nervenfasern ohne Stimulation des Gehörorgans können korreliert auftreten. Andererseits kann Tinnitus auch ohne Hörverlust vorliegen. Eine Hypothese besagt, daß bei Schädigung der Myelinscheiden die elektrische Isolation benachbarter Hörnervenfasern nicht mehr gewährleistet ist und artefizielle Synapsen (Ephapsen) entstehen (Granit u. Mitarb. 1944, Seltzer und Devor 1979). Andererseits wies Jannetta seit 1967 mehrfach darauf hin, daß Kompressionen der Wurzeleintrittszone von Nerven deren Dysfunktion (Spasmus hemifacialis, Trigeminusneuralgie) verursachen können (wahrscheinlich durch Ephapsen zwischen verschiedenen Nervenfasern entstanden). Møller betont, daß bei Patienten mit einem Hydrops cochlearis in der Regel Tinnitus nachgewiesen wurde und deren Tinnitus während des Beginns der Krankheit nur bei vestibulären Attacken auftritt (Pfaltz und Matefi 1981). Später allerdings ist der Tinnitus als konstantes Phänomen nachweisbar. Taubheit, Aphasien und Reflexe siehe Spezialliteratur.

Tinnitus und Streß

Schneider und Hilk (1991) betonen

1. daß die Tinnituspatienten weniger soziale Unterstützung und mehr soziale Belastung erleben als Kontrollgruppen.
2. Die Streßverarbeitung bei Tinnituspatienten schlechter ist als bei Kontrollen und ihr Beschwerdedruck größer.
3. Zwei Drittel der Betroffenen scheinen wichtige Lebensereignisse oder Situationen mit den Ohrgeräuschen in Verbindung zu bringen.

Goebel u. Mitarb. (1991) berichteten über die Psychotherapie bei dekompensiertem chronischem Tinnitus.

9. Kleinhirnbrückenwinkel, Zugangswege (Abb. 150)

Der *neurochirurgische Zugang* zu Tumoren des Kleinhirnbrückenwinkels, den Nn. V–XI, kann auf subokzipitalem Wege von dorsal oder mehr von dorsal-seitlich hinter dem Sinus sigmoideus gewählt werden. Weiteres Lang jr. u. A. Samii 1991. Am Material von Samii u. Mitarb. (1985) lagen in 83,5% der operierten Tumoren sogenannte Oktavus- (Akustikus-) Neurinome vor, die meist von der Übergangszone oder dem peripheren Segment der Pars vestibularis (superior) des N. vestibulocochlearis ausgehen. In 16,5% fanden sich am Material von Samii u. Mitarb. (1985) Meningeome, Epidermoide (als entwicklungsgeschichtlich erklärbare Tumoren von der Placoda otica entwickelt), Cholesteatome und angiomatöse Fehlbildungen (Penkert u. Mitarb. 1985).

a) Oktavustumoren – Allgemeines (Abb. 151)

Bei Tumoren des N. VIII kann nach Lehnhard (1983) eine pathologische Hörermüdung auftreten

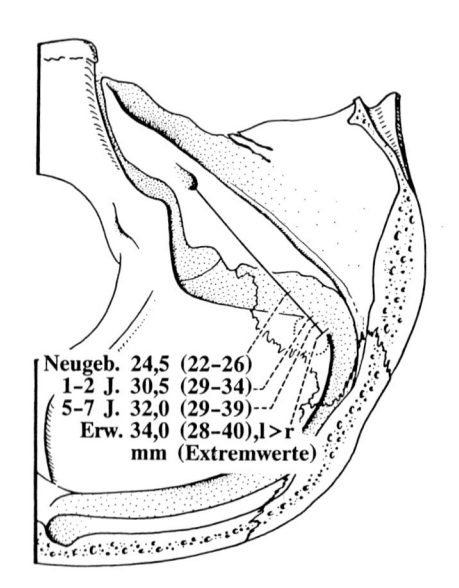

Abb. 150. Postnatale Abstandsvergrößerung zwischen dem häufigsten retrosigmoidealen Zugangsweg zur lateralen Lippe des Porus acusticus internus. Sämtliche Werte in mm (Grenzwerte) und eine geringe Links-rechts-Differenz bei Erwachsenen

Neugeb. 24,5 (22–26)
1–2 J. 30,5 (29–34)
5–7 J. 32,0 (29–39)
Erw. 34,0 (28–40), l>r
mm (Extremwerte)

Kleinhirnbrückenwinkel, Zugangswege

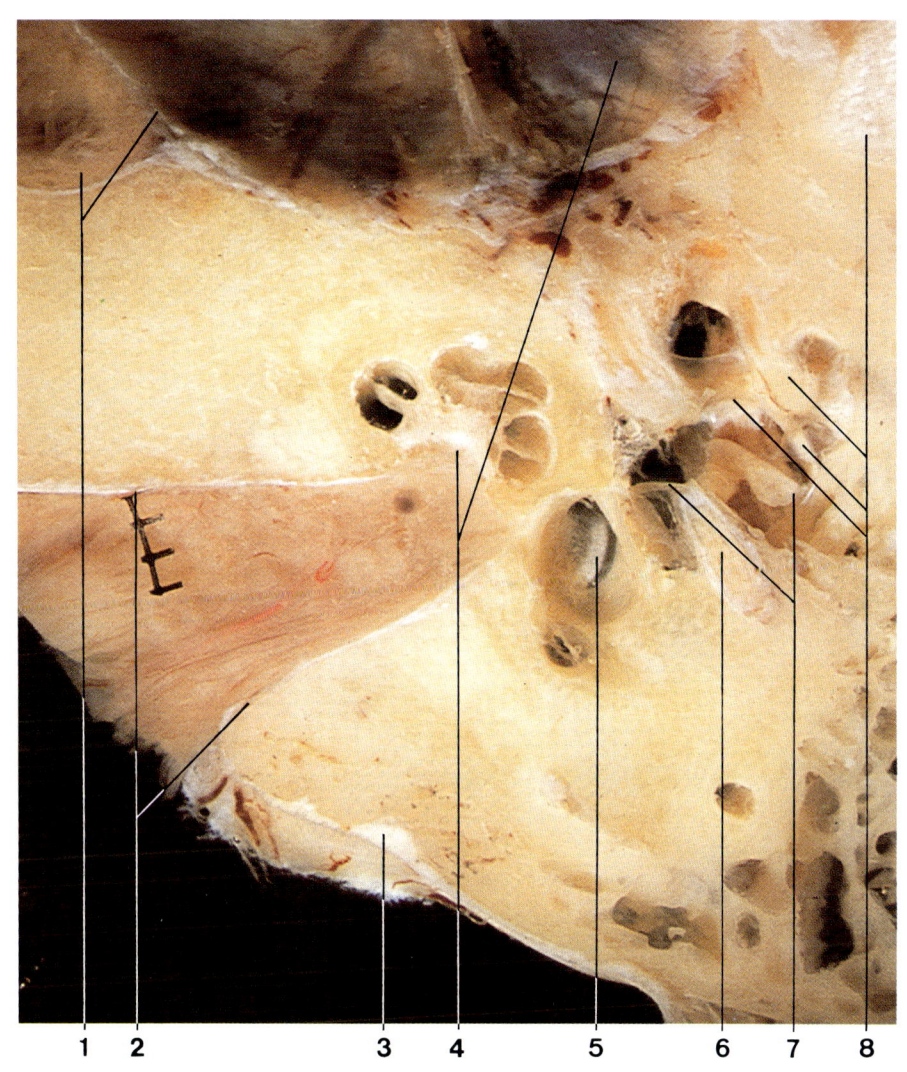

Abb. 151. Meatus acusticus int. mit Kleinhirnbrückenwinkeltumor, Transversalschnitt, von oben, 70 Jahre

1 Ganglion trigeminale in Cavum trigeminale
2 Meatus acusticus int., durch Tumor auf 8 mm aufgeweitet
3 Facies post. partis petrosae
4 Modiolus cochleae und Fossa cran. media, Boden
5 Basale Schneckenwindung
6 N. facialis, Übergang in Pars mastoidea
7 Crus longum incudis und Crus ant. stapedis
8 Discus articularis, Malleus, M. tensor tympani, Sehne und Chorda tympani

und der Stapediusreflex durch Schädigung seines afferenten Schenkels gestört sein u.a. Der Stapediusreflex wird vom oberen Olivenkomplex zum Fazialiskern geschaltet. Regelmäßig läßt sich eine pathologische Hirnstammaudiometrie ableiten.

Akustikusneurinome, Wachstumsrate

Zöllner und Bockenheimer (1985) betonen, daß Akustikusneurinome relativ langsam heranwachsen und bei Patienten von über 70 Jahren extrem langsam. Bei einem 50jährigen wuchs innerhalb von 6 Monaten der extrameatale Tumorabschnitt in der Länge um 1,5 mm und in der Breite um 3 mm heran. Bei einem 41jährigen wurde in 10 Monaten ein Wachstum des Tumors um 3 mm beobachtet, bei einem 70jährigen konnte innerhalb von 22 Monaten keine Zunahme der Vergrößerung des Tumors beobachtet werden.

Häufigster Zugang

Der *Zugang* erfolgt über eine 2,5 × 3 cm große Kraniektomie hinter dem absteigenden Schenkel des

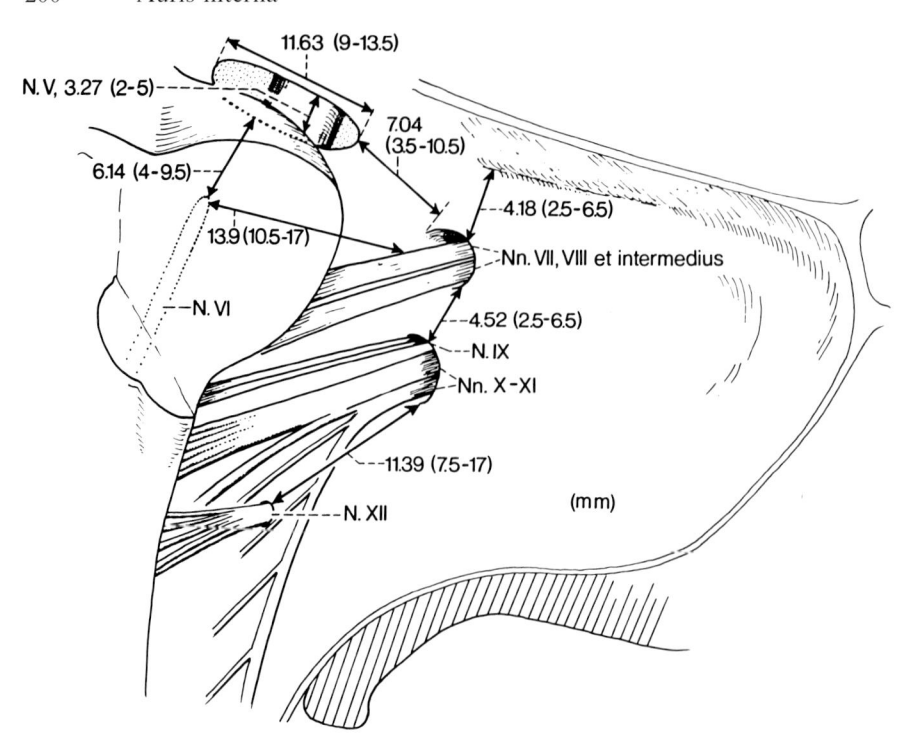

Abb. 152. Korridore zwischen den Durapforten der kaudalen Hirnnerven in mm (Grenzwerte)

Sinus sigmoideus und nach oben bis zum Sinus transversus. Nach Rückverlagerung des Kleinhirns werden der Tumor und die kaudalen Hirnnerven identifiziert. Der *N. facialis* wird von den Tumoren, die meist von der Pars vestibularis ausgehen, aus seiner vorderen und oberen Lage zu einer vorderen unteren verdrängt. Der N. vestibulocochlearis fand sich am Material von Penkert u. Mitarb. (1985) häufig nach kaudal oder kaudodorsal verschoben.

Am Material von Koos u. Mitarb. (1985) fand sich der *N. facialis* bei Akustikustumoren vom Grad III oder IV in etwa 70% nach vorn und medial verlagert. In 10% zog er am oberen Randgebiet des Tumors, in 7% war der N. VII beim subokzipitalen und retromastoidalen Zugang wegen seiner Lateralverlagerung (dorsaler Verlauf) sichtbar. Im unteren Randgebiet des Tumors befand sich der N. VII in 13%. In etwa 2/3 der Fälle (Recklinghausensche Akustikusneurinome ausgeschlossen) war der N. VII als einheitliches Nervenbündel zu erkennen, beim Rest war er in mehrere Faszikel zerlegt (s. Koos u. Mitarb. 1985 – Fig. 256).

Der *N. vestibulocochlearis* ließ sich bei Tumoren vom Grad III und IV in 50% in der hinteren Schädelgrube vom Tumor nicht abgrenzen. In ca. 40% war hirnstammnah das Nervenbündel zu erkennen, war aber so stark an der Tumorkapsel fixiert, daß ein Abpräparieren unmöglich war.

Nur in 10% schien eine Schonung der *Pars cochlearis* möglich. Bei diesen Patienten war die Hörfunktion präoparativ nicht beeinträchtigt. In 20% dieser Fälle verlief die Pars cochlearis medial und in 80% kaudal des Tumors (s. Figs. 262–264 in Koos u. Mitarb. 1985). Nach Samii u. Mitarb. (1985) ist die A. cerebelli inferior anterior meist nach medial verlagert.

An unserem Material wurde der Abstand zwischen lateralem Rand des Porus trigemini und medialem Umfang des Porus acusticus internus mit 7,04 (3,5–10,5) mm bestimmt (Abb. 152). Große Tumoren verdrängen den *N. trigeminus* und können auch zur Streckung und Strombehinderung der an unterschiedlichen Zonen in den Sinus petrosus superior einmündenden *V. petrosa* führen. Auch die *Nn. IX und X* können vom Tumor beeinträchtigt werden. An unserem Material liegt die Durapforte für den N. IX 4,52 (2,5–6,5) mm unterhalb des Unterrandes des Porus acusticus internus. An Frontalschnitten fand sich die Janua arcuata, welche die Eingangspforte des N. IX, das Ganglion superius n. IX und den Ductus perilymphaticus überlappt, 6,45 (2,9–15,4) mm unterhalb der unteren Lippe des Porus acusticus internus (Lang und Stöber 1987).

Für die moderne Diagnostik ist die Kenntnis der Lagebeziehungen von Strukturen in der Pars

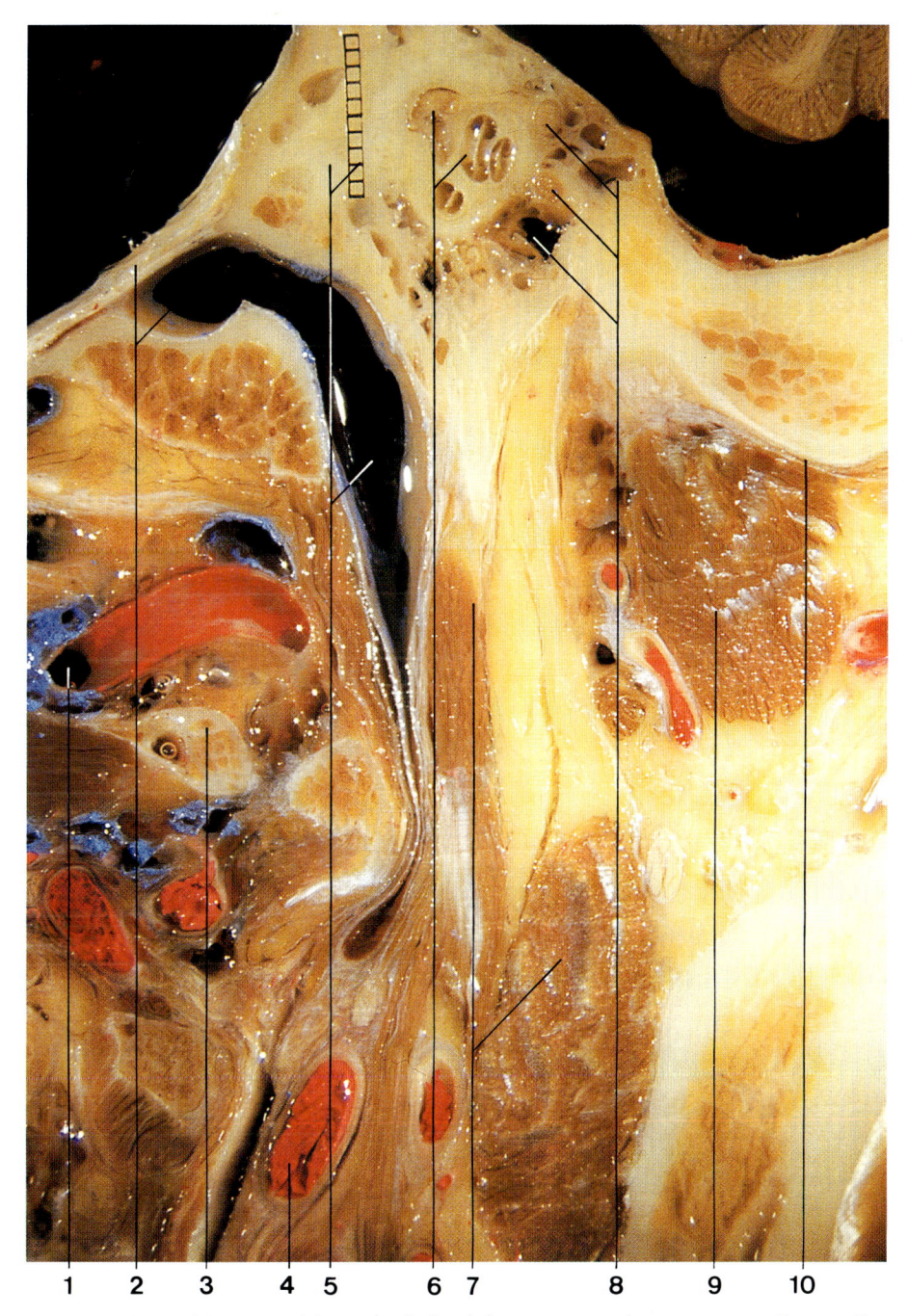

Abb. 153. Fundus meatus acustici und Cochlea, Nachbarschaftsbeziehungen an einem paramedianen Sagittalschnitt. Rechte Seite von lateral

1 A. vertebralis, Pars atlantica
2 Dura mater der Fossa cran. post. und Foramen jugulare
3 Arcus dorsalis atlantis
4 A. carotis interna, Kinking
5 Pars petrosa, mm-Papier und V. jugularis int.
6 Fundus meatus acustici und Cochlea
7 Stylomuskeln und M. pterygoideus medialis
8 N. VII, Pars tympanica, Cellulae mastoideae, M. tensor tympani und Tuba auditiva, Pars ossea
9 M. pteryg. lat., Caput pterygoideum
10 Eminentia mandibularis, medialster Abschnitt

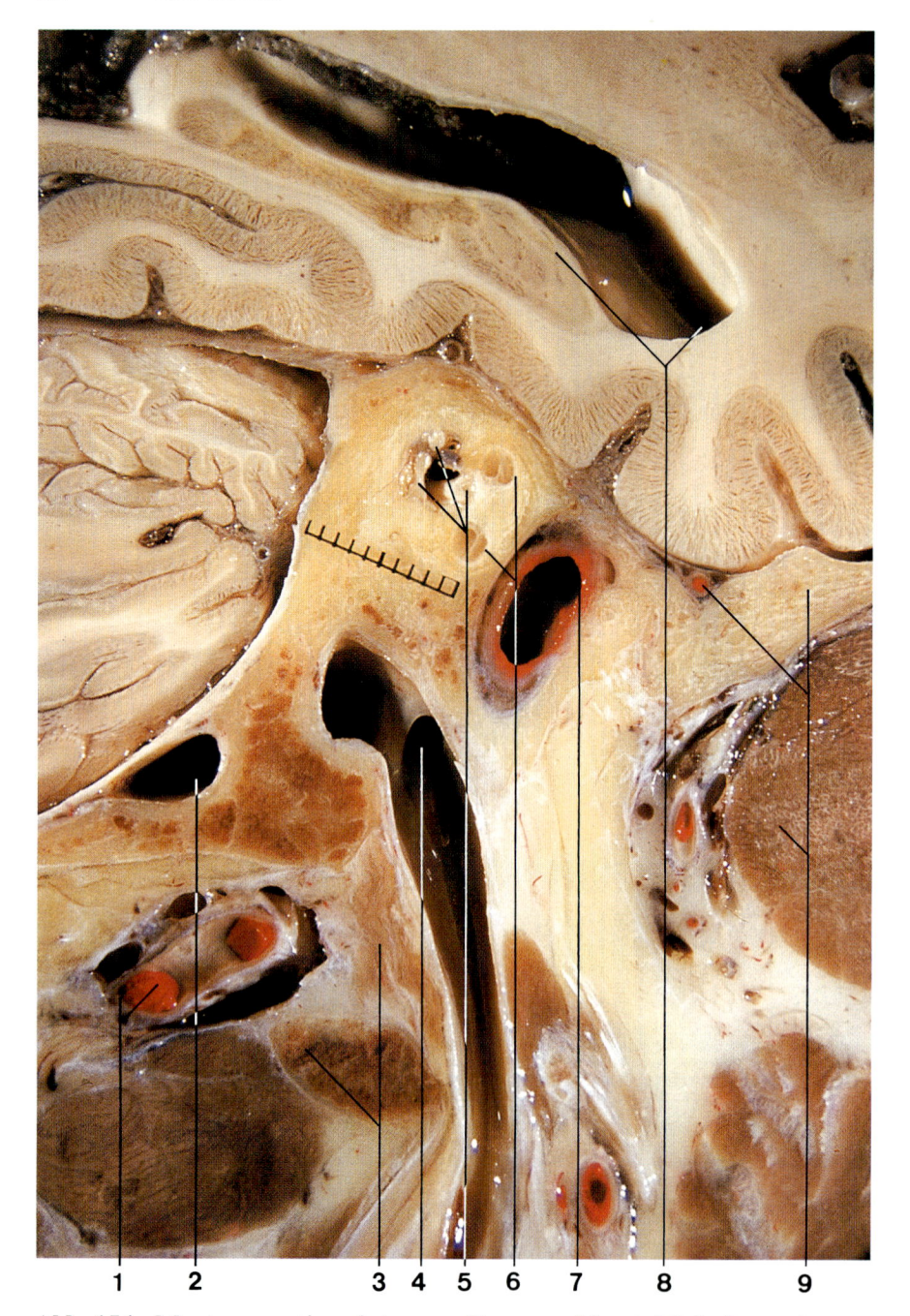

Abb. 154. Meatus acusticus internus, Topographie und Inhalt an einem paramedianen Sagittalschnitt

1 A. vertebralis, Pars atlantica
2 Sinus sigmoideus, Querschenkel
3 Massa lateralis atlantis und M. rectus capitis lat.
4 V. jugularis int., Einmündung des Sinus petrosus inf.
5 N. VII, Pars vestibularis und Pars cochlearis
6 Basale Schneckenwindung
7 A. carotis int., Kniegegend
8 Cornu temporale und Hippocampus
9 A. meningea media, Boden der Fossa cran. med. und M. pterygoideus lateralis

Tabelle 1. Meatus acusticus internus; Länge [mm]

Alter	links						rechts					
	n	Mitte des Kanals $\bar{x}$	Mediale Wand	Laterale Wand	x_{inf}	x_{supr}	n	Mitte des Kanals $\bar{x}$	Mediale Wand	Laterale Wand	x_{inf}	x_{supr}
Neugeborene	8	5,00			4,50	6,00	8	5,00			3,00	6,00
2 bis 3 Monate	8	5,19			4,00	6,50	8	5,31			4,00	7,00
4 bis 10 Monate	9	5,50			4,00	10,00	10	5,80			4,00	9,00
1 Jahre	4	6,75			5,00	8,00	4	6,75			5,50	8,00
2 Jahre	13	7,23	8,70	6,00	4,00	9,00	13	7,23	10,00	5,80	6,00	9,00
3 Jahre	9	7,72			6,00	10,50	9	7,83			7,00	10,50
4 Jahre	12	8,08	12,00	6,50	6,50	10,00	12	7,92	13,50	7,70	6,00	10,00
5 Jahre	11	8,41	13,70	6,60	7,50	10,00	11	8,00	12,00	7,40	7,00	9,00
6 Jahre	6	8,08			7,00	9,50	6	8,33			8,00	9,00
8 Jahre	4	9,13	12,50	7,00	7,00	11,00	4	9,25	12,00	8,50	8,00	10,00
9 bis 11	6	8,42	13,30	7,30	8,00	9,50	6	8,42	13,00	7,30	7,00	9,00
15 bis 17	4	10,50			9,00	12,00	5	11,10			9,00	12,00
Erwachsene	91		14,10 (±2,00)	7,60 (±1,40)			95		14,20 (±1,70)	8,10 (±1,40)		
Extrema der Meßwerte			(10 bis 20)	(4 bis 11)					(10 bis 20)	(4 bis 11)		

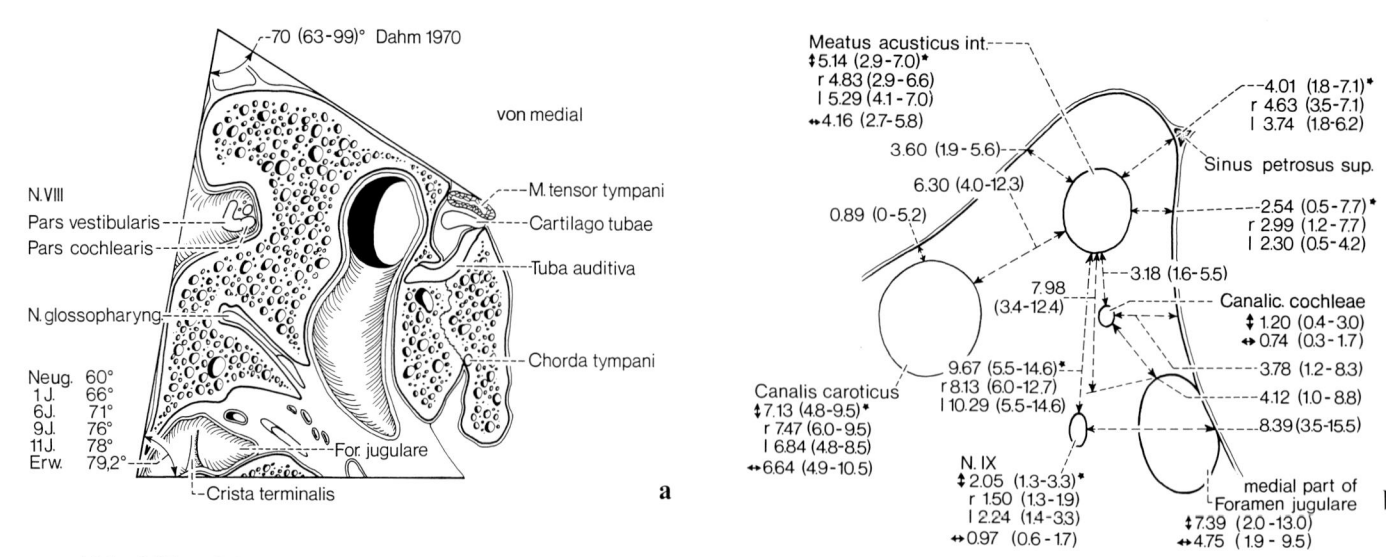

Abb. 155a. Meatus acusticus internus, Lagebeziehungen in der Pars petrosa an einem paramedianen Sagittalschnitt an dessen Porus. Angegeben ist auch der Winkel zwischen Facies anterior und Facies posterior partis petrosae (nach Dahm 1970) sowie der Winkel der Facies posterior petrosae und der Deutschen Horizontalebene

Abb. 155b. Paramedianer Sagittalschnitt einer Sagittalschnittserie von Fichtl (1991). Im Schnitt sind sichtbar der Meatus acusticus internus, der Canalis caroticus, der mediale Teil des For. jugulare, der Canaliculus cochleae sowie der N. glossopharyngeus. Sämtliche Maße und Abstandsbestimmungen in mm (Grenzwerte)

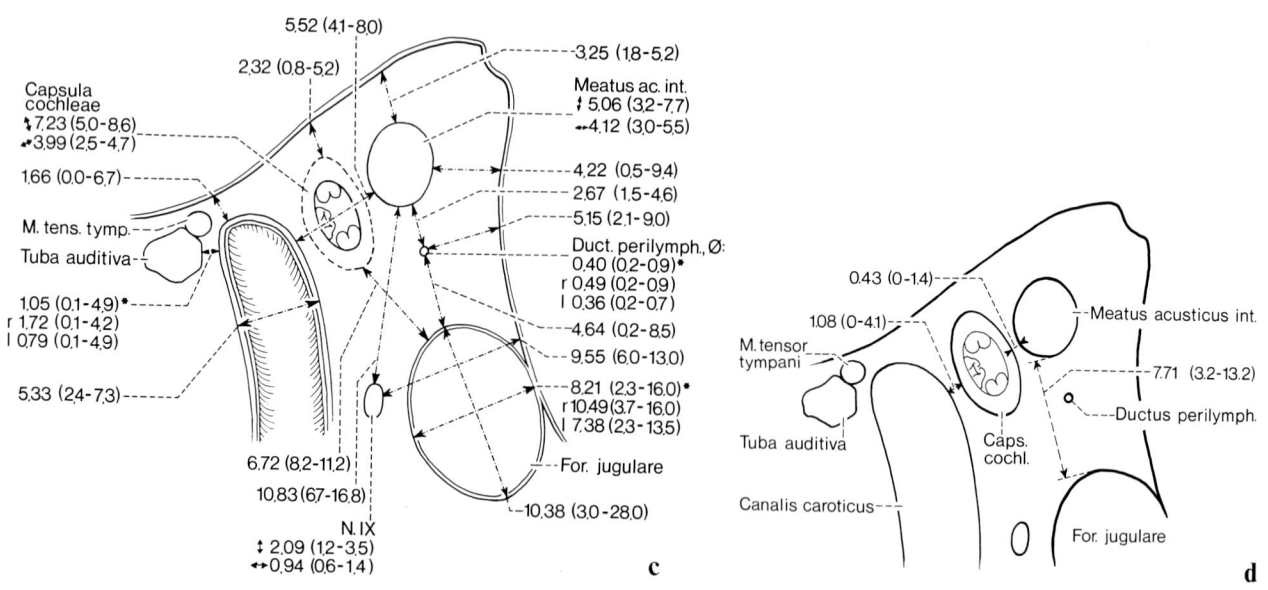

Abb. 155c. Sagittalschnittserie gleicher Art durch die Pars petrosa ascendens der A. carotis interna mit Nachbarschaftsbeziehungen

Abb. 155d. Abstandsbestimmungen der Capsula cochleae zu Nachbarstrukturen an derselben Schnittserie

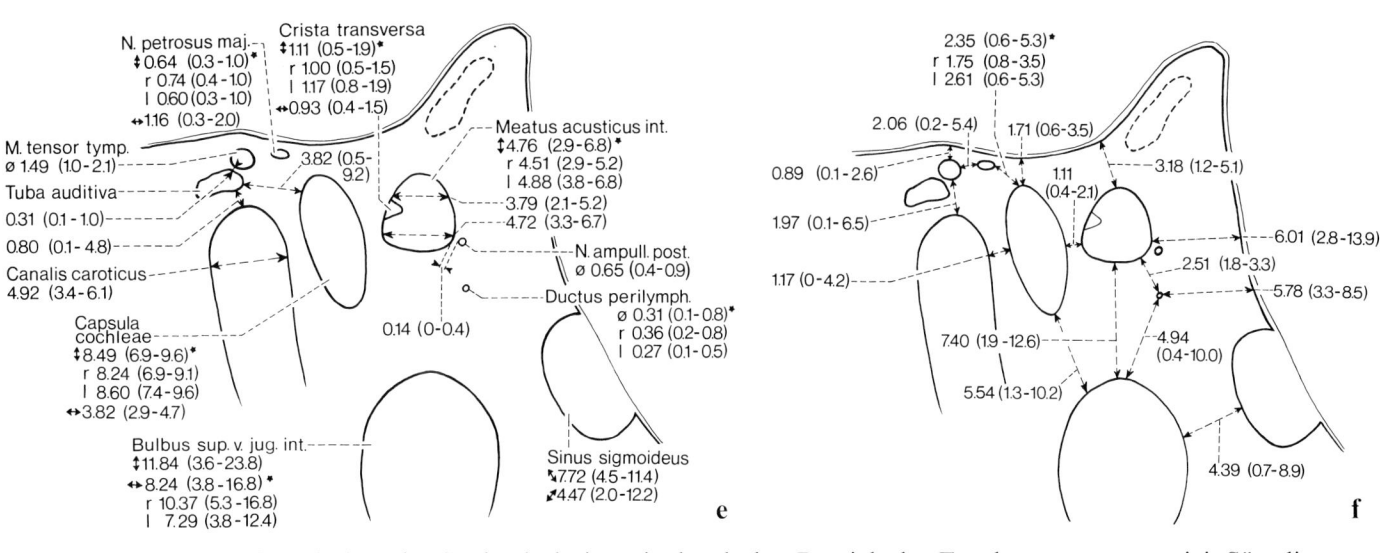

Abb. 155e. Meßergebnisse der Sagittalschnittserie durch den Bereich des Fundus meatus acustici. Sämtliche Maße in mm (Grenzwerte)

Abb. 155f. Weitere Abstandsbestimmungen an der Sagittalschnittserie im Bereich des Fundus meatus acustici Maße in mm (Grenzwerte)

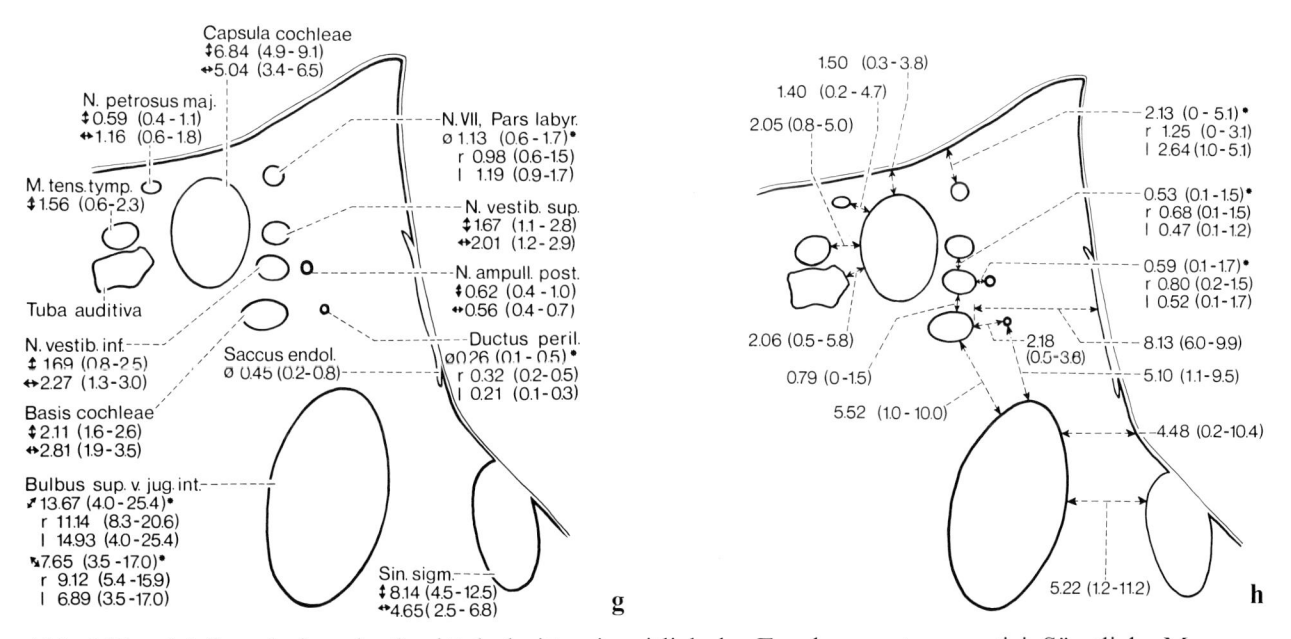

Abb. 155g. Meßergebnisse der Sagittalschnittserie seitlich des Fundus meatus acustici. Sämtliche Messungen in mm (Grenzwerte)

Abb. 155h. Gleiche Schnittebene wie Abb. 155g. Weitere Abstandsbestimmungen in mm (Grenzwerte)

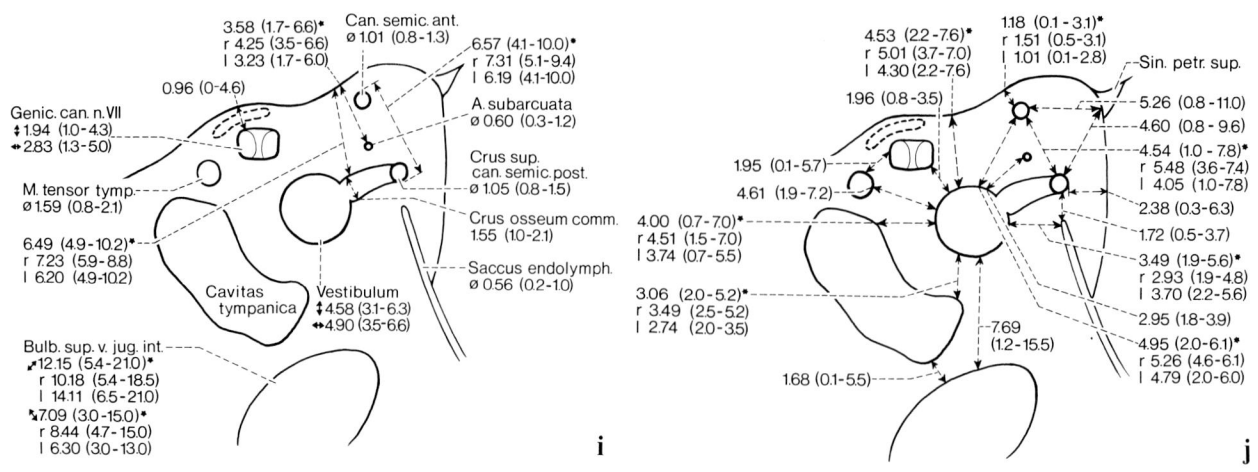

Abb. 155i. Paramedianer Sagittalschnitt seitlich des Schnittes Abb. 155g. Im Schnitt erscheinen der vordere Abschnitt der Cavitas tympanica, das Vestibulum, das Geniculum n. VII und Bogengänge sowie der Saccus endolymphaticus und der größte nach lateral ziehende Ast der A. subarcuata. Sämtliche Messungen in mm (Grenzwerte)

Abb. 155j. Gleiche paramediane sagittale Schnittebene wie Abb. 155i. Weitere Messungen in mm (Grenzwerte). Signifikante rechts-links-Unterschiede sind mit einem Stern gekennzeichnet

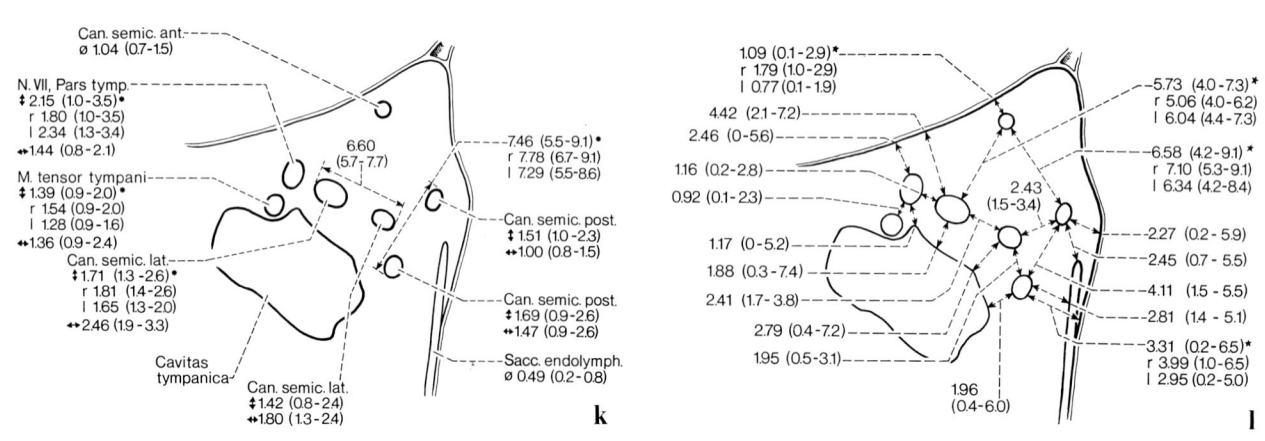

Abb. 155k. Paramedianer Sagittalschnitt durch den Canalis semicircularis lateralis und dessen Nachbarschaft in der Pars petrosa. Sämtliche Messungen in mm (Grenzwerte). An den mit einem * gekennzeichneten Strukturen wurden signifikante rechts-links-Unterschiede nachgewiesen

Abb. 155l. Weitere Messungen an der Schnittebene von Abb. 155k. Sämtliche Messungen in mm (Grenzwerte) und rechts-links-Unterschiede

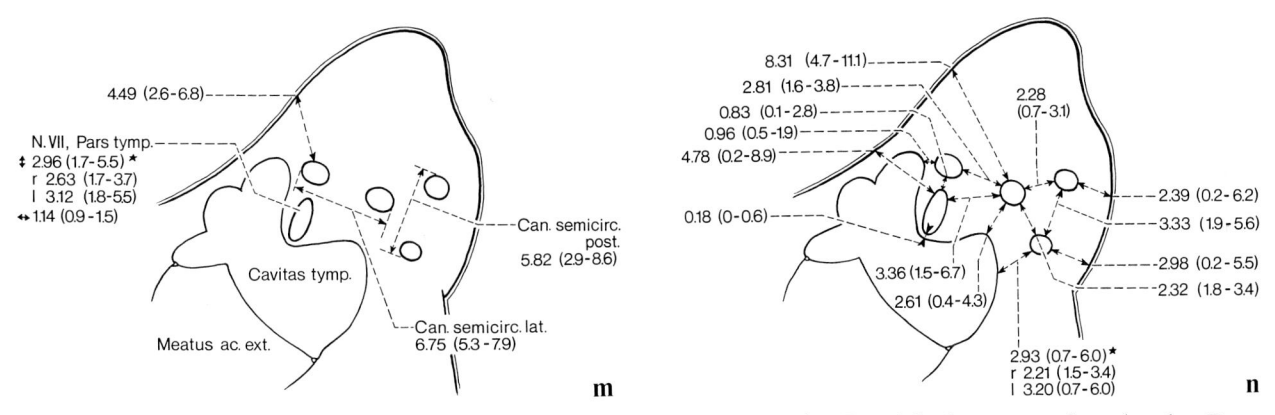

Abb. 155m. Paramedianer Sagittalschnitt durch die Pars petrosa im Bereich der ersten Strecke der Pars tympanica. Ansicht von medial. Sämtliche Messungen in mm (Grenzwerte) und Rechts-links-Unterschiede*. Der besonders hoch erscheinende Abschnitt der Pars tympanica des Canalis facialis rührt vom schrägen Verlauf des Kanals nach seitlich, hinten und unten her

Abb. 155n. Paramedianer Sagittalschnitt wie auf Abb. 155m, andere Messungen

petrosa von großer Bedeutung. Als bildgebendes Verfahren der Wahl zur Analyse der Pars petrosa gilt heute die hochauflösende Computertomographie in axialer und koronaler Projektion. Eine Reihe von Schemata und einige Abbildungen demonstrieren einen Teil unserer Befunde an paramedianen Sagittalschnitten (Abb. 153, 154, 155a–n). Diese Abbildungen stellen die Grundlage für die Deutung von Mehrebenen-Rekonstruktionen von Computer- sowie MR-Tomogrammen dar (s. Abb. 155o). Jannetta u. Mitarb. (1984) öffnen zuerst die Arachnoidea und untersuchen dann die mediale Seite des Tumors und dessen Umgebung.

Samii u. Mitarb. (1985) betonten, daß in jedem Fall der *Meatus acusticus internus* eröffnet und nach intrameatalen Tumorteilen gefahndet werden muß. Über die Maße des Meatus unterrichtet Tabelle 1 (aus Lang u. Mitarb. 1981). Die Dura mater wird unmittelbar seitlich der lateralen Lippe des Porus acusticus internus vertikal eingeschnitten und lateral verlagert, um den Saccus endolymphaticus zu schonen (Abb. 143 u. 156). Die A. subarcuata dringt meist lateral und oberhalb des Porus acusticus internus in die Pars petrosa ein (Abb. 157). Bei Neugeborenen liegt die Fossa subarcuata im Bereich der Oberkante der Pars petrosa, bei Erwachsenen beträgt ihr Abstand zur Margo superior partis petrosae rechts im Mittel 4,27 mm, links 4,09 (insgesamt 0,0–7,0) mm. Am Dachgebiet des Meatus acusticus internus hat das Crus commune der Canales semicirculares anterior et posterior einen Abstand von 5,3–11 mm zu dem oberen seitlichen Umfang des Porus acusticus internus und eine Distanz von 4,3 (0,9–8,6) mm zur Facies posterior partis petrosae (s. Abb. 126a). In 17% fanden sich an unserem Material unterschiedlich große Zellen seitlich des Porus acusticus internus. Im Mittelbezirk des Meatus acusticus internus fand sich eine Distanz zwischen lateraler Poruslippe und medialem Rand des Vestibulum von 7,5 (5,3–10,3) mm. Gegen den Fundus meatus acustici interni ist an unseren Transversalschnitten durch die Pars petrosa das Vestibulum nur von einer 0,3 (0,1–0,6) mm dicken Knochenschicht abgegrenzt. Im Mittelbezirk des Bodenabschnitts des Meatus acusticus internus liegt an unserem Material eine Distanz von 3,2 (1,9–6,7) mm zum Canaliculus cochleae vor. Betont sei, daß mediale und laterale Hochstände des Bulbus v. jugularis internae vorkommen. Bei weit medial plaziertem Bulbus erreichte dieser an einigen unserer Präparate die Bodenebene des Meatus acusticus internus, siehe Fig. 13 in Samii u. Mitarb. (1985) und Abb. 34. An einigen unserer Präparate lag der Saccus endolymphaticus ohne trennende Knochenschicht einem derartig hoch und medial plaziertem Bulbus v. jugularis superior unmittelbar auf.

Der Tumor wird intrakapsulär verkleinert und stückweise entnommen. Die Tumorgefäße werden dicht an der Kapsel koaguliert und durchschnitten.

208 Auris interna

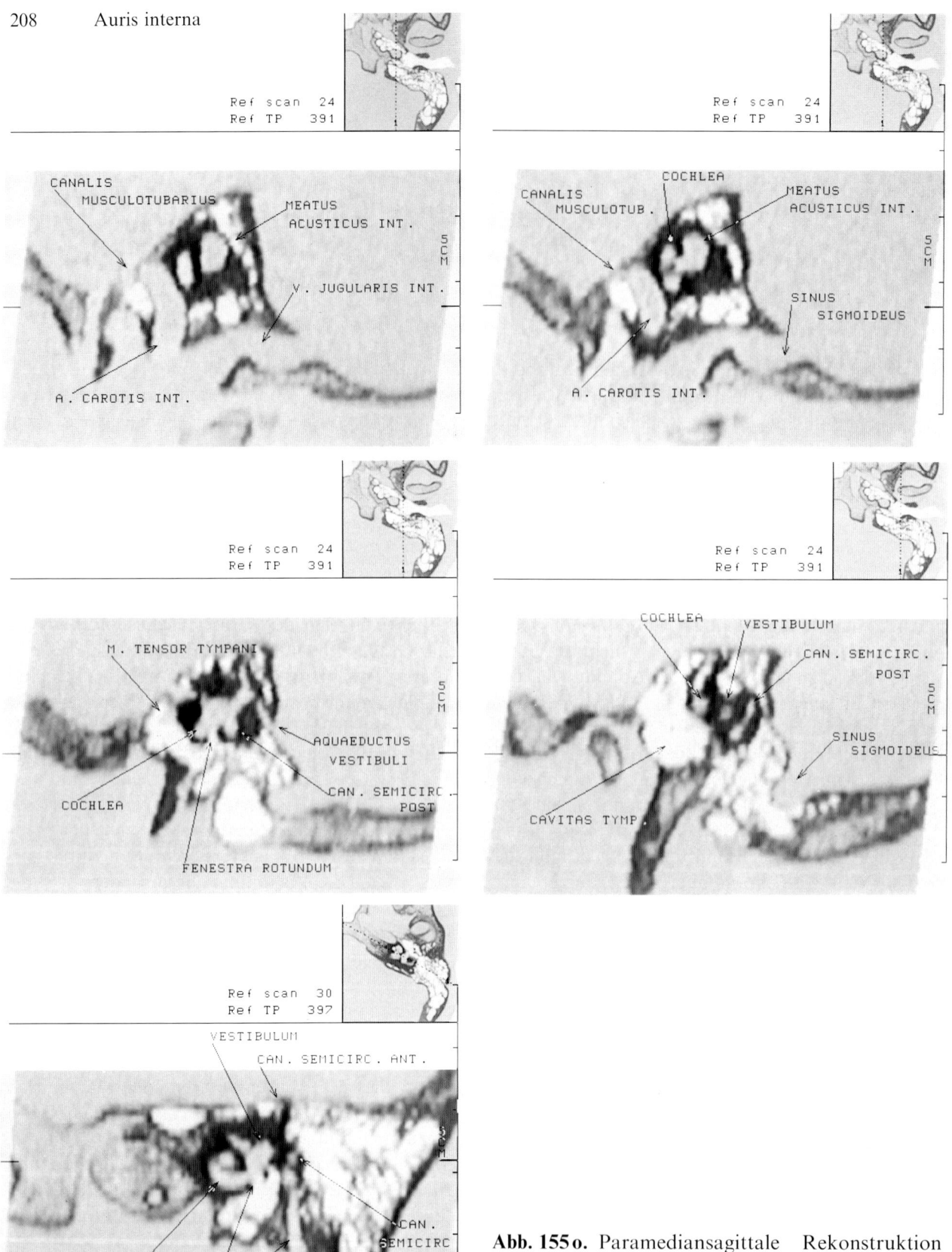

Abb. 155o. Paramediansagittale Rekonstruktion durch die Pars petrosa und deren Umgebung. An den Referenzbildern ist die jeweilige Schnittebene angegeben (Abb. von Haas und Kahle 1991)

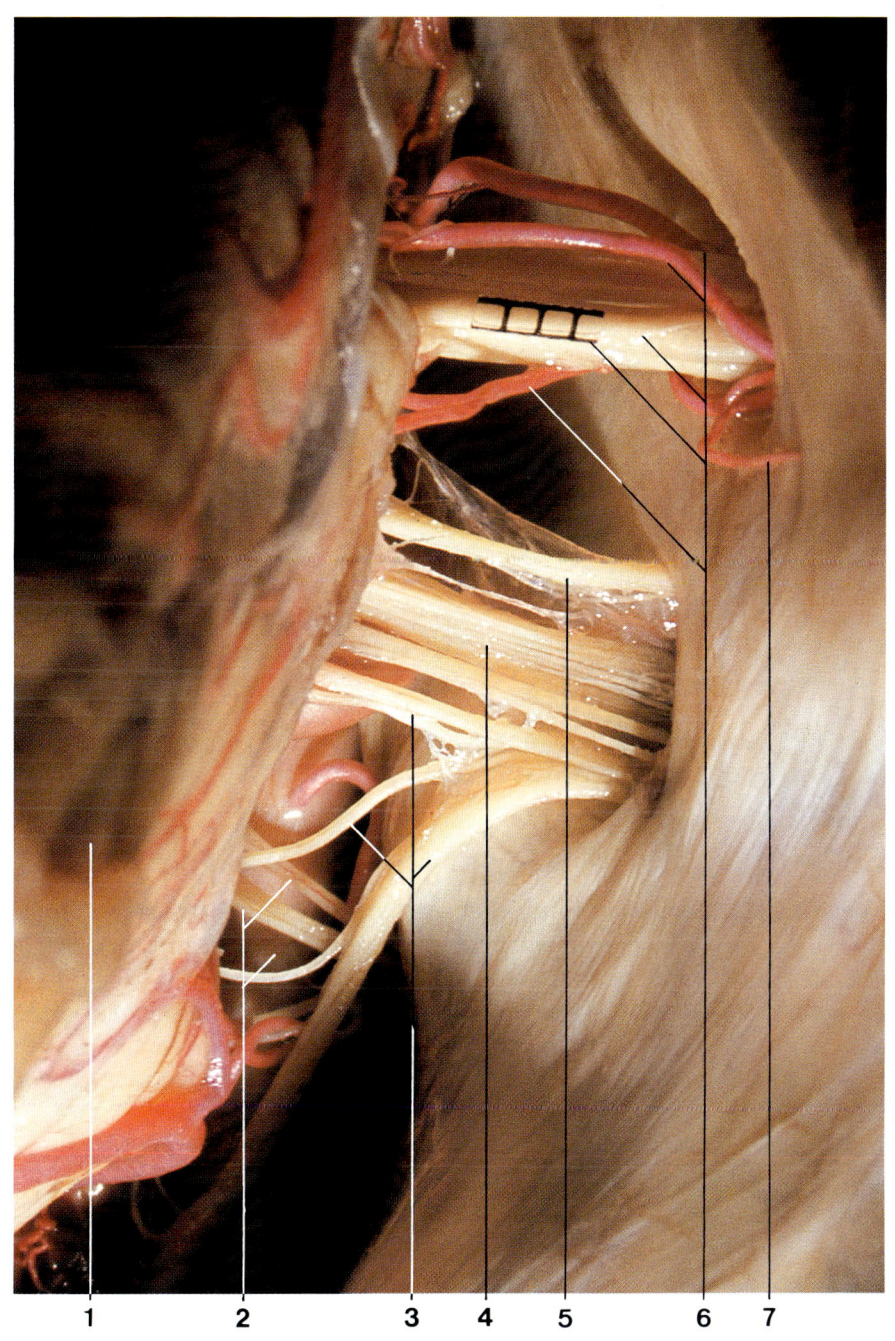

Abb. 156. Kleinhirnbrückenwinkelgegend nach retrosigmoidalem Zugang

1 Cerebellum nach dorsal verlagert
2 N. hypoglossus und A. vertebralis
3 N. accessorius, Radices craniales und Truncus der Pars spinalis
4 N. vagus
5 N. glossopharyngeus (mit Arachnoidealhülse)
6 N. vestibulocochlearis, mm-Papier und A. cerebelli inferior anterior
7 A. subarcuata lateral des Porus acusticus internus

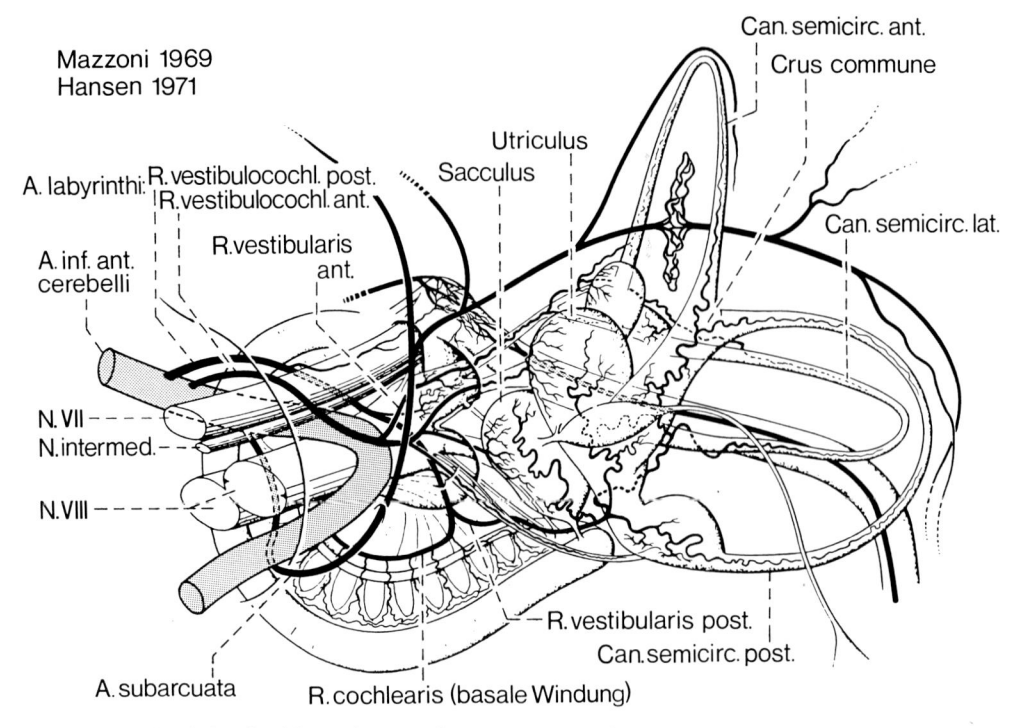

Abb. 157. A. labyrinthi und A. subarcuata, Zweige zu Sinnesorganen und Knochenabschnitten (nach Mazzoni 1969, 1970, Hansen 1971 u. a.)

Zug an den Gefäßen kann gelegentlich intrapontine Blutungen zur Folge haben. Auch Kernschädigungen des N. VII wurden durch Zug am Nerv erklärt. Jannetta u. Mitarb. (1984) wiesen darauf hin, daß nur die Gefäße zum Tumor, nicht aber die anderen Zweige der A. labyrinthi koaguliert werden sollen, da sonst die Pars cochlearis geschädigt wird (s. bei A. labyrinthi). Der N. VII zieht meist superomedial des Tumors. Die Funktion des N. facialis kann durch Stimulation des medialen Endes in Hirnstammnähe kontrolliert werden. Erfolgen dann Kontraktionen der mimischen Muskulatur, ist der Nerv erhalten. Bei unvermeidlicher Verletzung des N. VII können

1. die proximalen und distalen Stümpfe vereinigt werden wenn die Teilstrecken lang genug sind oder
2. durch eine Transplantation eines Abschnittes des N. suralis oder des N. auricularis magnus überbrückt werden.

Dott (1958) empfahl erstmals eine intracranial-extratemporale Anastomosierung, die zweizeitig durchgeführt wurde. Draf und Samii (1982) beschrieben Anatomosierungen mit einem 5–7 cm langen Stück des N. suralis zwischen proximalem Stumpf des N. facialis intrakraniell und nach Mastoidektomie und Lagerung des Anastomosenstückes vor dem Sinus sigmoideus zur Pars tympanica des N. facialis oder der Pars mastoidea des Nervs.

Samii u. Mitarb. (1985) berichteten auch über das Vorgehen bei Recklinghausenscher Erkrankung mit bilateraler Beeinträchtigung des Kleinhirnbrückenwinkels. Diese Art von Oktavustumoren macht etwa 2,5% der Fälle mit Oktavustumoren aus. Hierbei gestaltet sich das operative Vorgehen schwieriger. Die Tumoren sind lappenförmig ausgebildet und wachsen zwischen und um die Nervenfaszikel herum. Sie entstehen an verschiedenen Orten der Nn. VII und VIII und sind in der Regel, da sie erst spät diagnostiziert werden, groß. Es ist deshalb besonders schwierig, das Hörvermögen an einer Seite zu erhalten.

Je nach Lage werden die Meningeome im Kleinhirnbrückenwinkel auf retrosigmoidalem Weg infratentoriell oder supra-infratentoriell angegangen. Häufiger finden sich rundliche, expansiv wachsen-

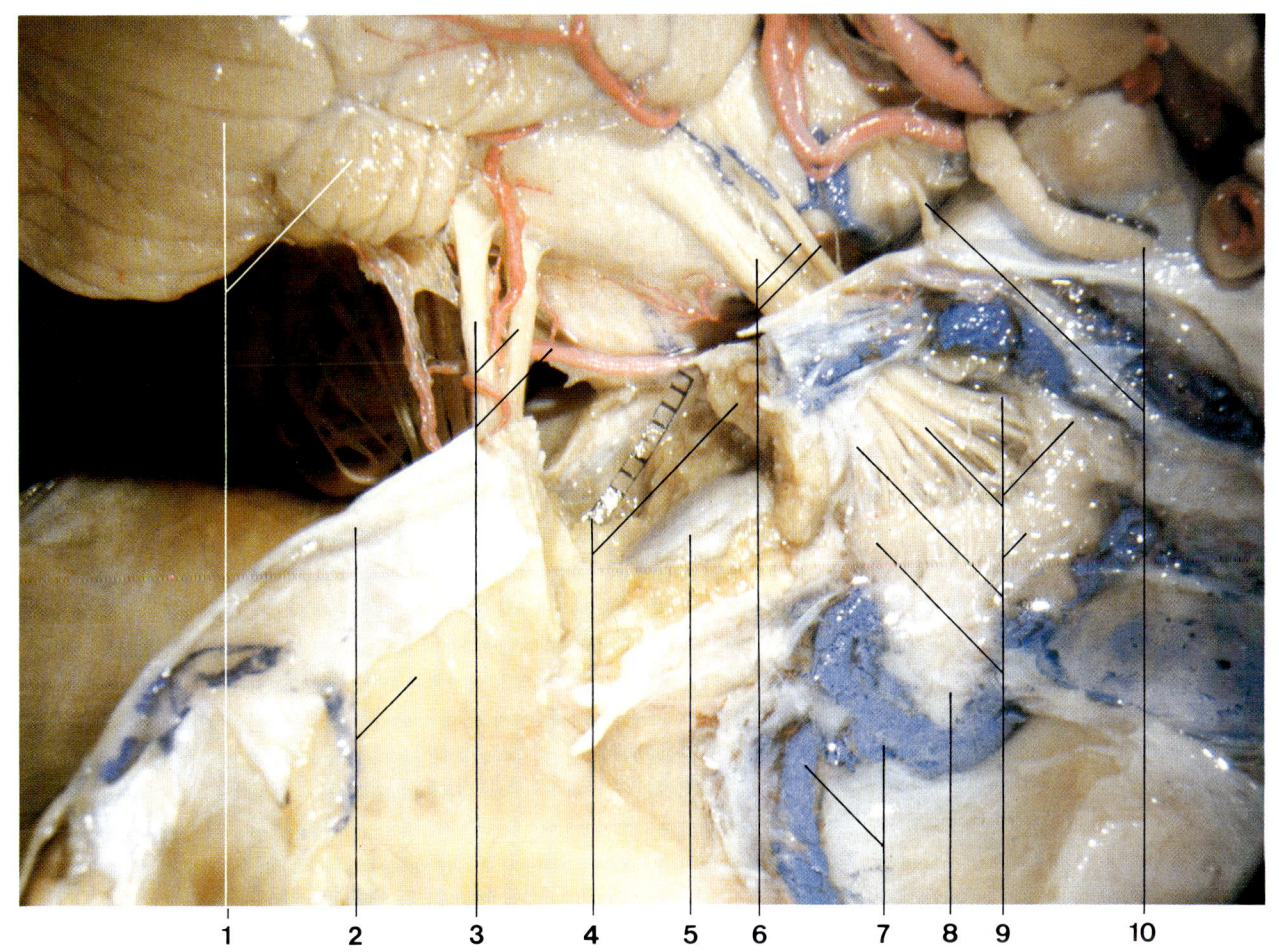

Abb. 158. Apex partis petrosae lateral des Ganglion trigeminale abgetragen, Hirnnerven in situ. Pars transversa der A. carotis interna dargestellt

1 Lobulus biventer und Flocculus
2 Sinus petrosus superior und Pars petrosa, Dura abgetragen
3 Nn. VIII und VII und AICA
4 Knochenabtragungszone, mm-Papier
5 A. carotis interna
6 Radix sensoria und Radices motoriae n. V
7 Rete venosum foraminis ovalis und V. meningea media
8 N. mandibularis
9 Ganglion trigeminale und Pars triangularis des N. trigeminus
10 Nn. trochlearis et oculomotorius

de Meningeome, die die Nachbarstrukturen komprimieren, seltener en plaque wachsende Tumoren entlang des Bodens der hinteren Schädelgrube. Am häufigsten werden durch Meningeome der N. trigeminus nach oben und die Nn. VII und VIII nach unten verlagert.

Bei supratentorieller Ausdehnung wurde auch transtentoriell vorgegangen und unter Umständen der Apex partis petrosae abgetragen. Kawase u. Mitarb. (1985) gehen z. B. auf diesem Weg zu Aneurysmen an unteren Abschnitten der A. basilaris vor (s. Abb. 158 und 159).

Bei Epidermoiden können Knochen der Schädelbasis von Tumorgewebe angefüllt oder resorbiert sein. Gelegentlich erreichen sie in der präpontinen Region die Gegenseite (Samii u. Mitarb. 1985). Die Hirnnerven und -gefäße sind zwar nicht verlagert, jedoch von Tumormasse eingescheidet. Der 8. Hirnnerv wird relativ früh geschädigt. Die Tumorsubstanz ist verhältnismäßig einfach abzutragen. Die Tumorkapsel erwies sich am Untersuchungsgut von Samii u. Mitarb. jedoch in der Regel als straff an der Arachnoidea befestigt.

Auris interna

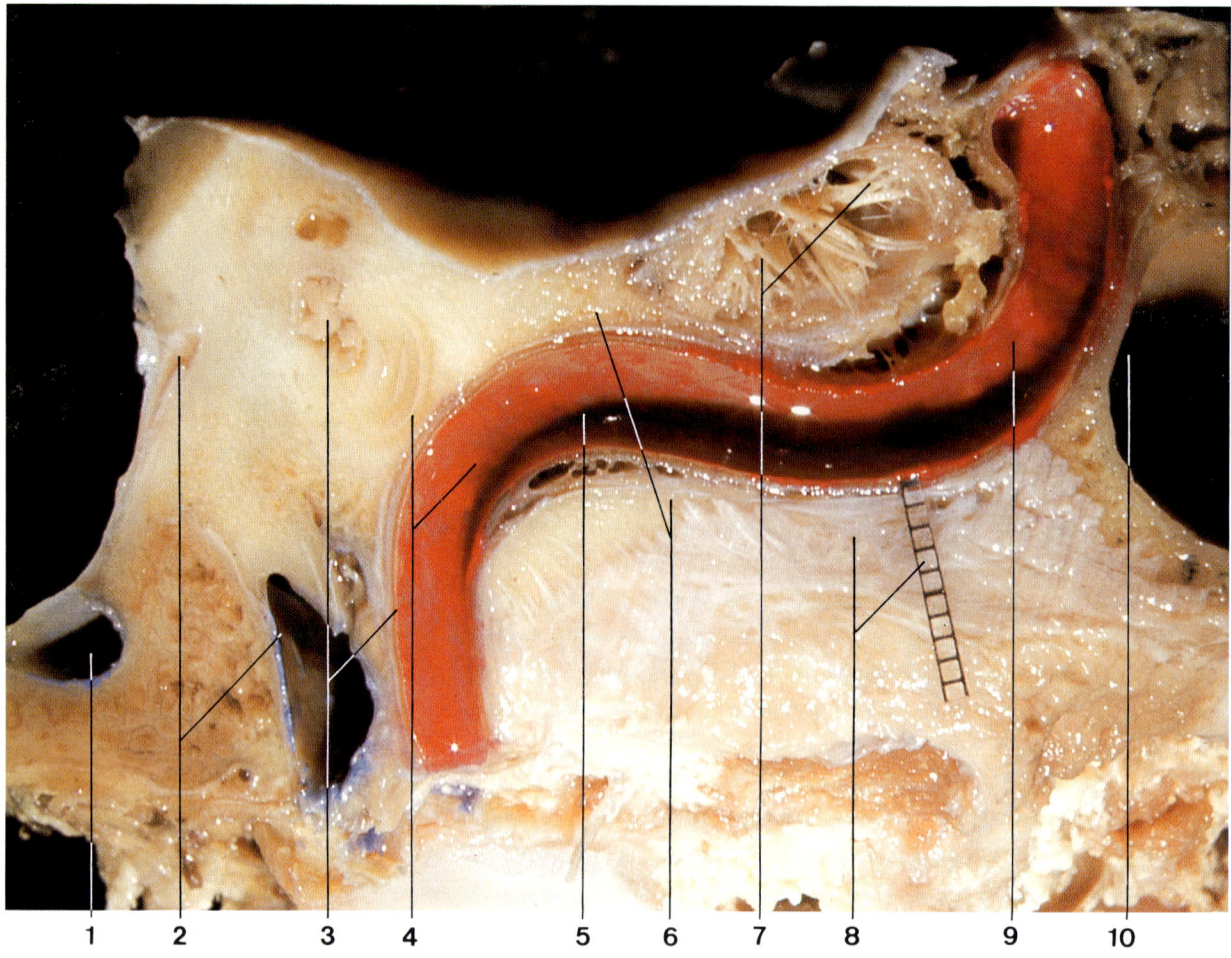

Abb. 159. Canalis caroticus durch Kantenschnitt vollständig eröffnet

1 Sinus sigmoideus an sagittaler Kante
2 Saccus endolymphaticus und V. jugularis int.
3 Meatus acusticus int., Bodenregion und Pars petrosa ascendens der A. carotis int.
4 Cochlea und Knieregion der A. carotis int.
5 Pars petrosa transversalis
6 Canalis caroticus, Ober- und Unterwand an Schrägschnitt
7 Pars triangularis n. trigemini
8 Fibrocartilago basalis und mm-Papier
9 A. carotis int., Übergang in Sinus cavernosus
10 Sinus sphenoidalis

b) Subtemporaler-extraduraler Zugang zum Meatus acusticus internus und zum Kleinhirnbrückenwinkel (Abb. 160, 161 und 162)

W. House (1961) und Kurze und Doyle (1962) beschrieben erneut den transtemporalen extraduralen Zugang zum Meatus acusticus internus über den Boden der Fossa cranii media. Auf diesem Weg konnten die Pars labyrinthica des Canalis facialis (bei Beeinträchtigungen des Nervs an dieser Zone durch Frakturen) sowie kleine Oktavustumoren im Meatus acusticus internus oder Neurinome des N. facialis, Pars labyrinthica (Isamat u. Mitarb. 1975) abgetragen werden (DiTullio u. Mitarb. 1978,

Fisch 1978, Glasscock und Dickins 1982). Wigand u. Mitarb. (1982) sowie Wigand u. Mitarb. (1985) bauten die Technik dieses Zugangsweges weiter aus, um auch größere Oktavusneurinome vollständig zu entfernen und das eventuell vorhandene Hörvermögen und die Funktion des N. VII zu erhalten. Nach entsprechender Lagerung, einem etwa 6 cm langen Hautschnitt über dem Processus zygomaticus der Pars squamosa bei Erhaltung der Äste der A. temporalis superficialis wird der M. temporalis eingeschnitten und verlagert. Anschließend wird ein 3,5 × 4 cm großer Knochendeckel ausgesägt und der Boden der Fossa cranii media extradural freigelegt. Nach flächigem Abschleifen der

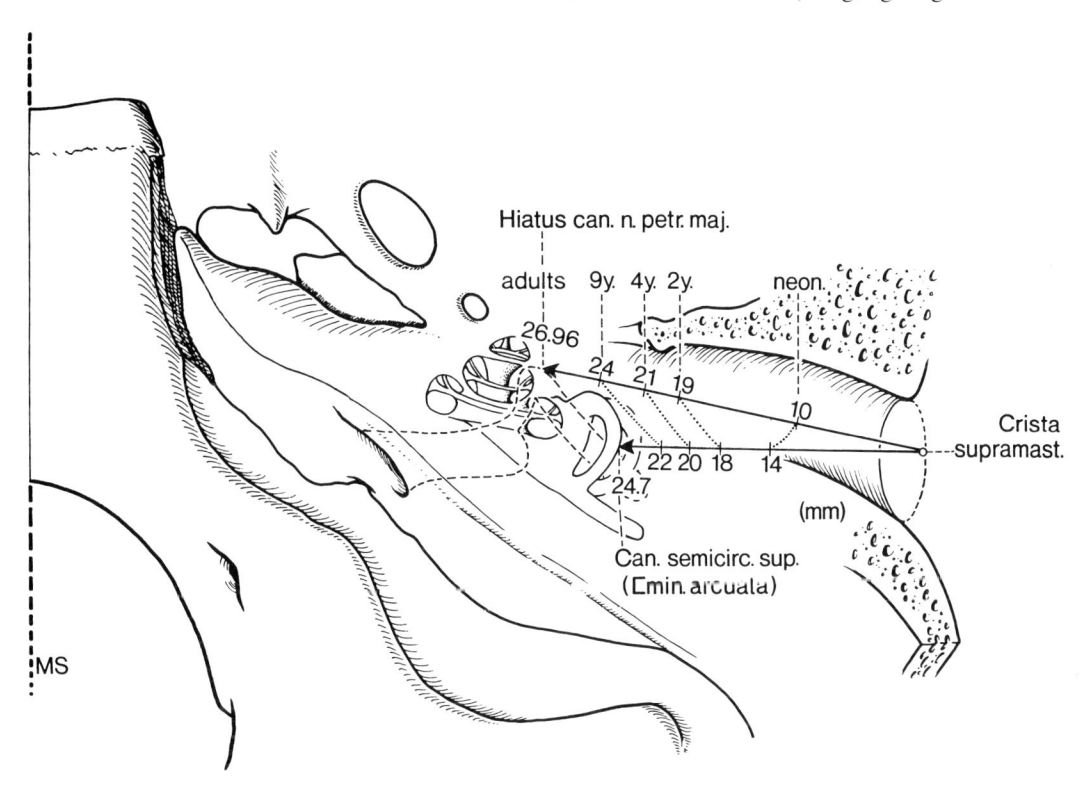

Abb. 160. Abstand zwischen Crista supramastoidea und Eminentia arcuata sowie Hiatus canalis n. petrosi majoris. Mittelwerte in x̄ mm und postnatal

Eminentia arcuata wird die graue Linie (blue line) des Canalis semicircularis anterior sichtbar. Die Längsachse des N. petrosus major ist nach Abheben der Dura mater meistens ebenfalls zu erkennen. An unserem Material sind dieser Nerv (wie auch der N. petrosus minor) und seine Begleitgefäße in die äußere Schicht der Dura mater eingewoben. Zerrungen der Nerven sollen vermieden werden. Dies ist schwierig, da die einscheidende Dura mater direkt in das Nervenhüllgewebe der Pars tympanica des N. VII übergeht (s. Abb. 27 in Lang 1981). Nach Wigand u. Mitarb. (1985) bildet die Längsachse des N. petrosus major mit der Linie des oberen Bogenganges meist Winkel von 130°. Die Winkelhalbierung zeigt dann die Richtung zum inneren Gehörgang an.

Nach Jackson (1938) ist das Dach des Meatus acusticus internus ca. 3,4 (1,5–6,5) mm dick und schwankt je nach Pneumatisationsgrad der Pars petrosa.

An unserem Material wurde der Abstand zwischen Oberrand des Porus acusticus internus und der Anheftungszone des Tentorium cerebelli mit 3,5 (1,5–6) mm bestimmt. Die Cochlea liegt bei diesem Zugangsweg, wenn die winkelhalbierende Richtung beibehalten wird, medial, vorn und unterhalb des Zugangsweges, das Vestibulum seitlich und hinten. Nach Wigand u. Mitarb. wird zusätzlich zu der von House angegebenen Freilegung des Meatus acusticus internus Knochen bis zum Bodenbezirk des Meatus acusticus internus abgetragen. Der Canalis semicircularis anterior wird geschont, medial kann eine etwa 15 mm breite Knochenzone der Pars petrosa abgetragen werden, ohne die Schneckenkapsel zu gefährden. An unserem Material betrug die Knochendicke über der Cochleakapsel (und in der Gegend des Ganglion geniculi) 2,0 (0,4–6,4) mm an Frontalschnitten. Der Abstand des Ganglion geniculi (Zone) zum Boden der Fossa cranii media machte 1,04 (0,0–3,5) mm aus. Betont sei, daß in 16% das Ganglion geniculi unvollständig oder vollständig an die Bodenregion der Fossa cranii media grenzt. Auch ein Freiliegen der ersten Strecke der Pars tympanica wurde an unserem Material beobachtet (s. Lang 1979). In vorderen Abschnitten lagen an unserem Material in 7% supracochleäre Zellen vor (Lang und Stöber 1987). Surameatale Zellen wurden in 22% festgestellt.

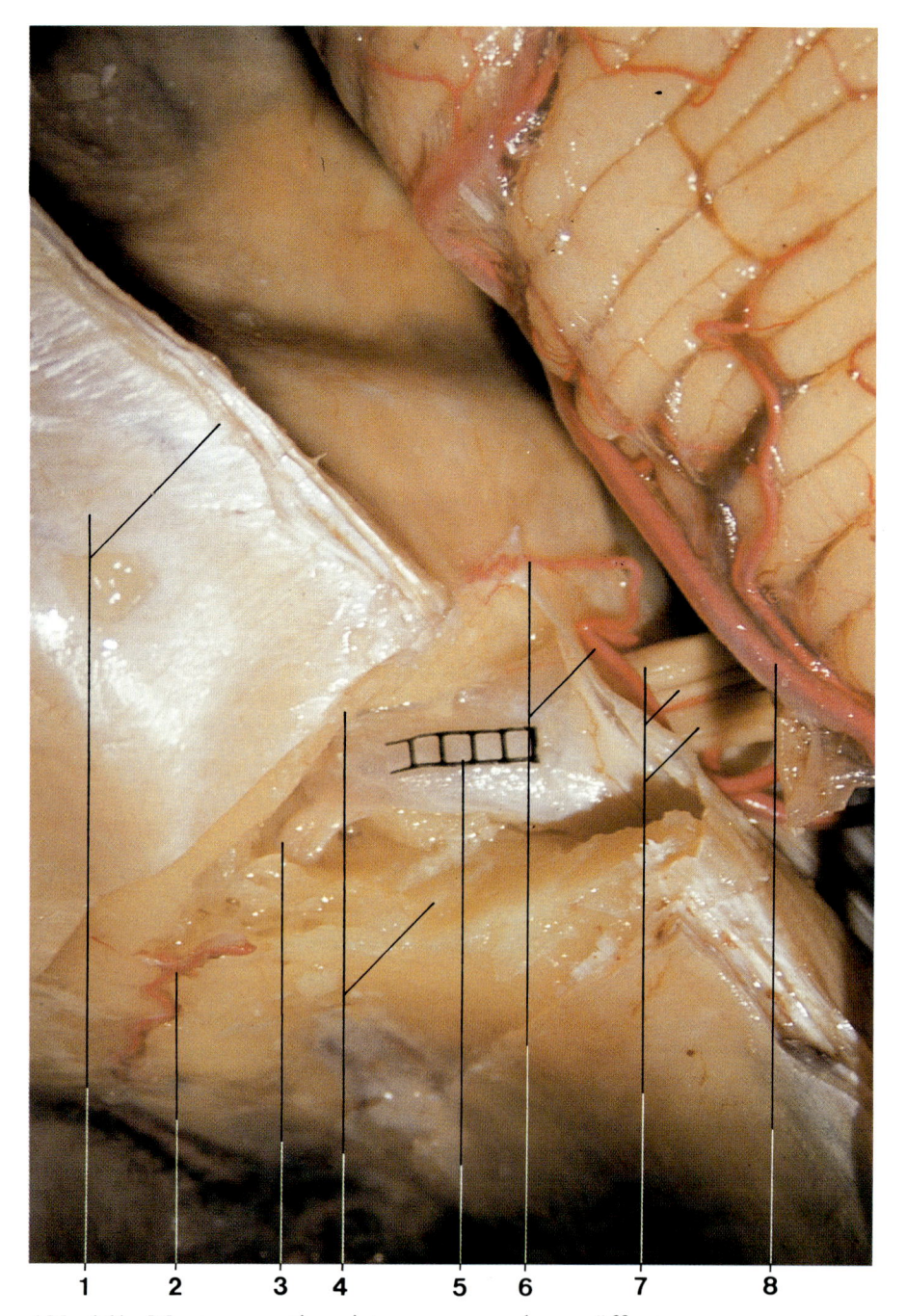

Abb. 161. Meatus acusticus internus, von oben eröffnet

1 Dura mater der Facies anterior partis petrosae und Sinus petrosus superior
2 Zweig der A. meningea media
3 Pars labyrinthica des N. facialis
4 Knochenresektionszone
5 Dura mater des Meatus acusticus internus (mm-Papier)
6 A. subarcuata und AICA
7 Nn. vestibulocochlearis, intermedius et facialis
8 A. cerebelli superior

Kleinhirnbrückenwinkel, Zugangswege   215

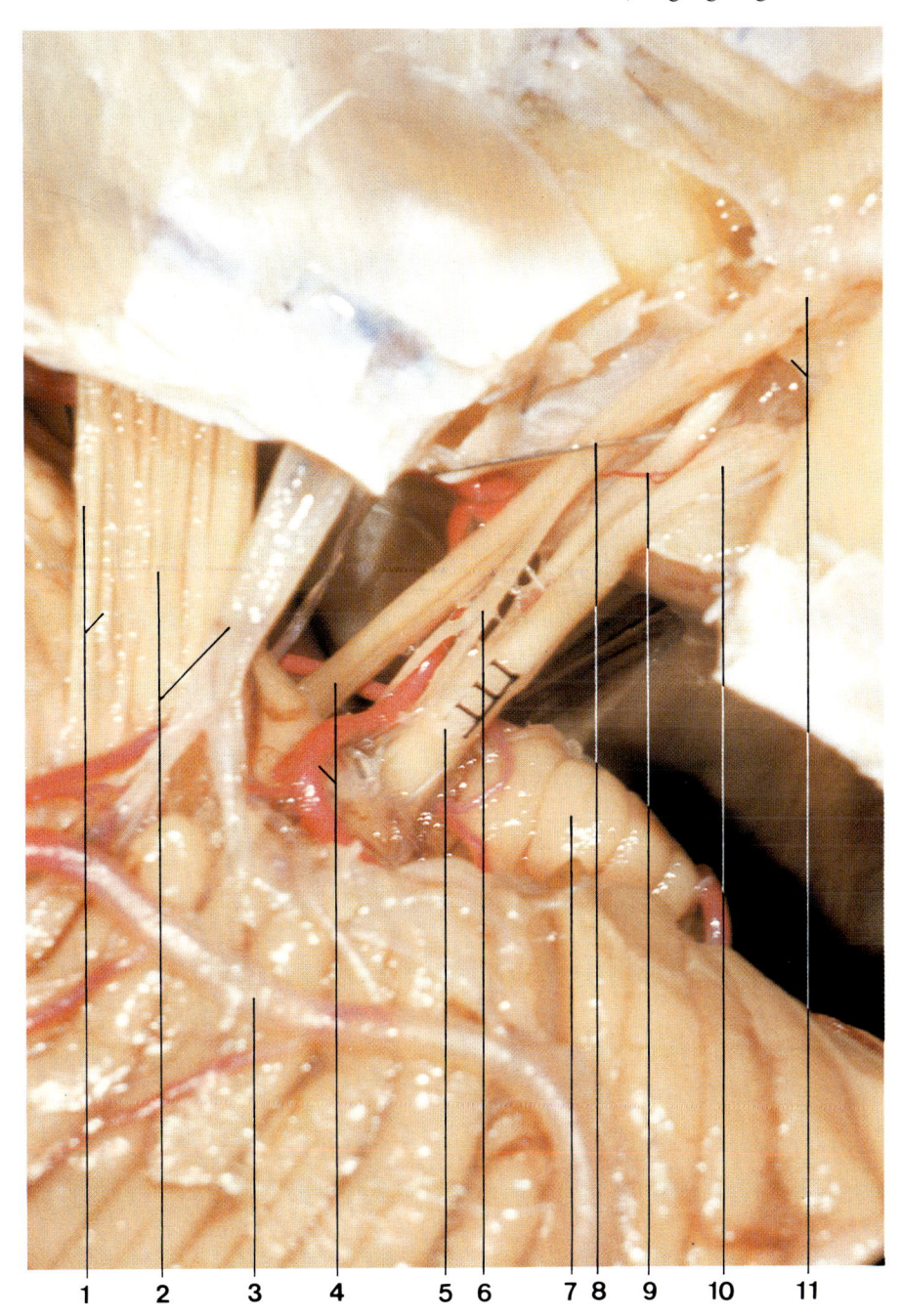

Abb. 162. Meatus acusticus internus nach Abtragen des Dachs, Ansicht von vorn und seitlich (Blick beim chirurgischen Zugang)

1 Radices motoriae n. V
2 Pars sensoria n. V und V. petrosa
3 Seitlicher Ast der A. cerebelli superior
4 N. facialis und AICA
5 N. vestibulocochlearis, mm-Papier
6 N. intermedius
7 Flocculus
8 N. facialis, mit Minutienstift nach medial verlagert
9 Pars cochlearis und A. labyrinthi
10 Pars vestibularis inferior
11 Pars labyrinthica des N. facialis und Crista transversa

216 Auris interna

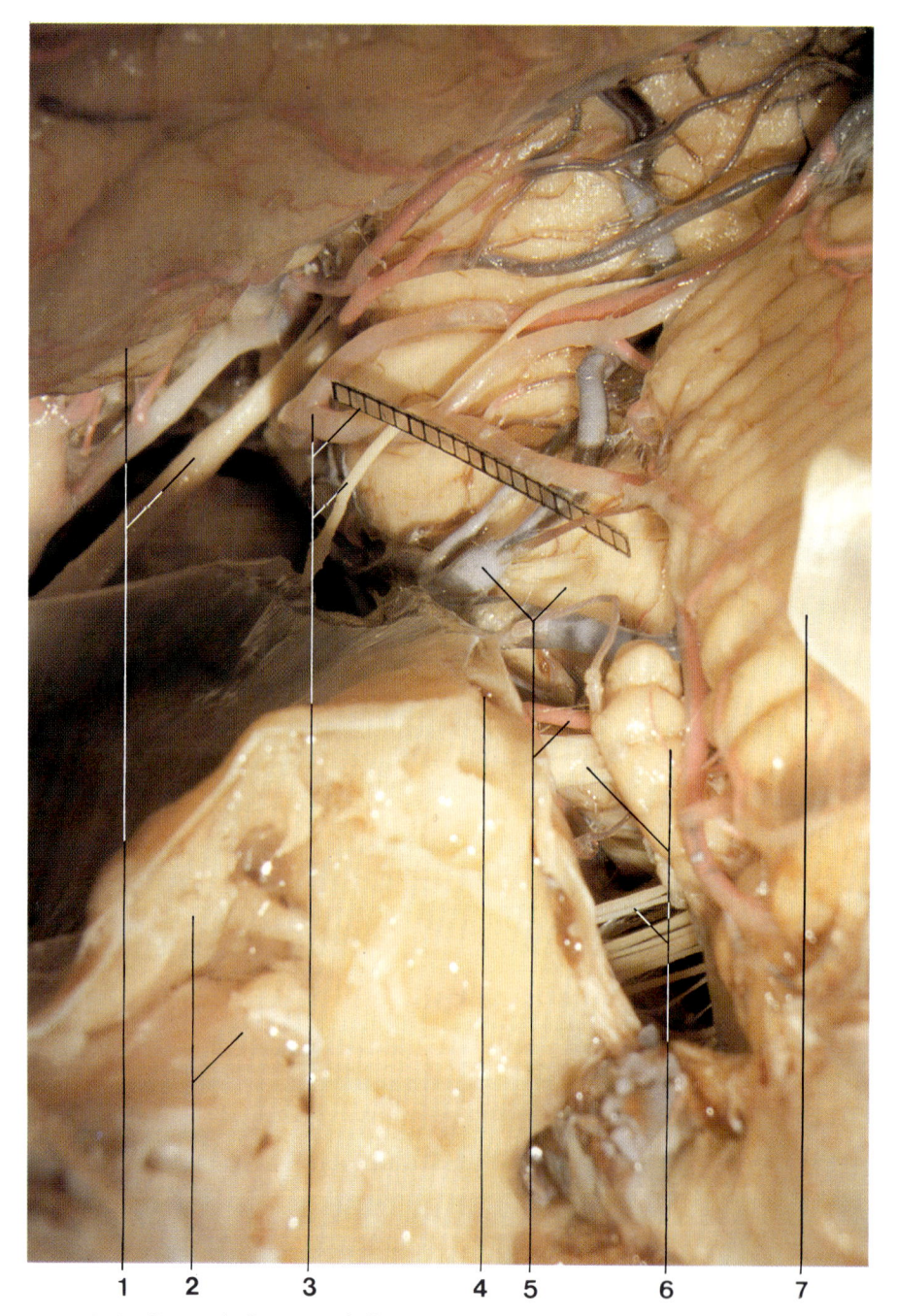

Abb. 163. Supra-infratentorieller Zugang zum Kleinhirnbrückenwinkel (linke Seite)

1 Lobus temp. nach oben verlagert und N. oculomotorius
2 Discus articularis des Kiefergelenks und Pars petrosa
3 A. cerebelli sup. und N. IV, mm-Papier
4 Sinus petrosus superior eröffnet
5 Vena petrosa und N. trigeminus, Eintrittszone und A. cerebelli inferior anterior
6 N. VIII, Flocculus und N. IX
7 Tentorium cerebelli dorsal verlagert

Nach Wigand u. Mitarb. (1985) kommt es in diesem Gebiet nach Abfräsen häufig zu Blutungen aus Markräumen der Pyramidenspitze. Nach Abtragen des Knochens wird die Dura der Fossa cranii posterior auf einer Strecke von 2,5–3,5 cm freigelegt. Der Sinus petrosus superior kann verlagert, koaguliert oder tamponiert werden. Nach intrakapsulärer Tumorverkleinerung wird die Kapsel exponiert, um die an der Außenfläche anhaftenden Blutgefäße mit der Arachnoidea abzulösen. Wigand u. Mitarb. betonen, daß die Oktavusneurinome ganz überwiegend von der Pars vestibularis und häufig von deren Pars inferior ausgehen und auf diese beschränkt sind.

c) Subtemporaler-transtentorieller Zugang zum Kleinhirnbrückenwinkel (Abb. 163)

Rosomoff (1971) schlug einen subtemporalen transtentoriellen Zugang zum Kleinhirnbrückenwinkel vor. Er betonte, daß die Distanz von der seitlichen Schädelwand zur lateralen Poruslippe des Meatus acusticus internus im Mittel 27 mm ausmacht, im Gegensatz zum subokzipitalen dorsalen Zugang, der eine mittlere Länge von 58 mm besitzt. An unserem Material wurden diese Distanzen mit 29,88 (23–36,5) bzw. 54,06 (46–70) mm bestimmt (s. Schema 149 in Lang 1981). Rosomoff (1971) führte die Kraniotomie unmittelbar über und vor der Margo superior partis petrosae durch. Der abgetragene Knochenteil bleibt am M. temporalis hängen. Der Lobus temporalis wird nach vorn abgehalten (was nach Ablassen des Liquor aus den Zisternen und den Ventrikeln erleichtert wird). Gelegentlich müssen bei diesem Vorgehen größere Venen unterbunden werden, was manchmal eine postoperative Dysphasie (an der dominanten Hemisphäre) zur Folge haben kann. Diese Dysphasie sei reversibel. Anschließend wird an der Margo superior partis petrosae und dem Sinus petrosus superior entlang bis zur Incisura tentorii und dem N. trochlearis, zum Cerebellum, zum Hirnstamm, zu den Aa. superior cerebelli et cerebri posterior sowie zum Clivus vorgegangen. Unmittelbar neben dem N. trochlearis und dicht am Sinus petrosus superior wird das Tentorium eröffnet, und zwar hinter dem N. trigeminus und der V. petrosa. Der vordere Tentoriumteil wird dann nach vorn verlagert, um den Kleinhirnbrückenwinkel vollständig darzustellen.

Nach Ausräumen des Tumors und Ligatur des Sinus petrosus superior wird die Dura über dem Meatus acusticus internus abgetragen und dessen Dach von einem otologischen Team eröffnet. Anschließend vollständiges Ausräumen des Tumors.

d) Transotische Zugänge zu Strukturen in der Pars petrosa und Innenohrstrukturen

1. Saccus endolymphaticus (Abb. 164)

Portmann (1927), House (1964, 1965) und House und Hitselberger (1965) u. a. führten Saccotomien zur Behandlung des Morbus Menière durch. Helms (1985) beschrieb die unterschiedlichen Modifikationen dieser Entlastungsoperation des endolymphatischen Hydrops. Die Druckentlastung soll zwischen Pars rugosa und Pars intraduralis des Saccus endolymphaticus möglichst nahe an der Rima sacci endolymphatici erfolgen. Ein günstiger Effekt ist dann zu erwarten, wenn der Ductus endolymphaticus durchgängig ist. Eine Möglichkeit, dies zu überprüfen, besteht präoperativ nicht. Helms (1985) betont, daß der Saccus an dieser Region mehr als 1 cm von den labyrinthären Sinnesorganen entfernt liegt, was an unserem Material für die Cochlea eindeutig zutrifft. Die Funktion dieses Sinnesorgans muß erhalten bleiben. Betont sei, daß an unserem Untersuchungsgut die Distanz zwischen Canalis semicircularis posterior und Rima sacci endolymphatici 4,2 (1,2–7,5) mm beträgt (s. Fig. 13 in Lang 1984, und Lang und Hack 1985). In der Ebene des Umbo des Trommelfells beträgt die Distanz des Saccus endolymphaticus zur Pars mastoidea des Canalis facialis 7,1 (4,1–10,9) mm und jene zum Bulbus v. jugularis superior 3,2 (0,2–9,0) mm. Diese Zone des Saccus liegt in einer tieferen Ebene, in der der Saccus endolymphaticus den Sinus sigmoideus in ca. 40% an unserem Material überlappt. Helms erwähnt, daß bei Saccotomie in 1–5% Ertaubungen beobachtet wurden (Krausbeck 1984). Nach retroaurikulärer Antrotomie und anschließender Mastoidektomie werden die Wände der Pars mastoidea des Canalis facialis sowie die des Canalis semicircularis lateralis und des Canalis semicircularis posterior dargestellt. An unserem Material beträgt die Knochendicke zwischen medialer Antrumwand und Canalis semicircularis posterior 4,25 (1,6–8,5) mm. Nach Darstellen der Knochen-

Auris interna

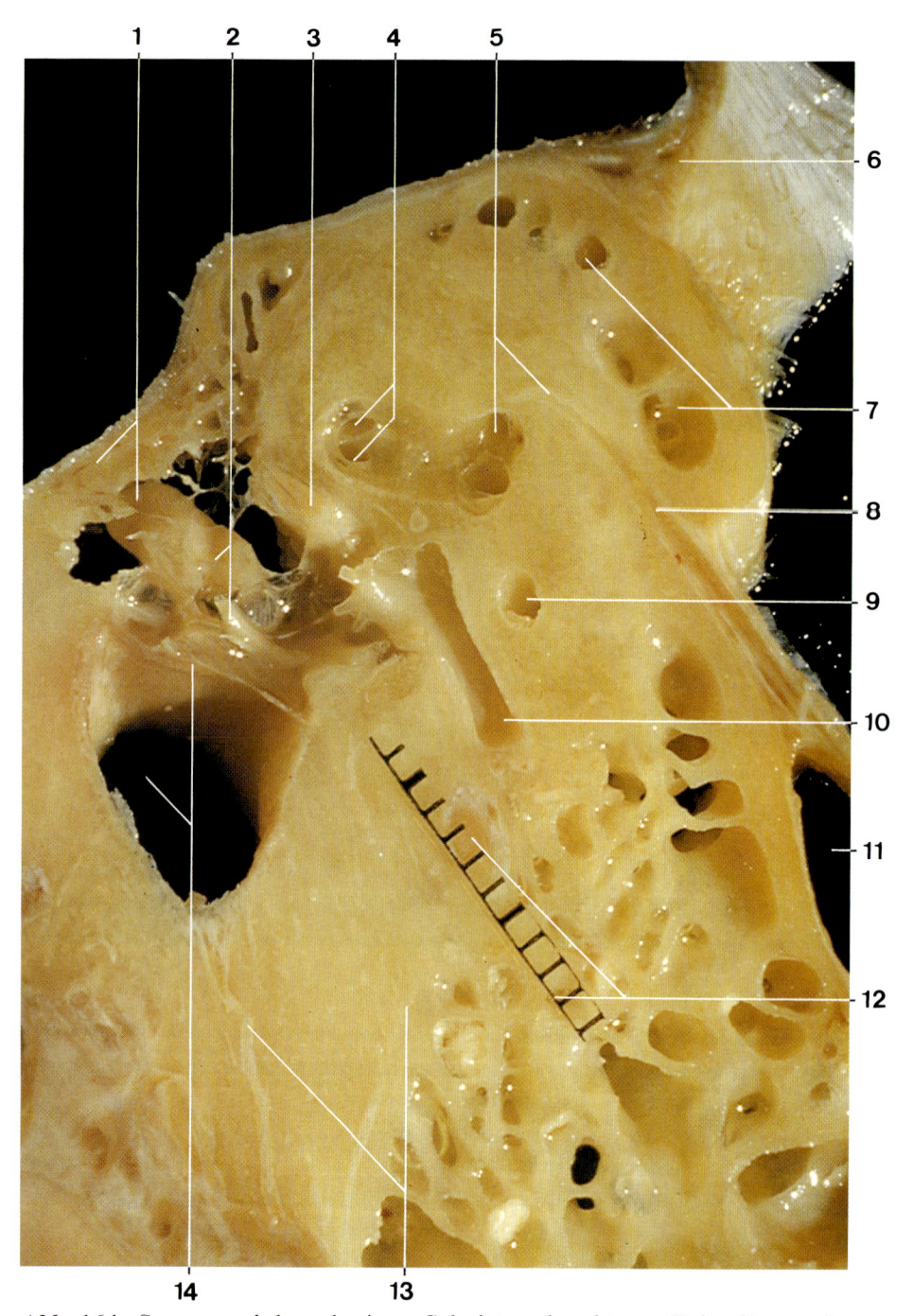

Abb. 164. Saccus endolymphaticus. Schnitt senkrecht zur Tubenlängsachse von medial

1 Tegmen tympani und Caput mallei
2 Incus und Chorda tympani
3 N. facialis, Pars tympanica
4 Ampullen des vorderen und lateralen Bogengangs
5 Utriculus und Ductus endolymphaticus (Ductus sacculo-utricularis)
6 Tentorium cerebelli, Ansatz
7 Cellulae mastoideae
8 Saccus endolymphaticus
9 Canalis semicircularis posterior
10 Basale Schneckenwindung
11 Sinus sigmoideus
12 Pars mastoidea, N. VII und mm-Papier
13 Pars tympanica mit Suturen
14 Membrana tympani und Meatus acusticus externus

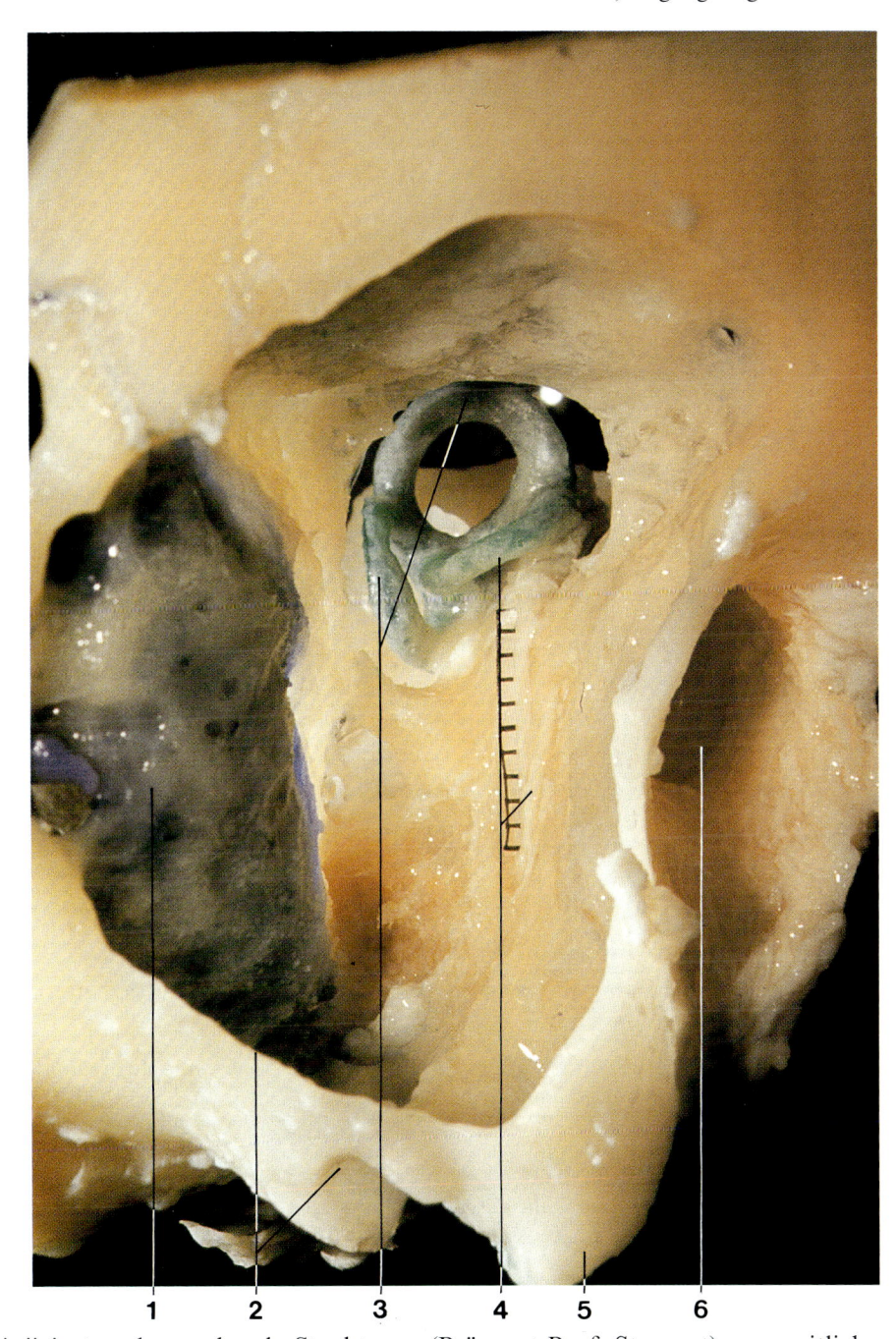

Abb. 165. Bogengangsystem injiziert und umgebende Strukturen (Präparat Prof. Stennert), von seitlich

1 Sinus sigmoideus, absteigender Schenkel
2 Fräsezone des Proc. mastoideus und Sulcus digastricus
3 Canales semiculares post. et ant.
4 Canalis semicircularis lat. und Pars mastoidea n. VII, mm-Papier (Chorda tympani)
5 Proc. mastoid., Spitze
6 Meatus acusticus externus

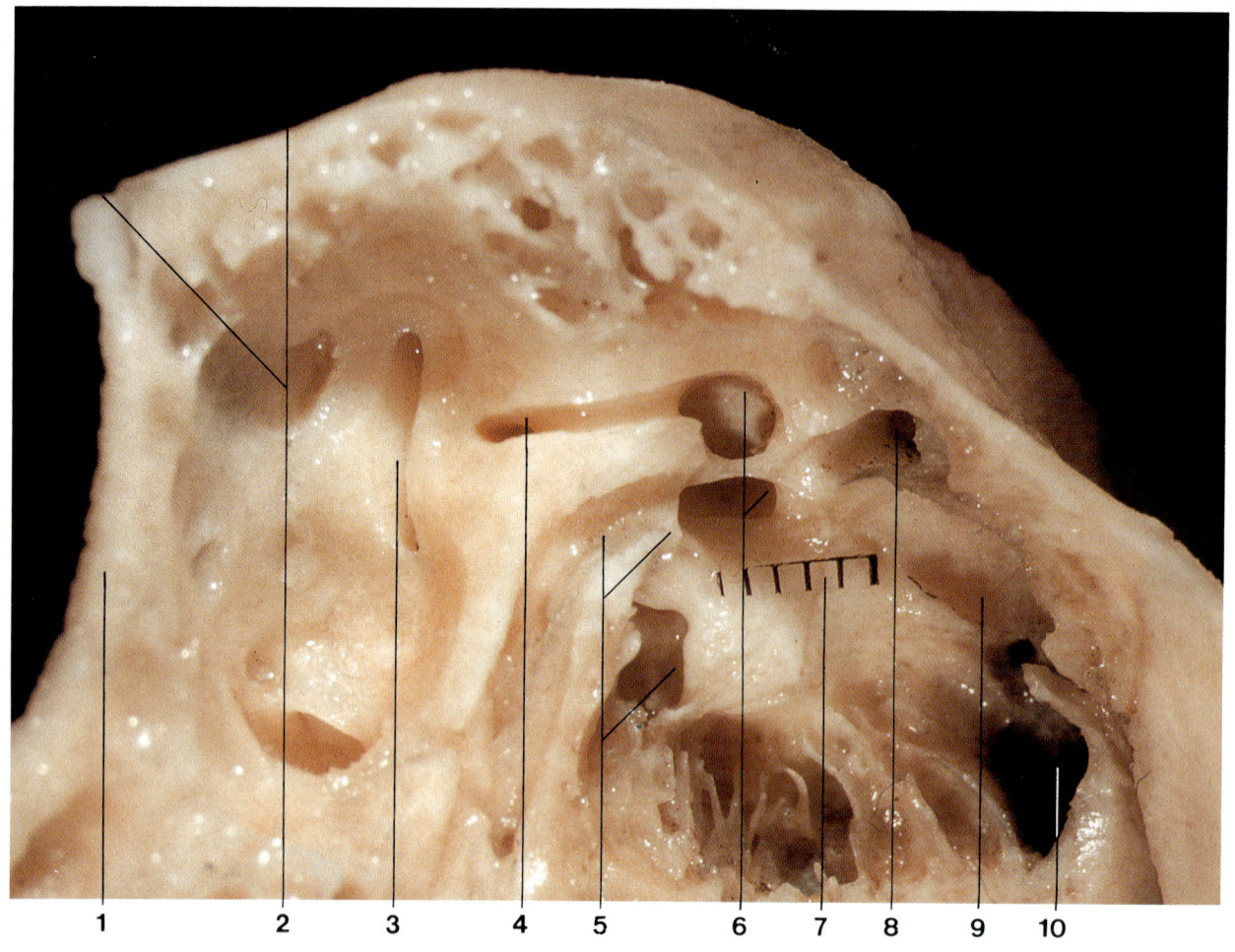

Abb. 166. Lagebeziehung der Region des Fundus meatus acustici interni zu Gangsystemen in der Pars petrosa und Umgebung

1 Facies posterior partis petrosae
2 Margo sup. partis petrosae und Facies anterior partis petrosae
3 Canalis semicircularis posterior
4 Canalis semicircularis lateralis
5 Pars pyramidalis des Canalis facialis, Spitze der Eminentia pyramidalis und Fossula fenestrae cochleae
6 Ampullenregion des Canalis semicircularis lateralis und Vestibulum lateral des Fundus und Fenestra vestibuli
7 Promontorium und mm-Papier
8 Can. facialis an Forsa geniculata
9 Semicanalis m. tensoris tympani
10 Semicanalis tubae auditivae

schicht über dem absteigenden Schenkel des Sinus sigmoideus wird die Zone zwischen dieser Knochenschale und dem Canalis semicircularis posterior abgetragen und von Cellulae mastoideae befreit (Abb. 165). Nach Helms (1985) liegt der Saccus endolymphaticus mit seiner Pars intraduralis lateral und dorsal der unteren Hälfte des Canalis semicircularis posterior. Nach weiterem Abschleifen ist der Saccus endolymphaticus nach Shambaugh (1966, 1968) dekomprimiert. Hingewiesen sei auf die unterschiedliche Größe des extraossären Teiles des Saccus endolymphaticus. Friberg u. Mitarb. (1988) z.B. fanden die kleinste Ausdehnung mit 1,3 × 2,5 mm, die größte mit 6,7 × 7,8 mm. Portmann (1927) schlitzte zusätzlich die Vorderwand des Saccus und drainierte die Endolymphflüssigkeit ins Mastoid, Stupp (1970) führte ein dünnes Drainageröhrchen, Shea u. Mitarb. (1979) eine Teflonplatte, Plester (1970) ein Silikondreieck in den Schlitz der vorderen Saccuswand ein. House

(1964, 1965) öffnete die mediale Wand des Saccus endolymphaticus und führte ein Röhrchen in den Subarachnoidalraum ein.

2. Sacculotomie (Abb. 166)

Helms (1985) beschreibt für Eingriffe bei Morbus Menière die Sacculotomie nach Fick (1964, 1965). Bei diesem Vorgehen wird die laterale Wand des Recessus epitympanicus abgetragen, die Basis stapedis in der Mitte perforiert und eine Nadel in das Vestibulum vorgeschoben. Der dilatierte Sacculus wird perforiert und damit eine Endolymph-Perilymphfistel angelegt. Der Defekt an der Basis stapedis wird mit einem kleinen Bindegewebeläppchen abgedeckt. Weiteres bei Helms (1985).

3. Endocochleärer Shunt (s. Abb. 166)

Schuknecht (1981, 1982, 1983) berichtete über endocochleäre Shuntoperationen, bei denen eine Fistel zwischen Endo- und Perilymphe nach Abfräsen des Promontorium über der Membrana fenestrae cochleae erzeugt wird. Ein 3 mm langes rechtwinkelig gebogenes Häkchen wird durch die Membran der Fenestra cochleae eingeführt und etwa bis unter die Mitte der Stapesfußplatte vorgeschoben. Gelegentlich wird die Membrana spiralis ossea auf diesem Weg zum Caecum des Ductus cochlearis durchbrochen. Der Defekt in der Membrana wird durch Auflage eines Bindegewebeläppchens abgedichtet. Bei 76% der so behandelten Patienten traten keine Schwindelattacken mehr auf. Eine Verschlechterung der Innenohrleistung wurde bei 49% beobachtet.

4. Labyrinthintoxikation

Lange (1974, 1977, 1981) berichtete über die Ergebnisse der von ihm propagierten Labyrinthintoxikation mit Gentamycin, das Kontakt mit der Membran des runden Fensters bekommen soll und dann ins Innenohr diffundiert. Die Patienten sollen nach seiner 13jährigen Erfahrung zu 95% von Schwindelanfällen befreit sein. Das Hörvermögen blieb in 76% unverändert oder besserte sich, der Tinnitus wurde gemildert oder aufgehoben in 35% und das Druckgefühl verschwand in 43% (nach Helms 1985).

5. Durchschneidung des N. ampullaris posterior (s. Abb. 155)

Gacek (1978) empfahl zur Behandlung von Patienten mit benignem paroxysmalem positionalem Vertigo die Durchschneidung des N. ampullaris posterior. Er ging unter Lokalanästhesie zum Mittelohr vor, fräste einen Teil des unteren Promontorium und den Unterrand der runden Fensternische ab und erreichte auf diesem Weg den N. ampullaris posterior.

6. Labyrinthektomie bei Morbus Menière (Abb. 167)

Bei schwerwiegenden Hörstörungen am betroffenen Ohr stellt die Labyrinthektomie den einfachsten und sichersten Eingriff dar, um die Schwindelbeschwerden zu bessern (Schuknecht 1981). Der beste Weg zur Eröffnung des Innenohrs führt durch die Fenestra vestibuli. Unter Sicht werden dann der Utriculus entfernt und die Ampullen der Bogengänge blind punktiert. Die Labyrinthektomie wird durch Abtragen der Brücke zwischen Fenestra vestibuli und Fenestra cochleae und Einfüllen eines ototoxischen Antibiotikums vervollständigt. Hierdurch ergeben sich bessere Langzeitergebnisse (Pulec 1974, 1977 u. a.).

7. Neurektomie des N. vestibulocochlearis (s. Abb. 168)

In fortgeschrittenen Stadien der Menièreschen Erkrankung ist nach Helms (1985) die Neurektomie angezeigt. Patienten unter 45 Jahren können regelmäßig nach wenigen Tagen den Ausfall des Labyrinths so weit kompensieren, daß Gehen ohne fremde Hilfe möglich ist. Gangunsicherheit besteht meist für 2–3 Wochen. Bei älteren Patienten bleibt die Gangunsicherheit längere Zeit, gelegentlich Monate, in Einzelfällen bis zu 2 Jahren, bestehen. Dies wird von den Patienten als zunehmend erträglich und weniger störend beurteilt. Der Zugang zum Meatus acusticus internus kann über den transtemporalen Weg nach House (1961), Fisch (1969), Wigand u. Mitarb. (1985) erfolgen. Helms (1985) fand, daß die Dicke des Knochens über dem Meatus acusticus internus 4–10 mm betragen kann und legt wie Fisch besonderen Wert darauf, die Position der Ampulle des Canalis semicircularis an-

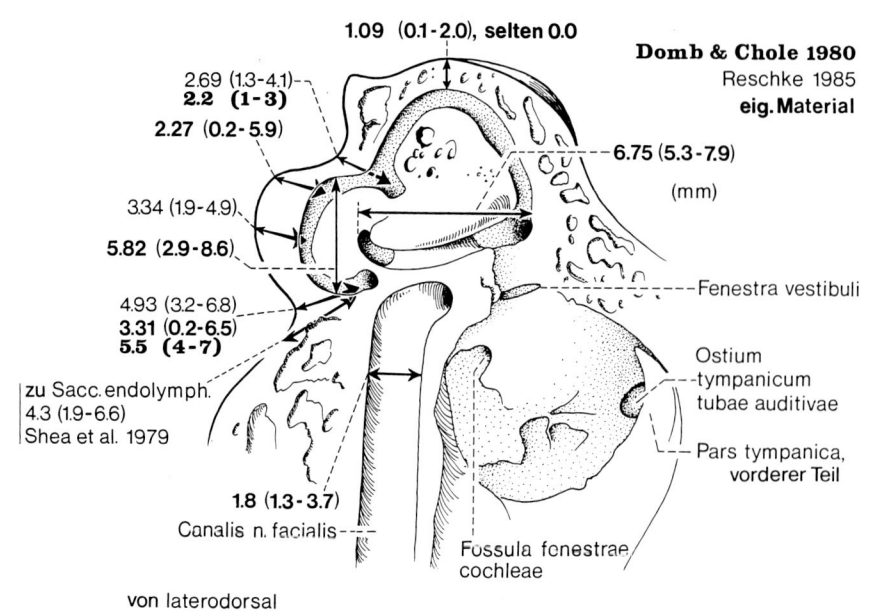

Abb. 167. Canalis semicirculares und Pars mastoidea des Canalis facialis, Maße und Abstände. Sämtliche Werte in mm (Grenzwerte) nach Untersuchungen von Domb und Chole (1980), Reschke (1985), Shea u. Mitarb. (1979) sowie an eigenem Material

terior einschätzen zu können. Nach Abfräsen des Daches, Abtragen der Dura mater des Meatus acusticus internus wird die Crista verticalis (Bill's bar) aufgesucht und der lateral davon laufende N. vestibularis superior abgetrennt und hochgeschlagen. So wird der unterhalb der Crista transversa verlaufende N. vestibularis inferior dargestellt ebenfalls peripher ausgelöst. Das Ganglion vestibulare ist durch seine stärkere Vaskularisation lateral der Crista verticalis zu erkennen. Proximal des Ganglion wird der N. vestibularis durchtrennt und das Ganglion entfernt (s. Abb. 20a und b in Helms 1985).

8. Translabyrinthäre Neurektomie (s. Abb. 166)

Nach Helms (1985) wird 1–2 cm hinter der Umschlagfalte der Ohrmuschel inzidiert, Haut und Subcutis breitflächig abgeschoben und der Canalis facialis, die Knochenschale des Sinus sigmoideus sowie die Bogengänge dargestellt. Der innere Gehörgang projiziert sich bei diesem Einblick zwischen die Ampullen der Canales semicirculares anterior et posterior (Fisch). Der Zugang erfolgt hinter dem Canalis facialis, Pars tympanica, Pars pyramidalis und Pars mastoidea. Nach Eröffnung des Vestibulum von dorsal schimmmert der Fundus meatus acustici interni oft bläulich durch die mediale Vestibulumwand hindurch (Helms 1985). Die Austrittszonen der Fasern der Pars vestibularis superior sind als weißer Fleck (Mike's dott) an der Ampulle des vorderen Bogengangs und der N. ampullaris posterior hinten unten zu erkennen. Blutungen aus dem größten Ast der A. subarcuata, der an unserem Material 1,3 (0,3–2,4) mm vom vorderen Umfang des hinteren Schenkels des Canalis semicircularis anterior entfernt ist, werden durch Schleifen mit dem Diamantbohrer gestillt. Die Seiten- = Rückwand des Meatus acusticus internus

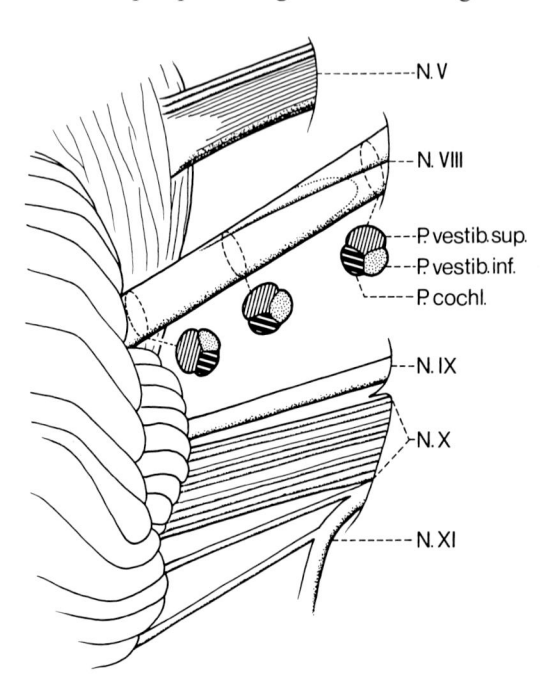

Abb. 168. Rotation der Faserbündel im N. vestibulocochlearis zwischen Porus acusticus internus und Hirnstamm

wird eröffnet, die Dura mater längs bis zur Crista transversa durchschnitten. Anschließend Identifizieren und Durchtrennen der Pars vestibularis superior und Pars vestibularis inferior ober- und unterhalb der Crista transversa, Durchtrennen der vestibulo-fazialen Anastomosen und proximales Abtragen der Pars vestibularis. Auch die Pars cochlearis wird (bei vorliegender Ertaubung) abgetragen.

9. Retrolabyrinthäre Neurektomie (Brackmann)

Brackmann (1983) empfahl nach ausgedehnter Mastoidektomie durch die Facies posterior partis petrosae, und zwar zwischen Vorderrand des Sinus sigmoideus und Hinterrand des Canalis semicircularis posterior, vorzugehen. Die Pars vestibularis oder der ganze N. vestibulocochlearis können durchtrennt werden. An unserem Material wurde die häufigste Lage und Rotation der Einzelteile des N. vestibulocochlearis in der Fossa cranii posterior untersucht (Abb. 168).

Neurovaskuläre Dekompressionen zur Behandlung des Morbus Menière, Tinnitus, Trigeminusneuralgie, Spasmus hemifacialis, Glossopharyngeusneuralgie wurden von Jannetta (1967) und Wigand u. Mitarb. (1982, 1983) erfolgreich durchgeführt.

10. Apex partis petrosae, Abtragung
    (s. Abb. 158)

Nach Flood und Kemink (1984) wird seit etwa 80 Jahren bei Entzündungen des Apex partis petrosae (Gradenigo-Syndrom) und Osteomyelitis die Entfernung des Apex durchgeführt. Lempert (1936) empfahl einen intratemporalen Zugang von der Cochlea und oberhalb der A. carotis interna zum Apex: Apexektomie. House (1963) beschrieb den subtemporalen Zugang zum Apex partis petrosae bei otosklerotischen Veränderungen. Außerdem wurde von House u. Mitarb. (1968) ein transpalatinaler, transclivaler Zugang zum Apex partis petrosae gewählt. 1968 empfahlen House u. Mitarb. den transcochleären Zugang zum Apex partis petrosae und unterrichteten über vollständige Entfernung von Cholesteatomen und Meningeomen medial des Porus acusticus internus. Fisch (1978) und Fisch und Mattox (1988) bevorzugen einen infratemporalen Zugang, den Fisch mit einer Mastoidektomie und einem zervikalen Zugang kombinierte, auch bei Glomustumoren, Chordomen und kongenitalen Epidermoiden (Cholesteatomen) sowie Karzinomen des Nasopharynx oder der Fossa infratemporalis, die in den Apex vorgewuchert waren.

Montgomery (1977) beschrieb einen Zugang durch den Sinus sphenoidalis (nach kontralateraler Ethmoidektomie).

Kinney u. Mitarb. (1982) wählen zur Entfernung des Apex partis petrosae den infratemporalen Zugang. Farrior (1967) gab einen postaurikulären hypotympanalen Zugang zum Apex partis petrosae an. Er betont, daß Glomustumoren häufig medial der Cochlea, im Apex partis petrosae und in der Fossa cranii posterior angetroffen werden (Farrior 1984). Farrior beschrieb außerdem einen vorderen hypotympanalen Zugang (nach Oldring und Fisch 1979 u. a.). Er betont, daß die Abtragung des Tumors von der A. carotis interna in jüngerer Zeit außerordentliche Fortschritte gemacht hat (Fisch 1982).

Primär ist der Apex partis petrosae nach Peron und Schuknecht (1975) oft durch Epidermoide (kongenitale Cholesteatome) betroffen. In ihnen werden Cholesterol und Keratin, Schweißdrüsen und Epithelgewebe nachgewiesen, da sie vom Ektoderm abstammen. Gacek (1975) ist der Meinung, daß der Apex partis petrosae durch Epithelanteile (einschließlich der Seesselschen Tasche, deren Bildung umstritten ist!) in embryonalen Stadien besiedelt werden kann. In 94% ist bei diesen Cholesteatomen ein Hörverlust, in 83% eine Lähmung des N. facialis nachweisbar (Peron und Schuknecht 1975).

Entzündungen des Apex partis petrosae kommen (heute sehr selten) in Verbindung mit Mastoiditis vor (Profant 1931; s. bei Gradenigo-Syndrom).

Eagleton (1931) verglich eine Entzündung des Apex partis petrosae mit einer Osteomyelitis der langen Röhrenknochen, Flood und Kemink (1984) betonen, daß Neurinome der Hirnnerven in der Nachbarschaft des Apex partis petrosae dessen Abbau verursachen können. Bei Trigeminusneurinomen entsteht langsam eine Hypästhesie im entsprechenden Verzweigungsgebiet, häufig kommen Schädigungen der Nn. VII und VIII vor. Auch Schwannome im Bereich des Foramen jugulare können den Apex partis petrosae und den Clivus

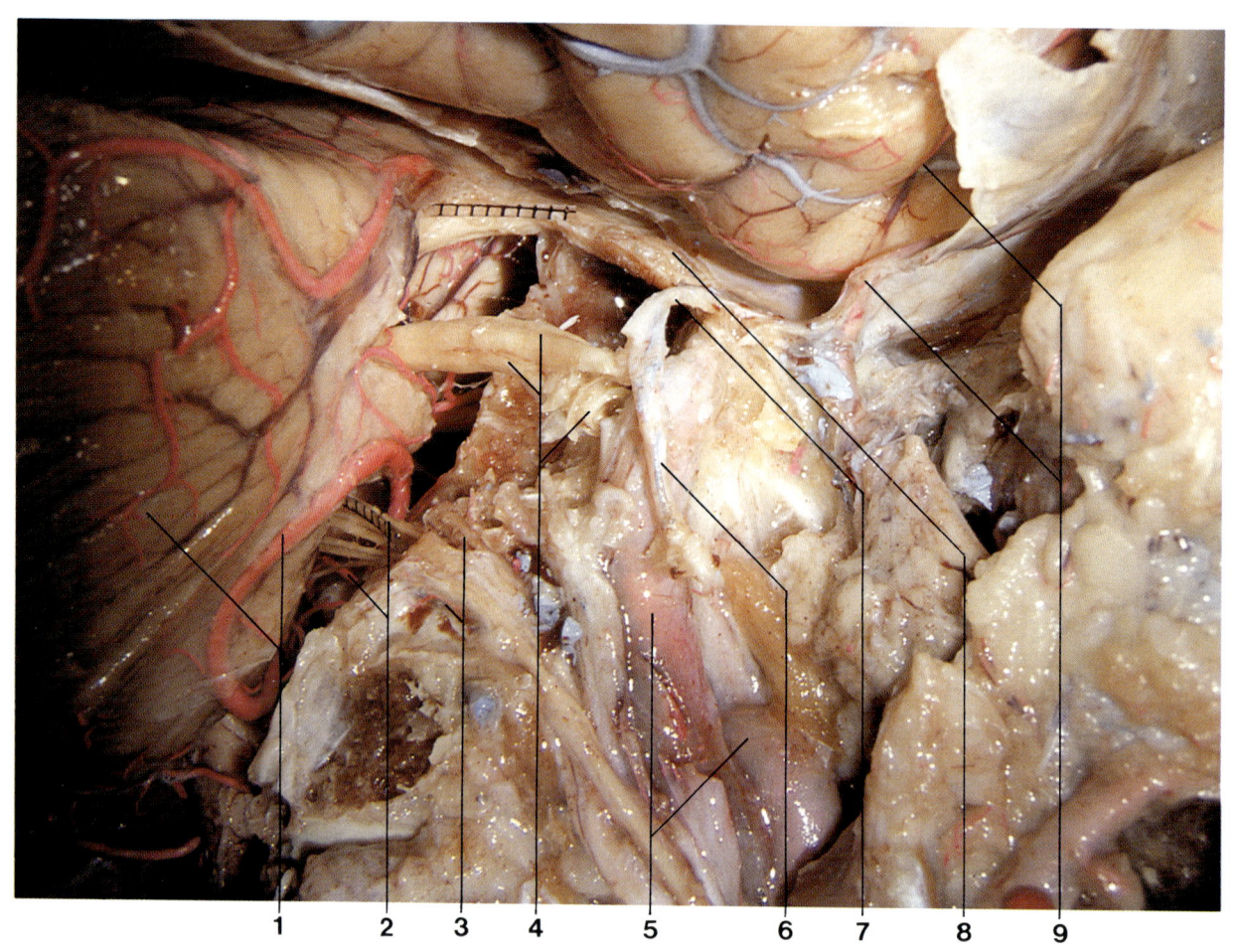

Abb. 169a. En-bloc Resektion der Pars petrosa

1 Cerebellum und A. cerebelli inferior anterior
2 Nn. IX–XI, intrazisternal
3 Nn. IX–XI, Durchtritt durch Foramen jugulare
4 Nn. VII und VIII sowie Cochlea
5 A. carotis interna, Coiling
6 N. facialis, Pars tympanica nach vorn verlagert
7 N. petrosus major
8 N. trigeminus und Ganglion trigeminale
9 Lobus temporalis und A. meningea media

betreffen. In diesen Fällen stellt sich oft eine Stimmbandlähmung ein (N X!).

Nach Farrior (1984) ist die mediale Wand des Bulbus v. jugularis von Glomustumoren seltener betroffen. Deshalb können die Nn. IX, X und XI gelegentlich geschont werden.

11. En-bloc-Resektion der Pars petrosa ossis temporalis und der A. carotis interna (Abb. 169)

Graham u. Mitarb. (1984) beschrieben die En-bloc-Resektion bei malignen Tumoren der Ohrregion und des Os temporale einschließlich der A. carotis interna. Zuerst wird analysiert, ob die vollständige Unterbrechung der A. carotis interna vom Patienten toleriert wird. Nach entsprechender Vorbereitung des Patienten werden die V. jugularis interna unterbunden und die Nn. IX, X, XI und XII an der Schädelbasis identifiziert, die Glandula parotidea, das Collum mandibulae und der Processus zygomaticus ossis temporalis reseziert. Nach Abtragen des Processus mastoideus – Vorgehen hinter dem Sinus sigmoideus in die Übergangsregion des Sinus in den Sinus transversus und den Sinus petrosus superior. Teile des Os temporale und Os occipitale werden zunächst extradural abgetragen. Anschließend wird die A. carotis interna, Pars petrosa transversalis weit medial unterbrochen. Der intrakranielle Zugang erfolgt nach Ablassen des Liquor.

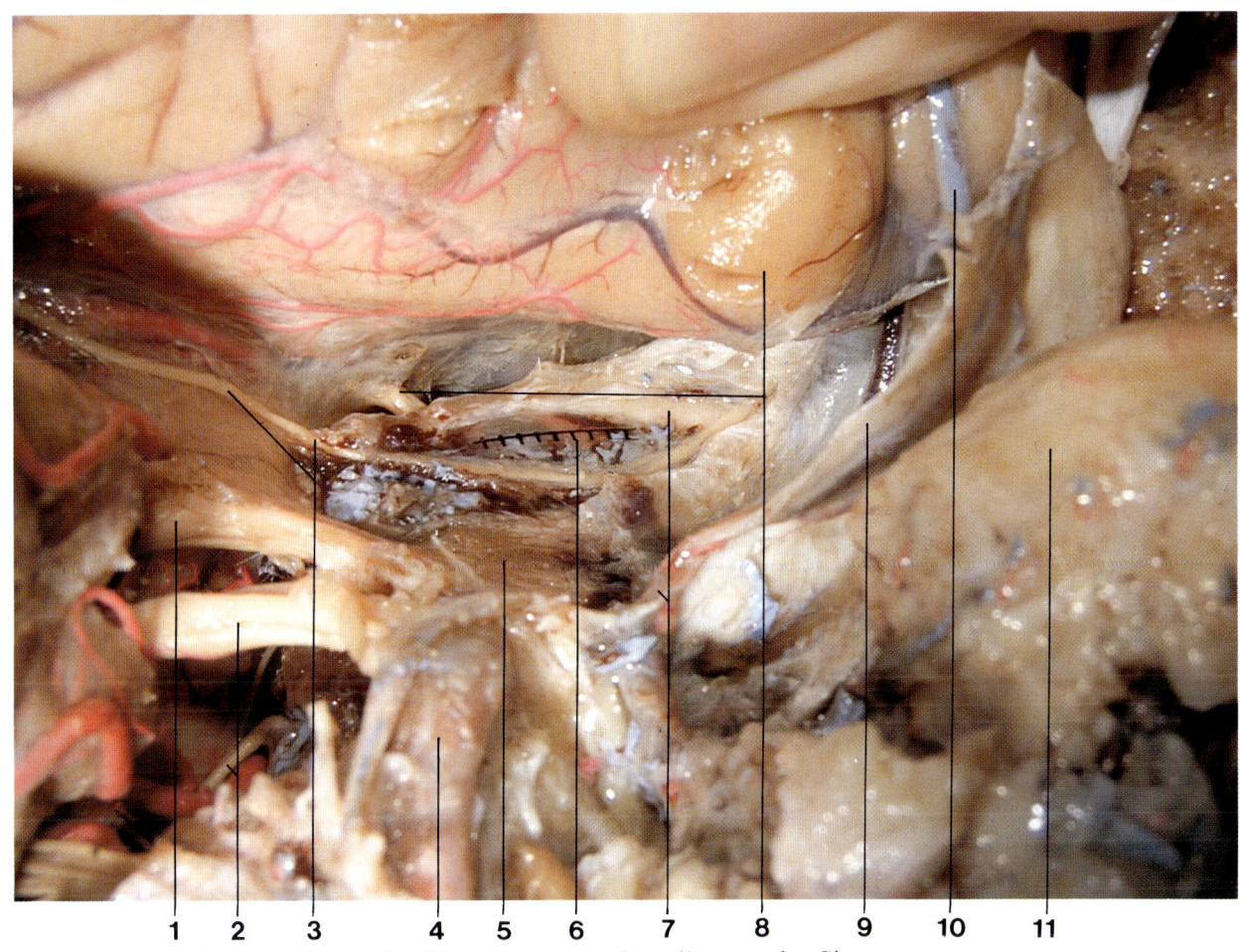

Abb. 169 b. En-bloc Resektion der Pars petrosa und Freilegung des Sinus cavernosus

1 N. trigeminus
2 Nn. VII und VIII und N. abducens
3 N. trochlearis in Cisterna ambiens und an Eintritt in die Dura
4 A. carotis interna, Pars petrosa ascendens
5 Ganglion trigeminale
6 A. carotis interna im Sinus cavernosus, mm-Papier
7 N. oculomotorius „im" Sinus cavernosus und A. meningea media
8 N. oculomotorius, subarachnoidal und Lobus temporalis
9 Dura mater in situ
10 V. cerebri media superficialis
11 Caput mandibulae, nach vorn verlagert

Der Lobus temporalis und die Kleinhirnhemisphären werden retrahiert, der Sinus sigmoideus und der Sinus transversus sowie der Sinus petrosus superior identifiziert und geklipt oder nach bipolarer Kauterisation unterbrochen. Das Tentorium cerebelli wird von seitlich und hinten nach vorn medial von der Margo superior partis petrosae abgetragen. Anschließend wird die Synchondrosis petro-occipitalis von hinten nach vorn abgelöst und der Ausgang des Sinus petrosus inferior aus dem Sinus cavernosus versorgt. Die ganze Pars petrosa wird dann abgetragen (Weiteres bei Graham u. Mitarb. 1984, Helms 1985).

12. Transpetröser Zugang

Kawase u. Mitarb. (1985) beschrieben einen transpetrösen Zugang zu Aneurysmen des unteren Abschnittes der A. basilaris. Ihr Zugang erfolgt medial des Porus acusticus internus und lateral des N. trigeminus subtemporal. Die A. meningea media wird am Foramen spinosum unterbrochen, von der Pars petrosa dann ein 2 × 1 cm großer Bereich abgetragen. Medial liegt das Ganglion trigeminale, unten die Cochlea, lateral die sphenopetrosal groove und unten der Canalis caroticus und der Meatus acusticus internus (Weiteres bei Kawase u. Mitarb. 1985).

226 Auris interna

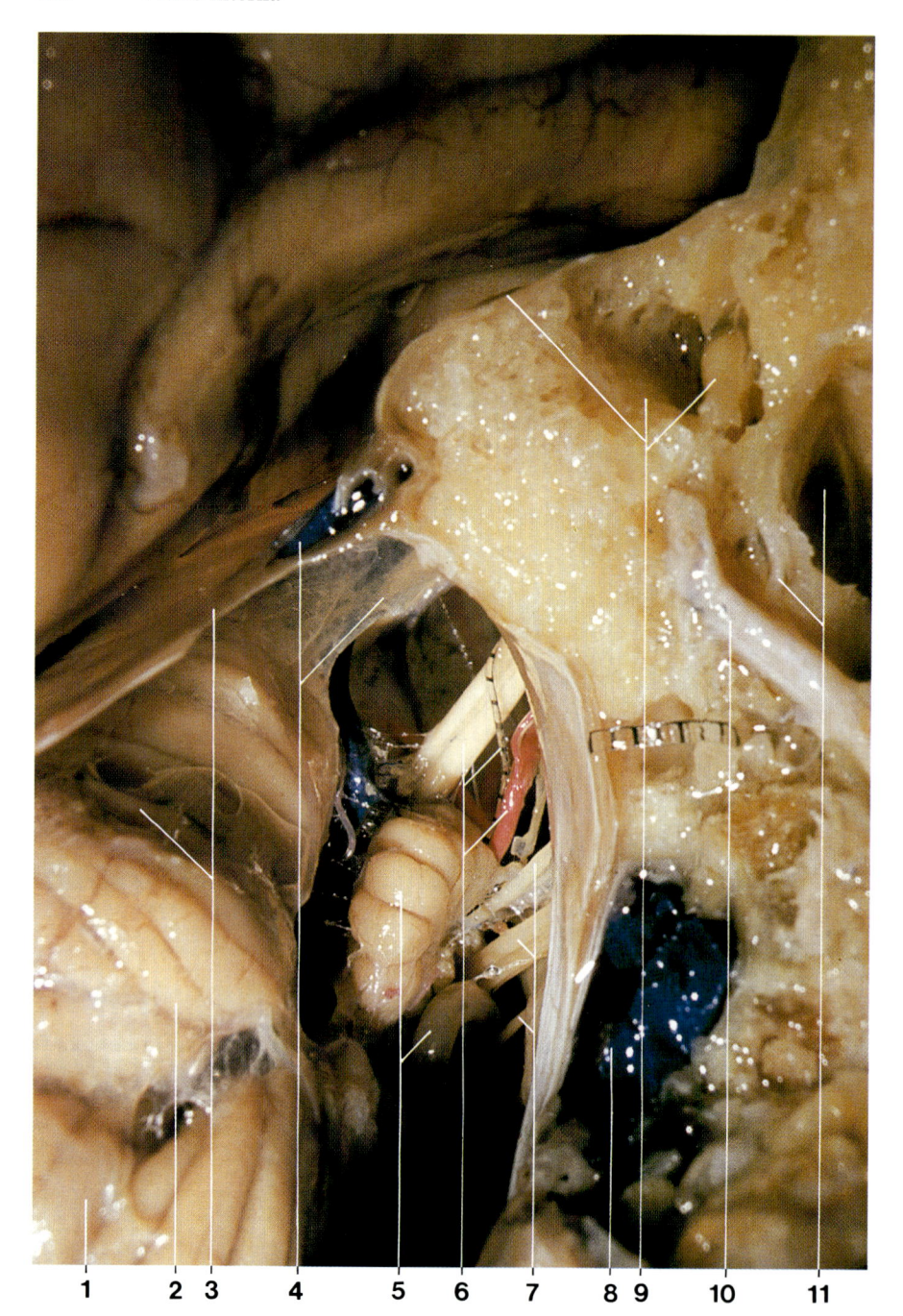

Abb. 170. Stadium des transpetrösen und retrolabyrinthären Zugangs und des retrosigmoidalen Zugangs zum Meatus acusticus internus und zum Kleinhirnbrückenwinkel

1 Lobulus biventer
2 Lobulus simplex
3 Tentorium cerebelli und Fissura prima
4 Sinus petrosus superior und Membrana arachnoidealis, seitlich des N. trigeminus
5 Flocculus und A. cerebelli inferior posterior
6 N. VIII, mm-Papier und A. cerebelli inferior anterior
7 Nn. IX bis XI
8 Sinus sigmoideus
9 Dura mater der Fossa cranii media, Antrum mastoideum und Incus
10 N. facialis, nach vorn verlagert
11 Membrana tympani und Chorda tympani

1 Meatus acusticus internus, eröffnet
2 Canalis semicircularis anterior
3 Ganglion geniculi und Caput mallei
4 N. petrosus major
5 A. carotis interna, abgeschnitten
6 Canalis caroticus, Pars transversalis, Boden
7 N. petrosus profundus
8 Fibrocartilago fibrobasalis mit Vv. intrapetrosae
9 N. canalis pterygoidei

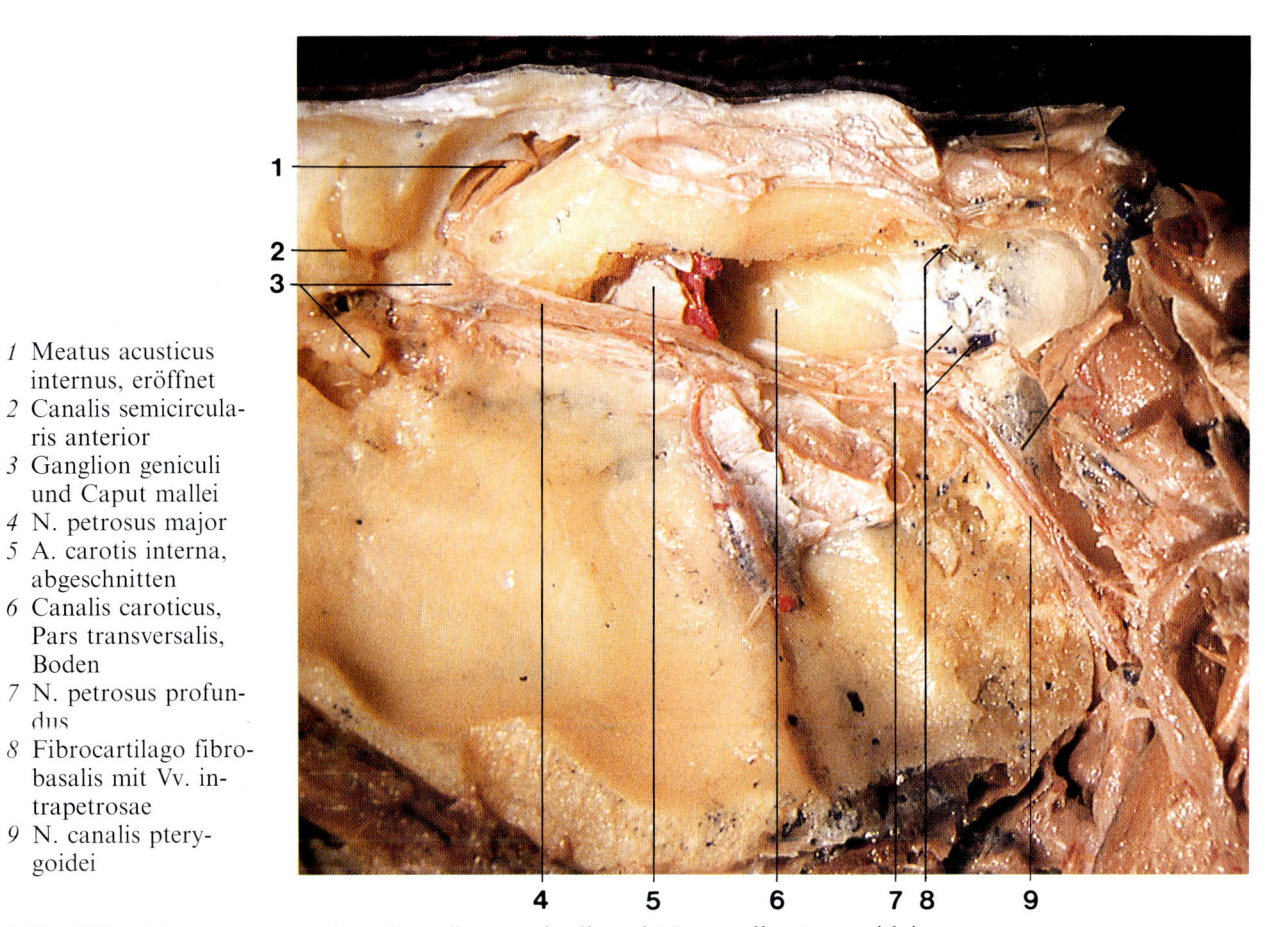

Abb. 171 a. N. petrosus major, Ganglion geniculi und N. canalis pterygoidei

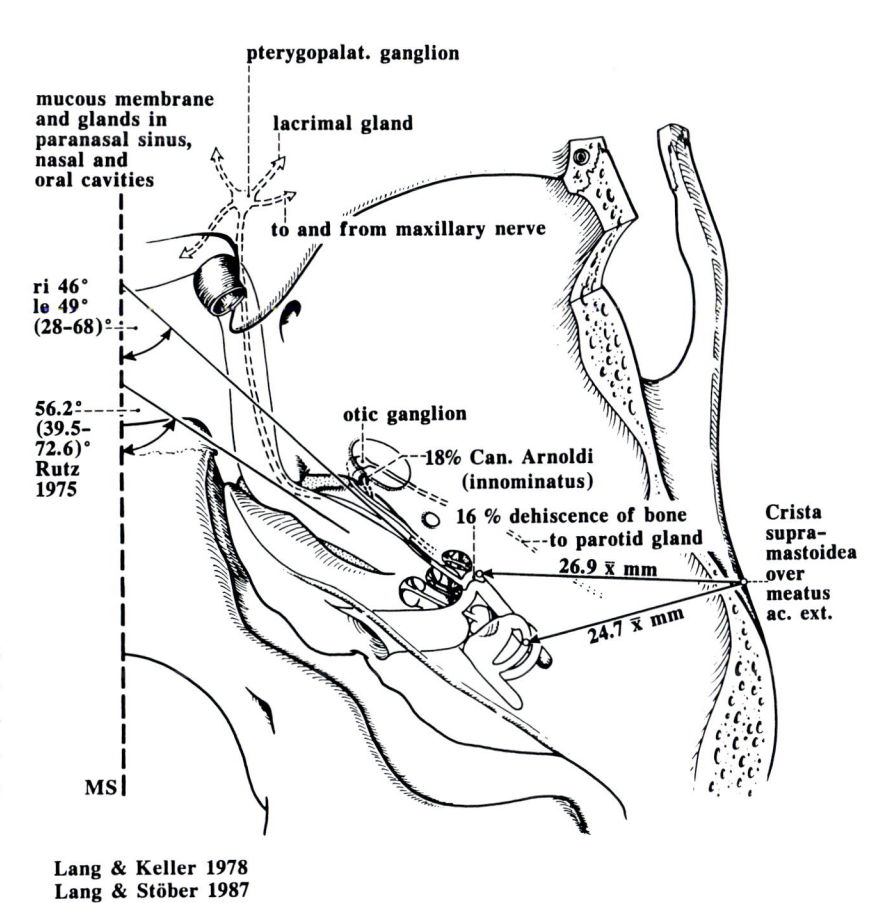

Abb. 171 b. Winkel der Pars transversalis des Canalis caroticus und des Sulcus n. petrosi majoris (Würzburger Material – Erwachsene) sowie einige Abstände, Nerven und Ganglien

pterygopalat. ganglion
mucous membrane and glands in paranasal sinus, nasal and oral cavities
lacrimal gland
to and from maxillary nerve
ri 46°
le 49°
(28–68)°
56.2°
(39.5–72.6)°
Rutz 1975
otic ganglion
18% Can. Arnoldi (innominatus)
16% dehiscence of bone to parotid gland
26.9 x̄ mm
24.7 x̄ mm
Crista supramastoidea over meatus ac. ext.
MS
Lang & Keller 1978
Lang & Stöber 1987

13. Retrolabyrinthärer Zugang zum Kleinhirnbrückenwinkel (s. Abb. 123, 155 und 170)

Nach Belal jr. (1986) führte Hitselberger (1964) (persönliche Mitteilung an Belal 1986) den ersten retrolabyrinthären Zugang zum Kleinhirnbrückenwinkel durch. Es handelt sich um einen transmastoidealen Zugang zum N. trigeminus sowie für die Teilresektion von Kleinhirnbrückenwinkeltumoren Durchtrennung des N. vestibularis sowie zu den Hirnnerven VI bis XI: Nach postaurikulärem Einschnitt wird eine komplette Mastoidektomie durchgeführt. Der hintere Umfang des Meatus acusticus externus wird so weit wie möglich verdünnt und stellt die vordere Grenze des Zugangsweges dar. Die obere Grenze ist die Dura der Fossa cranii media. Nach Darstellung des Crus breve incudis und des Canalis semicircularis lateralis wird eine dünne Knocheninsel am Sinus sigmoideus (Bill's island) belassen, um den Sinus sigmoideus zu schützen. Die untere Grenze ist der Bulbus venae jugularis superioris. In jüngerer Zeit beschrieben insbesondere Wadin und Wilbrand (1986) die Lagebeziehungen eines hochgelagerten Bulbus zu Innenohrstrukturen. Der Einschnitt in die Dura erfolgt parallel und vor dem Sinus sigmoideus und, wenn möglich, lateral des Saccus endolymphaticus.

14. Durchschneidung des N. petrosus major (Abb. 171)

Ziegelman (1934) beschrieb die Chirurgie für den N. petrosus major und dessen mögliche Beziehungen zur Pathologie der Nasen- und Nasennebenhöhlenschleimhaut. Ziegelman und viele andere empfahlen Durchschneidungen des Nervs bei Allergie, Rhinitis, Polyposis und anderen Erkrankungen im Bereich der Fossa cranii media (Weiteres bei N. canalis pterygoidei und Ganglion pterygopalatinum in Lang 1988).

15. Ganglion geniculi, Zugang (Abb. 171)

Helms (1976) gab einen transmeatalen Weg zum Ganglion geniculi an. Dazu wird der äußere Gehörgang nach vorn und oben erweitert, um das vordere Epitympanon vor dem Hammerkopf zu erreichen. An der medialen Wand liegt das Ganglion. Das Operationsgebiet ist dorsal begrenzt vom Caput mallei, anschließend Freilegung des Bodens der Fossa cranii media.

16. Glomustumoren im Bereich der Schädelbasis, chirurgische Anatomie (Abb. 172 und 173)

Gardner u. Mitarb. (1977) betonen, daß Lundgren (1949) im Anschluß an Seiffert (1934) die Entfernung des Bulbus superior venae jugularis internae oder seine Koagulation vorschlug. Er fand einen intraluminalen Tumor in der Bulbusregion. 1951 berichteten Weille und Lane über Glomustumoren und schätzten das Risiko ihrer Entfernung als zu hoch ein. 1953 wies Semmes darauf hin, daß er eine erfolgreiche Entfernung eines ca. 2 cm großen Glomustumors auf subokzipitalem Wege durchführte. Den gleichzeitig bestehenden Mittelohrtumor entfernte er nicht. Weitere Berichte liegen von Capps (1952), Meacham und Capps (1960), Thoms u. Mitarb. (1960) u.a. vor. Gejrot (1965) beschrieb die retrograde Jugularographie und operierte wie Shapiro und Neues (1964) die Tumoren nach radikaler Mastoidektomie. Nach Rückverlagerung des N. facialis wurde die V. jugularis interna freigelegt, eröffnet, der Bulbus und der Sinus sigmoideus sowie die Tumormassen um den Bulbus herum abgetragen. House (1969) schlug die Entfernung von Glomus

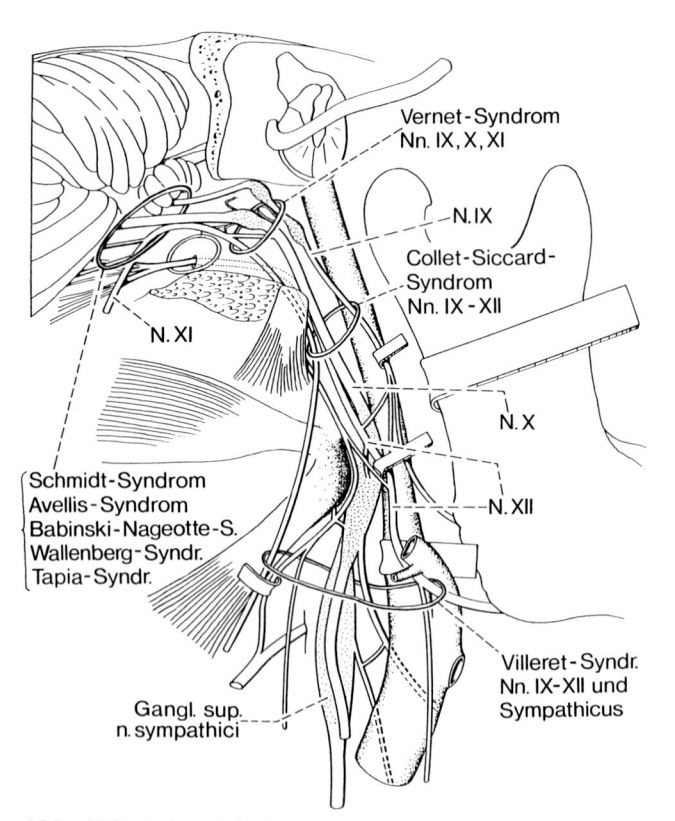

Abb. 172. Die wichtigsten Syndrome oberhalb, im Bereich und unterhalb des Foramen jugulare

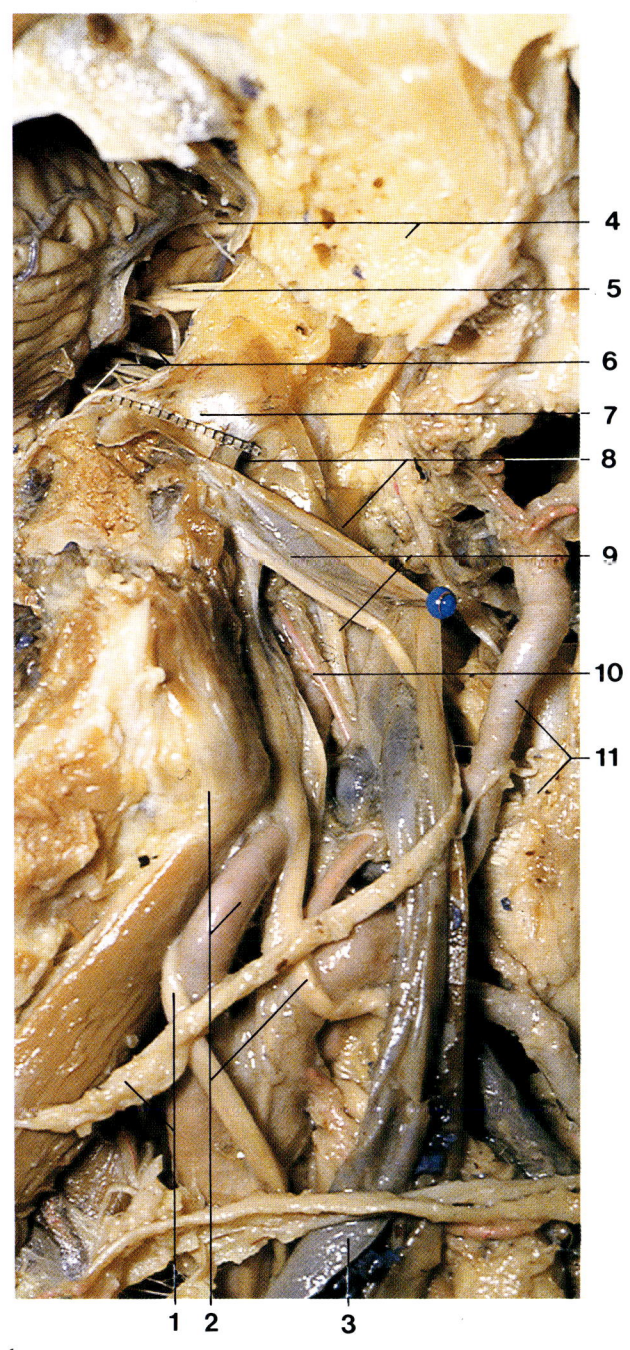

Abb. 173. Seitenwand des Bulbus v. jugularis sup., abgetragen

1 N. accessorius und N. vagus, verlagert
2 Massa lateralis atlantis, A. carotis int. und N. hypoglossus
3 V. jugularis int., nach vorne verlagert
4 N. V, Teile der Pars petrosa, abgetragen
5 Nn. VII und VIII
6 Nn. IX bis XI, intracisternal
7 Nervenleitplatte im Foramen jugulare, mm-Papier
8 Oberer Zustrom des Sinus petrosus inf., nach vorne verlagert und Venenwand der V. jugularis int.
9 N. XI, nach vorne verlagert und N. IX
10 A. carotis int. und A. pharyngea ascendens
11 Ramus mandibulae, Schnittfläche und A. carotis ext.

Auris interna

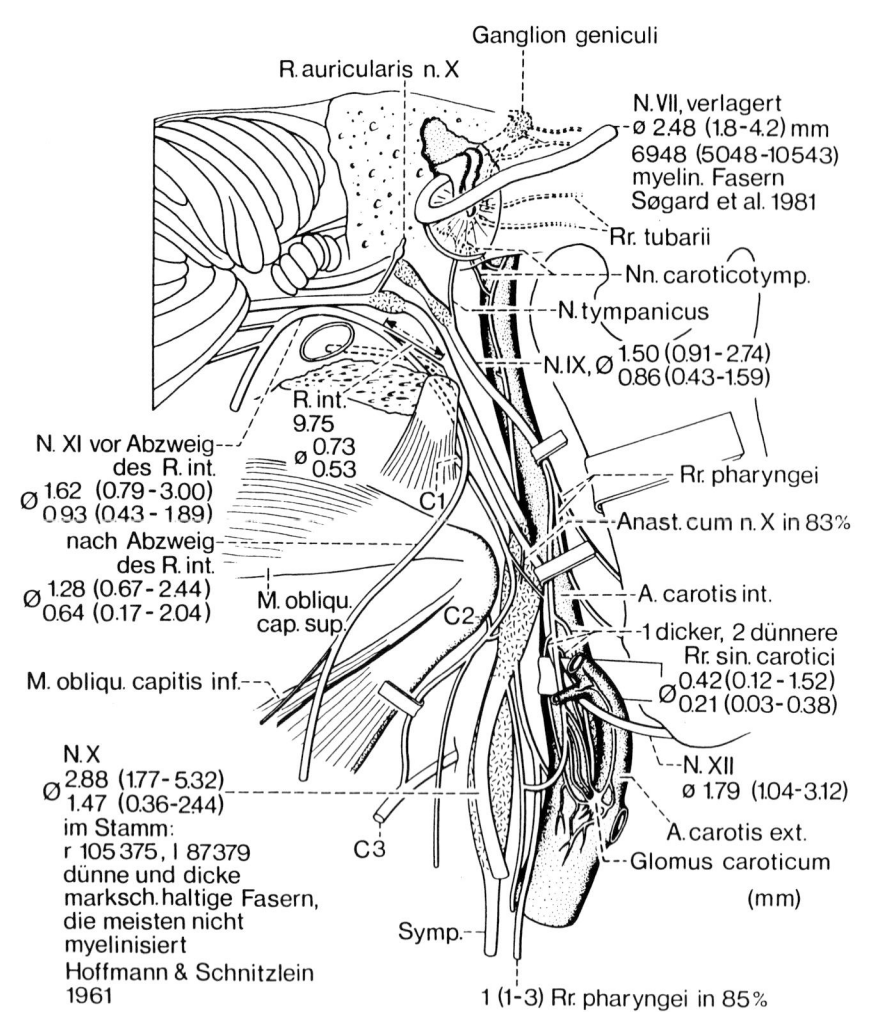

Abb. 174. Verlauf und Maße der kaudalen Hirnnerven in mm (Grenzwerte). Verschiedene Forscher und Würzburger Material

jugulare-Tumoren mit Erhaltung des Meatus acusticus externus osseus vor. Fisch und Mattox (1988) führten eine subtile Klassifizierung dieser Tumoren durch (S. 149–152). Gardner u. Mitarb. (1977) berichteten über ihre Technik (und operative Vorbereitung) zur Entfernung von Glomus jugulare-Tumoren. Nach Schnittführung von der Regio postauricularis bis zum Os hyoideum werden Haut und Subcutis zu einem oberen Lappen nach oben verlagert, die Pars mastoidea ossis temporalis dargestellt, die Glandula parotidea nach vorn, und der M. sternocleidomastoideus teilweise von seinem Ansatz abgetragen und nach hinten verlagert. Der N. facialis wird medial des M. digastricus dargestellt, anschließend dieser Muskel und die Spitze des Processus mastoideus abgesägt. Die A. occipitalis kann unterbunden werden. Der N. auricularis magnus wird durchschnitten und (für eine später eventuell nötige Anastomosierung) markiert. Auch der Processus styloideus wird abgetragen. Anschließend Identifizierung und Mobilisierung der neurovaskulären Strukturen bis zur Schädelbasis (s. Abb. 173 u. 174). Die V. jugularis interna wird ligiert und die hinteren 2/3 der Zirkumferenz des Foramen jugulare freigelegt. Der Processus transversus atlantis kann in der Regel belassen werden. Der M. rectus capitis lateralis und das Ligamentum atlanto-occipitale werden von der Unterseite des Os occipitale abgetragen (Abb. 175).

Anschließend wird das Außenohr zwischen Meatus osseus und Meatus cartilagineus durchtrennt und nach vorn verlagert sowie eine Mastoidektomie durchgeführt. Dann Freilegen der Pars mastoidea und der Pars tympanica des N. facialis und – wenn nötig – Abtragen von Tumorgewebe in Cellulae mastoideae. Der N. facialis wird dann aus sei-

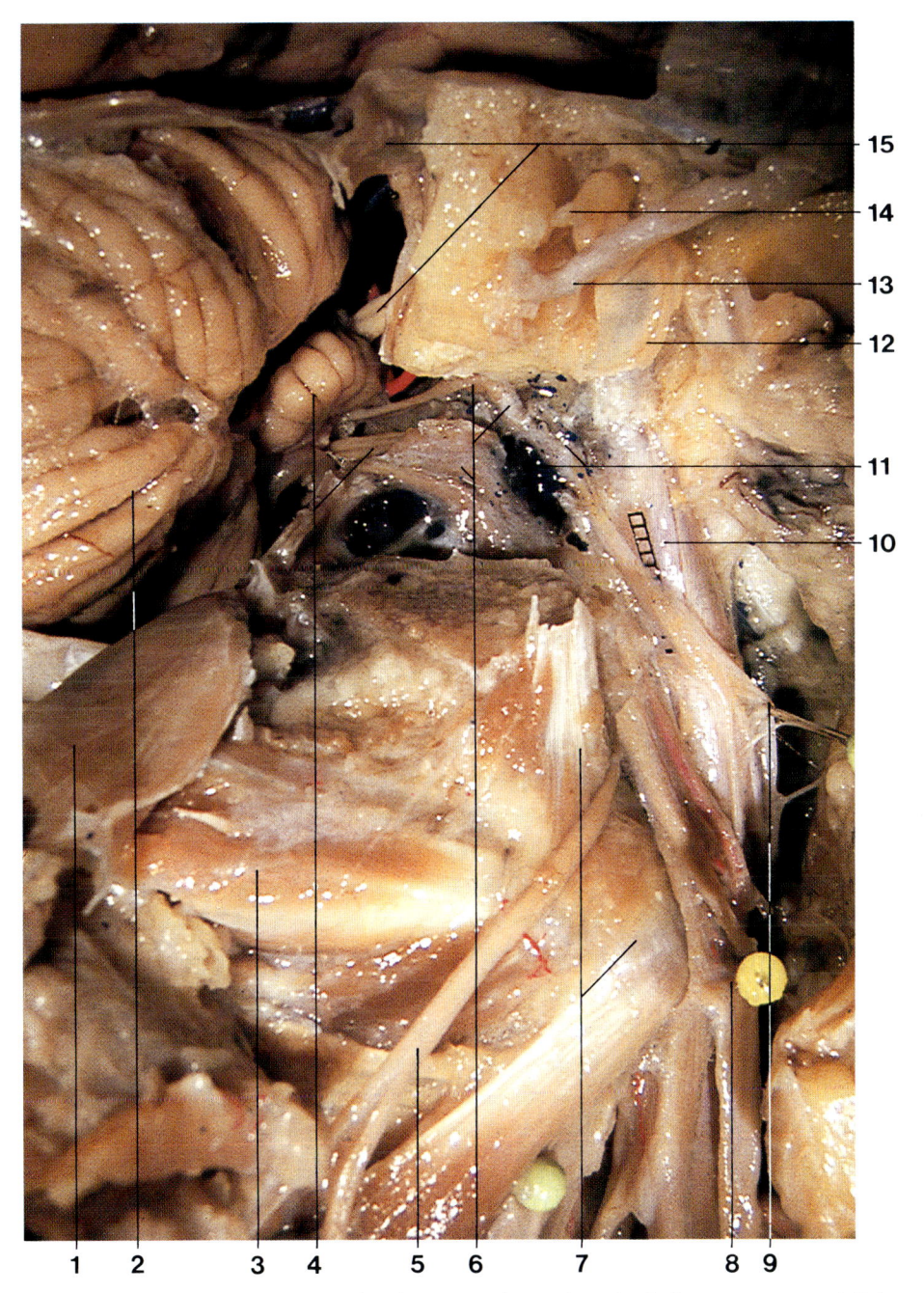

Abb. 175. A. carotis interna und kaudale Hirnnerven nach Abtragen der V. jugularis interna, von seitlich

1 Dura mater der Fossa cranii posterior, nach unten verlagert
2 Lobulus biventer
3 M. obliquus capitis superior
4 Flocculus und N. X
5 N. XI
6 N. IX (Ganglion superius) und N. X (Ganglion superius)
7 M. rectus capitis lateralis und Massa lateralis atlantis
8 N. X mit Stecknadel nach vorn verlagert
9 N. IX nach vorn verlagert
10 A. carotis interna, mm-Papier
11 Sinus petrosus inferior, eröffnet und Ganglion inferius n. IX
12 Vordere Trommelfellhälfte
13 N. VII (Pars mastoidea), nach vorn verlagert
14 Crus breve incudis
15 Nn. VII und VIII und Sinus petrosus superior

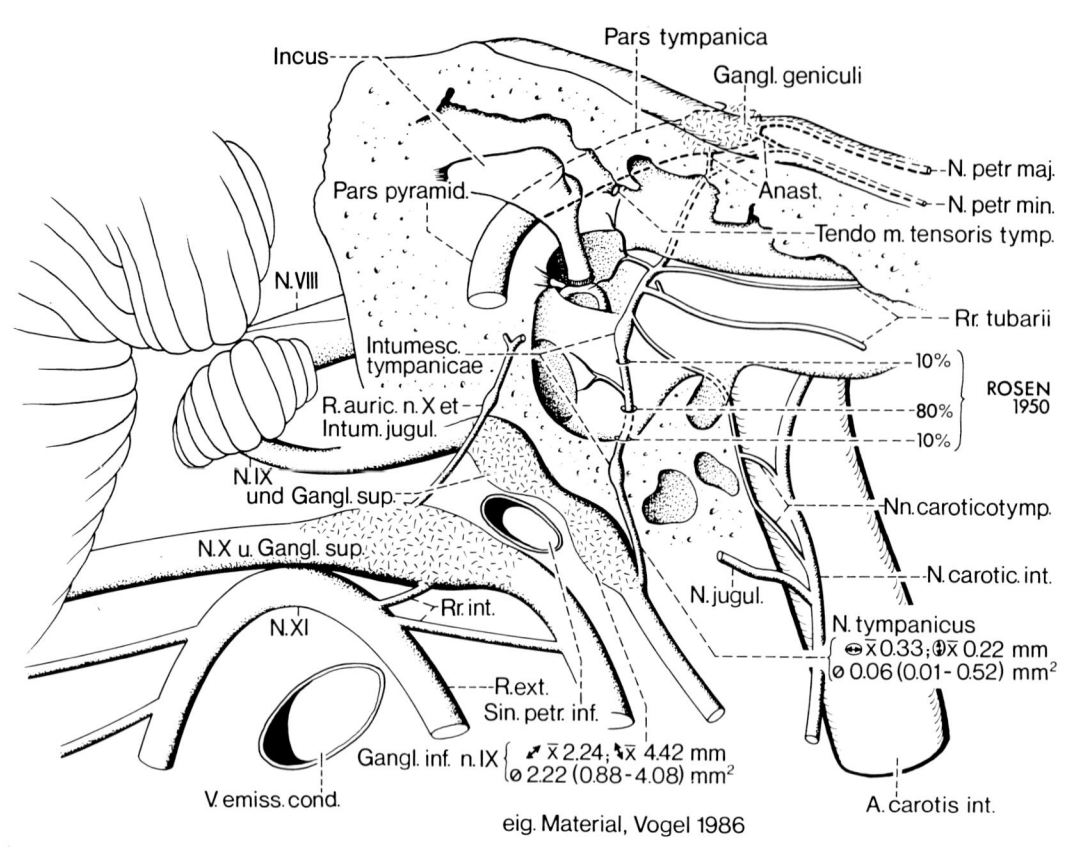

Abb. 176. Verlauf der Nn. IX–XI durch das Foramen jugulare und Glomera (jugularia et tympanica) an deren Zweigen

nem Kanal nach vorn verlagert, die Tumormassen entfernt (bis nach vorn zum Canalis caroticus). Bei der vollständigen Abtragung des Tumors (und der V. jugularis interna) muß auf den Zustrom des Sinus petrosus inferior geachtet werden. Abbildung 172 zeigt eine Zusammenfassung der wichtigsten Syndrome im, oberhalb und unterhalb des Foramen jugulare. An den Abb. 173, 174, 175 und 176 sind die Leitungsbahnen unter der Schädelbasis präparatorisch dargestellt.

Seit 1975 legen Helms und Schürmann das Os temporale frei. Bei bestimmten Eingriffen dieser Art wird die Pars transversalis der A. carotis interna nach vorn verlagert (Fisch). Die kaudalen Hirnnerven und das Ligamentum sphenopetrosum inferius (unter dem Ganglion trigeminale) sind auf diesem Zugangsweg sichtbar und können geschont werden (Abb. 177).

Kleinhirnbrückenwinkel, Zugangswege

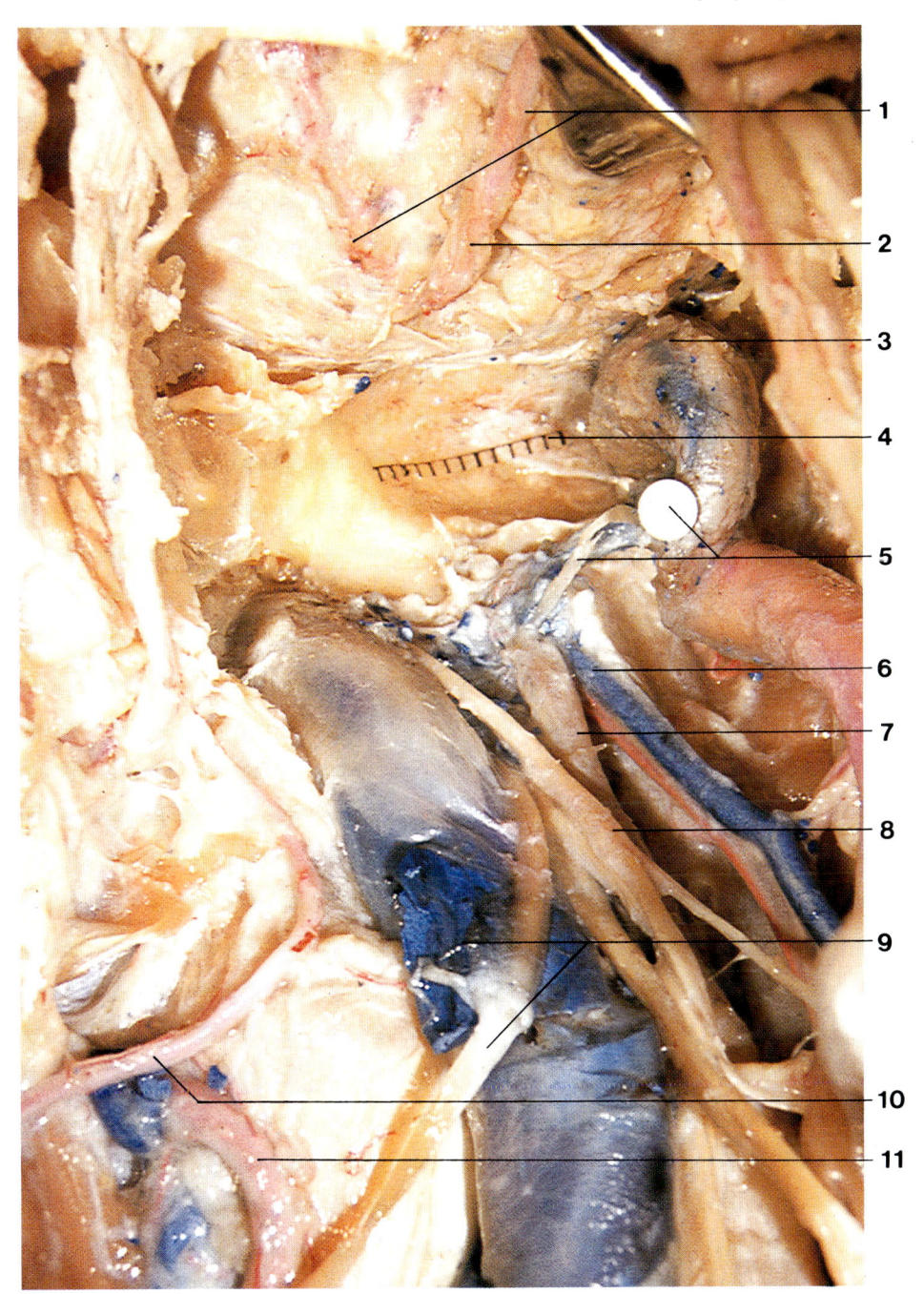

Abb. 177. A. carotis interna, Knochenkanal freigelegt und Arterie nach vorn gewendet

1 A. meningea media, extra- und intradural
2 Dura mater der Fossa cranii media (über A. men. media)
3 A. carotis interna, Kanalabschnitt, nach vorn verlagert
4 Ligamentum sphenopetrosum inferius an Oberwand des Canalis caroticus (mm-Papier)
5 N. caroticus internus u. Stecknadelkopf
6 Plexus venosus caroticus internus, Abstrom
7 Sympathicus
8 N. IX
9 V. jugularis interna und N. XI
10 A. stylomastoidea, nach hinten verlagert
11 A. occipitalis

Literatur

Adams JC (1986) Neuronal morphology in the human cochlear nucleus. Arch Otolaryngol Head Neck Surg 112:1253–1261
Alberti PWRM (1963) The blood supply of the incudostapedial joint and the lenticular process. Laryngoscope 73:605–628
Albrecht W (1924) Mittelohreiterung und Pneumatisation des Warzenfortsatzes. Z Hals-Nasen-Ohren-Heilk 10. Bd (1924)
– Just G u. Mitarb. (1940) Handbuch der Erbbiologie des Menschen. Erbbiologie und Erbpathologie des Ohres. Vol 4. Springer, Berlin
Alexander, zit. nach Rasmussen AT, 1940
Alt (1908) zit. nach Cancura W, 1964
Altermatt HJ, Gebbers J-O, Müller C, Arnold W, Laissue JA (1991) Saccus endolymphaticus des Menschen: Funktionelle Morphologie. Otorhinolaryngol Nova 1:255–259
Althaus SR (1977) Spontaneous and traumatic perilymph fistulae. Laryngoscope 87:364–371
Altman F (1949) Problem of so-called congenital atresia of the ear. Arch Otolaryngol 50:759–788
Altmann F (1951) Malformations of the auricle and the external auditory canal, a critical review. Arch Otolaryngol 54:115
– (1955) Congenital atresia of the ear in man and animals. Ann Otol Rhinol Laryngol 64:824–858
Anderson RD, Liebeskind A, Schechter M, Zingesser L (1972) Aneurysms of the internal carotid artery in the carotid canal of the petrous temporal bone. Radiology 102:639–642
Anson BJ (1950) Fissular region of the otic capsule in relation to otosclerosis. Arch Otolaryngol 52:843–847
– (1961) Stapedial, capsular and labyrinthine anatomy in relation to otologic surgery. Ann Otol Rhinol Laryngol 70:607–631
– (ed) (1966) Morris' human anatomy, Sect IX. McGraw-Hill Book Company, Inc, New York
– Bast ThH (1946) The development of the auditory ossicles and associated structures in man. Ann Otol Rhinol Laryngol 55:467–494
– – (1956) Development and adult anatomy of the auditory ossicles in relation to the operation for mobilization of stapes in otosclerotic deafness. Laryngoscope 66:785–795
– – (1960) The surgical significance of stapedial and labyrinthine anatomy. ANA Arch Otolaryngol 71:188–206
– Donaldson JA, Warpeha RL, Winch TR (1967) The surgical anatomy of the ossicular muscles and the facial nerve. Laryngoscope 77:1269–1294
– Nesselrod JP (1936) Endolymphatic and associated duct in man. Arch Otolaryngol 24/2 (1936)
– Warpeha RL, Rensink MJ (1968) The gross and macroscopic anatomy of the labyrinths. Ann Otol Rhinol Laryngol 77:1–25
Anton W (1900) Studien über das lymphatische Gewebe in der Tuba Eustachii beim Kinde. Prager Med Wsch 49:588
Applebaum EL, Deutsch EC (1985) Fluorescein angiography of the tympanic membrane. Laryngoscope 95:1054–1058
Arensburg B, Nathan H (1971) Observations on a notch in the short (sup. or post.) process of the incus. Acta anat 78:84–90
Armstrong HG (1961) Aerospace medicine. Williams & Wilkins, Baltimore
Arnold F (1851) Handbuch der Anatomie des Menschen, 3. Bd. Herdersche Buchhandlung, Freiburg
Arnold W, Anniko M (1990) Das Zytokeratinskelett des menschlichen Corti-Organs und seine funktionelle Bedeutung. Laryngorhinootologie 69:24–30
Arthur RM, Pfeiffer RR, Suga N (1971) Properties of two tone inhibition in primary auditory neurons. J Physiol (London) 212:593–609
Bach-Quang M, Denß W, Blessing RE, Wustrow J (1991) Die Augenrotation durch Otolithenreiz – ein wichtiges Meßverfahren beim Schwindel unklarer Genese. Arch Otorhinolaryngol [Suppl] 1991/II, 203–204. Springer, Berlin Heidelberg New York
Bak-Pedersen K, Tos M (1973) Mucous glands in the middle ear and osseous Eustachian tube. Ann Otol 82:80–88
Ballance (1895) zit. nach Eden T, 1911
– Stewart (1903) On the operative treatment of chronic facial paralysis of peripheral origin. Brit J 1903. (Hildebrand's Jahresberichte 1903, S. 176), zit. nach Eden R, 1911
Ballantyne J, Groves J (eds) (1979) Scott-Brown's diseases of the ear, nose and throat – 4th Edition, Vol I. Butterworth, London
Banfai P (1976) Die angewandte klinische Anatomie des N. facialis. I. Kernsystem, supranukleäre Verbindung, Peripherie. HNO 24:253–264
– (1976) Die angewandte klinische Anatomie des Nervus facialis. II. Die Anastomosen. HNO 24:289–294
Bárány R (1907) Physiologie und Pathologie des Bogenapparates beim Menschen. Deuticke, Leipzig
Barnes WT, Magoun HW, Ranson SW (1943) Ascending auditory pathways in the brain stem of monkey. J Comp Neurol 79:129–152

Barnick O (1897) Über Brüche des Schädelgrundes und die durch sie bedingten Blutungen in das Ohrlabyrinth. Arch Ohrenheilk 43:23–52

Bast ThH (1928) The utriculo-endolymphatic valve. Anat Rec 40:61–65

– (1930) Ossification of the otic capsule in human fetuses. Contrib Embryol 21:53–82

Beauvillain C, Simon C, Massot H, Legent F (1985) Facial nerve anatomy in neonates (second and third parts). In: Portmann M (ed) Facial nerve. Masson, New York Paris Barcelona Milano Mexico City Sao Paulo, pp 166–171

Beck Ch, Bader J (1963) Ein Beitrag zur feineren Anatomie des menschlichen Innenohres. Zusammengefaßt und dargestellt in einem neuen Labyrinthmodell. Arch Ohr-Nas-Kehlkopfheilk 181:245–267

Beck E (1955) Typologie des Gehirns am Beispiel des dorsalen menschlichen Schläfenlappens nebst weiteren Beiträgen zur Frage der Links-Rechtshirnigkeit. Dt Z Nervenhk 173:267–308

Becker W, Müller H-A, Reiners C, Wünsch PH, Schäffer R, Gunzer U, Börner W (1983) Malignant lymphoma and the thyreoid gland. Tumor-Diagnostik und Therapie 4:55–62

– Naumann HH, Pfaltz CR (1986) Hals-Nasen-Ohren-Heilkunde. Kurzgefaßtes Lehrbuch mit Atlasteil, 3. neubearb Aufl. Thieme, Stuttgart New York

Békésy G von (1933) Über den Knall und die Theorie des Hörens. Physik Z 15:577–589

– (1952) Gross localization of the place of origin of the cochlear microphonics. J Acoust Soc Amer (Menasha) 24:399–409

Belal A Jr (1986) Retrolabyrinthine surgery: anatomy and pathology. Am J Otolaryngol 7:29–33

Bellucci RJ (1981) Congenital aural malformations: Diagnosis and treatment. Otolaryngol Clin North Am (Philadelphia) 14:95–124

Bennett DR, Liske E (1967) Transient facial paralysis during ascent to altitude. Neurology 17:194–198

Bergström B (1973) Morphology of the vestibular nerve. I. Acta Otolaryngol (Stockh) 76:162–172

– (1973) Morphology of the vestibular nerve. II. The number of myelinated vestibular nerve fibers in man at various ages. Acta Otolaryngol (Stockh) 76:173–179

Bernal-Sprekelsen M, Zan W, Hoch D (1990) Beobachtungen zur Entwicklung des embryonalen Bindegewebes in Mittelohren von Föten. Arch Otorhinolaryngol [Suppl] 1990/II, 77. Springer, Berlin Heidelberg New York

Beyer H (1919) Der schmale Kuppelraum und seine Gefahren. Beiträge zur Anatomie, Physiologie, Pathologie und Therapie des Ohres, der Nase und des Halses 13:14–33 und Tafeln

Bezold F (1882) Die Corrosions-Anatomie des Ohres. Riedel, München

– zit. nach Siebenmann F, 1897

– (1894) A case of anchylosis of the stapes and a case of nerve deafness, with manometric examinations and autopsies. Arch Otol NY 23:48–57

Birn G (1983) Akustisch- und somatosensorisch-evozierte Potentiale bei Patienten nach Schädel-Hirn-Traumata. Med Diss, Würzburg

Blanks RHJ, Curthoys JS, Markham Ch (1975) Planar relationships of the semicircular canals in man. Acta Otolaryngol 80:185–196

Blaschy R (1896) Über die Crista supramastoidea des Schläfenbeins. Med Diss, Königsberg i. Pr.

Blechschmidt M (1982) Das frühembryonale Wachstum des Labyrinths. Arch Otorhinolaryngol 234:293–303

Bloch R (1900) Beiträge zur Morphologie des menschlichen Hammers. Med Diss, Rostock

Blumenfeld RJ, Friedman JE (1967) Intratympanic surgical treatment of Frey's syndrome. Arch Otolaryngol 86:2–7

Boenninghaus HG, Gülzow J (1981) Operationsindikation bei Fensterruptur und Hörsturz. Z Laryngol Rhinol 60:49–52

Boettcher A (1869) Ueber Entwickelung und Bau des Gehörlabyrinths nach Untersuchungen an Säugethieren. Verhandl der K Leop Carol deutsche Akad der Naturf 35:1–203

– (1869) Ueber den Aquaeductus vestibuli bei Katzen und Menschen. Arch Anat Physiol wiss Med 372–380

Bogusch G, Samandari F, Barrach H-J (1982) Elektronenmikroskopische und immunfluoreszenzmikroskopische Untersuchungen zum Aufbau des knöchernen Labyrinths. Acta anat 113:78–92

Bollobás B (1954) Die Bedeutung eines Zugangs zum pathologischen Innenohr bei Otitiden im Säuglings- und Kleinkindalter (Ung) Magy Sebész 6:461–467

– (1954) La méthode et les indications de la perfusion de l'antre (Methods and indications of the tympanum). Nourisson (Paris) 42:160–168

– (1972) A hallozerv mikrochirurgiai anatomiaja. Medicina Könyvkiado, Budapest

– Hajdu I (1971) Ätiologische Faktoren beim Aditus-Verschluß (Occlusio aditus). Arch klin exp Ohr-Nas-Kehlkopfheilk 198:350–359

Bosatra A (1956) Some observations on the vascularisation of the VII nerve. J Laryngol Otol 70:605–613

Botman JW, Jongkees LBW (1955) Endotemporal branching of the facial nerve. Acta Otolaryngol (Stockh) 45:111–114

Boudreau JC, Oravec J, White TD, Madigan C, Chu S-P (1977) Geniculate neuralgia and facial nerve sensory systems. Arch Otolaryngol 103:473–481

Boutet JJ, Legent F, Beauvillain C, Daculsi G (1982) Le ligament manubrial posterieur. Ann Otolaryngol (Paris) 99:263–264

Brackmann DE (1983) Surgical treatment of Menière's disease. J Laryngol Otol [Suppl]8:87–89

Braus H, Elze C (1940) Anatomie des Menschen, 4. Bd. Springer, Berlin

Bredberg G (1981) Innervation of the auditory system. Scand Audiol 13:1–10

Broca P (1875) Recherches sur l'indice orbitaire. Arch d'anthropologie 1875, zit. nach Merkel Fr, Kallius F, 1910

Broman I (1911) Die knorpeligen Nasenwände. In: Normale und abnormale Entwicklung des Menschen. Bergmann, Wiesbaden

Brunzelow (1903) Über die Stellung des Hammergriffs im normalen Trommelfellbilde des Menschen. Z Ohrenheilk (Wiesbaden) 42:361–364

Bryant: zit. nach Goerke M, 1910

Bürkner K (1878) Kleine Beiträge zur normalen und pathologischen Anatomie des Gehörorgans. III. Zur sogenannten Dehiscenz des Tegmen tympani. Arch Ohrenheilk 13:163–195

Bunnell S (1927) Suture of facial nerve within the temporal bone. With report of first successful case. Surg Gynec Obstet 45:7

Burch JG (1966) The cranial attachment of the sphenomandibular (tympanomandibular) ligament. Anat Rec 156:433–438

Burlet HM de (1924) Zur Innervation der Macula sacculi bei Säugetieren. Anat Anz 58:26–32

Butler GE (1968) Transstapedial congenital malposition of the facial nerve. Arch Otolaryngol (Chic) 88:268

Caix M, Outrequin G (1979) Variability of the bony semicircular canals. Anat Clin 1:259–265

Cancura W (1964) Zur Fazialisdekompression bei traumatischer Fazialisparese. Z Laryngol Rhinol Otol 43:177–184

– (1980) On the statics of malleus and incus and on the function of the malleus-incus joint. Acta Otolaryngol 89:342–344

Capps FCW (1952) Glomus jugulare tumors of the middle ear. J Laryngol Otol 66:302–314

Carlborg B (1981) On physiological and experimental variation on the perilymphatic pressure in the cat. Acta Otolaryngol (Stockh) 91:19–28

Ceatle (1910) zit. nach Silbiger H, 1951

Chandler JR, Mitchell B (1981) Branchial clefts, sinuses and fistulas. Otolaryngol Clin North Am (Philadelphia) 14:175–186

Congdon ED, Rowhanavongse S, Varamisara P (1932) Human congenital auricular and juxtaauricular fossae, sinuses and scars (including the so-called aural and auricular fistulae) and the bearing of their anatomy upon the theories of their genesis. Am J Anat 51–52:439–459

Converse JM, Wood-Smith D (1963) Technical details in the surgical correction of the lop ear deformity. Plast Reconstr Surg 31:118–128

Corning HK (1921) Lehrbuch der Entwicklungsgeschichte des Menschen. Bergmann, München

Corti A (1851) Recherches sur l'organe des l'ouie des mamifères. Z wiss Zoologie 3, 2. Heft

Cotugno D (1770) De Ischiade Nervosa Commentatorius. Graeffer, Vienna

– (1774) De aqueductibus auris humanae internae. Vienna

Cremers CWRJ (1983) Congenital pre-auricular fistula communicating with the tympanic cavity. J Laryngol Otol 97:749–753

Cruveilhier J (1851) Traité d'anatomie descriptive, 2nd ed. Labé, Paris

Curthoys IS, Blanks RHI, Markham CH (1977) Semicircular canal radii of curvature (R) in cat, guinea pig and man. J Morphol 151:1–15

– Markham CH, Curthoys EJ (1977) Semicircular duct and ampulla dimensions in cat, guinea pig and man. J Morphol 151:17–34

Dahm P (1970) Über die postnatale Entwicklung der Form und Größe des menschlichen Os temporale. Med Diss, Würzburg

Dalla Rosa L (1896) Das postembryonale Wachstum des menschlichen Schläfenmuskels und die damit zusammenhängenden Veränderungen des knöchernen Schädels. Stuttgart 1886, zit. nach Blaschy R, 1896

Dandy WE (1929) An operation for the cure of tic douloureux: Partial section of the sensory root at the pons. Arch Surg (Chicago) 18:687–734

Dausacker J (1974) Praktisch-anatomische Befunde an der mittleren und hinteren Schädelgrube. Med Diss, Würzburg

Davidsohn A (1907) Ueber die Nervenpfropfung im Gebiete des Nervus facialis. Bruns' Beiträge 55:427, zit. nach Eden R, 1911

Dawes JDK, Pearman K, Kochilas X (1983) Clinical records: Patent fistula ante fenestram. J Laryng Otol 97:357–360

De Kleyn A, Versteegh C (1933) Über verschiedene Formen von Menière's Syndrom. Dt Z Nervenheilk 132:157–189

Diamond Ch, Frew I (1979) The facial nerve. Oxford University Press, New York Toronto

Diamond MK (1987) Unusual example of a persistent stapedial artery in a human. Anat Rec 218:345–354

Dietzel K (1961) Über die Dehiszenzen des Facialiskanals. Z Laryngol Rhinol Otol 40:366–376

Ditullio MV, Malkasian D, Rand RW (1978) A critical comparison of neurosurgical and otolaryngological approaches to acoustic neuromas. J Neurosurg 48:1–12

Djerić D, Savić D (1986) Anatomical variations and relations of the proximal tympanic segment of the facial canal of surgical significance. Rev Laryngol 107:135–138

– – (1987) L'articulation de l'enclume et de l'étrier caractéristiques histologiques. Les Cahiers d'ORL 22:678–682

Dobozi M (1975) Surgical anatomy of the geniculate ganglion. Acta Otolaryngol 80:116–119

Dohlmann GF (1964) Secretion and absorption of endolymph. Ann Otol Rhinol Laryngol 73:708–723

– (1971) The attachment of the cupulae, otolith and tectorial membranes to the sensory cell areae. Acta Otolaryngol (Stockh) 71:89–105

Domb GH, Chole RA (1980) Anatomical studies of the posterior petrous apex with regard to hearing preservation in acoustic neuroma removal. Laryngoscope 90:1769–1776

Donaldson I (1980) Surgical anatomy of the tympanic nerve. J Laryngol Otol 94:163–168

Donaldson JA (1973) Physiology of the eustachian tube. Arch Otolaryngol 97:9–12

Dott NM (1958) Facial paralysis – Restitution by extrapetrous nerve graft. Proc Roy Soc Med 51:900–902

Draf W (1965) Untersuchungen an autotransplantierten Gehörknöchelchen und in das Mittelohr verschleppten Knochensplittern. Med Diss, Würzburg

– Samii M (1982) Intracranial-intratemporal anastomosis of the facial nerve after cerebellopontine angle tumor surgery. In: Graham MD, House WF (eds) Disorders of the facial nerve. Raven Press, New York, pp 441–449

Draskovich E, Szekely T (1981) Diagnostischer Wert der Stapediusreflexuntersuchungen bei Fazialislähmung. HNO 29:222–224

Druss JG (1951) Fractures of the petrous pyramid. Report of a case with histological observations eight years after injury. Arch Otolaryngol 53:540–551

Dunn J (1903) Ueber die untere occipitale Platte des Warzenfortsatzes besonders in Beziehung auf die Bezold'sche Mastoiditis. Z Ohrenheilk 42:28–31

Duphenix: zit. nach van Dishoeck HAE, 1968

Duvall AJ, Rhodes VT (1967) Reissner's membrane. An ultrastructural study. Arch Otolaryngol (Chic) 86:143–151

Eagleton W (1931) Unlocking of the petrous pyramid for localized bulbar meningitis secondary to suppuration of the petrous apex. Arch Otolaryngol (Chic) 13:342–386

Eckert-Möbius A (1924) Über die Knorpelgefäße des menschlichen Felsenbeins. Z Hals-Nasen-Ohren-Heilk 10:82–85

Eden R (1911) Über die chirurgische Behandlung der peripheren Facialislähmung. Beitr Klin Chir 73:116–126

Eitelberg A (1899) Praktische Ohrenheilkunde. Hölder, Wien

El-Garem FA, Maher A (1976) Spatial representation of nerve fibers in the mastoid portion. Rev Laryngol 97:379–384

Englesson S, Larsson S, Lindquist NG, Stahle J (1976) Accumulation of 14-G-lidocaine in the inner ear. Acta Otolaryngol (Stockh) 82:297–300

Esaki S, Kikuchi Y, Aoki K, Honda Y (1985) A study in children of the inhibited pneumatization of the mastoid in otitis media with effusion. Auris Nasus Larynx (Tokyo) 12:161–162

Esslen E (1957) Der Spasmus facialis – eine Parabioseerscheinung. Elektrophysiologische Untersuchungen zum Entstehungsmechanismus des Facialisspasmus. Dt Z Nervenheilk 127:149–172

Eustachio B (1562) zit nach Donaldson JA, 1973

Evans TH (1954) Variant planes of semicircular canals, and concomitant changes in fenestra vestibuli, fenestra cochleae, promontory, bilaterally produced. Anat Rec 118:385 (Abstract)

– (1956) Carotid canal anomaly. Other instances of absent internal carotid artery. Med Times 84:1069–1072

Farrior JB (1967) Glomus tumors: postauricular hypotympanotomy and hypotympanoplasty. Arch Otolaryngol 86:33–39

– (1984) Anterior hypotympanic approach for glomus tumor of the infratemporal fossa. Laryngoscope 94:1016–1020

Fasel J (1989) Zum intraossären Verlauf der Chorda tympani. Anat Anz Jena 168:433–435

Feldberg: zit. nach Gundobin NP, 1912

Feldmann H (1975) Supraganglionärer Verlauf des Nervus facialis durch Warzenfortsatz und Epitympanum; eine bisher nicht beobachtete Anomalie. Arch Otorhinolaryngol 210:346–347

Ferraro JA, Minckler J (1977) The human lateral lemniscus and its nuclei. The human auditory pathways: a quantitative study. Brain Lang 4:277-294

Fichtl H (1991) Lagebeziehungen, Variationen und Maße der Kanalsysteme in der Pars petrosa des Os temporale. Med Diss Würzburg

Fick IA (1964) Decompression of the labyrinth: A new surgical procedure for Menière's disease. Arch Otolaryngol 79:447–458

– (1965) Symposion: Management of Menière's disease: VI. Sacculotomy for hydrops. Laryngoscope 75:1539

Filho JLT, Zorzetto NL, Navarro JAC (1984) Relations between anterior malleus ligament and nerve chorda tympani. Anat Anz 155:85–88

Fisch U (1968) The surgical anatomy of the so-called internal auditory artery. In: Proceedings of tenth Nobel Symposium on Discerolers of the Skull Base Region. Almquist & Wiksell, Stockholm, pp 121–130

– (1969) Die transtemporale, extralabyrinthäre Chirurgie des inneren Gehörgangs. Arch Klin Exp Ohr-Hals-Kehlkopfheilk 194:232

– (1977) Die Microchirurgie des Felsenbeines. HNO 25:193–197

– (1978) Otochirurgische Behandlung des Acusticusneurinoms. In: Plester D, Wende S, Nakahama N (Hrsg) Kleinhirnbrückenwinkeltumoren. Springer, Berlin Heidelberg New York

– (1979) Fazialislähmungen (von A Miehlke). Mit einem Abschnitt über Fazialislähmungen im labyrinthären, meatalen und intracraniellen Bereich (von U Fisch). In: Berendes J, Link R, Zöllner F (Hrsg) Hals-Nasen-Ohren-Heilkunde in Praxis und Klinik, 2. neubearb u erweiterte Aufl, Bd 5, Ohr I. Thieme, Stuttgart

– (1981) Tympanoplastik und Stapedektomie: operationstechnischer Leitfaden der Mikrochirurgie des Ohres. Dt Übers v R Grossenbacher. Thieme, Stuttgart New York.

– (1982) Carotid lesions at the skull base. In: Brachmann O (ed) Neurological surgery of the ear and skull base. Raven Press, New York

– Mattox D (1988) Microsurgery of the skull base. Thieme, Stuttgart New York (Thieme Medical Publishers Inc New York)

Flesch M (1879) Zur Kenntnis der sogenannten Dehiscenz des Tegmen tympani. Arch Ohrenheilk 14:15–35

Flisberg K, Ingelstedt S, Ortegren V (1963) Controlled ear aspiration of air. Acta Otolaryngol (Stockh) 182:35–38

Flood LM, Kemink JL (1984) Surgery in lesions of the petrous apex. Otolaryngol Clin North Am 17:565–575

Fowler EP Jr (1961) Variations in the temporal bone course of the facial nerve. Laryngoscope 71:937–946

– (1961) Verlaufsanomalien des N. facialis im Schläfenbein. Z Laryng 40:360–365

Fraenkel J, Hunt JR (1903) Tumors of the ponto-medullo-cerebellar space. Acoustic neuromata (Central neurofibromatosis). Med Rec 64:1001–1008

Franck–Francois (1879) Travaux du laboratoire de Marey, zit. nach Weyl R 1933

Frank St (1973) Aural sign of coronary-artery disease. New Engl J Med 289:327–328

Franz BKH, Clark GM, Bloom DM (1987) Surgical anatomy of the round window with special reference to cochlear implantation. J Laryngol Otol 101:97–102

Frazer E (1923) The nomenclature of diseased states caused by certain vestigial structures in the neck. Br J Surg 11:131–135

Frazer JE (1940) A manual of embryology, 2nd Ed. Bailliere, Tindall and Cox, London

Frazier DT, Narahashi T, Yamada M (1970) The site of action and active form of local anesthetics. II. Experiments with quarternary compounds. J Pharmacol Exp Ther 171:45–51

Frenckner P (1940) Einige neue Bemerkungen über die Behandlung von Apizitiden (Petrosiden). Acta Otolaryngol 28:1–54

Friberg U, Jansson B, Rask-Andersen H, Bagger-Sjöbäck D (1988) Variations in surgical anatomy of the endolymphatic sac. Arch Otolaryngol Head Neck Surg 114:389–394

Friberg U, Rask-Andersen H, Jannsson B, Bagger-Sjöbäck D (1989) The surgical anatomy of the human endolymphatic duct and sac. In: Nadol JB Jr (ed) Ménière's disease. Pathogenesis, pathophysiology, diagnosis and treatment. Proceedings of the Second International Symposium on Ménière's Disease, held in Cambridge, MA, U.S.A., June 20–22, 1988. Kugler & Ghedini Publications, Amsterdam Berkeley Milano, pp 475–480

Gacek RR (1975) Diagnosis and management of primary tumours of the petrous apex. Ann Otol Rhinol Laryngol 84:1–20

– (1978) Further observations on posterior ampullary nerve transsection for positional vertigo. Ann Otol 87:300–305

– (1980) Surgical landmark for the facial nerve in the epitympanum. Ann Otol Rhinol Laryngol 89:249–250

Galambos R, Davis H (1943) The response of single auditory-nerve fibers to acoustic stimulation. Neurophysiology 6:39–57

– und Galambos: zit. nach Birn G, 1983

– Schwartzkopff J, Rupert A (1959) Microelectrode study of superior olivary nuclei. Am J Physiol 197:527–536

Galindo S de Lara, de Galindo MEC (1975) Semimicroscopical observations on the crista stapedis. Acta anat 92:615–629

Gardner G, Cocke EW Jr, Robertson JT, Trumbull ML (1977) Combined approach surgery for removal of glomus jugulare tumors. Laryngoscope 87:665–688

Gaupp E (1898) Ontogenese und Phylogenese des schalleitenden Apparates bei den Wirbeltieren. Erg Anat Entw Gesch 8:990–1149

Gegenbaur C (1864) Ueber die episternalen Skelettheile und ihr Vorkommen bei den Säugethieren und beim Menschen. Jenaische Zeitschrift 1:175–195 + Tafel IV.

Gejrot T (1965) Surgical treatment of glomus jugulare tumors. With special reference to the diagnostic value of retrograde jugularography. Acta Otolaryngol (Stockh) 89:170–178

Gerlach (1875) Zur Morphologie der Tuba Eustachii. Beilage zur Mschr Ohrenheilk 9:49

Geurkink NA (1977) Surgical anatomy of the temporal bone posterior to the internal auditory canal: An operative approach. Laryngoscope 87:975–986

Girard L (1939) Atlas d'anatomie et de médecine opératoire du labyrinthe osseux. Librairie Maloine, Paris

Gisselsson L (1958) Bilateral luxation of the incudostapedial joint. J Laryngol Otol (Lond) 72:329–331

Gitter AH, Zenner HP, Frömter E (1986) Membrane potential and ion channels in isolated outer hair cells of guinea pig cochlea. ORL 48:68–75

Glasscock ME, Dickins JRE (1982) Complications of acoustic tumor surgery. Otolaryngol Clin North Am 15:883–895

– – Jackson CG, Wiet JR (1980) Vascular anomalies of the middle ear. Laryngoscope 90:77–88

Goerke M (1910) Neuere Arbeiten zur Resonanzhypothese. Int Zentralblatt Ohrenheilk 8:105–116

Golding-Wood PH (1962) Tympanic neurectomy. J Laryngol Otol (Lond) 76:683–693

Goodhill U (1971) Sudden deafness and round window rupture. Laryngoscope 81:1462–1474

Goodman M (1956) Congenital atresia of the external auditory meatus. Laryngoscope 66:148–151

Gradenigo G (1891) Über die Formanomalien der Ohrmuscheln. Anthropologische Studie. Arch Ohrenheilk 32:202–210

Graf K (1968) Seltene Verlaufsanomalie des Nervus facialis in der Paukenhöhle. Pract oto-rhino-laryng (Basel) 30:270–276

Graham MD, House HP (1975) Human stapes crura. Arch Otolaryngol 101:548–551

– Sataloff RT, Wolf GT, Kemink JL, McGillicuddy (1984) Total en block resection of the temporal bone and carotid artery for malignant tumors of the ear and temporal bone. Laryngoscope 94:528–533

Granit B, Leksell L, Skoglund CR (1944) Fiber interaction in injury or compressed region of nerve. Brain 67:125–140

Graves G, Edwards L (1944) Eustachian tube, review of its descriptive, microscopic, topographic and clinical anatomy. Arch Otolaryngol 63:359–397

Gray H (1959) Anatomy of the human body, Twenty-seventh edition. Ed by CM Goss. Lea & Febiger, Philadelphia

Gregg NM (1941) Congenital cataract following German measles in the mother. Trans Ophth Soc Australia 3:35–46

Greisen O (1975) Aberrant course of the facial nerve. Arch Otolaryngol 101:327–328

Grove WE (1939) Skull fractures involving the ear: a clinical study of 211 cases. Laryngoscope 49:678 und 833

Gruber: zit. nach Schwalbe G, 1897
– (1867) zit. nach Bürkner K, 1878

Günnel F (1957) Aus: Neue Untersuchungen über Entwicklung des Warzenfortsatzes und seiner Pneumatisation. Arch Ohr- usw. Heilk und Z Hals- usw. Heilk 171:12–31

Guerrier Y (1962) Anatomie chirurgicale de la caisse du tympan. Acta ORL Ibero-Americana 5:424–444
– (1977) Surgical anatomy, particularly vascular supply of the facial nerve. In: Fisch U (ed) Facial nerve surgery. Aesculapius Birmingham (Alabama, USA)

Guild SR (1927) The circulation of the endolymph. Am J Anat 39:57–81
– (1941) A hitherto unrecognized structure, the glomus jugularis, in man. Anat Rec 79:29

Guillerm R, Riu R, Badre R le Den, Hee J (1971) Pathophysiologische Aspekte der oberen Luftwege: Nase, Nasennebenhöhlen, Ohrtrompete. Arch klin exp Ohr-Nas u Kehlkopfheilk 199:1–64 Kongreßbericht, Springer, Berlin Heidelberg New York

Gundobin NP (1912) Die Besonderheiten des Kindesalters. Allgemeine Medizinische Verlagsanstalt GmbH, Berlin

Guranowski L (1899) Ein Fall von Duplicität des äusseren Gehörganges. Z Ohrenheilk 34:245–247

Gussen R (1970) Pacinian corpuscles in the middle ear. J Laryngol Otol 84:71–76

Habermann J (1900) Über die Verdoppelung des äußeren Gehörganges. Arch Ohrenheilk 50:102–104

Hackney CM, Osen KK, Kolston J (1990) Anatomy of the cochlear nuclear complex of guinea pig. Anat Embryol 182:123–149

Hafferl A (1937) Untersuchungen an Schädeln aus der Steiermark. Z Anat Entwicklungs-Gesch 106:49–79

Hagens EW (1934) Anatomy and pathology of the petrous bone. Arch Otolaryngol 19:556–573

Hall GM, Pulec JL, Rhoton AL Jr (1969) Geniculate ganglion anatomy for the otologist. Arch Otolaryngol 90:568–571

Hall JG (1964) The cochlea and the cochlear nuclei in neonatal asphyxia. Acta Otolaryngol 194:1–93

Hamann K-F, Krausen Ch (1991) Zur Natur des Vibrationsnystagmus. Arch Otorhinolaryngol [Suppl] 1991/II, 204–205. Springer, Berlin Heidelberg New York

Hamilton WJ, Boyd JD, Mossman HW (1962) Human embryology (prenatal development of form and function), 3. Ed. Heffer, Cambridge

Hammar JA (1902) Studien über die Entwicklung des Vorderdarms und einiger angrenzenden Organe. Arch mikr Anat 59:471–628

Hansen CC (1971) Vascular anatomy of the human temporal bone. Arch klin exp Ohr-Nase-Kehlkopfheilk 200:83–98
– (1971) Vascular anatomy of the human temporal bone. II. Arch klin exp Ohr-Nas-Kehlkopfheilk 200:99–114
– (1971) Vascular anatomy of the human temporal bone. III. Arch klin exp Ohr-Nas-Kehlkopfheilk 200:115–124

Harada T, Sando I, Myers EN (1981) Microfissure in the oval window area. Ann Otol 90:174–180

Harada Y, Ariki T (1985) A new theory for thermal influences on endolymphatic flow. Arch Otorhinolaryngol 242:13–17

Hardy M (1938) The length of the organ of Corti in man. Am J Anat 62:291–311

Harrison JM, Howe ME (1974) Anatomy of the descending auditory system (mammalian) In: Keidel WD, Neff WS (eds) Handbook of sensory physiology, vol 5/1. Springer, Berlin Heidelberg New York, pp 363–388

Harrison K, Donaldson I (1978) Operative surgery, head and neck, 3rd ed. Butterworth, London Boston

Harrison RV (1987) The role of the ascending pathways. J Otolaryngol 16:80–88

Hartmann V (1902) Die Klinik der sogenannten Tumoren des N. acusticus. Zeitschrift für Heilkunde 1902, S. 391, zit. nach Fraenkel J, Hunt JR 1903

Harty M (1964) The joints of the middle ear. Z mikr-anat Forsch 71:24–31

Hasse C (1881) Bemerkungen über die Lymphbahnen des inneren Ohres. Arch Ohrenheilk (Leipzig) 17:188–194

Hassmann H (1975) Form, Maße und Verläufe der Schädelkanäle: des Canalis infraorbitalis, Canalis incisivus, Canalis palatinus major, Foramen spinosum und Meatus acusticus internus. Med Diss, Würzburg

Hawke M, Jahn AF (1975) Bone formation in the normal human otic capsule. Arch Otolaryngol 101:462–464

Healy GB, Strong MS, Sampogna D (1974) Ataxia, vertigo and hearing loss – A result of rupture of inner ear window. Arch Otolaryngol 100:130–135

Heermann H (1958) Sind die Schneckenwindungen ein Synchronisierungsorgan? Arch Ohr-Nas-Kehlkopfheilk 173:377–380
– (1964) Tympanoplastische Verwendung der Chorda tympani. Z Laryngol Rhinol 43:293–296
– (1979) Über die anatomisch-physiologischen Grundlagen der Zeitmessung des Gehörs. Laryngol Rhinol 58:318–322

Heiderich F (1938) Handbuch der Anatomie des Kindes. Bergmann, München

Held H (1891) Die zentralen Bahnen des Nervus acusticus bei der Katze. Arch Anat Physiol Anat Abt 271–288

Helms J (1976) The transmeatal approach to the geniculate ganglion. Acta Otorhinolaryngol Belg 30:84–89

- (1981) Variations of the course of the facial nerve in the middle ear and mastoid. In: Samii M, Jannetta PJ (eds) The cranial nerves. Springer, Berlin Heidelberg NewYork, pp 391-393
- (1985) Die chirurgische Therapie des Morbus Menière. Arch Otorhinolaryngol [Suppl]. Springer, Berlin Heidelberg New York, S 67-118
- (1988) Persönliche Mitteilung

Henneberg B, Koch M (1902) Ueber centrale Neurofibromatose und die Geschwülste des Kleinhirnbrückenwinkels (Acusticusneurome). Arch Psychiat 36:251-304

Hensen V (1878) Beobachtungen über die Tätigkeit des Trommelfellspanners bei Hund und Katze. Arch Anat Physiol 312-319

Hentzer E (1970) Histologic studies of the normal mucosa in the middle ear, mastoid cavities and Eustachian tube. Ann Otol (St. Louis) 79:825-833

Hildmann H, Haack M (1979) Autoradiographische tierexperimentelle Untersuchungen über die Entwicklung der Schneckenkapsel. Arch Otorhinolaryngol 224:177-186

Hinojosa R, Rodríguez-Echandía EL (1966) The fine structure of the stria vascularis of the cat inner ear. Am J Anat 118:631-664

Hirsch A (1985) The stapedius reflex and its importance for diagnosis. In: Portmann M (ed) Facial nerve. Masson, New York Paris Barcelona Milan Mexico City Sao Paulo, pp 31-33

Hitselberger WE (1964) zit. nach persönlicher Mitteilung an Belal A, 1986
- (1966) External auditory canal hypesthesia: An early sign of acoustic neurilemmoma. Am Surg 32:741-743
- House WF (1969) The neuro-otologic examination: diagnosis of small acoustic tumors. Eye Ear Nose Throat Monthly 48:23-27
- - (1969) Treatment of acoustic tumors. Eye Ear Nose Throat Monthly 48:615-618

Hladký R, Dvorák M, Cada K (1971) Elektronenmikroskopische Untersuchungen zur funktionellen Morphologie der Stria vascularis. Z Mikrosk Anat Forsch 83:166-176

Höhmann D, de Meester C, Duckert LG (1991) Elektrophysiologische Beurteilung des Nervus facialis bei Patienten mit Akustikusneurinomen – Vorläufige Ergebnisse einer vergleichenden Untersuchung zwischen konventioneller Elektroneurographie und transkranieller Magnetspulenstimulation. Arch Otorhinolaryngol [Suppl] 1991/II, 92-93. Springer, Berlin Heidelberg New York

Hofman HH, Schnitzlein HN (1961) The numbers of nerve fibers in the vagus nerve of man. Anat Rec 139:429-434

Hofmann F (1908) Die obere Olive der Säugetiere nebst Bemerkungen über die Lage der Cochleariskerne. Arbeiten aus dem Neurologischen Institute an der Wiener Universität 14:76-328

Hofmann L (1924) Ein Fall von hochgradiger Unterentwicklung des linken Sinus sigmoideus und der Vena jugularis interna. Mschr Ohrenheilk 59:406-409

Honjo I, Ushiro K, Okazaki N, Kumazawa T (1981) Evaluation of Eustachian tube function by contrast roentgenography. Arch Otolaryngol 107:350-352

Hornbostel EM von, Wertheimer M (1920) Über die Wahrnehmung der Schallrichtung. Sitzungsber d Preuss Akad d Wiss April 1920, S 388-396

Hough JV (1958) Malformations and anatomical variations seen in the middle ear during the operation for mobilization of the stapes. Laryngoscope 66:1337-1379

House WF (1961) Surgical exposure of the internal auditory canal and its contents through the middle cranial fossa. Laryngoscope (St. Louis) 71:1363
- (1963) Middle cranial fossa approach to the petrous pyramid. Arch Otolaryngol 78:460-469
- (1964) Final thoughts. Arch Otolaryngol 80:756
- (1965) Subarachnoid shunt for drainage of hydrops: A report of 246 cases. Laryngoscope 70:1547-1551
- (1969) Middle cranial fossa approach to the temporal bone. Otolaryngology 90:41-53
- (1973) Surgical modalities: Fourth workshop on microsurgery of the temporal bone. Arch Otolaryngol 97:131
- Crabtree J (1965) Surgical exposure of petrous position of the 7th nerve. Arch Otolaryngol 81:506-507
- DeLaCruz A, Hitselberger WE (1978) Surgery of the skull base; transcochlear approach to the petrous apex and clivus. Otolaryngology 86:770-779
- Hitselberger WE (1965) Endolymphatic subarachnoid shunt for Menière's disease. Arch Otolaryngol 82:144-146

Hudspeth AJ (1983) Die Haarzellen des Innenohrs. Spektrum der Wissenschaft 3:108-119

Hüttenbrink K-B (1988) Zur funktionellen Anatomie des Mittelohres: Die Haltebänder der Ossikelkette. 59. Jahresversammlung der Deutschen Gesellschaft für HNO-Heilkunde, Kopf- und Halschirurgie. 19. Mai 1988, Nürnberg. HNO-Informationen 1:30
- (1989) Die Bewegung der Gehörknöchelchen durch die Mittelohrmuskelkontraktion. Arch Oto-Rhino-Laryngol [Suppl 1989/II], S 238-239. Springer, Berlin Heidelberg New York

Hunt JR (1907) On herpetic inflammations of the geniculate ganglion. A new syndrome and its complications. J Nerv Ment Dis 34:73-96

Hunt W, Joseph D, Newell R, Hanna HH (1966) Gustatory sweating. Arch Otolaryngol 83:260-265

Hyrtl J (1836) Neue Beobachtungen aus dem Gebiete der menschlichen und vergleichenden Anatomie. Med Jb Österreich Staates 10:457-466
- (1885) Lehrbuch der Anatomie des Menschen mit Rücksicht auf physiologische Begründung und praktische Anwendung, 18. Aufl. I. Braumüller, Wien

Igarashi M (1967) Dimensional study of the vestibular apparatus. Laryngoscope 77:1806-1817

Imai A, Nakano Y, Takahashi S (1978) Pneumatization of the temporal bone – Influence of inflammation. Otolaryngology (Tokyo) 50:633-640

Isamat F, Bartumeus F, Miranda AM, Prat J, Pons LC (1975) Neurinomas of the facial nerve. J Neurosurg 43:608–613

Israel JM, Connelly JS, McTigue ST, Brummet RE, Brown J (1982) Lidocaine in the treatment of tinnitus aurium. Arch Otolaryngol 108:471–473

Jackson R (1938) Morphologic and roentgenologic aspects of the temporal bone. Arch Otolaryngol 28:561–580

Jahnke K, Arnold W (1987) Die Bedeutung der Elektronenmikroskopie für Klinik und Forschung in der Hals-Nasen-Ohren-Heilkunde. Anat Anz 163:63–78

Jannetta PJ (1967) Arterial compression of the trigeminal nerve at the pons in patients with trigeminal neuralgia. Neurosurgery 26:159–162

– Møller AR, Møller MB (1984) Technique of hearing preservation in small acoustic neuromas. Ann Surg 200:513–523

Jewett et al (1970) zit. nach Birn G, 1983

– Williston J (1971) Auditory-evoked far fields averaged from the scalp of humans. Brain 94:681–696

Jongkees LBW (1967) Decompression of the facial nerve. Arch Otolaryngol 85:473–479

Jürgens, zit. nach Heiderich F, 1938

Juhn SK (1973) Biochemistry of the labyrinth. Am Acad Ophthalmol Otolaryngol 1:120

Jungert S (1958) Auditory pathways in the brainstem. A neurophysiological study. Acta Otolaryngol [Suppl]138

Kaneda H, Takashima O (1936) Mitt. a. d. med. Akad. zu Kioto 16:709, zit. nach Silbiger H, 1951

Karbowski B (1930) Vergleichend anatomische Studien über den Aquaeductus Cochleae und über seine Beziehungen zum Supraarachnoidalraum des Gehirns. Mschr Ohrenheilk Laryngorhinol 64:687–715

Karlefors J (1923) Über den Aquaeductus cochleae beim Menschen. Z Anat Entw-Gesch 67:286–319

– (1924) Die Hirnhauträume des Kleinhirns, die Verbindungen des 4. Ventrikels mit Subarachnoidalräumen und der Aquaeductus Cochleae beim Menschen. Acta Otolaryngol (Stockh) 4:1–69

Kartush JM, Telian St, Graham MD, Kemink JL (1986) Anatomic basis for labyrinthine preservation during posterior fossa acoustic tumor surgery. Laryngoscope 96:1024–1028

Kawase T, Toya S, Shiobara R, Mine T (1985) Transpetrosal approach for aneurysms of the lower basilar artery. J Neurosurg 63:857–861

Keidel WD, Keidel UO, Wigand ME (1960) Zur zentralnervösen Informationsverarbeitung beim binauralen Hören der Katze. Pflügers Arch 270:347–369

Kelemen G (1933) Über die Fissuren im knöchernen Innenohr. Arch Klin Exp Ohr-Nas-Kehlkopfheilk 137:36–49

– (1966) Rubella and deafness. Arch Otolaryngol 83:520–532

– Fuente AD, Olivares FP (1979) The cochlear aqueduct: structural considerations. Laryngoscope 89:639–645

Kessel J (1870) Ueber Form- und Lageverhältnisse eigenthümlicher an der Schleimhaut des menschlichen Mittelohres vorkommender Organe. Arch Ohrenheilk 5:254–256

Kettel K (1950) Attempted fenestration operation in a case of absence of lumen of semicircular canals. Arch Otolaryngol 52:284–287

Khoo FY, Kanagasuntheram R, Chia KB (1967) Variations of the lateral recesses of the nasopharynx. Arch Otolaryngol 86:456–462

Kiang NYS, Moxon EC, Levine RA (1970) Auditory nerve activity in cats with normal and abnormal cochleas. In: Wolstenholme GEW, Knight J (eds) Sensorial hearing loss (Ciba Foundation Symposium). Churchill, London, pp 241–273

– Watanabe T, Thomas EC, Clark LF (1965) Discharge patterns of single fibers in the cat's auditory nerve. Res Monograph 35. MIT Press, Cambridge, Mass

Kikuchi J (1903) Beiträge zur Anatomie des menschlichen Amboss mit Berücksichtigung der verschiedenen Rassen. Z Ohrenheilk (Wiesbaden) 42:122–125

Kim YH, Kim GR, Park IY, Chung IH (1990) Variability of the neurovascular complex of the cerebellopontine angle. Ann Otol Rhinol Laryngol 99:288–296

Kimura RS, Schuknecht HF, Ota CY, Jones DD (1980) Obliteration of the ductus reuniens. Acta Otolaryngol 89:295–309

Kinney WE, Dolm DE, Hahn JF, Wood BG (1982) In: Brackmann DE (ed) Neurological surgery of the ear and skull base. Raven Press, New York

Kirchner W (1879) Über das Vorkommen der Fissura mastoidea squamosa und deren praktische Bedeutung. Arch Ohrenheilk 14:190–201

Kirikae I (1959) The structure and function of the middle ear. The University of Tokyo Press

– (1963) Physiology of the middle ear. Arch Otolaryngol 78:317–328

Kiss (1914) Verh Transsylv Museumsges 36, H. 2 (1914) (ung.), zit. nach Kelemen G, 1933

– Lang A, Bálint J (1956) Beiträge zur Anatomie des Glomus tympanicum. Anat Anz 103:209–220

Kleinfeldt D (1985) Zur normalen Position des Steigbügels in der ovalen Fensternische beim Menschen. Anat Anz 159:187–193

Kley W (1974) Die Aufgaben des Hals-Nasen-Ohrenarztes bei der Versorgung frischer Schädelbasisverletzungen. HNO 22:129–133

– (1983) Tympanoplastik im Kindesalter. HNO 31:429–431

Klingel (1891) Messungen über die Höhenverhältnisse des Kuppelraumes der Trommelhöhle. Arch Ohrenheilk 32:254

Klockhoff IH, Anderson H (1959) Recording of the stapedius reflex elicited by cutaneous stimulation; preliminary report. Acta Otolaryngol (Stockh) 50:451–454

Knudsen EI (1983) Subdivisions of the inferior colliculus in the barn owl (Tyto alba). J Comp Neurol 218:174–186

Kodama A, Sando I (1982) Dimensional anatomy of the vestibular aqueduct and the endolymphatic sac (Rugose portion) in human temporal bones. Statistical analysis of 79 bones. Ann Otol Rhinol Laryngol 96:13–20

Körner D (1926) Angewandte Anatomie des Ohres. In: Denker A, Kahler O (Hrsg) Handbuch der Ohrenheilkunde, Vol VI. Springer, Berlin

Körner O (1923) Die Grenzen zwischen den pneumatischen Zellensystemen des Antrum petrosum und des Antrum squamosum beim Erwachsenen. Z Hals-Nasen- u Ohrenheilk 5:425–432

Konaschko PI (1927) Die Arteria auditiva interna des Menschen und ihre Labyrinthäste. Z Anat Entw-Gesch 83:241–268

Koos W Th, Spetzler RF, Pendl G, Perneczky A, Lang J (1985) Color atlas of microneurosurgery. Thieme, Stuttgart New York

Kos AO, Schuknecht HF, Singer JD (1966) Temporal bone studies in 13–15 and 18 trisomy syndromes. Arch Otolaryngol 83:439–445

Krausbeck Ch (1984) Therapieergebnisse beim Morbus Menière. Med Diss, Mainz

Krause W (1878) Die Glandula tympanica des Menschen. Zbl med Wissensch 41:737–739

Krmpotić J (1972) Über die Morphologie des inneren Gehörgangs bei der Altersschwerhörigkeit. HNO 20:246–249

Krmpotić-Nemanić J, Nemanić G, Vinter I (1987) Der knöcherne Isthmus der Tuba pharyngotympanica. Verh Anat Ges 81:343–346

Kugelberg E (1952) Facial reflexes. Brain 75:385–396

Kulenkampff H (1949/50) Persistenz des Septum petrosquamosum. Z Anat Entw-Gesch 114:263–272

Kullman GL, Dyck PJ, Cody D Th (1971) Anatomy of the mastoid portion of the facial nerve. Arch Otolaryngol 93:29–33

Kurze T, Doyle SB Jr (1962) Extradural intracranial (middle fossa) approach to the internal auditory canal. J Neurosurg 19:1033

Lang J (1977) Structure and postnatal organization of heretofore uninvestigated and infrequent ossification of the sella turcica region. Acta anat 99:121–139

– (1979) Lanz/Wachsmuth: Praktische Anatomie. Begr von T von Lanz, W Wachsmuth. Fortgef und hrsg von J Lang, W Wachsmuth. Bd 1, Teil 1 B. Springer, Berlin Heidelberg New York

– (1981) Neuroanatomie der Nn. opticus, trigeminus, facialis, glossopharyngeus, vagus, accessorius und hypoglossus. Arch Otolaryngol 231:1–69

– (1981) Klinische Anatomie des Kopfes: Neurokranium, Orbita, kraniozervikaler Übergang. Springer, Berlin Heidelberg New York

– (1982) Über Bau, Länge und Gefäßbeziehungen der "zentralen" und "peripheren" Strecken der intrazisternalen Hirnnerven. Ein Beitrag zur vaskulären Hirnnervenschädigung und Dekompressionsbehandlung bei Trigeminusneuralgie, okulärer Neuromyotonie, Spasmus hemifacialis, Tinnitus und Vertigo, Glossopharyngeusneuralgie und Caput obstipum spasticum. Zbl Neurochir 43:217–258

– (1983) Clinical anatomy of the head. Neurocranium-orbit-craniocervical regions. Translated by RR Wilson, DP Winstanley. Springer, Berlin Heidelberg New York

– (1984) Clinical anatomy of the cerebellopontine angle and internal acoustic meatus. Adv Oto-Rhino-Laryngol (Basel) 34:8–24

– (1985) Lanz/Wachsmuth: Praktische Anatomie. Begr von T von Lanz, W Wachsmuth. Fortgef und hrsg von J Lang, W Wachsmuth. Bd 1 Teil 1 B Gehirn- und Augenschädel. In Zsarb mit H-P Jensen, F Schröder. Springer, Berlin Heidelberg New York

– (1988) Klinische Anatomie der Nase, Nasenhöhle und Nebenhöhlen. Grundlagen für Diagnostik und Operation. Thieme, Stuttgart New York

– (1991) Clinical anatomy of the posterior cranial fossa and its foramina. Thieme, Stuttgart New York

– (1991) Lobus temporalis. In: Kohlmeyer K (Hrsg) Der Temporallappen, S 9–36. Conscientia Diagnostica. Schnetztor-Verlag, Konstanz

– Brückner B (1981) Über dicke und dünne Zonen des Neurocranium, Impressiones gyrorum und Foramina parietalia bei Kindern und Erwachsenen. Anat Anz 149:11–50

– Hack Ch (1985) Über Lage und Lagevariationen der Kanalsysteme im Os temporale. Teil 1. Kanäle der Pars petrosa zwischen Margo superior und Meatus acusticus internus. HNO 33:176–179

– – (1985) Über Lage und Lagevariationen der Kanalsysteme im Os temporale. Teil 2. Kanäle der Pars petrosa zwischen Meatus acusticus internus und Facies inferior partis petrosae. HNO 33:279–284

– – (1987) Über die Kanalsysteme im Os temporale und deren Rechts-links-Unterschiede. Acta anat 130:298–308

– Heilek E (1984) Anatomisch-klinische Befunde zur A. pharyngea ascendens. Anat Anz 156:177–207

– Hetterich A (1983) Beitrag zur postnatalen Entwicklung des Processus pterygoideus. Anat Anz 154:1–31

– Hofmann S, Maier R, Schafhauser O (1981) Über postnatale Wachstumsveränderungen im Bereich der Fossa cranialis posterior. I. Facies posterior partis petrosae (Porus et Meatus acusticus internus, Fossa subarcuata, Apertura externa aqueductus vestibuli, Apertura externa canaliculi cochleae). Gegenbaurs morph Jahrb 127:305–342

– Keller H (1978) Über die hintere Pfortenregion der Fossa pterygopalatina und die Lage des Ganglion pterygopalatinum. Gegenbaurs morph Jahrb 124:207–214

– Kothe W (1987) Über Maße der Cavitas tympanica. Gegenbaurs morph Jahrb 133:469–505

– Mundorff-Vetter I (1986) Über die Knorpel der Außennase. Gegenbaurs morph Jahrb 132:861–874

– Preis K-H (1981) A. palatina ascendens, Ursprung, Verlauf und Zweige. HNO 29:391–396

Lang J, Schreiber Th (1983) Über Form und Lage des Foramen jugulare (Fossa jugularis), des Canalis caroticus und des Foramen stylomastoideum sowie deren postnatale Lageveränderungen. HNO 31:80–87
– Stöber G (1987) Über Lage und Lagevariationen der Kanalsysteme im Os temporale an Frontalschnitten. Gegenbaurs morph Jahrb 133:249–289
Lang J Jr (1991) Wissenschaftliche Untersuchung am Anatomischen Institut der Universität Würzburg
– Samii A (1991) Retrosigmoidal approach to the posterior cranial fossa. An anatomical study. Acta Neurochir (Wien) 111:147–153
Lange G (1974) Ergebnisse der Streptomycin-Ozothin-Behandlung beim Morbus Menière. Arch Klin Exp Ohr-Nas-Kehlkopfheilkd 203:16
– (1977) Die intratympanale Behandlung des Morbus Menière mit ototoxischen Antibiotika. Z Laryngol 56:409–414
– (1981) Die Indikation zur intratympanalen Gentamycinbehandlung der Menièreschen Krankheit. HNO 29:49–51
Lasjaunias P, Moret J (1978) Normal and non-pathological variations in the angiographic aspects of the arteries of the middle ear. Neuroradiology 15:213–219
Lawrence M (1962) The double innervation of the tensor tympani. Ann Otol Rhinol Laryngol 71:705–718
– (1966) Histological evidence for localized radial flow of endolymph. Arch Otolaryngol 83:406
Lehnhardt E (1964) Patho-topographische Beziehungen zwischen der Steigbügelfußplatte und den Endolymphräumen. Arch Ohr- Nas- Kehlk Heilk 184:93–98
– (1983) Tumorbedingte Funktionsstörungen des Hörnerven und unteren Hörbahnanteile. HNO 31:96–101
– (1989) Derzeitiger Stand der Cochlear Implants. Arch Oto-Rhino-Laryngol [Suppl 1989/II] S 198–208. Springer, Berlin Heidelberg New York
Leicher H (1928) Die Vererbung anatomischer Variationen der Nase, ihrer Nebenhöhlen und des Gehörorgans. Aus: Die Ohrenheilkunde der Gegenwart und ihre Grenzgebiete 12:19–26
Lempert J (1936) Complete apicectomy. Arch Otolaryngol 25:144–177
– (1946) Tympanosympathectomy, a surgical technique for the relief of tinnitus aurium. Arch Otolaryngol 43:199–212
Leutert G, Dorschner W (1981) Zum altersabhängigen Strukturwandel des Lig. anulare stapedis des Menschen. Gegenbaurs morph Jahrb 127:597–600
Levenson MJ, Parisier SC, Chute P, Wenig S, Juarbe C (1986) A review of twenty congenital cholesteatomas of the middle ear in children. Otolaryngol Head Neck Surg 94:560–567
Levy RA, Platt N, Aftalion B (1971) Encephalocele of the middle ear. Laryngoscope 81:126–130
Lim DJ (1968) Tympanic membrane. I. Pars tensa. Acta Otolaryngol (Stockh) 66:181–189
– (1968) Tympanic membrane. II. Pars flaccida. Acta Otolaryngol (Stockh) 66:515–532

– Jackson D, Bennet J (1975) Human middle ear corpuscles – a light and electron microscopic study. Laryngoscope 85:1725–1737
Lindsay JR (1940) Petrous pyramid of temporal bone. Arch Otolaryngol (Stockh) 31:231–255
– Curruthers DG, Hemenway WG, Harrison MS (1953) Inner ear pathology following maternal rubella. Ann Otol 62:1201–1218
Lipicky RJ, Gilbert DL, Stillman IM (1972) Diphenylhydantoin inhibition of sodium conductance in the squid giant axon. Proc Nat Acad Sci 69:1758–1760
Litton BW, Krause CJ, Anson BA, Cohen WN (1969) The relationship of the facial canal to the annular sulcus. Laryngoscope 79:1584–1604
Loebell H (1933) Die funktionelle Anatomie des menschlichen Felsenbeines. Z Hals-Nasen-Ohrenheilk, Band 34, 2. bis 5. Heft
Lorente de No R (1933) Anatomy of the eighth nerve I: The central projection of the nerve endings of the internal ear. Laryngoscope 43:1–37
Lundgren N (1949) Tympanic body tumors in the middle ear – tumors of carotid body type. Acta Otolaryngol 37:366–379
Lupin A (1969) The relationship of the tensor tympani und tensor palati muscles. Ann Otol Rhinol Laryngol 78:792–796
Maddox III HE (1969) Experiences in acoustic tumor surgery. Laryngoscope 79:652–670
Maffei G, Zini C, Jemmi A, Bottazzi D (1967) Ricerche sopra la vascolarizazione del nervo faciale (con particolare riguardo al decorso intratemporale). Archivio Italiano di Otologia Rinologia e Laringologia 78:1–106
Mahlstedt K, Westhofen M, König K (1991) Funktionelle Kopfgelenkstörungen – Ursache oder Folge einer Vestibularisaffektion. Arch. Otorhinolaryngol [Suppl] 1991/II, 207–208. Springer, Berlin Heidelberg New York
Mahon RG, Igarashi M (1968) Comparative histological study of the tympanic ganglion. Laryngoscope 78:334–343
Manasse P (1897) Ueber knorpelhaltige Interglobulärräume in der menschlichen Labyrinthkapsel. Z Ohrenheilk 31:1–11
– (1914) Ossifikationsanomalien im menschlichen Felsenbein und in Beziehung zur sogenannten Otosklerose. Arch Ohrenheilk 95:145–161
Mangold E (1913) Willkürliche Kontraktionen des Tensor tympani und die graphische Registrierung von Druckschwankungen im äusseren Gehörgang. Pflüger's Arch 149:539–597
– Eckstein A (1913) Reflektorische Kontraktionen des Tensor tympani beim Menschen. Pflüger's Arch 152:589–615
Marincic D (1988) Amplitudenmodulationstest des Stapediusreflexes. Grundprinzipien und klinische Anwendung. Arch HNO- u Kehlkopfheilkd. Verhandlungsbericht 1988 der Dtsch Ges f HNO-Heilkd u Kopf- u Halschirurgie, S 144–146

Marquet J (1981) The incudo-malleal joint. J Laryngol Otol 95:543–565

Matsumoto Y, Murakami S, Yanagihara N, Fujita H (1984) Effects of facial nerve compression on the stapedial nerve. Ann Otol 111:7–11

Mayer O (1917) Untersuchungen über die Otosklerose. Hölder, Wien/Leipzig

– (1930) Über die Entstehung der Spontanfrakturen der Labyrinthkapsel und ihre Bedeutung für die Otosklerose. Z Hals-Nasen-Ohrenheilkd 26:261–279

– (1931) Die Ursache der Knochenbildung bei der Otosklerose. Acta Otolaryngol 15:35–73

Mayer L (1933) Recurrent dislocation of the jaw. J Bone Jt Surg 15:889

Mayer O (1937) Die Pyramidenzelleiterungen. Z Hals-Nasen-Ohrenheilkd 42

Mazzoni A (1969) Internal auditory canal arterial relations at the porus acusticus. Ann Otol Rhinol Laryngol 78:797–814

– (1970) The subarcuate artery in man. Laryngoscope 80:69–79

McMyn JK (1940) Anatomy of salpingo-pharyngeus muscle. J Laryngol Otol 55:1–22

McVally WJ (1956) An introduction to a symposium on the utricle. Ann Otol Rhinol Laryngol 65:1042–1052

Meacham WF, Capps JM (1960) Intracranial glomus-jugulare tumor with successful surgical removal. J Neurosurg 17:157–160

Melding PS, Goodey RJ, Thorne PR (1978) The use of intravenous lidocaine in the diagnosis and treatment of tinnitus. J Laryngol Otol 82:115–121

Menière P (1861) Gazette Medicale des Paris, 16:88

Merkel F (1885–1890) Handbuch der topographischen Anatomie. Vieweg & Sohn, Braunschweig

Merzenich MM, Kaas JH (1980) Principles of organization of sensory-perceptual systems in mammals. In: Sprague JM, Epstein AM (eds) Progress in psychobiology and physiological psychology. Academic Press, New York, 9:1–42

Metzner, Wölfflin (1914) Über pupillo-dilatorische Sympathikusfasern, welche durch das Mittelohr verlaufen. Zbl Physiol 28, zit. nach Weyl R, 1933

Meyer M: zit. nach Mündnich K, 1939

Meyer zum Gottesberge A (1940) Physiologisch-anatomische Elemente der Schallrichtungsbestimmung. Arch Ohren-Nasen- u Kehlkopfheilkd 147:219–249

– (1991) Mikroanalytische Untersuchungen des Melanins im Innenohr des Meerschweinchens. Otorhinolaryngol Nova 1:182–186

– Plester D (1965) Nachweis der statischen Funktion des Sacculus beim Menschen. Arch Ohr-Nas-Kehlkopfheilkd 184:254–258

Michaels L (1986) An epidermoid formation in the developing middle ear: possible source of cholesteatoma. J Otolaryng 15:169–174

Michel O, Brusis T, Matthias R (1989) Innenohrschwerhörigkeit nach Liquorpunktion. Verhandlungsber d Dt Gesellschaft für Hals-Nasen-Ohren-Heilkd, Kopf- u Hals-Chirurgie, Teil II: Sitzungsbericht, Arch Otorhinolaryngol [Suppl] 1989/II, 38–39. Springer, Berlin Heidelberg New York

Miehlke A (1960) Die Chirurgie des Nervus facialis. Urban & Schwarzenberg, München

– (1973) Surgery of the facial nerve, ed 2. WB Saunders, Philadelphia London Toronto

– (1985) Traumatic facial palsies. In: Portman M (ed) Facial nerve. Masson, New York Paris Barcelona Milan Mexico City Sao Paulo, pp 89–93

Minatogawa T, Kumoi T, Hosomi H, Kokan T (1980) The blood supply of the facial nerve in the human temporal bone. Auris-Nasus-Larynx (Tokyo) 7:7–18

Minnigerode B (1960/61) Ungewöhnlich große, vorwiegend einseitige Terminalzellen der Pyramidenspitze. HNO 9:153–155

– (1965) Intratympanale Aufzweigung der Chorda tympani, eine seltene anatomische Verlaufsvariante. Acta Otolaryngol 59:20–22

Misurya VK (1976) Functional anatomy of tensor palati and levator palati muscles. Arch Otolaryngol 102:265–270

Møller AR (1971) Unit responses in the rat cochlear nucleus to tones of rapidly varying frequency and amplitude. Acta Physiol Scand 81:540–556

– (1975) Dynamic properties of excitation and inhibition in the cochlear nucleus. Acta Physiol Scand 93:442–454

– (1975) Latency of unit responses in the cochlear nucleus determined in two different ways. J Neurophysiol 38:812–821

– (1976) Inhibition and excitation in the cochlear nucleus using amplitude modulated tones. Exp Brain Res 25:307–321

– (1976) Dynamic properties of the responses of single neurons in the cochlear nucleus. J Physiol (London) 259:63–82

– (1983) On the origin of the compound action potentials (N_1, N_2) of the cochlea of the rat. Exp Neurology 80:633–644

– (1985) Physiology of the ascending auditory pathway with special reference to the auditory brainstem response (ABR) In: Pinheiro ML, Musiek FE (eds) Assessment of central auditory dysfunction: its foundations and clinical correlates. Williams and Wilkins Publishing Company, Baltimore, Maryland

– Iho HD (1989) Response from exposed intracranial human auditory nerve to low-frequency tones: Basic characteristics. Hear Res 39:163–176

– Jannetta PJ (1982) Evoked potentials from the inferior colliculus in man. Electroencephalogr Clin Neurophysiol 53:612–620

– – (1982) Auditory evoked potentials recorded intracranially from the brain stem in man. Exp Neurol 78:144–157

– – (1983) Monitoring auditory functions during cranial nerve microvascular decompression operations by direct recording from the eighth nerve. J Neurosurg 59:493–499

Møller AR, Jannetta PJ (1983) Interpretation of brainstem auditory evoked potentials: results from intracranial recordings in humans. Scand Audiol 12:125–133
— — (1983) Auditory evoked potentials recorded from the cochlear nucleus and its vicinity in man. J Neurosurg 59:1013–1018
Møller MB, Møller AR (1983) Brainstem auditory evoked potentials in patients with cerebellopontine angle tumors. Ann Otol Rhinol Laryngol 92:645–650
— — (1985) Loss of auditory function in microvascular decompression for hemifacial spasm. Results in 143 consecutive cases. J Neurosurg 63:17–20
Montgomery WW (1977) Cystic lesions of the petrous apex: transsphenoid approach. Ann Otol 86:429–435
Moos (1867) Z Ohrenheilk 12:106, Arch Ohrenheilk 2, 1867, zit. nach Weyl R, 1933
Mootz W, Müsebeck K (1970) Die Ultrastruktur des Plexus cochlearis. Arch Ohr Nasenheilk 196:301–306
Morest DK (1964) The neuronal architecture of the medial geniculate body of the cat. J Anat 98:611–630
— (1965) The laminar structure of the medial geniculate body of the cat. J Anat 99:143–160
— (1968) The collateral system of the medial nucleus of the trapezoid body of the cat, its neuronal architecture and relation to the olivo-cochlear bundle. Brain Res 9:288–311
— Kiang NYS, Kane EC, Guinan JJ Jr, Godfrey DA (1973) Stimulus coding at caudal levels of the cat's auditory nervous system. II: Patterns of synaptic organization. In: Møller AR (ed) Basic mechanisms in hearing. Academic Press, New York, pp 479–504
Müller F, O'Rahilly R (1988) The first appearance of the future cerebral hemispheres in the human embryo at stage 14. Anat Embryol 177:495–511
Mündnich K (1939) Rückläufige Veränderungen im Pneumatisationsbild des Warzenfortsatzes. Mschr Ohrenheilk usw 73:513
— Terrahe K (1979) Mißbildungen des Ohres. In: Berendes J, Link R, Zöllner F (Hrsg) Hals-Nasen-Ohren-Heilkunde in Praxis und Klinik. Bd 5 Ohr 1. Thieme, Stuttgart
Muren C, Wilbrand H (1986) The semicircular canals of the inner ear and the pneumatization of the temporal bone. Acta Radiol Diagnosis 27:325–329
Myerson MD, Ruben H, Gilbert JG (1934) Anatomic studies of the petrous portion of the temporal bone. Arch Otolaryngol 20:195–210
Naftalin L, Harrison MS (1958) Circulation of labyrinthine fluids. J Laryngol Otol 72:118–136
Nadol JB Jr (1990) Synaptic morphology of inner and outer hair cells of the human organ of Corti. J Electron Microsc Tech 15:187–196
Nager GT, Nager M (1953) The arteries of the human middle ear, with particular regard to the blood supply of the auditory ossicles. Ann Otol Rhinol Laryngol 62:923–949
Nager R (1952) Histologic ear examinations of children following maternal rubella. Pract Oto-rhino-laryngol 14:337–359
Naufal PM, Schuknecht HF (1972) Vestibular, facial, and oculomotor neuropathy in diabetes mellitus. Arch Otolaryngol 96:468
Neubert K (1950) Die Basilarmembran des Menschen und ihr Verankerungssystem. Z Anat Entw-Gesch 114:539–588
— Wüstenfeld E (1962) Handbuch der Zoologie. Dickreuther und Co, Berlin
Nicholson RL, Kreel L (1979) CT anatomy of the nasopharynx, nasal cavity, paranasal sinuses, and infratemporal fossa. CT 3:13–23
Nieuwenhuys R (1984) Anatomy of the auditory pathways, with emphasis on the brain stem. Adv Oto-Rhino-Laryngol (Basel) 34:25–38
Nolte M (1970) Die Form des äußeren Gehörganges im Hinblick auf die Anpassung von Hörgeräten. Med Diss, Würzburg
Nomina Anatomica (1983) Fifth Edition. Approved by the Eleventh International Congress of Anatomists at Mexico City, 1980. Williams & Wilkins, Baltimore/London
Nomina Anatomica (1989) Sixth Edition. Churchill Livingstone, Edinburgh London Melbourne New York
Nomura Y, Kirikae I (1967) Innervation of the human cochlea. Ann Otol Rhinol Laryngol 76:57–68
Nori S (1972) Topography of the facial nerve in the temporal bone. Nippon ika daigaku zasshi 39:49–59
Oldring zit. nach Farrior, 1984
Olszewsky J, Latkowsky B, Zalewski P (1987) Morphométrie des osselets de l'ouie pendant le développment individuel de l'homme et son utilié pour la cophochirurgie. Les Cahiers d'ORL 22:488–492
Oort H (1918–19) Über die Verästelung des Nervus octavus bei Säugetieren. Anat Anz 51:272–280
Ortmann R (1983) Beitrag zur Analyse des menschlichen Os petrosum aufgrund von Messungen und Beobachtungen am Kollagenverlauf im polarisierten Licht. Morphol Med 3:47–58
Osen KK (1972) Projection of the cochlear nuclei on the inferior colliculus in the cat. J Comp Neurol 144:355–372
Ostmann L (1892) Druck und Drucksteigerung im Labyrinth. Arch Ohrenheilkd 34:35
— (1983) Eine Würdigung des Fettpolsters der lateralen Tubenwand. Arch Ohrenheilk 34:170–189
Ota CY, Kimura RS (1980) Ultrastructural study of the human spiral ganglion. Acta Otolaryngol 89:53–62
Otte CY, Schuknecht HF, Kerr AG (1978) Ganglional population in normal and pathological human cochleae implications for cochleae implantation. Laryngoscope 88:1231–1246
Overton SB, Ritter FN (1973) A high-placed jugular bulb in the middle ear. A clinical and temporal bone study. Laryngoscope 83:1986–1991
Oyagi S, Ito J, Honjo I (1988) The origin of autonomic nerves of the Eustachian tube as studied by the horse-

radish peroxidase tracer method. Acta Otolaryngol 105:266–272
Padget DH (1948) The development of the cranial arteries in the human embryo. Contrib Embryol Carneg Inst 32:205–261
Page JR (1914) A case of probable injury to the jugular bulb following myringotomy in an infant 10 months old. Ann Otol 23:161
Pahnke J, von Lüdinghausen M (1990) Topographische Anatomie der Tuba auditiva und ihre Darstellung in CAD-Technik. Verh Anat Ges 83:279–281
Pahnke JW (1991) Beiträge zur klinischen Anatomie der Tuba auditiva. Habilitationsschrift, Würzburg
Palva T, Raunio V (1967) Disc electrophoretic studies of human perilymph. Ann Otol Rhinol Laryngol 76:23–36
– – (1968) The origin of perilymph albumin. Acta Otolaryngol 66:136–144
– Dammert K (1969) Human cochlear aqueduct. Acta Otolaryngol (Stockh) 246:1–57
Papangelou L (1972) Study of the human internal auditory canal. Laryngoscope 82:617–624
Pappenheim (1840) zit. nach Marquet, 1981
Parisier SC (1977) The middle cranial fossa approach to the internal auditory canal. An anatomical study stressing critical distances between surgical landmarks. Laryngoscope 137:1–20
Pau HW (1983) Determination of the normal blood supply of the tympanic membrane, using the fluorescence angiography technique. Laryngol Rhinol Otol 62:86–96
– (1991) Physiologie der Mittelohrventilation. Otorhinolaryngol Nova 1:2–8
Paullus WS, Pait TG, Rhoton AL Jr (1977) Microsurgical exposure of the petrous portion of the carotid artery. J Neurosurg 47:713–726
Pellnitz D (1958) Über das Wachstum der menschlichen Ohrmuschel. Arch Ohr-Nas-Kehlkopfheilk 171:334–340
– (1962) Die Bedeutung von Ohrmuschel und Nasenwachstum für die Indikationsstellung kosmetischer Operationen. Arch Ohr-Nas-Kehlkopfheilk 180:387–392
Penkert G, Samii M, Haid T, Rettinger G (1985) Angiomatöse Fehlbildung des inneren Gehörgangs mit den Leitsymptomen Schwindel und Ohrensausen. HNO 33:17–22
Perlman HB (1951) Mouth of the eustachian tube. Arch Otolaryngol 53:353–369
– Lindsay JR (1936) The utriculo-endolymphatic valve. Arch Otolaryngol 24:68–75
Peron DL, Schuknecht HF (1975) Congenital cholesteatoma with other anomalies. Otolaryngology 101:498–505
Perović D (1958) Über eine eigenartige normale Bildung am menschlichen Vomer sowie über die wahre Umrandung der Choanen. Rad knj (Zagreb) 316:5–58
Petsch J (1943) Beitrag zur Frage der Pneumatisation des Warzenfortsatzes nach Mittelohrentzündungen im ersten Lebensjahr. Z Hals-Nasen-Ohrenheilk 48:339–344

Pfaltz CR, Matefi L (1981) Meniere's disease – or syndrome? A critical review of diagnose critera. In: Vosteen KH, Schuknecht HF, Pfaltz CR et al (eds) Meniere's disease. Thieme, Stuttgart, pp 1–10
Pfeiffer RA (1920) Myelogenetische Untersuchungen über das corticale Ende der Hörleitung. Teubner, Leipzig
Pfeiffer RR (1966) Classification of response patterns of spike discharges for units in the cochlear nucleus: toneburst stimulation. Exp Brain Res 1:220–235
Pfreitzschner C, Loibl H (1971) Über die Druckverhältnisse im menschlichen Sinus maxillaris. Z Laryngol Rhinol Otol 50:475–481
Pierce-Fowler zit. nach Fowler FP Jr. 1961
Pimmer J (1988) Form, Verlauf, Höhe, Breite und Länge des äußeren Gehörganges. Änderung durch Zug am Außenohr nach hinten und oben. Med. Diss., Würzburg
Platzer W (1958) Über die Lage und Stellung der Laminae spirales in der basalen Schneckenwindung. Z Anat Entw-Gesch 120:372–378
– (1961) Zur Anatomie der Eminentia pyramidalis und des M. stapedius. Mschr Ohrenheilk 95:554–564
Plester D (1970) Die chirurgische Behandlung des Morbus Menière. HNO 18:205
– Strohm M (1983) Hearing loss due to traumatic ruptures of the tympanic membrane and fistulae of the round and oval window. In: Samii M, Brihaye J (eds) Traumatology of the skull base. Springer, Berlin Heidelberg New York Tokyo
Plinkert PK, Gitter AH, Zimmermann U, Kirchner T, Tzartos S, Zenner HP (1990) Visualization and functional testing of acetylcholine receptor-like molecules in cochlear outer hair cells. Hear Res 44:25–34
– Möhler H, Zenner HP (1989) A subpopulation of outer hair cells possessing GABA receptors with tonotopic organization. Arch Otorhinolaryngol 246:417–422
– Zenner HP (1988) Acetylcholinrezeptoren an äußeren Haarzellen – eine mögliche Bedeutung für die Sprachverständlichkeit. Arch für HNO- u Kehlkopfheilkd. Verhandlungsbericht 1988 der Dtsch Ges für HNO- u Kopf- u Halschirurgie. Springer, Berlin Heidelberg New York, S 275
Politzer (1869) Wiener med Presse vom 31. Oktober 1869, zit. nach Kessel J, 1870
– zit. nach Beyer H, 1919
– (1878) Lehrbuch für Ohrenheilkunde, Bd 1. Enke, Stuttgart
– (1884) Traite des maladies de l'oreille. Doin, Paris
– (1894) Über primäre Erkrankung der knöchernen Labyrinthkapsel. Z Ohrenheilk 25:309–327
Polvogt LM, Crowe SJ (1937) Anomalies of the cochlea in patients with normal hearing. Ann Otol Rhinol Laryngol 46:579–591
Portmann G (1927) Recherches sur le sac endolymphatique. Resultats et applications chirurgicales. Acta Otolaryngol 11:110–137
Portmann M (1975) Traite de technique chirurgicale. O.R.L. et cervico faciale, Vol I. Masson, Paris

Portmann M (1985) Facial nerve. Masson Publishing USA Inc, New York Paris Barcelona Milan Mexico City Sao Paulo
- Portmann C (1954) Efferent nerve fibers of cochlea. Arch Otolaryngol 59:543–554

Prentiss AJ, Dean LW (1905) An interesting anomaly of the facial canal. Ann Otol 1905, 782, zit. nach Feldmann, 1975

Prichard MML, Daniel PM (1956) Arterio-venous anastomoses in the human external ear. J Anat 90:309–317

Proctor B (1963) Surgical anatomy and embryology of the middle ear. Trans Am Acad Ophthalmol Otolaryngol 801–814
- (1964) The development of the middle ear spaces and their surgical significance. J Laryngol Otol 78:631–648
- (1967) Embryology and anatomy of the eustachian tube. Arch Otolaryngol 86:503–514
- (1982) Normal anatomy of the facial canal. Ann Otol Rhinol Laryngol [Suppl] 97, Vol 91:33–44
- (1983) The petromastoid canal. Ann Otol Rhinol Laryngol 92:640–644
- (1989) Surgical anatomy of the ear and temporal bone. Thieme, Stuttgart New York
- Bollobas B, Niparko JK (1986) Anatomy of the round window niche. Ann Otol Rhinol Laryngol 95:444–446
- Nielsen E, Proctor C (1981) Petrosquamosal suture and lamina. Otolaryngol Head Neck Surg 89:482–495

Profant HJ (1931) Gradenigo's syndrome. Arch Otolaryngol 13:347–378

Prott W (1974) Untersuchungen zur Endoskopierbarkeit des inneren Gehörganges und des Kleinhirnbrückenwinkels auf otochirurgischen Zugangswegen. Habilitationsschrift, Würzburg

Pulec JL (1974) Laryngoscope 84:1552, zit. nach Fisch U, 1974
- (1977) Indications for surgery in Menière's disease. Laryngoscope 87:542–556

Purcelli FM (1963) Exposure of the facial nerve in parotid surgery: A study of the use of the tympanomastoid suture as a landmark. Am J Surg 29:657–659

Quelprud TH (1932) Zwillingsohren. Sonderabdruck aus der Zeitschrift "Eugenik". II. Jahrgang, Heft 8. Metzner; Berlin SW, 1932

Qvortrup K, Rostgaard J (1990) Three-dimensional organization of a transcellular tubulocisternal endoplasmic reticulum of Reissner's membrane in the guinea-pig. Cell Tiss Res 261:287–299

Rasmussen AT (1940) Studies of the VIIIth cranial nerve of man. Laryngoscope 50:67–83

Rasmussen GL (1946) The olivary peduncle and other fiber projections of the superior olivary complex. J Comp Neurol 84:141–219
- (1960) Efferent fibers of the cochlear nerve and cochlear nucleus. In: Neural mechanisms of the auditory and vestibular systems, Chapter 8. Charles C Thomas, Springfield, Ill

Rauchfuss A (1979) Ein Beitrag zum Vorkommen von "Strähnenknochen" in der enchondralen Schicht der knöchernen Labyrinthkapsel. Z mikrosk-anat Forsch 93:915–924
- (1980) Untersuchungen zum Umbau der enchondralen Schicht des Labyrinthknochens. Verh Anat Ges 74:313–315

Rauchfuß W, Langer L (1989) Spannungsoptische Untersuchungen zur Ermittlung der Hauptspannungsrichtungen im Stapes und in 7 Interponaten bei Tympanoplastik. Arch Oto-Rhino-Laryngol [Suppl 1989/II], S 152–153. Springer, Berlin Heidelberg New York

Reck R, Mika H, Henke W (1978) Biometrische Analyse des äußeren Gehörgangs hörgeräteversorgter Kinder. Z Morph Anthrop 69:57–78

Rebsamen A (1867) Zum Mechanismus der Tuba Eustachii. Mschr Ohrenheilk (Wien) 3:40, zit. nach Perović D, 1958

Reschke E (1985) Topographische Anatomie des Felsenbeins unter besonderer Berücksichtigung der Beziehung zwischen innerem Gehörgang und Bogengangsystem. Med Diss, Göttingen

Retzius, zit. nach Vollmer, 1927

Rhoton AL Jr, Pulec JL, Hall GM, Boyd A Jr (1968) Absence of bone over the geniculate ganglion. J Neurosurg 28:48–53

Riolanus (1677) Enchiridium anatomicum. Francof 1677, zit. nach Bürkner K, 1878

Ritter F, Lawrence M (1965) A histological and experimental study of cochlear aqueduct patency in the adult human. Laryngoscope 75:1224–1233

Rockel AJ, Jones EG (1973) The neuronal organization of the inferior colliculus of the adult cat. I. The central nucleus. J Comp Neurol 147:11–60

Rood SR, Doyle WJ (1978) The morphology of the tensor veli palatini, tensor tympani, and dilatator tubae muscles. Anat Rec 190:523 (Abstract)

Rosen S (1950) The tympanic plexus. Arch Otolaryngol 52:15–18

Rosenhall U (1972) Vestibular macular mapping in man. Ann Otol 81:339–351
- (1972) Mapping of the cristae ampullares in man. Ann Otol 81:882–889

Rosomoff HL (1971) The subtemporal transtentorial approach to the cerebellopontine angle. Laryngoscope 81:1448–1454

Ross MD (1973) Autonomic components of the VIIIth nerve. Adv Oto-Rhino-Laryngol 20:316
- Johnsson LG, Peacor D (1975) Typical human otoconia: properties and apparent growth patterns. Anat Rec 181: (1975) (Abstract)

Rouiller EM, Capt M, Dolivo M, De Rebaupierre F (1989) Neuronal organization of the stapedius reflex pathways in the rat: A retrograde HRP and viral transneuronal tracing study. Brain Res 476:21–28

Rubensohn G (1965) Mastoid pneumatization in children at various ages. Acta Otolaryngol 60:11–14

Russell IJ, Sellick PM (1978) Intracellular studies of hair cells in the mammalian cochlea. J Physiol (Lond) 284:261–290

Saito H, Chikamori Y, Yanagihara N (1975) Aberrant carotid artery in the middle ear. Arch Otorhinolaryngol 209:83–87
- Ruby RRF, Schuknecht HF (1970) Course of the sensory component of the nervus intermedius in the temporal bone. Ann Otol Rhinol Laryngol 79:960–966
Samii M Surgery in the sellar region and paranasal sinuses. IV. Internationaler Congress Skull Base Study Group Juni 1988, Hannover
- Turel KE, Penkert G (1985) Management of seventh and eighth nerve involvement by cerebellopontine angle tumors. Clin Neurosurg 32:242–272
Sando I, Bergstrom LV, Raymond P, Wood II, Hemenway WG (1970) Temporal bone findings in trisomy 18 syndrome. Arch Otolaryngol 91:552–559
- Black FO, Hemenway WG (1972) Spatial distribution of vestibular nerve in internal auditory canal. Ann Otol 81:305–314
- Takahara T, Ogawa A (1984) Congenital anomalies of the inner ear. Ann Otol 93:110–118
Sarrat T, Guzman AG, Torres A (1988) Morphological variations of human ossicula tympani. Acta anat 131:146–149
Schicker S (1957) Das runde Fenster. Z Laryngol Rhinol 36:149–153
Schindler K, Schnieder EA, Wullstein HL (1965) Vergleichende Bestimmung einiger Elektrolyte und organischer Substanzen in der Perilymphe otosklerosekranker Patienten. Acta Otolaryngol 59:309–319
Schindler RA, Horn KL, Jones PL, Maglio M (1979) The ultrastructure of endolymphatic sac in Menière's disease. Laryngoscope 89:95–107
Schmidt (1937), zit. nach Silbiger H, 1951
Schmidt H-M, Dahm P (1977) Die postnatale Entwicklung des menschlichen Os temporale. Teil I: Einleitung, Material und Methode, Pars squamosa et petromastoidea. Gegenbaurs morph Jahrb 123:484–513
- - (1977) Die postnatale Entwicklung des menschlichen Os temporale. Teil II: Pars mastoidea, Pars tympanica und Facies lateralis ossis temporalis. Gegenbaurs morph Jahrb 123:589–620
Schmiegelow E (1912) Beitrag zur pathologischen Anatomie der unkomplizierten Labyrinthkapseldefekte. Z Ohrenheilkd (Wiesbaden) 64:146–148
Schneider WR, Hilk A (1991) Psychosoziale Variablen und Streßverarbeitung bei chronischem Tinnitus aurium. Arch. Otorhinolaryngol [Suppl] 1991/II, 53. Springer, Berlin Heidelberg New York
Schobel H (1988) Befunde und Ergebnisse bei Nachoperationen des Mittelohres. Arch Hals-Nasen-Ohrenheilkd Verhandlungsber 1988 der Dtsch Ges für HNO-Heilkd und Kopf- und Halschirurgie. Springer, Berlin Heidelberg New York, S 49–51
Schöttke H, Kehrl W, Rauchfuß A, Lierse W (1989) Zur Histogenese des Musculus stapedius. Arch Otorhinolaryngol [Suppl] 1989/II, S 84–85. Springer, Berlin Heidelberg New York
- Hartwein J, Pau H-W (1991) Einfluß unterschiedlicher Transplantatmaterialien bei der Tympanoplastik Typ I auf das Reflexionsverhalten des Trommelfell-Gehörknöchelchen-Apparates (TGA). Arch Otorhinolaryngol [Suppl] 1991/II, 242. Springer, Berlin Heidelberg New York
Schreiner L (1966) Experimentelle Untersuchungen über die Bildungsstätten und den Stoffaustausch der Perilymphe. Acta Otolaryngol 212 (1966), zit. nach Spector et al, 1980
Schröder H (1892) Untersuchungen über das Blutgefäßsystem des äußeren Ohres. Med Diss, Jena
Schüller A (1912) Röntgen-Diagnostik der Erkrankungen des Kopfes. Hölder, Wien
Schuknecht HF (1964) Further observations of the pathology of presbyacusis. Arch Otolaryngol 80:369
- (1981) The pathophysiology of Menière's disease. In: Vosteen K-H, Schuknecht HF et al (eds) Menière's disease. Thieme, Stuttgart, pp 10–15
- (1981) Rationale of surgical procedures of Menière's disease. In: Vosteen K-H, Schuknecht HF et al (eds) Menière's disease. Thieme, Stuttgart, pp 236–241
- (1982) Cochleosacculotomy for Menière's disease: theory, technique, and results. Laryngoscope 92:853–858
- (1983) Cochlear otosclerosis. An intractable absurdity. J Laryngol Otol 97:81–83
- Gulya AJ (1986) Anatomy of the temporal bone with surgical implications. Lea & Febiger, Philadelphia, PA
- Shinozaki-Hori (1985) Patterns of degeneration of the facial nerve. Amer J Otol [Suppl], pp 47–54
- Trupiano S (1957) Some interesting middle ear problems. Laryngoscope 67:395–409
Schumacher G-H (1986) Voss-Herrlinger. Taschenbuch der Anatomie. Band 4. Embryonale Entwicklung des Menschen. 8. überarb Aufl. Fischer, Stuttgart
Schutkowski H (1983) Über den diagnostischen Wert der Pars petrosa ossis temporalis für die Geschlechtsbestimmung. Z Morph Anthrop (Stuttg) 74:129–144
Schwalbe, zit. nach Kikuchi, 1903
- (1897) Das äussere Ohr. In: Bardeleben K (Hrsg) Handbuch der Anatomie des Menschen, 5. Bd, 2. Abtl Sinnesorgane. Fischer, Jena
Seiffert A (1934) zit. nach Gardner G et al, 1977
Sekhar HK, Sachs M (1976) Modini defect in association with multiple congenital anomalies. Laryngoscope 86:117–125
Sellick PM, Russell IJ (1979) Two tone suppression in cochlear hair cells. Hear Res 1:227–236
Seltzer Z, Devor M (1979) Emphatic transmission in chronically damaged peripheral nerves. Neurology 29:1061–1064
Semmes RE (1953) Discussion of paper by E Alexander, Jr, S Adams. Tumor of the glomus jugulare. Follow-up study two years after roentgen therapy. J Neurosurg 10:672–674
Senturia BH, Marcus MD, Lucente FE (1980) Disease of the external ear. An otologic-dermatologic manual. Grune & Stratton, New York London Toronto Sydney San Fransisco
Sercer A (1958) Die ontogenetische Entwicklung der Labyrinthkapsel und ihre Beziehungen zur Otosklerose. Arch Ohren-Nasen-Kehlkopfheilk 173:357–368

Shambaugh GE (1923/24) Blood stream in the labyrinth of the ear of dog and man. Am J Anat 32:189–198
Shambaugh GE Jr (1966) Surgery of the endolymphatic sac. Arch Otolaryngol 83:305–315
– (1968) Decompression of the endolymphatic sac for hydrops. Otolaryngol Clin North Am 607–611 (1968)
Shapiro I, Canalis RF, Firemark R, Bahna M (1981) Ossicular discontinuity with intact acoustic reflex. Arch Otolaryngol 107:576–578
Shapiro MJ, Neues D (1964) Technique for removal of glomus jugulare tumors. Arch Otolaryngol 79:219–224
Shea DA, Chole RA, Paparella MM (1979) The endolymphatic sac: Anatomical considerations. Laryngoscope 89:88–94
Shrapnell HJ (1832) On the form and structure of the membrana tympani. London Medical Gazette 10:120–124
– (1932) On the function of the membrana tympani. London Medical Gazette 10:282–285
Shugyo Y, Sudo N, Kanai K, Yamashita T, Kumazawa T, Kanamura S (1988) Morphological differences between secretory cells of wet and dry types of human ceruminous glands. Am J Anat 181:377–384
Shute CCD (1952) Asymmetrical growth of neuroepithelia in the human labyrinth. J Anat (Cambridge) 86:246–258
Siebenmann, zit. nach Blau, 1891
– (1894) Die Blutgefässe im Labyrinthe des menschlichen Ohres. JF Bergmann, Wiesbaden
– (1897) Mittelohr und Labyrinth. In: Bardeleben K (Hrsg) Handbuch der Anatomie des Menschen, 5. Bd, 2. Abtlg Sinnesorgane. Fischer, Jena
– (1919) Anatomische Untersuchungen über den Saccus und Ductus endolymphaticus beim Menschen. Beitr Anat Physiol Pathol und Ther des Ohres, der Nase und des Halses 13:59–64
Siirala U (1942) Über den Bau und die Funktion des Ductus und Saccus endolymphaticus bei alten Menschen. J Anat Entw-Gesch 111:246–265
Silbiger H (1951) Über das Ausmass der Mastoidpneumatisation beim Menschen. Acta anat (Basel) 11:215–245
Smeele Le (1988) Ontogeny of relationship of human middle ear and temporomandibular (squamomandibular) joint. I. Morphology and ontogeny in man. Acta anat 131:338–341
Smith AB (1962) Avascular necrosis of the incus. J Laryngol Otol 76:403–410
Smith CA (1956) Microscopic structure of the utricle. Ann Otol (St. Louis) 65:450–469
– Lowry HH, Wu ML (1954) The electrolytes of the labyrinthine fluids. Laryngoscope 64:141–153
Soemmerring von, Huschke E (1844) Die Lehre von den Eingeweiden des menschlichen Körpers. Leipzig, zit. nach Heiderich F, 1938
Spector GJ, Lee D, Carr C, Davis G, Schnettgoecke V, Strauss M, Rauchbach E (1980) Later stages of development of the periotic duct and its adjacent area in the human fetus. Laryngoscope [Suppl 20] 90:1–31
– Pettit WJ, Davis G, Strauss M, Rauchbach E (1978) Fetal respiratory distress causing CNS and inner ear hemorrhage. Laryngoscope 88:764–774
Spee F von (1896) Kopf. In: Bardelebens Handbuch der Anatomie des Menschen, Bd I/2. Fischer, Jena
Spoendlin H (1967) The innervation of the organ of Corti. J Laryngol Otol 2:717–738
– (1971) Degeneration behaviour of the cochlear nerve. Arch klin exp Ohr-Nas-Kehlkopfheilk 200:275
– (1972) Innervation densities of the cochlea. Acta Otolaryngol (Stockh) 73:235
– Schrott A (1989) Analysis of the human auditory nerve. Hear Res 43:25–38
Stahle J, Wilbrand H (1974) The vestibular aqueduct in patients with Menière's disease. Acta Otolaryngol 78:36–48
Starck D (1975) Embryologie. Ein Lehrbuch auf allgemein biologischer Grundlage, 3. Aufl. Thieme, Stuttgart
Steinbach E (1991) Zur Einlage eines Tubenimplantates bei Belüftungsstörungen des Mittelohres. Arch Otorhinolaryngol [Suppl] 1991/II, 271–272. Springer, Berlin Heidelberg New York
Steinbrügge (1888) zit. nach Brunzelow, 1903
Steurer (1929) zit. nach Bernal-Sprekelsen M u. Mitarb. 1990
Stevens SS, Davis H (1948) "Hearing". Wiley and Sons, New York
Stoll W (1987) Das „Fenster-Fistelsymptom" bei Läsionen im Bereich des runden und ovalen Fensters. Laryng Rhinol Otol 66:139–143
Stopford JSB (1930) The functional significance of the arrangement of the cerebral and cerebellar veins. J Anat Physiol (London) 64:257–261
Stotler WA (1953) An experimental study of the cells and connections of the superior olivary complex of the cat. J Comp Neurol 98:401–432
Streeter GL (1907–1908) The cortex of the brain in the human embryo during the fourth month with special reference to the so-called "papillae of Retzius". Am J Anat 7:337–344
– (1917) The factors involved the excavation of the cavities in the cartilaginous capsule of the ear in the human embryo. Am J Anat 22:1–25
– (1948) Developmental horizons in human embryos. Description of age groups XV, XVI, XVII and XVIII. Contrib Embryol 32:133–204
Streeter WA (1918) The developmental alterations in the vascular system of the brain of the human embryo. Contrib Embryol 8:2–38
Streit H (1903) Über otologisch wichtige Anomalien der Hirnsinus, über accessorische Sinus und bedeutendere Venenverbindungen. Arch Ohrenheilkd 58:85–128
Strominger NL (1973) The origins, course and distribution of the dorsal and intermediate acoustic striae in the Rhesus monkey. J Comp Neurol 147:209–233
Strutz J (1989) Der Reflexbogen des Stapediusreflexes: Experimentelle Anatomie. Arch Otorhinolaryngol [Suppl] 1989/II, 124–125. Springer, Berlin Heidelberg New York

Stupka W (1938) Die Missbildungen und Anomalien der Nase und des Nasenrachenraums. J Springer, Wien

Stupp H (1970) Zur operativen Therapie der Menière'schen Krankheit. HNO 18:293

Su WY, Mario MS, Hinojosa R, Matz GJ (1982) Anatomical measurements of the cochlear aqueduct, round window membrane, round window niche, and facial recess. Laryngoscope 92:483–486

Sunderland S (1945) Arterial relations of the internal auditory meatus. Brain 68:23–27

– Swaney WE (1952) The intraneural topography of the recurrent laryngeal nerve in man. Anat Rec 114:411–426

Suzuki M, Harada Y (1985) An experimental study on cupular function: mapping of the cupula by direct stimulation. Arch Otolaryngol 241:237–242

– Harada Y, Kishimoto A (1985) An experimental study on the physical properties of the cupula. Effect of cupular sectioning on the ampullary nerve action potential. Arch Otolaryngol 241:309–316

– Suzuki A, Yamakawa T, Matsunaga E (1985) Characterization of 2,7anhydro-N-acetylneuraminic acid in human wet cerumen. J Biomech 97:509–515

Suzuki T (1960) A study on the communication between labyrinth and cerebrospinal space through the cochlear aqueduct in human body. J Otolaryngol (Japan) 63:2298–2312

Swan C, Tostevin AL, Moore B, Mayo H, Black GHB (1943) Congenital defects in infants following infection diseases during pregnancy. Med J Aust 2:209

Symington J (1887) The topographical anatomy of the child. Edinburgh, zit. nach Corning, 1942

Szekely T (1967) A m. stapedius akaratlagos müködése. Fül-Orr-Gégegyógy 13:12, zit. nach Draskovich E, Székely T, 1981

Tabb HB, Scalco AN, Fraser SF (1970) Exposure of the facial nerve in parotid surgery. Laryngoscope 80:559–567

Takahara T, Sando I (1987) Mesenchyme remaining in temporal bones from patients with congenital anomalies. A quantitative histopathologic study. Ann Otol Rhinol Laryngol 96:333–339

Tamari MJ (1954) Section on ophthalmology and otorhinolaryngology. The facial nerve. J International College of Surgeons 23:364–370

Tandler J (1899) Zur vergleichenden Anatomie der Kopfarterien bei den Mammalia. Denkschr Akad Wiss Wien, Math-Naturwiss Kl 67:677–784 + Tafeln I–VIII

– (1902) Zur Entwicklungsgeschichte der Kopfarterien bei den Mammalia. Morphol Jahrb 30:275–290 + Tafeln III–V

Terracol J, Corone A, Guerrier Y (1949) La trompe d'eustache. Masson et Cie, Paris

Teufel J (1964) Einbau der Arteria carotis interna in den Canalis caroticus unter Berücksichtigung des transbasalen Venenabflusses. Morphol Jahrb 106:188–274

Thoms OJ, Shaw DT, Trowbridge WV (1960) Glomus jugulare tumor. Report of a case with surgical removal. J Neurosurg 17:500–505

Thorburn (1967) zit. nach Ballantyne J, Groves J, 1979

Tillner I (1963) Seltene morphologische Merkmale an der menschlichen Ohrmuschel und ihr praktischer Wert für die Vaterschaftsbegutachtung. Anthrop Anz 26:294–307

Tobeck A (1935) Untersuchungen über die Canaliculi carotico-tympanici an mazerierten Schläfenbeinen. Passow-Schaefer Beiträge zur praktischen und theoretischen Hals-, Nasen- und Ohrenheilkd 31:444–450

– (1936) Über die Einteilung der sogenannten Pyramidenspitzeneiterungen. Arch Ohr-Nas-Kehlkopfheilkd 141:61–73

Töndury G (1952) Zur Wirkung des Erregers der Rubeolen auf den menschlichen Keimling. Helv Ped Acta 7:103–135

Tos M (1971) Growth of the foetal eustachian tube and its dimensions. Arch klin exp Ohr-Nas-Kehlkopfheilkd 198:177–186

– (1974) Production of mucus in the middle ear and Eustachian tube. Embryology, anatomy, and pathology of the mucous glands and globlet cells in the Eustachian tube and middle ear. Ann Otol Rhinol Laryngol 83:1–15

Tremble GE (1934) Pneumatization of the temporal bone. Arch Otolaryngol 19:172–182

Troeltsch A von (1859) (Virch Arch, Bd XVII pag. 60), zit. nach Kessel J, 1870

– (1867) Lehrbuch der Ohrenheilkunde mit Einschluß der Anatomie des Ohres, 3. umgearb und stark vermehrte Aufl. Stahel'sche Buch- und Kunsthandlung, Würzburg

– (1877) Die Anatomie des äußeren und des mittleren Ohres nebst der Sectionstechnik des Gehörorganes. In: Troeltsch A von: Lehrbuch der Ohrenheilkunde, 6. Aufl

– (1881) Lehrbuch der Ohrenheilkunde, 7. Aufl. Vogel, Leipzig

Tsuchitani C, Boudreau JC (1966) Single unit analysis of cat superior olivary complex. J Neurophysiol 40:296–318

Tsyganov A (1968) Kharakteristika zazhivleniia ran posle laringéktomil u obluchavshikhsia i neobluchavshikhsia bol'nykh rakom gortani. Zh Vshn Nos Gorl Bolez 28:1–10 (russisch)

Turner A, Porter WG (1922) zit. nach Silbiger H, 1951

– – (1923) The structural type of the mastoid process, based upon the skiagraphic examination of one thousand crania of various races of mankind. J Laryngol Otol 37:115–120

Valavanis A (1989) Computertomographie und Kernspintomographie und digitale Subtraktionsangiographie des Felsenbeins und seiner Umgebung. Arch Otorhinolaryngol [Suppl] 1989/1, 41–70. Springer, Berlin Heidelberg New York

Valentin G (1840) Müller's Archiv, S. 287, zit. nach Tanaka T, 1932

Valvassori GE, Clemis JD (1978) The large vestibular aqueduct syndrome. Laryngoscope 88:723

Van Buskirk C (1945) The seventh nerve complex. J Comp Neurol 82:303–333

Vanderstock L, Vermeersch H, De Vel E (1983) Traumatic luxation of the stapes. J Laryngol Otol 97:533–537

Van Dishoeck HAE (1968) The auriculo-temporal or Frey syndrome and tympanic neurectomy. Laryngoscope 78:122–131

Vara-Thorbeck R, Ros-Die E (1983) Paraganglioma tympanicum jugulare von selten vorkommender Lokalisation. Zbl Chirurgie 108:527–535

Vierordt H (1906) Anatomische, physiologische und physikalische Daten und Tabellen. Zum Gebrauche für Mediziner. Fischer, Jena

Virchow R (1864) Über Missbildungen am Ohr und im Bereiche des ersten Kiemenbogens. Virchow's Arch path Anat 30:221–234

Vogel EM (1986) Über den Nervus glossopharyngeus, den Nervus vagus und den Nervus accessorius im Spatium parapharyngeum. Med Diss, Würzburg

Voit M (1907) Zur Frage der Verästelung des Nervus acusticus bei den Säugetieren. Anat Anz 31:635–640

Voss O (1936) Die Chirurgie der Schädelbasisfrakturen auf Grund 25jähriger Erfahrungen. JA Barth, Leipzig

Wadin K, Wilbrand H (1986) The topographic relations of the high jugular fossa to the inner ear. Acta Radiol Diagn 27:315–324

– – (1987) The labyrinthine portion of the facial canal. A comparative radioanatomic investigation. Acta Radiologica 28:17–23

Wagener (1909) zit. nach Schmiegelow E, 1912

– (1910) zit. nach Schmiegelow E, 1912

Waltner JG (1945) Development of the cochlear aqueduct and the round window membrane in the human embryo. Arch Otolaryngol 42:239–252

– (1948) Barrier membrane of the cochlear aqueduct. Histologic studies on the patency of the cochlear aqueduct. Arch Otolaryngol 47:656–669

Wang R-G, Hawke M, Kwok P (1987) The epidermoid formation (Michaels' structure) in the developing middle ear. J Otolaryngol 16:327–330

Ward PH (1961) Cerebrospinal fluid otorrhea, a complication in stapes surgery. Arch Otolaryngol 74:399

Warr WB (1966) Fiber degeneration following lesions in the anterior ventral cochlear nucleus of the cat. Exptl Neurol 14:474, zit. nach Harrison JM, 1974

Warr WD (1978) The olivocochlear bundle: Its origins and termination in the cat. In: Naunton RF, Fernandez C (eds) Evoked electrical activity in the auditory nervous system. Academic Press, New York, pp 43–65

Watanabe I, Ikeda M (1985) Communicatory routes connecting the middle ear, the inner ear and the subarachnoid space via perineural space. Acta Otolaryngol (Stockh) 99:428–436

Watanabe Y, Nakashima T, Yanagita N (1988) Venous communications of the cochlea after acute occlusion of the vein of the cochlear aqueduct. Arch Otorhinolaryngol 245:340–343

Weber-Liel FE (1879) Der Aquaeductus cochleae beim Menschen. Mschr Ohrenheilkd 8/3:33–39

Weille FL, Lane CS Jr (1951) Surgical problems involved in the removal of glomus-jugulare tumors. Laryngoscope 61:448–459

Wersäll J (1972) Introductory reviews of some aspects of vestibular mechanisms. Prog Brain Res 37:1–17

– (1972) Morphology of the vestibular receptors in mammals. Prog Brain Res 37:3–27

Westhofen M (1991) Die Neuronopathia utriculosaccularis – eine unterschätzte klinische Entität. Arch Otorhinolaryngol [Suppl] 1991/II, 202–203. Springer, Berlin Heidelberg New York

Weyl R (1933) Über sympathisch bedingte Pupillendifferenzen bei Mittelohrerkrankungen. Arch Ohr-Nas-Kehlkopfheilkd 134:217–243

Wigand ME, Brauer St (1964) Die Reflexaktivität motorischer Einheiten von Nervus und Musculus stapedius des wachsenden Kaninchens. Arch Ohrenusw Heilk und Z Hals- usw Heilk 183:237–241

– Haid T, Berg M, Rettinger G (1982) The enlarged transtemporal approach to the cerebello-pontine angle. Technique and indications. Acta Otorhinolaryngol Ital 2:571–682

– – – – (1983) Mikrochirurgische Neurolyse des VIII. Hirnnerven bei cochleo-vestibulären Störungen über einen erweiterten transtemporalen Zugang. HNO 31:295–302

– Rettinger G, Haid T, Berg M (1985) Die Ausräumung von Oktavusneurinomen des Kleinhirnbrückenwinkels mit transtemporalem Zugang über die mittlere Schädelgrube. HNO 33:11–16

– Trillsch K (1973) Surgical anatomy of the sinus epitympani. Ann Otol Rhinol Laryngol 82:378–384

Wilbrand HF, Rask-Andersen H, Gilstring D (1974) The vestibular aqueduct and the paravestibular canal. Acta Radiol Diagn 15:337–355

Wildhagen FK (1953/54) Pupillenveränderungen bei Mittelohrprozessen, ihre Bedeutung in diagnostischer und therapeutischer Sicht. HNO 4:111–115

Williams RA (1958) Head injury with fracture of stapes. J Laryngol Otol (London) 72:666–670

Wilson JG, Anson BJ (1929) Utriculo-endolymphatic valve in a two-year-old child. Anat Rec 43:145–153

Winckler G (1963) Observations anatomiques sur l'aqueduct du limacon (canaliculus cochleae). Pract Otorhinolaryngol (Basel) 25:169–172

Winer JA (1985) The medial geniculate body of the cat. Adv Anat Embryol and Cell Biol 86:1–98

Wittmaack K (1932) Über die traumatische Labyrinthdegeneration. Arch Ohr-Nas-Kehlkopfheilk 131:59 und 115–124

Włodyka J (1978) Studies on cochlear aqueduct patency. Ann Otol 87:22–28

Wodak E (1967) Über die Stellung und Form der menschlichen Ohrmuschel. Arch klin exp Ohr-Nas-Kehlkopfheilk 188:331–335

Wolff D, Bellucci RJ (1956) The human ossicular ligaments. Ann Otol Rhinol Laryngol 65:895–910

Work WP (1972) Newer concepts of first branchial cleft defects. Laryngoscope 82:1581–1593

Worms G, Coulouma DM, Van Varseveld F (1936) Consideration sur la trombe fibrocartilagineuse et la région pharyngo-tubaire. Bull Soc Anthrop 8:29–57

Wright ChG, Rouse RC, Johnsson LG, Weinberg AG, Hubbard DG (1982) Vaterite otoconia in two cases of otoconial membrane dysplasia. Ann Otol 91:193–199

Wright JLW, Etholm B (1973) Anomalies of the middle-ear muscles. J Laryngol Otol 87:281

Wright JW, Taylor CE (1972) Facial nerve abnormalities revealed by polytomography. Arch Otolaryngol 95:426–430

Wullstein zit. nach Wullstein u. Wullstein 1986

Wullstein HL, Wullstein SR (1986) Tympanoplastik – Osteoplastische Epitympanotomie. Thieme, Stuttgart New York

Wustrow (1954) zit. nach Draf W, 1965

Yakushkin EA (1971) Position des Steigbügels in der ovalen Nische. Vestnik Otorhinolaringol (Moskva) 33:94–99

Yoshida I (1925) Über die funktionelle Bedeutung der oberen Olive nebst ihren Faserbahnen. Folia Anatomica Japonica 3:111–136

Zechner G (1971) Aufbau und Umbau der knöchernen Labyrinthkapsel des Menschen. Acta Otolaryngol (Stockh) 71:81–88

Zenner HP (1988) Motility of outer hair cells as an active, actin-mediated process. Acta Otolaryngol (Stockh) 105:39–44

Ziegelman EF (1934) The surgery of the great superficial nerve: its possible relation to some of the pathology of the nasal and paranasal mucous membranes. Ann Otol Rhinol Laryngol 43:1090–1102

Ziehen Th (1903) Makroskopische und mikroskopische Anatomie des Gehirns. In: Bardeleben K (ed) Handbuch der Anatomie des Menschen. Fischer, Jena

– (1905) Über Tumoren der Akustikus-Region. Med Klinik 1905, S. 847 und 877, zit. nach Stieda, 1928

Zöllner C, Bockenheimer S (1985) The growth rate of acoustic neuromas: A report of three cases. Arch Otolaryngol 241:259–264

Zöllner F (1933) Ohrtrompete bei akuter und chronischer Entzündung. Z Hals usw Heilk 34:301, zit. nach Zöllner F, 1942

– (1942) Anatomie, Physiologie, Pathologie und Klinik der Ohrtrompete und ihrer diagnostisch therapeutischen Beziehungen zu allen Nachbarschaftserkrankungen. Springer, Berlin

Zuckerkandl E (1879) zit. nach Silbiger H, 1951

– (1893) Normale und Pathologische Anatomie der Nasenhöhle und ihrer pneumatischen Anhänge. Braumüller, Wien Leipzig

Sachverzeichnis

Aditus ad antrum 50, 52
Aktionspotentiale am Hörnerv 193
Akustikusneurinome, Wachstumsrate 199
Ampullae, Funktion 176
Ampulle des Ductus semicircularis anterior 175
Anthelix 7
Antrum mastoideum 50, 52
Anulus fibrocartilagineus 58
– tympanicus 4
Apex partis petrosae, abgetragen 211
–, Abtragung 223
–, Pneumatisation 115
Aquaeductus cochleae und Ductus perilymphaticus 186
Area vestibularis superior 188
A. auricularis profunda 77
A. carotis interna 95
– im Knochenkanal freigelegt 233
– und kaudale Hirnnerven nach Abtragen der V. jugularis interna 231
A. cerebelli inferior anterior, in die Dura eingelagert 132
A. labyrinthi 131
–, biarterieller Typ 134
–, mit Rami nervorum 134
–, monarterieller Typ 133
A. labyrinthi und A. subarcuata mit Zweigen 210
A. palatina ascendens 107
A. stapedialis persistens 78
A. subarcuata 77, 126
A. tubalis inferior 107
A. tympanica anterior superior tertia 77
– inferior 77
A. tympanica posterior 75
Aa. caroticotympanicae 75
Aa. tympanicae superiores 77
Articulatio incudomallearis 66
– incudostapedialis 67
Auricula, Entwicklung 1
–, Perichondrium 11
Auris externa 1 ff.
–, Knorpel 7
–, Nerven und Gefäße 13

Auris interna 121 ff.
Auris media 31 ff.
Außenohr, siehe Auris externa
Außenohr, Arterien 15, 16
–, Lymphgefäße 15
–, Nerven 16

Basis stapedis 65
Bogengangsystem, von seitlich 219
Bulbus venae jugularis superior 36, 229
–, Hochstand 42
Bulbushochstand 36, 39
–, medialer und lateraler 40

Canales semicirculares 157 ff.
– und Pneumatisation 164
Canaliculi caroticotympanici 58
Canaliculi tympanici 40
Canaliculus cochleae 126
– chordae tympani 53
– cochleae, Abstände 187
–, Inhalt 186
Canaliculus petromastoideus 162
Canalis caroticus, vollständig eröffnet 212
Canalis caroticus und Sulcus n. petrosi majoris, Abstände, Nerven und Ganglien 227
Canalis facialis, Entwicklung 136
–, Pars labyrinthica 139, 141
–, Pars mastoidea 150
–, Pars pyramidalis 144, 145
–, Pars tympanica 143, 145
–, Verlaufsvariationen 153
– und N. facialis 135
Canales semicirculares, Maße und Abstände 222
– lateralis 162
– posterior 162
–, Präparation von der Seite 163
Canalis spiralis 164
Caput stapedis 65
Cartilago auriculae 8
Cavitas tympanica 31ff., 74 ff.
–, Arterien 74, 75
–, Belüftungswege 85
–, Cavum tympani 31
–, Dachregion 35
–, Entwicklung 31

–, Gallerte 174
–, Isthmus anterior 82
–, Nerven 86
–, Plicae 80
–, Recessus und Falten, Entstehung 80
–, Schleimhaut 79
–, Übersicht 27
–, Vasa lymphatica 78
–, Venen 78
–, Wände 33
Cavum eminentiae 153
Cellulae mastoideae 112 ff.
–, Arten, Zellen 114
–, Größe und Formtypen 114
–, Rückbildung 120
Cellulae squamosae 117
Cholesteatom 31
Chorda tympani 49, 53, 86
Cochlea 164
–, Anomalien 170
Cochleakapsel (periostale und endostale Schicht mit Globuli) 123
Collum mallei 63
Collum stapedis 65
Corpus trapezoideum 171
Crista stapedis 65
Crista supramastoidea und Eminentia arcuata, Abstände 213
Crista verticalis (Bill's bar) 141
Cristae ampullares 174
Crus anterius 65
Crus posterius 65
Cymba 9

Darwinsches Höckerchen 9
Dehiszens der Pars tympanica canalis facialis 39
Diaphragma tympani 83
Diploetische Warzenfortsätze 119
Ductus cochlearis 164
Ductus endolymphaticus (Aquaeductus vestibuli) 179
Ductus perilymphaticus 181
–, eröffnet 183
–, Länge 186
–, Weite 186
Ductus reuniens 179, 190
Ductus semicirculares, Maße 177

Eminentia pyramidalis 47, 49
Endocochleärer Shunt 221
Endolymphatische Gangsysteme 171 ff.
–, Entwicklung 171
Epidermoide bzw. Dermoidzysten 172
Exostosis supra meatum 125

Facies anterior partis petrosae 126
Facies posterior partis petrosae 125
Faltensystem des Mittelohres, ärztliche Bedeutung 85
Fasciculus olivocochlearis 170
Fazialiskanal 141
Fenestra cochleae, Perilymphfisteln 46
Fenestra vestibuli 40, 43
–, Perilymphfisteln 46
Foramen jugulare 229
Foramen obturatum 65
Foramen stylomastoideum 151
Foramina Huschke 4, 6
Fossa geniculata 141 ff.
–, Inhalt 142
–, Lagebeziehungen 142
– und Geniculum 141
Fossa subarcuata 125
Fossula fenestrae cochleae 34, 39, 41, 43, 44, 48
Fossula fenestrae vestibuli 40
Fundus und Meatus acusticus internus 187
Fundus meatus acustici an einem paramedianen Sagittalschnitt 201
Fundus meatus acustici und Cochlea 201
Fundus meatus acustici interni 129
–, Lagebeziehung 220

Ganglion geniculi 228
–, Funktion und Zellart 143
Ganglion spirale 168
Ganglion tympanicum 86, 90
Ganglion vestibulare 188
–, präpariert 189
Gangsysteme in der Pars petrosa 220
Glomera (jugularia et tympanica) 232

Haarzellen 166
Helix 7 ff.
Hirci 11
Hitselbergersche Zone 13
Hörbahn 191 ff.

–, akustisch evozierte Potentiale 195
– mit Kerngebieten 192
–, neue Befunde und evozierte Potentiale 195
–, rückläufige Fasern 195
Hörtheorien 169
Huntsche Zone 13

Incisurae Santorini 11, 18
Incus 63, 87
–, Maße 63
–, Processus lenticularis 64
– von lateral 64
Inklinationswinkel 19, 20
Intumescentia tympanica 86
Intumeszenzen der Nn. IX et X 232
Isthmi 81, 82
Isthmus tubae auditivae 97
–, Weite 97

Janua arcuata 126

Kaudale Hirnnerven und benachbarte Kleinhirnstrukturen, Länge 128
Kaudale Hirnnerven, Verlauf und Maße 230
Kleinhirnbrückenwinkel 126, 128
–, Zugangswege 198 ff.
Kleinhirnbrückenwinkelgegend nach retrosigmoidalem Zugang 209
Kleinhirnbrückenwinkeltumoren, Transversalschnitt 199
Korridore zwischen den Durapforten der kaudalen Hirnnerven 200

Labyrinthektomie bei Morbus Menière 221
Labyrinthintoxikation 221
Labyrinthus osseus 157
Lamina basilaris 166
Lamina spiralis ossea 166
Lemniscus lateralis 171
Ligamenta auricularia 12
Ligamenta incudis superius et posterius 68
Ligamenta ossiculorum auditus 68
Ligamentum anulare 70
– stapediale 68
Ligamentum mallei 68
– anterius 68
– laterale 68
– superius 68
Ligamentum spirale cochleae 166
Lobulus auris 9

Macula utriculi 175
Malleus 62, 87
–, Gewicht 63
–, Maße 36
–, Pneumatisation 63
–, Processus anterior 62
–, Processus lateralis 62
Manubrium mallei 62
–, Einstellung 62
–, Formtypen 62
Meatus acusticus externus 15 ff.
–, Drüsen 30
–, Fehlbildungen 30
–, Schalldruck 21
Meatus acusticus externus osseus 15 ff.
–, Entwicklung 4
–, Haut 21
–, Knickungen 17
–, Lagebeziehungen 32, 26, 28, 29
–, Nerven und Gefäße 23
–, Weite 17
–, Winkel 17
Meatus acusticus internus 116, 125 ff.
–, Abstände 127
–, Achse 127
– an einem paramedianen Sagittalschnitt 202
–, Ausguß 138
–, Frontalschnitt 135
–, Inhalt 136
–, Länge 203
–, Maße 128
– nach Abtragen des Dachs 215
–, Transversalschnitt 137
–, von medial 116
–, von oben eröffnet 214
Meckelscher Knorpel 45
Membrana tympani secundaria 41, 45, 46
Membrana tympani 17, 59 ff.
–, Einstellung 17
–, Deklinationswinkel 60
–, Flächenwerte 60
–, Inklinationswinkel 60
–, Inzisionen 61
–, Nerven und Gefäße 61
–, Winkel 17
–, Zysten und Kristalle 59
Mittelohrerkrankungen, Pupillenveränderungen 91
Modiolus cochleae 165
Monakow's Bündel 171
Mm. auriculae 12
M. levator veli palatini 104
Mm. ossiculorum auditus 32, 71
–, Entwicklung 32
M. stapedius 73

Sachverzeichnis

–, einige Reflexe und Besonderheiten 88
– und N. facialis 152
–, Variationen 74
M. tensor tympani 71, 72, 95
M. tensor veli palatini 104

N. ampullaris posterior, Durchschneidung 221
Nn. caroticotympanici 89
N. facialis, Anastomosierung 156
–, äußeres Knie 141
–, Barotrauma 156
–, Dekompression 156
–, Faserzahl 129
–, Lähmung 156
–, somatotopische Gliederung 154
–, Verlaufsvariationen 155
– und Chorda tympani 55
N. petrosus major, Durchschneidung 228
–, Ganglion geniculi und N. canalis pterygoidei 227
N. saccularis 188
– superior 188
N. tympanicus 40, 86
–, Eingriffe 86
N. utriculoampullaris 188
N. vestibularis 173
–, Nystagmus und Schwindel 190
N. vestibularis 130
N. vestibulocochlearis, Faserzahl 129
–, Faserzahl und Maße 190
–, Neurektomie 221
–, Rotation der Faserbündel 222
Nuclei cochleares 192
–, Kerngebiete, Funktion 193
Nuclei cochleares und Bahnen 171
Nucleus cochlearis dorsalis 171
Nucleus cochlearis ventralis 171
Nucleus lemnisci lateralis, dorsalis 171
Nucleus lemnisci lateralis, ventralis 171

Offene Tube 112
Ohrentwicklung 1 ff.
–, Mißbildungen 2
Ohrgröße und Einstellung 11
Ohrmuschel, abstehend 11
Oktavus- (Akustikus-) Neurinome 198
Organum spirale 167
Os temporale 22
–, Frontalschnitte 146
Ossicula auditoria (auditus) 32, 62

–, Anomalien 69
–, Entwicklung 32
Ossicula auditoria, Knochenstruktur 71
Ostmannsche Fettkörper 105
Ostium pharyngeum tubae auditivae 99 ff.
–, Abstände 100
–, Lage bei Kindern und Erwachsenen 99
–, Nachbarschaft 100
–, Verlagerungen am Lebenden 101
Ostium tympanicum tubae auditivae 58
Ovale Körperchen 80

Paraganglien, nicht-chromaffine 86
Paramediansagittale Rekonstruktion 208
Paramedianschnitt durch das Felsenbein, Maße 204 ff.
Paries caroticus 56 ff.
– beim Neugeborenen 57
–, Dehinszenzen 58
Paries jugularis 36
Paries labyrinthicus 40, 121 ff.
–, Entwicklung 121
Paries mastoideus 50
Paries membranaceus 58
Paries tegmentalis 33, 34
Pars cartilaginea tubae 96
Pars cochlearis des N. vestibulocochlearis 191
Pars flaccida 59
Pars labyrinthica des Canalis facialis, Transversalschnitt 140
Pars ossea tubae auditivae 43, 95
Pars petrosa 121 ff.
–, En-bloc-Resektion 224, 225
–, Entwicklung 121
–, Fissuren 124
–, Knochenaufbau 122, 123
–, kollagene Fasern 124
–, postnatales Wachstum 125
Pars vestibularis, Verlauf 188
Pars vestibularis inferior 173
Pars vestibularis superior 173
Perilymphatisches System 181 ff.
–, Entwicklung 184
Peritubale Muskeln, Funktion 105
Pertik's Divertikel 103
Plakoden 31
Plica incudis von seitlich und unten 88
Plica incudis lateralis 83
Plica incudis medialis 83
Plica incudis superior 76, 83

Plica interossicularis 83
Plica mallearis posterior 38, 84
Plica mallearis superior 83
Plica m. tensoris tympani 83
Plicae chordae tympani 83
Plicae malleares 83
Pneumatisationsfläche 119
Pneumatisierte Warzenfortsätze 118
Ponticuli 43
Ponticulus 47
Porion 52
Porus acusticus internus 127 ff.
–, Gefäß-Nerven-Beziehungen 131
–, Höhe und Breite 127
– und Meatus acusticus internus, Nachbarstrukturen 126
Processus cochleariformis 43, 47, 51
Processus lenticularis 63
Prominentia canalis facialis 53
Prominentia canalis semicircularis lateralis 50, 53
Prominentia styloidea 40
Promontorium 40

Rami tubales am Boden der Pars ossea tubae auditivae 111
Ramus ampullaris posterior 188
Ramus petrosus superficialis 77
Ramus vestibulocochlearis von Oort 173
Recessus epitympanicus 33, 37
Recessus facialis 47
Recesseus pharyngeus 102
–, Maße 103
Recessus pharyngis und Tuba auditiva 101
Recessus pharyngis, Schleimhaut 101
Recessus salpingopharyngeus 101
Reflexe und Besonderheiten 88
Reissnersche Membran 166
Retrolabyrinthärer Zugang zum Kleinhirnbrückenwinkel 228
Retromastoidaler Zugang 200
Retrosigmoidaler Zugang 226
Richtungshören 193
Rima sacci endolymphatici 126
Risikofalte 9

Sacculotomie 221
Sacculus 178
– und Macula 158
– und Perilymphe 178
Saccus endolymphaticus 181 f., 217 f.
–, abpräpariert 181
–, Längsschnitt 182

Sachverzeichnis

Saccus endolymphaticus, von medial 218
Schleimhauttaschen und Falten des Mittelohrraumes 81
Septum petrosquamosum 24, 50
Sinus epitympani 36, 38
Sinus sigmoideus 226
–, absteigender Schenkel 219
Sinus tympani 43, 47
Sklerotische Warzenfortsätze 119
Spinae tympanicae 4
Spitzenzelle der Pars petrosa 117
Stapedius-, Tensorreflex 92
Stapediusreflex 88
Stapes 63 ff.
–, Einstellung 66, 67
–, Gesamthöhe 66
–, Gewicht 66
– von lateral 64
Statokonien 176
Stria vascularis 166
Subiculum 43
Subiculum promontorii 47
Subtemporaler-extraduraler Zugang 212
Subtemporaler-transtentorieller Zugang 217
Sulcus malleolaris Henlei 54
Supra-infratentorieller Zugang 216
Sutura petrosquamosa 126
Syndrome 228

Tegmen tympani 33
–, Dehiszenzen 33
Tinnitus 197
– und Streß 198
Tractus subarcuatus 117
Tragus 9
Translabyrinthäre Neurektomie 222
Transotische Zugänge 217
Transpetröser Zugang 224, 226
Transversale CT-Schichten 161
Trommelfell 58
–, Schichten 61
Tuba auditiva 92 ff.
–, Dehnbarkeit 93
–, Einstellung 96
–, Entwicklung und Wachstum 92
–, Formtypen 97
–, Funktion 111
–, Implantat 112
–, Lumen 99
– und lymphatisches Gewebe 110
–, Lymphgefäße 108
–, Maße 93
– und Muskeln 104
–, Nerven und Gefäße 104
–, Ostium pharyngeum 99
–, paramedianer Sagittalschnitt 109
–, Pars cartilaginea 98
–, Pars ossea 110

–, Protympanon 110
–, Venen 108
–, Versorgung mit autonomen Nerven 109
Tubenlänge, Wachstum 93
Tubenwachstum 93
Tunica mucosa cavitatis tympanicae 79

Utriculus 173, 174, 175
– und Macula 158

Valva utriculo-endolymphatica 179
V. aquaeductus cochleae 187
V. aquaeductus vestibuli 187
V. canaliculi cochleae 187
V. spiralis modioli 187
Vv. vestibulares 187
Vestibulum 157
–, Ansicht von vorn und seitlich 159
–, von lateral 160
Voitscher Nerv 188

Winkel des Canalis caroticus 56

Zentrales und peripheres Segment des N. vestibulocochlearis, Übergangszone 130
Zugänge 198 ff.

Walter Cancura (Hrsg.)

Prüfungsfragen aus HNO

Ein Repetitorium

Mit Beiträgen von W. Cancura, K. Ehrenberger, F. Frank, M. Grasl, F. Horak, G. Rasinger, R. Türk und B. Welleschik

1988. VIII, 210 Seiten.
Geheftet DM 52,–, öS 365,–
ISBN 3-211-82083-3

Das Buch enthält den Lehr- und Prüfungsstoff der HNO-Heilkunde in Form von Prüfungsfragen. Diese Art der Darstellung ist neu: Sie soll neben anderen derzeit gebräuchlichen Lehrbüchern den Studenten eine wesentliche Hilfe bei der Vorbereitung auf das Rigorosum sein. Darüber hinaus ermöglicht das Buch die Einfügung von Ergänzungen bei Vorlesungen, Praktika und dergleichen. Die Prüfungsfragen sind so gestellt, beantwortet und erklärt, daß sie den tatsächlichen Gegebenheiten beim Rigorosum entsprechen. Die abgehandelten Themen betreffen das gesamte Fachgebiet mit besonderer Berücksichtigung von Anatomie, Physiologie und Klinik, wobei der Diagnostik und Therapie ein breiter Raum zuerkannt wird. Die Antworten und Erklärungen sind nach dem neuesten Stand der Wissenschaft ausgerichtet.

Inhaltsübersicht: Ohr. – Nase. – Erkrankungen der Mundhöhle. – Rachen. – Speiseröhre. – Kehlkopf. – Hals. – Speicheldrüsen. – Phoniatrie. – Notfallmedizin. – Rhinoplastik.

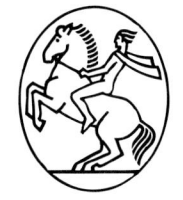

Springer-Verlag Wien New York

L. Cecconi, A. Pompili, F. Caroli, E. Squillaci
*with the special cooperation of Marcello Crecco
and the contribution of Enzo Tettamanti*

MRI Atlas of Central Nervous System Tumors

1992. 236 figs. 291 pages.
Cloth öS 2085,–, DM 298,–
ISBN 3-211-82304-2

Prices are subject to change without notice

From the review of the Italian edition in Neurosurgery:

> ...The first chapter by a physicist from the Universita dell'Aquila presents the scientific basis of the complex phenomenon of nuclear magnetic resonance and MR imaging in a clear and reasonably simple fashion. The next two chapters of the remaining eleven are excellent background and informational chapters; one is on MR anatomy of the brain compared with numerous appropriate anatomic sections and includes labeled reference drawings, and the other is on the classification of tumors of the central nervous system and includes a table of the MR differential characteristics of the major intracranial neoplasms. Each of the remaining chapters deals with one of the following: neuroepithelial tumors, pineal region tumors, meningiomas, neurinomas, pituitary adenomas and craniopharyngiomas, angiomas and aneurysms producing mass effect, intracranial metastatic tumors, rare tumors and expansile nontumoral lesions, and, lastly, spinal tumors. There is a brief clinical discussion on each of these topics, and each chapter is illustrated with numerous excellent reproductions of good quality MR images of these lesions. The selection, presentation, variety, and quality of the cases and the outstanding illustrations make for a superb atlas...
>
> Hugo V. Rizzoli
> Washington, D. C.

This atlas is the result of the cooperative work of radiologists and neurosurgeons of the National Cancer Institute in Rome. The English edition has been enriched with many new images. This has been necessary because of the actual wide use of Gadolinium as contrast agent and the use of more sophisticated software for MR angiography.

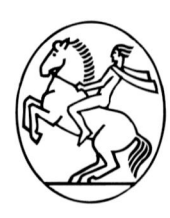

Springer-Verlag Wien New York

Wolfgang Seeger

Strategies of Microsurgery in Problematic Brain-Areas

with Special Reference to NMR

1990. 192 figures. VII, 398 pages.
Cloth DM 270,-, öS 1890,-*
ISBN 3-211-82189-9

This book aims to demonstrate the possibilities of planning operations in so-called inoperable regions of the basal ganglia, the brain stem, the limbic system and in problematic areas of the cortex. Recent advances in Nuclear Magnetic Resonance Imaging allow to successfully carry out operations in these regions. However, on the NMR images, structures from different depths of the brain are overlapping, so that an exact interpretation of the NMR image is only possible if the anatomy of the respective regions is thouroughly known. The author gives a clear and detailed presentation of the anatomical sections and compares them with the NMR images.

For the buyers of the earlier volumes of this series, but also for new readers of wide interest, the book also contains an illustrated index where the principles and indications of all operations, published by Professor Seeger, are shown. The book is completed by a chapter especially for the younger neurosurgeons, where Professor Seeger shows some technical tricks gained during his longtime experience as surgeon.

Wolfgang Seeger
Anatomical Dissections for Use in Neurosurgery Vol. 1

In Collaboration with H.-R. Eggert

1987. 150 figures. IX, 313 pages.
Cloth DM 228,-, öS 1600,-*
ISBN 3-211-81998-3

Wolfgang Seeger
Anatomical Dissections for Use in Neurosurgery Vol. 2

With Special Reference to NMR

1988. 151 figures. VIII, 314 pages.
Cloth DM 228,-, öS 1600,-*
ISBN 3-211-82069-8

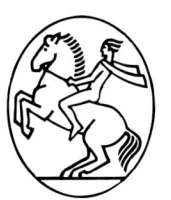

* *Prices are subject to change without notice*

Springer-Verlag Wien New York